Le POUVOIR des PLANTES

JAMES A. DUKE, PH.D.

Le POUVOIR des PLANTES

Nouvelles découvertes et remèdes phytothérapiques pour divers troubles et maladies, proposés par l'expert incontesté sur le plan mondial en plantes médicinales

• MARABOUT •

Avertissement

Le Pouvoir des plantes se donne pour but d'enrichir vos connaissances concernant les plus récents développements dans l'utilisation des plantes à des fins médicinales. Chaque personne étant unique, un médecin doit diagnostiquer une éventuelle maladie et surveiller l'utilisation des plantes utilisées pour guérir afin de traiter tout problème de santé individuel. Les plantes et autres remèdes naturels ne peuvent se substituer aux soins médicaux spécialisés prodigués par un membre du corps médical.

Nous ne saurions trop vous recommander d'obtenir les meilleures ressources médicales disponibles, afin de vous aider à prendre des décisions judicieuses.

Table des matières

D

E

F

G

H

I

L

M

N

O

P

R

S

T

U

V

Z

Introduction

Bienvenue dans les pages du *Pouvoir des plantes* ! Ce livre représente le point culminant de dizaines d'années de travail consacrées aux plantes médicinales dans le monde et de nombreuses années de chasse aux plantes, depuis la Chine jusqu'au Costa Rica, du Pérou à la Pennsylvanie, du fin fond des collines de la Virginie aux confins de l'Amazonie.

Pendant l'essentiel des trente années qu'a duré ma carrière, j'ai travaillé comme botaniste spécialisé en plantes médicinales. J'appartiens en fait à la catégorie des ethnobotanistes, ce qui signifie tout simplement que j'ai étudié les usages que l'on fait des plantes en tant qu'aliments et remèdes au sein de diverses cultures très différentes. Au cours de ma carrière, j'ai pu personnellement constater que les plantes médicinales étaient capables de traiter avec succès un certain nombre de troubles qu'aucun remède pharmaceutique de pointe ne parvenait vraiment à soulager.

J'ai également utilisé moi-même un grand nombre de ces remèdes phytothérapiques, avant de les recommander à mes amis et aux membres de ma famille chaque fois qu'ils semblaient indiqués. Il est bien évident que je ne me permettrais pas de faire cela si je n'avais pas toute confiance dans les pouvoirs de guérison de ces plantes, comme dans leur innocuité. Vous trouverez dans les quatre prochains chapitres, ainsi que dans les diverses rubriques alphabétiques répertoriées dans cet ouvrage, mes conseils et recommandations de prudence. Ces derniers se basent sur mes expériences personnelles ainsi que sur une riche collection d'informations scientifiques concernant les divers composants chimiques plus ou moins complexes dont sont constituées les plantes.

Dans la deuxième partie, intitulée «le choix des herbes qui guérissent», j'ai appliqué une sorte de barème personnel pour indiquer les plantes et remèdes à base de plantes qui me paraissent les plus efficaces pour chacun des troubles et problèmes de santé décrits. Les plantes faisant l'objet de la recommandation la plus vive sont signalées par le symbole de trois feuilles ♣♣♣. Si vous cherchez une alternative, cependant, pensez à consulter les rubriques signalées par deux feuilles ♣♣ ou par une seule feuille ♣. Bien entendu, j'aurais pu utiliser des étoiles, mais des feuilles semblaient beaucoup plus indiquées dans un livre intitulé *Le Pouvoir des plantes.*

Dans l'ensemble de ce livre, vous constaterez également que je propose un grand nombre d'opinions subjectives ainsi que des anecdotes personnelles concernant mes expériences avec les plantes médicinales et la guérison naturelle.

PREMIÈRE PARTIE

Votre Guide du Pouvoir des plantes

Qu'est-ce qu'une plante ?

Puisque vous êtes en train de lire ce livre, sans doute savez-vous ce qu'est une plante... Mais peut-être n'est-ce pas le cas ? On pourrait s'attendre à ce que le terme de plante soit facile à définir, mais, en réalité, cela présente d'étonnantes difficultés.

Selon la définition botanique classique, une plante médicinale (ou simple) est une plante non ligneuse dont la végétation meurt chaque hiver, à l'exception des racines. Il est évident que cette définition a été concoctée par des botanistes originaires d'un pays à climat froid, plus spécifiquement d'Europe du Nord. Si l'on s'en tient à cette définition, il n'y a pas de plantes médicinales dans la forêt équatoriale amazonienne, pourtant l'un des milieux botaniques de la planète les plus riches en plantes, car l'hiver n'y existe pas.

La définition classique exclut également les arbres et buissons ligneux, notamment le ginkgo et l'aubépine, deux des plantes médicinales qui se vendent le mieux en Europe. C'est bien pourquoi certains préfèrent utiliser le terme d'espèce botanique (et de médecine botanique), car il englobe non seulement les plantes à proprement parler mais également les arbres et les buissons.

En élargissant la définition, certaines personnes considèrent qu'une plante médicinale est simplement une plante utile. La principale difficulté que pose cette définition, c'est que l'on peut dire sans se tromper que toutes les plantes vertes sont utiles, même celles qui ne sont pas comestibles et qui ne sont utilisables ni médicalement ni commercialement. Toutes les plantes vertes accomplissent la photosynthèse, alliant la lumière du soleil, le gaz carbonique et l'eau de manière à libérer l'oxygène que nous respirons tous. Je serais d'avis que c'est là quelque chose de particulièrement utile.

Dans le cadre du *Pouvoir des plantes,* je me propose d'inclure parmi les simples toutes les plantes médicinales. Il peut s'agir d'une plante ligneuse ou non ligneuse, originaire ou non d'un climat froid. Il peut s'agir d'une plante comestible sauvage ou cultivée, d'une mauvaise herbe, d'une épice culinaire ou de toute autre sorte de plante. Elle n'a même pas besoin d'être verte. Toutes sortes d'écorces, de racines et d'éléments de plantes, dont la couleur n'est pas forcément verte, possèdent des propriétés médicinales et trouvent donc tout naturellement leur place dans ce livre. Il existe par ailleurs dans la nature une grande variété de champignons dotés de vertus médicinales, qui sont simplement des moisissures, mais qui méritent d'être mentionnés plus en détail que nous ne pourrons le faire dans ces pages.

Le défi du *Pouvoir des plantes*

La majorité des Français est convaincue d'avoir le meilleur système de Sécurité sociale au monde — c'est du moins ce que voudraient nous faire croire tous les médecins et tous gouvernements qui se sont succédé. Pourtant, quiconque a déjà dû faire face aux réponses évasives de son médecin ou s'est trouvé aux prises avec sa caisse d'assurance-maladie sait parfaitement que si notre système est vraiment le meilleur, alors il faut en conclure que même le meilleur laisse beaucoup à désirer.

La plupart des gens s'imaginent que les produits pharmaceutiques prescrits par leur médecin sont incontestablement supérieurs aux remèdes à base de plantes que seuls quelques rares praticiens connaissent. Cela me réjouit beaucoup de constater que ce tableau est en train de se transformer radicalement.

Durant l'essentiel des trente années de ma carrière, j'ai travaillé comme botaniste spécialisé en plantes médicinales. J'ai pu constater personnellement qu'il était possible de traiter avec succès par les plantes toutes sortes de maladies contre lesquelles les remèdes pharmaceutiques les plus perfectionnés ne pouvaient rien.

La raison pour laquelle les plantes ne sont pas mieux connues et davantage utilisées tient au fait que les firmes pharmaceutiques sont dans l'impossibilité de les faire breveter. Les géants de ce secteur florissant s'enrichissent en extrayant d'une plante les molécules qui en constituent le principe actif, puis en les tripatouillant un peu jusqu'à obtenir un élément chimique nouveau. Ensuite, elles peuvent faire breveter ces nouvelles molécules, leur attribuer une marque déposée et les vendre à un prix bien plus élevé que celui de leur source phytothérapique d'origine.

Les plantes, médicaments efficaces

Bien entendu, les firmes pharmaceutiques affirment inévitablement que leurs molécules exclusives sont meilleures, plus puissantes, plus ciblées et plus sûres que les plantes. Je leur accorde volontiers qu'elles sont plus puissantes, ce qui fait d'ailleurs qu'elles sont souvent trop fortes, entraînant des effets secondaires désastreux que leurs précurseurs végétaux ne produisaient peut-être pas.

Quant à savoir si les produits pharmaceutiques sont meilleurs, c'est parfois difficile à dire. Dans le cadre de certaines recherches, l'efficacité supérieure des produits phytothérapiques ne fait aucun doute. Ainsi, il a pu être montré que le gingembre était supérieur à la diménhydrinate pharmaceutique (Dramamine) pour une thérapie préventive du mal des transports.

Comprenez-moi bien : je ne dis pas que les médicaments sont mauvais, j'affirme simplement que nous devons effectuer davantage de recherches visant à tester les plantes médicinales afin de les comparer aux remèdes pharmaceutiques. Tant que ces recherches ne seront pas menées, il restera tout simplement impossible de savoir lesquels sont les plus efficaces. Cela me conduit à la conclusion plutôt choquante que les Français ne bénéficient pas nécessairement des meilleurs soins médicaux. *Le Pouvoir des plantes,* avec ses remèdes phytothérapiques, pourra dans de nombreux cas s'avérer plus économique, plus efficace et plus sûr que bien des médicaments — tout en entraînant moins d'effets secondaires.

Le défi auquel nous devons faire face, c'est d'aller au-delà des suppositions faites par les médecins, les services publicitaires et promotionnels des sociétés pharmaceutiques et le processus d'homologation tatillon et restrictif imposé par le gouvernement. Notre défi consiste à penser vert — non pas le vert mercantile du sigle des officines de pharmacie, mais le vert vivifiant et dynamique de la chlorophylle, le vert vivant qui nourrit, réchauffe, oxygène et guérit notre planète.

Les grandes entreprises pharmaceutiques sont régies par des diktats économiques, tandis que la motivation du *Pouvoir des plantes* et du style de vie vert, de manière générale, c'est l'écologie, l'idée que nous sommes liés à tout ce qui existe sur la planète et que c'est ensemble que nous allons pouvoir nous épanouir... ou disparaître.

La sécurité d'abord

Je serais le premier à dire que la médecine phytothérapique n'est pas dénuée de danger. Pour que l'utilisation des plantes puisse vous être bénéfique, il faut que vous possédiez des informations de base élémentaires. Deuxièmement, vous devez faire confiance tant aux plantes que vous utilisez qu'au phytothérapeute que vous consultez. Rien là de très différent par rapport à la médecine traditionnelle, où il est nécessaire de pouvoir faire confiance à la fois au médecin et aux médicaments pharmaceutiques que vous allez prendre.

En règle générale, toutefois, la médecine phytothérapique rationnelle est plus sûre que la médecine traditionnelle, dans la mesure où les remèdes sont davantage dilués et les effets secondaires généralement moins prononcés. Malgré tout, il convient d'être prudent lorsque l'on fait appel à la médecine phytothérapique. Sachez également que des problèmes peuvent survenir. Diverses stratégies pourront vous aider à vous protéger.

Pour commencer, assurez-vous que la plante utilisée est la bonne. À moins d'être absolument certain qu'une plante est bien celle que vous voulez, évitez de vous en servir. Il va de soi que cette règle s'applique surtout aux personnes qui récoltent les plantes sauvages. Dans un certain nombre de cas connus, des gens ont ingéré certaines espèces dangereuses ou vénéneuses simplement parce qu'ils s'étaient trompés en croyant identifier telle ou telle plante, et qu'ils avaient pris autre chose que ce qu'ils croyaient ingérer. L'exemple classique en est la ciguë, cette plante mortelle qui ressemble au persil sauvage.

L'univers des plantes

S'il existe quelque 300 000 espèces végétales ayant chacune une composition chimique différente, moins de 10 % d'entre elles ont été scientifiquement passées au crible afin d'établir leurs éléments médicinaux et toxiques. Sur ce nombre, on peut s'attendre à ce qu'un excellent phytothérapeute en connaisse 1 000 à 2 000 espèces, rarement davantage.

Cela signifie que les herboristes, quelle que soit leur expérience, peuvent se tromper. Il n'y a pas si longtemps, à l'occasion d'une cueillette de plantes

Plantes à éviter si vous êtes enceinte

En règle générale, mieux vaut éviter d'utiliser les plantes si vous êtes enceinte, à moins de discuter de vos choix avec votre obstétricien.

Il existe une bonne raison à cela. Un certain nombre de plantes peuvent augmenter le risque de fausse couche. Un éminent herboriste conseille aux femmes enceintes d'éviter les plantes suivantes : absinthe, armoise, baies de genièvre, cascara sagrada, citronnelle, écorce/racine de l'épine-vinette, matricaire, pouliot, phytolaque, rue, séné, tanaisie et thuya. Voilà qui me semble judicieux, et d'ailleurs j'aimerais ajouter à cette liste quelques autres noms : angélique de Chine, momordique, cerfeuil, hernandie, pycnanthème, pomme de mai et les labiées. J'ai également rencontré récemment certaines mises en garde concernant la bourrache et le millepertuis, mais sans bien comprendre ce qui justifiait ces avertissements.

Mieux vaut également éviter tout excès de céleri ou de persil. Si vous ne mangez ces plantes bénéfiques qu'en petite quantité, elles ne risqueront pas de vous faire de mal, mais tout excès pourrait bien entraîner quelques problèmes.

Songez aussi à limiter votre consommation de caféine. Une étude a mis en évidence une frappante relation de cause à effet entre la consommation de caféine durant la grossesse et les fausses couches. Il suffit de 163 milligrammes de caféine par jour — la quantité présente dans une ou deux tasses de café — pour multiplier par deux le risque d'avortement spontané.

De plus, voici certaines autres choses à éviter durant la grossesse : fumer, boire de l'alcool, et une fois de plus, ne prenez aucun médicament, même ceux en vente libre, sans avis de votre médecin.

pour un stage durant un week-end en montagne, votre serviteur était au septième ciel après la découverte d'une variété de «ginseng sauvage». Un peu plus tard, après un examen plus attentif, j'ai eu le chagrin de constater que le présumé ginseng n'était que de la vigne vierge.

Bien entendu, les herboristes ne sont pas seuls à se tromper de temps à autre. Médecins et pharmaciens font également des erreurs. Personnellement, je me sens bien plus en confiance devant un phytothérapeute bien informé qu'en face de la majorité des médecins. Quant aux dangers des produits pharmaceutiques, n'omettez surtout pas de lire le texte imprimé en tout petit sur l'étiquette et sur la notice intérieure.

En ce qui concerne l'identité des produits phytothérapiques du commerce, notamment ceux dont la composition chimique est normalisée, vous pouvez généralement vous fier à l'étiquette. Pourtant, même avec les extraits normalisés, comme pour les produits pharmaceutiques, il existe une très faible mais néanmoins réelle possibilité d'erreur.

Soyez attentif à d'éventuels problèmes

Quelle que soit la plante que vous avez l'intention d'utiliser, je vous recommande de vous renseigner autant que possible sur ce que vous pouvez en attendre. Au cas où quoi que ce soit d'inattendu se produirait, cessez immédiatement de prendre la plante en question et consultez dans les plus brefs délais un spécialiste en qui vous avez confiance.

De plus, voici quelques conseils supplémentaires pour quiconque souhaite utiliser les remèdes à base de plantes.

Vérifiez le diagnostic

Les fanatiques des plantes s'imaginent parfois qu'ils sont capables non seulement de proposer des plantes pour traiter la maladie, mais aussi de diagnostiquer cette dernière. N'oublions pas, toutefois, que le diagnostic est un art en soi et qu'il appartient de préférence aux médecins. Je vous déconseille d'essayer de porter un quelconque jugement sur votre propre cas.

L'art de diagnostiquer la maladie est difficile, et il arrive même que de bons médecins fassent des erreurs. Malgré tout, de manière générale, le diagnostic des médecins est bien souvent plus fiable que celui de toute personne dénuée de formation médicale. Lorsque vous êtes sûr du diagnostic, vous pouvez en discuter avec votre médecin afin de déterminer comment traiter la maladie : médicaments, plantes, conjugaison des deux ou n'importe lequel de ces moyens alliés à une réforme alimentaire, des changements dans votre mode de vie et de l'exercice. Selon les maladies, certains médecins recommandent plus volontiers la réforme alimentaire et les changements du mode de vie que les médicaments.

Soyez attentif aux effets secondaires

Je suis convaincu que tous les médicaments, naturels ou synthétiques, entraînent des effets secondaires. Peut-on concevoir une substance phytochimique — à plus forte raison un mélange de plantes qui en contient des milliers — qui n'entraînerait dans notre organisme qu'une seule réaction chimique parfaitement ciblée ? Il est évident que nous avons d'autres réactions, sans rapport avec la maladie, que l'on pourrait à juste titre qualifier d'effets secondaires, certaines d'entre eux désirables, d'autres non. Voilà précisément pourquoi vous devez rester particulièrement vigilant lorsque vous prenez une plante, quelle qu'elle soit, pour la première fois.

Si vous constatez une réaction désagréable après la prise d'une plante particulière, si vous ressentez par exemple des vertiges, des nausées ou des maux de tête, diminuez la dose ou cessez de prendre cette plante. Soyez attentif à votre corps. Lorsqu'une plante ne semble pas vous convenir, n'en prenez pas.

Attention aux réactions allergiques

Les êtres humains peuvent être allergiques à toutes sortes de choses. Même si vous n'avez pas d'allergies spécifiques, il est possible que vous soyez allergique à une plante que vous venez d'essayer pour la première fois. Soyez prudent. Ici encore, restez attentif à votre corps. Si des symptômes inhabituels apparaissent, cessez de prendre cette plante et consultez un allergologue ou un médecin.

Si vous éprouvez des difficultés respiratoires dans la demi-heure qui suit l'essai d'une nouvelle plante, un nouvel aliment ou un nouveau médicament, appelez immédiatement le Samu (15). Il est possible que vous présentiez une réaction anaphylactique, la forme la plus grave de réaction allergique, capable d'entraîner très rapidement la mort en l'absence de soins appropriés.

Les réactions anaphylactiques aux plantes sont rares, et je m'en voudrais de vous insuffler une crainte indue de toute nouveauté. Contentez-vous donc de rester prudent et d'être conscient des dangers possibles.

Méfiez-vous des interactions

Il arrive parfois que les médicaments pharmaceutiques aient des interactions désagréables entre eux et avec certains aliments. Il en va de même des remèdes phytothérapiques, quoique de nombreux livres de référence sur les plantes omettent d'en faire mention. Soyez toujours particulièrement prudent lorsque vous prenez plusieurs médicaments ou plusieurs remèdes à base de plantes et lorsque vous prenez parallèlement un médicament et un remède phytothérapique. Il est toujours possible qu'une interaction néfaste se produise. Si vous pensez que c'est le cas, consultez votre médecin ou votre pharmacien.

Voici notamment une interaction dont il convient de vous méfier : certains médicaments antidépresseurs appelés inhibiteurs de la monoamine-oxydase (IMAO) ont une interaction indésirable avec le vin, le fromage et de nombreux autres aliments. Si vous prenez un médicament pharmaceutique de type IMAO, évitez-les.

Une plante antidépressive, le millepertuis, est également un inhibiteur de la monoamine-oxydase, et les mêmes restrictions alimentaires s'imposent. Si vous prenez régulièrement du millepertuis, consultez un médecin, un pharmacien ou un répertoire des médicaments pour connaître les aliments à éviter.

Sachez communiquer

Trop de gens écoutent à la fois leur médecin et leur phytothérapeute, et suivent les conseils de l'un comme de l'autre. La plupart du temps, cela ne cause pas de problème, si vous souffrez par exemple d'insomnie et que le médecin vous prescrit des somnifères, tandis que l'herboriste vous recommande de prendre, avant d'aller vous coucher, un bain chaud parfumé à l'aide d'un mélange d'essences aromatiques aux vertus sédatives.

Toutefois, de même que trop de cuisiniers gâtent la sauce, trop de thérapeutes peuvent finalement faire plus de mal que de bien. Imaginons que votre médecin vous prescrive un inhibiteur de la monoamine-oxydase pour soigner votre dépression, tandis que le phytothérapeute vous recommande le millepertuis, qui est lui aussi un IMAO. Il se pourrait que vous preniez une dose excessive. Ou disons que votre médecin vous a prescrit une demi-aspirine par jour pour prévenir une crise cardiaque, et que votre herboriste vous recommande de boire chaque jour une tasse de tisane d'écorce de saule ou de gaulthérie. Ces tisanes contiennent l'équivalent phytothérapique de l'aspirine, et il se pourrait que vous absorbiez finalement une dose beaucoup trop élevée du remède qui vous convient, avec une action anticoagulante beaucoup plus énergique que nécessaire.

Afin d'éviter ce genre de problème, n'omettez pas de mentionner non seulement à votre médecin, mais aussi à votre phytothérapeute, tous les médicaments que vous prenez ainsi que tous les aliments inhabituels que vous mangez.

Votre pharmacie verte Achats et récolte

Peut-être vous intéressez-vous aux remèdes à base de plantes, sans toutefois trop savoir par où commencer ? N'ayez crainte ; les informations fournies dans ce livre vous aideront, que vous soyez un néophyte à vos premiers balbutiements en matière de plantes ou que vous ayez déjà l'habitude d'utiliser les plantes régulièrement.

Les chapitres de la deuxième partie de cet ouvrage vous indiquent quelles plantes vont vous permettre de prévenir et de traiter diverses maladies spécifiques. Mais avant d'utiliser une plante pour la première fois, vous devez savoir comment vous la procurer.

À vrai dire, il y a plusieurs moyens d'obtenir les plantes, et j'en fais mention dans le *Pouvoir des plantes.* Un grand nombre d'entre elles sont vendues dans le commerce, mais il en est d'autres que vous souhaiterez peut-être planter et récolter vous-même.

Il est plus rapide, plus facile et parfois plus sûr et moins risqué de vous contenter d'acheter des remèdes à base de plantes, mais vous vous privez ainsi de la riche expérience, doublée d'un grand pouvoir spirituel, qui consiste à planter, soigner, récolter, transformer et préparer vos propres remèdes à base de plantes. Pour ma part, je suis un jardinier enthousiaste. Si vous l'êtes vous aussi, vous savez toute la joie que cela peut procurer. Mais l'essentiel, c'est de pratiquer le vert sous la forme qui vous convient le mieux.

Acheter des plantes médicinales sous leur forme commerciale

Il est parfaitement acceptable d'acheter en magasin diététique ou dans les magasins spécialisés des produits phytothérapiques sous forme galénique. Ces préparations à base de plantes rencontrent d'ailleurs aujourd'hui un tel succès que vous en trouverez sans doute une grande variété chez votre pharmacien.

Le terme galénique signifie que ces produits phytothérapiques ont subi une légère transformation destinée à garantir un niveau minimal connu de un ou de plusieurs de leurs principes actifs. En achetant de tels produits, vous obtenez la meilleure qualité proposée dans le commerce. La normalisation permet de compenser largement les variations naturelles des plantes en vrac — vendues en récipient ou en flacon, au poids — et élimine toute incertitude des préparations à base de plante. Vous connaissez exactement la quantité de principes actifs que vous ingérez.

Malheureusement, la normalisation rend les plantes plus coûteuses que si elles sont vendues en vrac. Tout onéreux qu'il soit, cependant, le prix de ces extraits de plantes normalisés ne représente qu'environ un dixième en moyenne du prix des médicaments pharmaceutiques servant à traiter la même maladie, si bien que vous y gagnez largement lorsque vous choisissez la voie des remèdes verts galéniques.

Il est vrai que les extraits normalisés sont quelque peu sujets à variation, car plus longtemps ils sont stockés, moins ils sont efficaces. N'oublions pas, toutefois, que les médicaments pharmaceutiques, eux aussi, sont loin d'être stables.

Vous trouverez généralement des extraits de plantes normalisés très facilement partout où l'on vend des produits à base de plantes. Si vous n'en voyez pas, demandez-les. Lorsqu'un produit à base de plantes est normalisé, l'étiquette en fait mention.

Ce que l'étiquette ne vous dit pas

Il est regrettable que dans la majorité des cas, l'étiquette des préparations à base de plantes ne dise pas grand-chose d'autre. La raison en est qu'une plante doit être approuvée en tant que «médicament» par les services sanitaires avant que ses utilisations médicales ou thérapeutiques puissent être spécifiées. Les firmes qui souhaiteraient commercialiser telle ou telle plante doivent dépenser une fortune pour fournir toutes les preuves souhaitables que la plante en question est sans danger et suffisamment efficace. Bien entendu, les géants de l'industrie pharmaceutique sont les seuls à disposer de pareilles sommes d'argent. Quel individu sain d'esprit voudrait dépenser des millions pour prouver les vertus d'une plante ?

Pour la même raison, les fabricants n'ont pas le droit d'apposer sur les produits à base de plantes une étiquette mentionnant d'éventuels effets secondaires, car les services sanitaires considèrent ces affirmations comme étant d'ordre médical. En l'absence d'étiquettes claires et complètes, le consommateur ne dispose pas d'informations suffisantes.

L'un des objectifs de cet ouvrage est donc de vous fournir les informations nécessaires pour que vous soyez en mesure d'utiliser les plantes sans danger et de manière efficace. Malgré tout, je souhaite sincèrement que les fournisseurs soient autorisés à inclure un certain nombre d'informations fiables sur les étiquettes de produits à base de plantes. Chacun devrait avoir accès à ces données lors de l'achat de tout produit ou remède à base de plantes. J'espère que si nous sommes un jour suffisamment nombreux à réclamer cela, nous finirons par pouvoir acheter des produits normalisés à base de plantes munis d'étiquettes amplement informatives à l'intention du consommateur.

Voici une douzaine de plantes médicinales particulièrement importantes que je vous conseille d'acheter sous leur forme normalisée. (Si, pour une raison quelconque, il vous est impossible d'acheter la plante sous cette forme, vous pouvez sans problème utiliser la plante en vrac — à l'exception du ginkgo.)

Aubépine. Ce buisson à croissance lente est utile pour traiter les problèmes cardiaques. Il s'agit d'un médicament puissant qui ne doit être ingéré que sous contrôle d'un médecin.

Camomille. La teinture est un sédatif fiable et peut servir de base à la préparation d'une boisson chaude calmante en cas de maux d'estomac.

Chardon-Marie. Les feuilles piquantes de cette plante rendent sa cueillette trop douloureuse pour le profane.

Échinacée. Fleurs et racines stimulent le système immunitaire pour aider l'organisme à combattre la maladie.

Ginkgo. Cette plante provient d'un arbre immense dont les feuilles doivent être traitées afin d'obtenir un extrait concentré capable d'exercer un effet médicinal bénéfique.

Ginseng. Il faut au moins cinq ans pour que les racines de cette plante, dotées de propriétés médicinales, parviennent à maturité. La culture et la transformation de cette plante sont trop compliquées pour pouvoir être entreprises chez soi.

Kawa-kawa. Cette plante est un tranquillisant léger et sans danger qui ne pousse que dans les forêts tropicales.

Onagre. Les graines de cette fleur contiennent une huile précieuse qu'il est trop difficile d'extraire chez soi.

Piment rouge. Plante des climats tropicaux, le piment rouge contient une substance complexe analgésique très puissante, la capsaïcine, que l'on retrouve souvent dans les produits normalisés.

Réglisse. Voici une plante utile pour soigner les ulcères, mais trop difficile à faire pousser. (Cette information provient de quelqu'un qui s'est efforcé à plusieurs reprises de faire pousser de la réglisse, sans aucun succès.)

Souci. Achetez-le sous forme de pommade pour soigner bleus, coupures et égratignures.

Théier. Cette plante tropicale, difficile à cultiver sous nos climats, est un excellent antiseptique à large spectre.

L'achat de plantes en vrac

J'utilise fréquemment des plantes en vrac, et je les cueille par poignées dans mon «jardin botanique» de plus de deux hectares, là où je vis depuis plus de 25 ans. Non seulement je m'en sers pour préparer des infusions, mais j'en fais du jus et je les ajoute volontiers aux boissons ou aux aliments.

Nul besoin d'être bon jardinier pour obtenir des plantes en vrac, cependant. Quantité de magasins diététiques et de boutiques spécialisées proposent des rangées de récipients contenant diverses plantes séchées en vrac, vendues à prix modique.

Cela comporte néanmoins un inconvénient : que vous achetiez vos plantes ou que vous les fassiez pousser vous-même, vous ne connaîtrez jamais avec certitude la quantité de principe actif contenue dans les produits en vrac. C'est là leur principal désavantage par rapport aux extraits normalisés et aux médicaments pharmaceutiques.

L'aspect positif, à mes yeux, c'est qu'en utilisant les plantes en vrac, vous aurez l'occasion d'apprendre à mieux connaître chaque plante. Cela crée un lien spirituel de même type que celui qu'entretenaient nos lointains ancêtres. Je suis convaincu que ce lien spirituel est également thérapeutique, comme j'en ai maintes fois fait l'expérience tout au long de ma vie.

Mais peut-il y avoir des risques ?

N'ayez crainte. La grande majorité des plantes médicinales dont il est question dans ces pages sont sans danger, même à doses élevées. Et s'il est judicieux d'être particulièrement prudent avec telle ou telle plante ou lorsqu'il s'agit de traiter telle ou telle maladie, j'en fais mention dans le chapitre en question. L'utilisation de plantes en vrac ne présente donc aucun problème particulier sur le plan de la sécurité. Le seul inconvénient est qu'avec certains lots, vous n'obtiendrez pas forcément la quantité voulue de principe actif ou de substances complexes pour vous donner l'effet thérapeutique qui vous est nécessaire.

Le facteur de variabilité

Pourquoi le pouvoir thérapeutique des plantes en vrac n'est-il pas fiable ? En voici quelques raisons.

La génétique. Diverses souches génétiques d'une même plante peuvent présenter des différences de pouvoir thérapeutique. Les niveaux de sanguinarine, par exemple, une substance complexe biologiquement active présente dans la plante antiseptique appelée sanguinaire, peuvent varier de un à dix en fonction des caractéristiques génétiques de différents plants. Quant au thym, il peut se produire au sein d'une seule et même espèce des variations de l'ordre de un à mille, voire dix mille.

Milieu de croissance. Il affecte la santé globale et la vigueur d'une plante. Il est possible que des plantes qui poussent dans un sol aride et peu fertile, sous un climat rude, n'aient pas le même pouvoir thérapeutique que d'autres plantes de la même espèce qui ont poussé dans un sol riche et sous un climat idéal. (Par contre, il est étonnant de constater que les plantes qui se sont développées dans un environnement stressant contiennent souvent un taux plus élevé de substances médicinales complexes.)

Date et méthode de cueillette. Représentez-vous la différence de goût et de texture entre une pêche encore verte et une pêche mûre. Il est vrai que les plantes ne mûrissent pas de la même manière que les fruits, mais leur concentration en principes actifs présente néanmoins d'énormes variations au cours de leur cycle de vie. Pour que le ginseng offre un pouvoir thérapeutique optimal, ses racines ne doivent être récoltées que lorsqu'elles ont au moins cinq ans d'âge, mais certains cultivateurs pressés de vendre leur récolte ne respectent pas cette règle. De telles racines récoltées trop précocement ne contiendront pas nécessairement les taux optimaux de principes actifs.

Séchage. Les plantes fraîches sont les plus attirantes. Pensez par exemple à la différence entre la menthe fraîche et la menthe séchée. Toutes deux ont l'odeur et le goût typique de la menthe, mais la feuille fraîche est bien plus aromatique, ce qui signifie qu'elle contient davantage d'essence médicinale de menthe. Chaque fois que vous respirez l'odeur d'une plante, elle perd une fraction minuscule de son essence et de son pouvoir phytothérapique, car ce dernier est contenu dans les molécules odoriférantes dont une partie se dépose sur les bulbes, ou récepteurs olfactifs de votre nez. Lorsqu'elles ont quitté la plante, elles ne reviennent plus.

Bien entendu, les plantes ne gardent pas leur fraîcheur très longtemps. C'est bien pourquoi les herboristes ont mis au point tout un système de recettes à base de plantes séchées, qui sont relativement faciles à conserver des mois durant. Cependant, plus longtemps les plantes séchées sont conservées, moins elles sont efficaces. À la longue, la lumière, l'oxygène et la chaleur provoquent des modifications chimiques qui entraînent une diminution de leur pouvoir thérapeutique et les rendent sèches et défraîchies. C'est la raison pour laquelle la majorité des herboristes recommandent de conserver les plantes séchées au frais, dans des récipients en verre opaque hermétiquement fermés. Un stockage judicieux permet de conserver les plantes séchées beaucoup plus longtemps.

Emballage. De manière générale, le meilleur moyen d'être sûr de conserver tout le pouvoir thérapeutique d'un remède à base de plante est d'acheter la plante sous forme de teinture ou de macérat glycériné. Ces types de préparations conservent leur pouvoir thérapeutique pendant environ une année. On ne saurait en dire autant des plantes sous forme d'infusettes, de poudre ou de gélules, sauf lorsqu'elles sont protégées par l'addition d'antioxydants. Elles se détériorent beaucoup plus rapidement sous l'effet de la lumière, de l'oxygène et de la chaleur.

Et pour épicer le tout...

En addition aux nombreuses plantes que l'on peut acheter en vrac ou sous leur forme normalisée, il existe toutes sortes d'épices qui jouent le rôle de médicaments. Sans doute en possédez-vous déjà un certain nombre dans votre cuisine. À l'exception du piment, de l'ail, du gingembre et du curcuma, on trouve difficilement ces plantes en extraits standardisés et, toujours à l'exception de l'ail, la plupart sont des plantes tropicales qui ne poussent pas très bien sous nos climats. Il vous faudra donc probablement les acheter sous forme de poudre, ou bien en vrac.

Ail. Méritant son appellation de pénicilline russe, ce bulbe aromatique est notre allié pour prévenir les deux maladies qui font le plus de ravages : maladie cardiaque et cancer.

Cannelle. Aromate très courant, particulièrement savoureux et doté de pouvoirs antimicrobiens puissants ; capable d'apaiser les troubles gastriques.

Cardamome. Cette épice coûteuse peut avoir des effets légèrement stimulants.

Clous de girofle. Il est prouvé que les clous de girofle possèdent des propriétés analgésiques et antiseptiques.

Curcuma. Cette épice jaune est prometteuse pour soigner l'arthrite et le diabète.

Gingembre. C'est non seulement le meilleur remède préventif au monde contre la nausée, mais aussi un remède utile pour soigner l'arthrite.

Piment rouge. Cet aromate originaire d'Amérique apaise la douleur grâce à trois mécanismes différents.

Quatre-épices. Cette plante tropicale dotée d'un arôme complexe est utile en cas d'indigestion.

Sésame. Les graines de cette plante sont une excellente source d'antioxydants et d'autres substances chimiques aux vertus thérapeutiques.

Récolter des plantes médicinales sauvages

Lorsque vous vous adonnez à la cueillette de plantes sauvages, il n'est bien entendu plus question d'extraits normalisés. Mais à mon humble avis, l'exercice physique et intellectuel que constitue cette cueillette sauvage, auquel il convient d'ajouter le lien spirituel avec la plante et le milieu forestier où elle s'est épanouie, constituent un pouvoir thérapeutique tel qu'il compense largement le manque de précision.

En tant que botaniste, je n'ai aucun mal à pratiquer la cueillette sauvage. Je connais mes plantes, et cela fait plus de soixante ans que je poursuis mes explorations en pleine nature. Il est évident que la cueillette de plantes médicinales sauvages comporte un élément de risque, et mieux vaut ne pas vous y essayer si vous n'êtes pas absolument sûr de pouvoir identifier sans erreur possible les espèces que vous cherchez. (Je me souviens d'un couple âgé qui avait pris de la digitale pour de la consoude. La digitale sert à produire la drogue tonicardiaque appelée digitalis, et elle peut être mortelle.)

À quiconque ne connaît pas très bien l'art de pratiquer la botanique sur le terrain, je conseille de ne pas s'exposer aux dangers possibles d'une cueillette de plantes sauvages. En revanche, si vous savez ce que vous faites, vous pourrez récolter dans presque n'importe quelle région quantité de plantes médicinales très utiles, dès que vous aurez passé la porte de votre maison.

Même si vous n'y connaissez rien au début, vous passerez de très agréables moments en apprenant à mieux connaître les plantes. Il existe maintenant des stages de formation pour apprendre à identifier les plantes comestibles et médicinales. Moi qui suis depuis très longtemps un mordu en ce domaine, je puis vous assurer que la marche à pied est beaucoup plus amusante quand on peut goûter certaines herbes qui poussent le long du chemin.

Votre jardin médicinal intérieur

Tout comme la cueillette sauvage, la culture de vos propres plantes vous permet d'obtenir en vrac des produits à base de plantes non normalisés. Elle vous permet en outre de développer avec vos remèdes verts un lien spirituel plus profond encore que la cueillette sauvage, c'est pourquoi j'y suis particulièrement favorable.

Peu importe ce que vous faites pousser ; le jardinage est non seulement une occupation thérapeutique, mais il vous confère un grand pouvoir intérieur. D'après tout ce que nous savons sur la médecine du corps-esprit, je ne doute pas un instant que les traitements phytothérapiques que vous aurez vous-même fait pousser se révéleront plus efficaces que tout remède du commerce ou même récolté sous sa forme sauvage.

J'aime mon propre «jardin botanique», mais vous n'avez pas besoin de posséder un domaine, ni même un lopin de terre, pour faire pousser des plantes médicinales. Il vous suffit de disposer du rebord de votre fenêtre de cuisine où vous pourrez faire pousser un aloès en pot — votre remède d'urgence instantané à base de plante en cas de brûlure accidentelle. (Vous n'aurez qu'à en couper une des feuilles charnues, à l'inciser pour l'ouvrir et à appliquer le gel vert-jaune qu'elle contient sur la brûlure.)

Il existe quantité d'autres plantes que vous pouvez faire pousser sur un rebord de fenêtre ou sous un porche. Si vous habitez en ville, explorez diverses possibilités : les terrasses sur le toit, les cours intérieures, les balcons, les escaliers de secours. Un certain nombre d'espèces médicinales comestibles, originaires de climats semi-désertiques, sont capables de se plaire sur un rebord de fenêtre bien exposé. En voici quelques-unes :

Aneth. Cette plante aromatique est utile pour traiter les ennuis gastriques et l'indigestion.

Basilic. Cette plante à fonction insectide est recommandée pour traiter la mauvaise haleine et les maux de dos.

Ciboulette. Comme ses cousins l'ail, le poireau et l'oignon, la ciboulette contribue à prévenir le cancer et soigne l'hypertension artérielle.

Fenouil. Cette plante est efficace pour traiter les ennuis gastriques et l'indigestion.

Hysope. Mentionnée dans la Bible, l'hysope contient diverses substances complexes dotées de propriétés antivirales ; elle est utile pour traiter l'herpès. (Elle fait également l'objet de recherches pour le traitement du sida.)

Lavande. Certaines variétés de cette plante ravissante sont saturées de substances complexes sédatives capables de pénétrer l'épiderme. Jetez-en une poignée dans l'eau de votre bain pour un moment de détente aromatique bien agréable.

Menthe poivrée. Source majeure de menthol aux propriétés rafraîchissantes, apaisantes et stomachiques.

Persil. Surtout connu comme une excellente source de chlorophylle capable de combattre la mauvaise haleine, le persil contient beaucoup de zinc, bénéfique à la santé du système de reproduction chez l'homme. (Pourtant, plus de 90 % du persil servi dans les restaurants finissent à la poubelle.)

Romarin. Riche en éléments antioxydants, cette savoureuse plante aromatique culinaire pourrait contribuer à prévenir la maladie d'Alzheimer.

Sarriette. En Europe, on ajoute volontiers cette plante aromatique aux plats de légumineuses afin de prévenir les gaz.

Sauge. La sauge possède à peu près les mêmes pouvoirs médicinaux que le romarin.

Thym. L'une des meilleures sources de thymol, une substance complexe antiseptique et stomachique qui contribue à prévenir les caillots sanguins responsables de crises cardiaques.

Cultiver votre propre jardin aromatique

Dans mon jardin, je recense 200 espèces de plantes aromatiques dont la plupart ont des propriétés médicinales. Tout au long des mois où se produit leur croissance, l'un de mes plus grands plaisirs est d'aller voir chacune de mes plantes.

Presque toutes les heures, quand je passe la journée devant l'écran de mon ordinateur, je fais une pause pour aller visiter mon jardin aromatique. Lorsque je fais une cueillette de telle ou telle plante, il m'arrive souvent de choisir diverses espèces de menthe pour préparer l'un de mes cocktails aromatiques ; il s'agit généralement de tisane de menthe chaude les matins d'hiver, ou de thé glacé à la menthe en été.

Parmi toutes mes activités, la culture et l'amour de ces plantes est l'une des plus saines, et je ne saurais trop vous la recommander.

Il faudrait tout un livre pour vous dire de quelle manière vous y prendre pour faire pousser toutes les espèces que je vous présente dans le *Pouvoir des plantes,* mais si vous avez un jardin, voici les plantes médicinales vivaces que je vous recommande. Elles sont florissantes dans mon propre jardin, et je ne doute pas qu'elles réussissent de même dans le vôtre, pour peu que vous viviez sous un climat tempéré.

Brunelle (ou prunelle). La réputation de panacée de cette sorte de menthe n'est que légèrement exagérée.

Citronnelle. Aussi appelée mélisse, cette espèce de menthe, qui ressemble un peu à une mauvaise herbe, possède des propriétés antivirales et sédatives. Même lorsqu'elle donne l'impression d'avoir complètement desséché, elle revient toujours.

Gattilier (Agnus-castus). Cet arbuste à fleurs vivace est très efficace pour traiter certains problèmes féminins.

Hydrastis. Cette plante médicinale aux propriétés antibiotiques s'épanouira mieux à l'ombre.

Igname sauvage. De nombreux herboristes recommandent cette plante pour la santé génitale des femmes.

Menthe verte. À peu près aussi efficace que la menthe poivrée pour apaiser les ennuis gastriques.

Millepertuis. Tout simplement le meilleur traitement phytothérapique de la dépression.

Origan. Encore une espèce de menthe qui ressemble à une mauvaise herbe — excellente source d'antioxydants.

Pycnanthème. Plante insecticide qui mériterait d'être plus appréciée des jardiniers.

Saule. Facile à peler, l'écorce du saule contient l'équivalent phytothérapique de l'aspirine.

Tanaisie. Cette plante médicinale contient quelques-unes des mêmes substances complexes efficaces contre la migraine que la matricaire.

Valériane. Les racines contiennent une excellente substance sédative capable de soulager l'anxiété. Sachez cependant qu'en tisane, la valériane a la même odeur que de vieilles chaussettes sales et pleines de transpiration.

Cueillette et stockage des plantes médicinales

Admettons que vous ayez à présent une grande quantité de menthe poivrée, ou de toute autre plante, en train de pousser dans votre jardin ou sur le bord de la fenêtre. Et maintenant ?

Tout d'abord, vous devrez récolter vos plantes. Vous pouvez très bien cueillir quelques feuilles à la fois pour vous en servir au fur et à mesure. Les plus romantiques d'entre nous remercient les plantes de bien vouloir nous être utiles et leur demandent pardon de les mutiler.

Au Panama ou au Pérou, j'ai écouté des chamans indiens qui chantaient aux plantes de longues incantations, le plus souvent après s'être tournés vers l'Orient, avant de les cueillir. Pour autant que je ne sois pas trop pressé, je prends le temps de me souvenir que les plantes, elles aussi, ont une vie, et que leur vie nourrit la nôtre.

D'ailleurs, plus nous récoltons les feuilles de nos plantes médicinales, plus leurs propriétés médicinales se concentrent. Cela s'explique sur le plan botanique car les éléments constitutifs médicinaux d'une plante font essentiellement partie du système d'autoprotection de la plante. Le fait de récolter les feuilles oblige la plante à réagir comme si elle venait d'être attaquée (ce qui est d'ailleurs le cas), si bien qu'elle produit davantage de ce qui la protège. Plusieurs recherches ont montré que les diverses attaques subies par la plante (les infections, le fait d'être infestée d'insectes et la cueillette de feuilles, par exemple), augmentent les taux de certaines de ces substances chimiques que nous considérons comme médicinales.

L'heure de la cueillette

Certains herboristes recommandent de cueillir les plantes tôt le matin tandis qu'elles sont encore humides de rosée, mais je ne suis pas d'accord. Cela provoque une dilution, c'est-à-dire que les plantes contiennent proportionnellement davantage d'eau et moins de substances phytochimiques jusqu'à ce qu'elles soient sèches. À mon avis, c'est en cueillant les plantes par une journée chaude et sèche (mais avant que les feuilles ne se soient desséchées) que vous obtiendrez la plus haute concentration de substances phytochimiques et le moins d'eau.

Quant aux racines, mieux vaut les recueillir au printemps ou à l'automne. Les écorces peuvent être récoltées au printemps, surtout si les substances complexes que vous recherchez se trouvent dans l'écorce vivante. Si vous recueillez des graines pour les manger, je vous recommande de les récolter avant qu'elles n'aient durci et desséché. Par contre, si vous avez l'intention de les garder pour les planter l'année suivante plutôt que de les utiliser immédiatement, il peut être préférable d'attendre qu'elles soient bien sèches.

Utilisez les plantes aromatiques fraîches en abondance, surtout en cuisine. Les herbes et épices culinaires fraîches ont presque toujours un goût bien supérieur. Vous pouvez également les congeler, les sécher ou vous en servir pour préparer des teintures. (Lorsque je récolte des plantes culinaires fraîches, je me sers généralement d'un sac plastique pour mieux conserver leur humidité.)

Conservation

Si vous avez l'intention de conserver vos plantes pour vous en servir ultérieurement, il revient moins cher de les sécher. Rassemblez-les dans un sac en papier plutôt que dans un sac en plastique, et précisez sur le sac le nom de la plante et la date de cueillette.

À condition de ne pas trop le remplir beaucoup de plantes peuvent être séchées dans le sac même. Juste avant l'hiver et l'arrivée du gel qui détruira tout, je fais toujours un petit tour dans mon jardin avec un assortiment de sacs en papier, afin de récolter des plantes pour mes remèdes, tisanes et autres soupes de l'hiver.

Vérifiez l'état de vos herbes dans les sacs de papier au bout d'une semaine environ. Si elles ne semblent pas sécher correctement, si elles tombent en miettes ou prennent un aspect parcheminé, étalez-les sur des journaux, des planches ou un grillage dans un endroit sec et ombragé, afin qu'elles puissent sécher à l'abri des moisissures. Votre succès dépend ici dans une grande mesure des conditions météorologiques. Par temps très sec, les plantes risquent de sécher trop vite, surtout en plein soleil. Par temps humide et surtout s'il y a du brouillard, vous pourriez être amené à utiliser la chaleur en faisant sécher les plantes au four afin d'en éliminer l'humidité.

Une fois sèches, les plantes peuvent être conservées dans des sacs en papier ou en plastique. Vous pouvez également vous servir de récipients en verre munis d'un couvercle.

La lumière, la chaleur et l'oxygène sont les ennemis du pouvoir thérapeutique des plantes ; entreposez par conséquent vos plantes dans un endroit frais et sombre, une cave ou un placard éloigné de toute source de chaleur par exemple. Afin de minimiser l'oxygène qui entoure les espèces ainsi conservées, remplissez les récipients au maximum et transposez les plantes dans des bocaux plus petits à mesure que vous en faites usage.

Utiliser les plantes

Il existe quantité de manières faciles d'utiliser les plantes médicinales. Que vous vous en serviez comme aliments pour assaisonner vos plats ou pour préparer des infusions, vous recueillerez le bénéfice de leurs pouvoirs de guérison.

Je n'ai rien contre le fait de prendre des vitamines et minéraux sous forme de compléments alimentaires. D'ailleurs, je les suggère même pour toutes sortes de maladies dont il est question dans ce livre. Mais 30 grammes de fruits ou de légumes contiennent beaucoup plus de principes actifs que 500 grammes de compléments purifiés.

Ma manière préférée d'utiliser les plantes est simplement de m'en servir comme aliments ou de les mélanger à la nourriture. Nous faisons une distinction entre les aliments et les médicaments, alors que dans de nombreux cas il n'y a pas vraiment de différence. L'ail, par exemple, est-il un aliment ou un médicament ? La réponse correcte, c'est qu'il est à la fois l'un et l'autre. Il en va de même de toutes les épices culinaires et d'une grande partie des plantes médicinales qui font l'objet de ce livre.

Préparer des repas qui guérissent

Pour faire un repas thérapeutique, rien ne vaut à mon avis un grand saladier où l'on aura mélangé diverses sortes de salades, un bol de soupe aux légumes (un minestrone) et une salade de fruits décorée de plantes comme de la menthe, du basilic ou de la cannelle.

Au début des années 1990, j'ai participé à une étude avec plusieurs personnes. Nous devions identifier les substances phytochimiques présentes dans les plantes comme les phyto-œstrogènes, qui semblent réduire le risque de cancer du sein, et d'injecter ou d'augmenter le taux de ces substances dans les plantes comestibles.

Les gens avec lesquels je travaillais étaient tous très intelligents, charmants et remplis de bonnes intentions. Mais, malgré tout, nous n'étions pas d'accord sur certaines choses. Ils voulaient ajouter aux aliments des substances phytochimiques, tandis que je ne cessais de répéter que ces substances chimiques bénéfiques étaient déjà là — pourvu que l'on sache où les chercher. Par exemple, la plupart des légumineuses contiennent une grande quantité de phyto-œstrogènes. Si vous voulez prendre des mesures énergiques pour prévenir le cancer du sein, mangez de la soupe aux haricots secs ou une salade de haricots secs plusieurs fois par semaine, adoptez quelques recettes mexicaines à base de haricots rouges ou ajoutez du tofu à peu près à tout ce que vous mangez.

Multipliez les portions

Beaucoup de médecins conseillent de manger au moins cinq portions de fruits et légumes par jour. D'innombrables recherches ont prouvé qu'à mesure que la consommation de fruits et légumes augmente, le risque de tous les principaux types de cancers diminue. À vrai dire, le risque de maladie cardiaque, de diabète et de nombreuses autres maladies décline également.

Malheureusement, bien peu de gens mangent leurs cinq portions quotidiennes. De plus, même cet objectif-là n'est pas suffisant à mon avis. Je maintiens que chaque personne devrait se donner pour but de manger chaque jour au moins dix portions, c'est-à-dire cinq fruits et cinq légumes, assaisonnés à l'aide de cinq plantes aromatiques différentes et garnis de cinq sortes de noix différentes.

Je souscris pleinement au précepte attribué à Hippocrate : «Que tes aliments soient ton remède», en particulier si vous y ajoutez une généreuse quantité d'épices aux vertus médicinales.

Afin de vous encourager à manger le plus possible d'aliments qui guérissent, j'ai réparti un certain nombre de recettes dans les pages de ce livre. Pourtant, jamais je n'aurais la prétention de me présenter comme un bon cuisinier : chez moi, il est rare que je mesure les ingrédients et lorsque je prépare une recette, le résultat n'est pratiquement jamais deux fois le même. J'aurais plutôt tendance à y mettre une pincée de tel ingrédient et une poignée de tel autre, faisant confiance à mes capacités gustatives tout en ayant la sage précaution d'utiliser une gamme aussi large que possible de fruits, de légumes et de plantes aromatiques. Peut-être mes recettes vous paraîtront-elles parfois imprécises, mais le but est de vous amener à explorer le plus possible les goûts succulents des plantes comestibles, tout en sachant bien que ce qui plaît à votre palais pourrait bien ne pas convenir au mien, et vice versa.

La préparation d'une tisane qui guérit

Vous pouvez préparer une agréable tisane à l'aide de plantes séchées. Vous pouvez même ouvrir des gélules contenant telle ou telle plante en poudre et vous servir du contenu pour préparer de la tisane. Pourtant, chaque fois que possible, j'utilise des plantes fraîches, du moins au printemps, en été et en automne.

Pourquoi ? Tout simplement parce que les plantes fraîches sont plus agréables et qu'elles ont bien meilleur goût.

La principale différence entre les plantes fraîches et les plantes séchées tient à leur contenu en eau. À quantité de feuilles égale, les plantes conservent leur taux de substances phytochimiques médicinales même après avoir été séchées pendant quelque temps. Cependant, les substances phytochimiques sont davantage concentrées dans les plantes séchées parce que ces dernières contiennent moins d'eau. Les plantes fraîches contiennent environ 80 % d'eau, tandis que les plantes séchées n'en contiennent plus qu'environ 20 %. Ainsi, gramme pour gramme, la plante séchée est plus riche, et lorsque vous l'ajoutez à de l'eau, davantage de substances phytochimiques se diffusent dans la tisane qui en résulte.

Les recettes de tisanes sont généralement basées sur des ingrédients séchés. Si vous utilisez des plantes fraîches, vous devrez multiplier par quatre la quantité donnée dans la recette pour obtenir le même pouvoir thérapeutique.

Infusion ou décoction ?

Il existe deux sortes de tisanes : les infusions et les décoctions. Une infusion ressemble à l'idée que se font la plupart des gens de ce qu'est un thé. Il existe pourtant une grande différence entre le thé que nous buvons et les infusions de plantes médicinales. Lorsque vous préparez du thé, vous trempez sans doute une infusette dans l'eau chaude, vous la remuez un peu et vous buvez le breuvage. Si vous préparez une infusion à base de plantes, par contre, il convient de la laisser infuser pendant 10 à 20 minutes afin que les substances phytochimiques thérapeutiques puissent passer de la plante à l'eau.

Voici une règle générale pour la préparation d'une tasse de tisane médicinale : commencez par faire bouillir de l'eau, et laissez infuser vos plantes médicinales jusqu'à ce que l'eau ait refroidi. Si vous préférez boire la tisane chaude, réchauffez-la lentement.

Les décoctions, au contraire, consistent à déposer les ingrédients dans de l'eau que l'on fait ensuite bouillir à gros bouillons ou à feu doux durant 10 à 20 minutes. Les infusions sont plus indiquées lorsque l'on utilise des feuilles ou des fleurs, qui libèrent généralement leurs substances phytochimiques plus facilement. La décoction, d'autre part, est généralement utilisée pour les racines et les branches dont il est souvent plus difficile d'extraire les substances phytochimiques médicinales.

Tout au long de cet ouvrage, j'ai donné des indications quant à la quantité de plantes à utiliser pour les infusions et les décoctions. Je dois vous avouer, cependant, que je prépare mes propres tisanes de la même façon que je fais la cuisine : un brin de ceci, une poignée de cela. En été, je fais un tour au jardin pour aller chercher toutes sortes de plantes aromatiques. Parfois je reviens avec plus d'une douzaine d'espèces différentes, en m'arrangeant pour cueillir en plus grande quantité les plantes dont l'arôme est le plus discret, et en quantité moindre les plantes plus fortement parfumées comme la monarde et le thym. Il en va de même de mes tisanes que de mes potages et mes salades : jamais ces préparations n'ont deux fois le même goût.

Suggestions et sécurité

Voilà où je veux en venir : que vous puissiez considérer les suggestions de ce livre précisément comme des suggestions. J'ai consacré un maximum de place aux plantes qui sont sans danger, même en quantités considérablement supérieures à celles indiquées dans les recettes ; n'ayez donc aucune inquiétude si vous utilisez un peu plus ou un peu moins que la quantité donnée dans une recette. Lorsqu'il est extrêmement important de mesurer une dose précise, j'en fais mention. Et chaque fois que des précautions particulières s'imposent, je l'indique également.

Lorsqu'aucune recette n'est donnée pour une plante particulière, essayez de préparer une infusion ou une décoction avec une ou deux cuillerées à café d'ingrédients végétaux. Dosez ensuite la quantité en fonction de vos besoins individuels. Ne vous attendez pas à ce que toutes les tisanes médicinales aient bon goût ; certaines sont même très amères. Mais si le goût vous plaît et que vous désirez une tisane plus forte, n'hésitez pas à augmenter par la suite la quantité de plante utilisée. J'ai recours à de la citronnade pour masquer les goûts désagréables. Il n'est pas impossible d'ailleurs que l'acidité permette d'extraire davantage de certaines substances chimiques médicinales.

N'oubliez pas, cependant, qu'il s'agit de plantes médicinales. Soyez attentif aux réactions de votre corps après avoir utilisé telle ou telle plante, et augmentez ou diminuez la dose en conséquence. Si par exemple vous cherchez seulement à vous détendre, mais que la tisane préparée dans ce but vous a rendu carrément somnolent, préparez une tisane moins forte la prochaine fois. Les réactions chimiques de notre organisme individuel peuvent être tout aussi variables que celles des plantes.

Quant à la fréquence, je suggère habituellement entre une et trois tasses de tisane par jour. Une fois de plus, ce n'est qu'une suggestion. De manière générale, je déconseille de prendre beaucoup plus que quatre tasses par jour de la plupart des tisanes.

Teintures et vinaigres

La préparation classique d'une teinture consiste à faire macérer des ingrédients végétaux dans de l'alcool buvable comme de l'alcool éthylique (éthanol). Lorsque je crée mes propres teintures, l'alcool que je préfère est la vodka bon marché ; elle donne des résultats tout à fait acceptables.

L'alcool permet d'extraire une bonne partie de l'essence médicinale de la plante. Les teintures sont plus durables que les plantes séchées ou les gélules. La plupart des magasins qui vendent des plantes proposent également diverses teintures toutes prêtes, mais rien ne vous empêche de faire vous-même vos propres teintures très facilement.

Pour préparer une teinture, vous pouvez utiliser n'importe quel alcool blanc titrant de 40° à 90°. La plupart des herboristes suggèrent 60 grammes de plante séchée (ou une poignée de plante fraîche) par demi-litre d'alcool. Laissez reposer ce mélange durant une semaine environ, en le secouant de temps à autre. Ensuite, passez-le. Jetez les résidus végétaux et conservez la teinture dans un flacon compte-gouttes.

Les doses thérapeutiques de teintures peuvent aller de 5 à 50 gouttes, voire jusqu'au contenu de plusieurs compte-gouttes. On les mesure même parfois par cuillerées à café ou à soupe. Pour ma part, j'ajoute généralement les teintures à des tisanes ou à des jus de fruits.

L'un des avantages, lorsque l'on achète un produit tout prêt, c'est que la dose adaptée est généralement indiquée sur l'étiquette.

L'alcool blanc est un excellent conservateur, mais il s'agit de préserver la plante, pas d'enivrer le consommateur.

On trouve facilement une autre forme non-alcoolisée à base de glycérides : il s'agit de teintures préparées à l'aide de glycérine en lieu et place d'alcool. Il s'agit là d'une bonne option pour les nourrissons et tous ceux qui préfèrent éviter l'alcool sous toutes ses formes.

Les vinaigres à base de plantes sont une autre bonne formule, et vous pourrez facilement les préparer vous-même. Il suffit pour cela de faire macérer vos plantes dans du vinaigre blanc. Les mêmes proportions sont toujours valables : un demi-litre de vinaigre pour 30 à 60 grammes de plante séchée, ou pour une poignée de plante fraîche.

Vos vinaigres aromatiques pourront la plupart du temps être utilisés en vinaigrette, ce qui peut être particulièrement utile aux personnes corpulentes. Les vinaigres aromatisés aux plantes peuvent également agrémenter les potages et les légumes cuits.

Emplâtres et compresses

Pour préparer un emplâtre, hachez menu une certaine quantité de plante fraîche (ou ramollissez la plante séchée) avant de l'appliquer directement sur une blessure ou une infection de l'épiderme ; recouvrez l'emplâtre d'un pansement humide maintenu en place par un bandage.

Il est préférable de commencer par ramollir d'abord la plante pour qu'elle libère davantage de substances phytochimiques médicinales. Pour cela, vous pouvez soit la faire bouillir, la cuire à la vapeur ou la broyer. Façonnez ensuite cette substance végétale en une petite compresse plate, grande comme une pièce de monnaie, de manière à bien recouvrir la blessure. Beaucoup d'herboristes recommandent de mélanger une part de substance végétale avec trois parts d'eau, d'alcool ou de vinaigre épaissi à l'aide de farine pour rendre l'emplâtre plus commode à manipuler et à appliquer. Vous pouvez à la rigueur écraser quelques feuilles dans vos mains avant de les appliquer sur la blessure.

Un emplâtre est surtout efficace localement, ayant généralement pour effet de prévenir toute infection et de stimuler le processus de cicatrisation. Les plantes utilisées en guise d'emplâtre contiennent néanmoins de nombreuses substances complexes qui traversent l'épiderme et exercent leurs effets bénéfiques dans l'ensemble de l'organisme.

Une compresse est un linge propre trempé dans une solution à base de plante — infusion, décoction, teinture ou vinaigre. Les compresses peuvent être utilisées de deux manières. Vous pouvez maintenir un emplâtre à l'aide d'une compresse, qui dans ce cas sert également de bandage. Ou vous pouvez aussi l'appliquer à même la peau. Dans ce dernier cas, le terme de fomentation est parfois utilisé.

Onguents apaisants

Beaucoup de pommades et d'onguents du commerce sont à base de plantes, et vous aurez probablement intérêt à acheter une pommade plutôt que d'essayer de la faire vous-même. La préparation d'onguents chez soi est une opération plutôt salissante, mais rien ne vous empêche d'essayer si vous en avez envie. La préparation d'une pommade consiste à mélanger certaines plantes médicinales avec de l'eau, de la cire d'abeille, de la graisse animale (saindoux ou lanoline), de l'huile végétale (huile de maïs, margarine, huile d'olive ou de carthame) avec d'autres ingrédients, de manière à obtenir une lotion qui s'étale bien.

Je vous avoue que pour ma part, je n'ai jamais eu beaucoup de succès lorsque j'ai voulu préparer des pommades. Mes préparations étaient inévitablement trop liquides ou trop sèches. D'autres herboristes, par contre, les réussissent très bien.

Si vous souhaitez faire un essai, commencez par émietter la plante et recouvrez-la d'eau. Faites-la bouillir à petit feu pendant 15 à 30 minutes, puis laissez refroidir. Ajoutez un peu d'huile et réchauffez doucement le mélange jusqu'à ce que l'eau se soit évaporée, ce qui prend entre 15 et 30 minutes.

En dernier lieu, ajoutez la cire d'abeille et/ou le corps gras afin de conférer à votre onguent la consistance souhaitée. Laissez refroidir avant de vous en servir. Une pommade bien préparée peut se conserver jusqu'à une année. Un onguent s'utilise de la même manière que les emplâtres, mais vous n'aurez pas besoin de le recouvrir d'un bandage.

Pour vous simplifier la vie, vous pouvez également ajouter la substance végétale broyée et préalablement bouillie à n'importe quelle pommade neutre vendue en pharmacie.

Guérir par l'aromathérapie

L'aromathérapie est le traitement de diverses maladies grâce à l'huile essentielle de plantes aromatiques. Les aromathérapeutes utilisent volontiers les huiles essentielles de la famille des menthes, qui comprennent de véritables stars aromatiques comme la lavande (aux vertus sédatives) et le romarin (stimulant).

Les huiles essentielles utilisées en aromathérapie, fournies dans de minuscules flacons, sont extrêmement concentrées. Vous pouvez simplement humer telle ou telle essence directement au goulot du flacon, ou vous servir de quelques gouttes d'huile pour pratiquer un massage.

Du fait que les essences sont très concentrées, elles peuvent être irritantes pour la peau. Avant d'utiliser une huile essentielle pour le massage, diluez-la au préalable en y ajoutant quelques gouttes d'huile végétale ou de lotion pour friction. Peut-être avez-vous du mal à croire que les huiles essentielles puissent pénétrer à travers la peau ; dans ce cas, essayez l'expérience suivante : versez quelques gouttes d'huile de lavande diluée sur votre peau et massez afin de leur faire pénétrer l'épiderme. Dans un court laps de temps, vos amis s'apercevront peut-être que votre haleine embaume la lavande lorsque vous expirez.

Il est également très agréable d'ajouter quelques gouttes d'huile essentielle à l'eau de votre bain. (Si vous le souhaitez, vous pouvez aussi y ajouter une poignée de plantes fraîches ou séchées.) Puisqu'une grande partie des substances complexes aromatiques sont absorbées à travers la peau, c'est là une manière particulièrement agréable de prendre votre remède. Si vous souffrez d'insomnie, par exemple, je vous suggère d'ajouter à votre bain des plantes sédatives comme la lavande et la citronnelle (aussi appelée mélisse). Je parie que vous vous endormirez plus facilement et que vous aurez un sommeil vraiment réparateur.

Quoi que vous fassiez, toutefois, n'ingérez pas d'huiles essentielles. Beaucoup d'entre elles sont passablement toxiques, et il suffit d'une très petite quantité, une demi-cuillerée à café par exemple, pour vous tuer. (Certaines huiles essentielles peuvent être ingérées sous une forme diluée, mais ne vous risquez pas à faire des expériences dans ce domaine. Un phytothérapeute expérimenté pourra éventuellement vous recommander de prendre telle ou telle huile essentielle diluée par voie orale.)

DEUXIÈME PARTIE

Le choix des plantes qui guérissent

Accident vasculaire cérébral

La citation suivante est extraite d'une lettre, une parmi les milliers que j'ai reçues au fil des ans de la part d'individus suffisamment déçus par leur médecin habituel pour se mettre en quête d'autres solutions : «Mon mari, qui avait alors 57 ans, a été l'an dernier victime d'un accident vasculaire cérébral. Les médecins sont d'avis qu'il y a toujours un caillot quelque part dans son cerveau, mais ils ne semblent pas savoir quoi faire pour le dissoudre. Mon mari prend actuellement une foule de médicaments, sans que cela paraisse lui apporter beaucoup d'amélioration. Pourriez-vous suggérer un remède à base de plantes capable de l'aider ?»

Voilà bien le type de question délicate qui m'amène toujours à vouloir répéter, pour qui veut bien l'entendre, que je suis botaniste et non pas médecin. Un accident vasculaire cérébral est un problème grave puisqu'il représente l'une des principales causes de décès. Quiconque en a été victime doit être suivi par un médecin et appliquer le traitement prescrit par ce dernier.

Cela dit, il existe néanmoins un certain nombre d'approches basées sur les plantes qui peuvent prévenir un accident vasculaire cérébral ou une récidive, du moins lorsqu'il s'agit d'un infarctus de type ischémique (c'est-à-dire provoqué par un ou des caillots dans le cerveau).

«Attaque» du cerveau

Chaque année, près d'une personne sur 500 est victime d'un accident vasculaire cérébral. 80 % de ces infarctus sont de type ischémique : un caillot de sang se forme dans une artère cérébrale, stoppant l'alimentation en sang et en oxygène d'une partie de cet organe essentiel. Où que se constitue le caillot, les tissus cérébraux environnants se nécrosent ou sont endommagés, et les fonctions corporelles commandées par cette zone du cerveau se détériorent. Dans bien des cas ce type d'accident vasculaire entraîne la mort. Si le patient survit, c'est souvent pour rester gravement handicapé, incapable de parler ou partiellement paralysé.

Les accidents vasculaires cérébraux sont souvent précédés de mini-attaques également appelées accès ischémiques transitoires cérébraux (AITC). Ces derniers peuvent durer de quelques secondes à plusieurs heures, et provoquent des symptômes d'infarctus qui finissent par disparaître spontanément. Avec le temps, la plupart des victimes d'AITC récupèrent entièrement, ou presque entièrement. Par contre, les AITC indiquent un risque non négligeable d'infarctus catastrophique à venir et marquent souvent le début d'un traitement préventif agressif.

Quant aux autres accidents vasculaires, qui représentent 20 % des infarctus, ils sont de nature hémorragique. La cause en est l'éclatement d'un vaisseau sanguin cérébral, entraînant les mêmes conséquences qu'un accident vasculaire ischémique : détérioration de la partie du corps que commande le lobe cervical atteint par l'accident vasculaire.

Quel que soit le système de soins envisagé, médecine allopathique traditionnelle, ou médecine à base de plantes, la prévention et le traitement des accidents vasculaires cérébraux sont délicats ; en effet, un grand nombre de mesures visant à prévenir les accidents cérébraux ischémiques peuvent en réalité augmenter le risque d'accident hémorragique, moins courant mais tout aussi invalidant.

Afin de prévenir les accidents ischémiques, plus courants, les médecins cherchent à empêcher la formation de caillots sanguins dans les artères en prescrivant des anticoagulants (médicaments ayant pour but de liquéfier le sang). En revanche, cette mesure augmente le risque qu'il soit ensuite impossible de stopper une éventuelle hémorragie cérébrale, qui rendrait plus probable un accident hémorragique. Par conséquent, on pourrait presque dire que la prévention des accidents vasculaires cérébraux relève de l'équilibrisme.

Les plantes au secours de l'accident vasculaire cérébral

Comme la grande majorité des accidents vasculaires cérébraux sont de nature ischémique, la plupart des suggestions de ce chapitre portent sur la prévention des caillots de sang dans le cerveau. Je me dois toutefois de répéter que des hémorragies cérébrales peuvent également survenir, en particulier chez les sujets qui ont déjà eu un accident hémorragique ou un anévrisme (vaisseau sanguin dangereusement dilaté) ou qui présentent une prédisposition héréditaire vis-à-vis de ces troubles.

Si vous souffrez d'hypertension artérielle, qui est le principal facteur de risque d'accident vasculaire cérébral, consultez un médecin et obtenez des soins appropriés. (Vous pouvez également avoir recours aux remèdes parallèles à base de plantes mentionnés au chapitre concernant l'hypertension artérielle, à la page 272)

Je ne saurais trop souligner toute l'importance de mettre en pratique les conseils de votre médecin afin d'éviter tout accident vasculaire cérébral. Si vous avez déjà eu ce type de problème, ou si vous savez que vous y êtes particulièrement exposé, il serait également souhaitable que vous parliez à votre médecin des plantes dont vous pourriez avoir l'intention de vous servir à titre préventif.

Ceci dit, voici un certain nombre d'excellents remèdes phytothérapiques que vous vous devez de connaître pour prévenir et traiter les accidents vasculaires cérébraux.

♣♣♣ **Ail *(Allium sativum)*.** L'ail est la meilleure plante pour prévenir les caillots. L'ail contient davantage de substances complexes anticoagulantes que toute autre plante ; pour être plus précis, il en contient neuf au total. C'est une plante incontournable pour la prévention des crises cardiaques, tant par son aptitude à rendre le sang plus liquide que par son effet positif

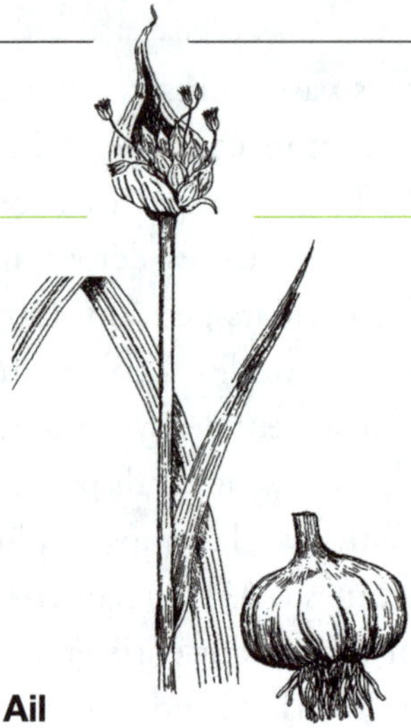

Ail

Cette plante aux propriétés thérapeutiques puissantes fut utilisée durant la Première Guerre mondiale pour soigner les blessures infectées et la dysenterie amibienne.

sur l'hypertension artérielle. Ce sont précisément ces mêmes caractéristiques qui contribuent également à prévenir les accidents ischémiques.

Si j'étais prédisposé à ce trouble, j'utiliserais davantage d'ail dans mes préparations culinaires et je prendrais également des gélules d'ail, vendues en magasin diététique et dans de nombreux supermarchés. Quant aux proches cousins de l'ail que sont l'oignon, l'échalote, le poireau, la ciboulette et la cive, ils possèdent tous des propriétés similaires.

Par contre, si j'avais de bonnes raisons de m'inquiéter d'un éventuel accident cérébral hémorragique, j'éviterais l'ail et ses cousins végétaux dotés de propriétés anticoagulantes. (Mais peut-

L'assurance verte

Si l'on vous indiquait une méthode infaillible pour prévenir les accidents vasculaires cérébraux, cela vous intéresserait-il ? Un rapport suggère que le risque d'accident vasculaire cérébral pourrait être réduit de 22 % par le simple fait de manger chaque jour plus de trois portions de fruits et de légumes frais.

Il est de toute manière judicieux de veiller à en manger au moins autant et même jusqu'à cinq portions par jour au minimum pour contribuer à prévenir le cancer. En suivant ces conseils, vous ferez coup double en écartant deux menaces majeures pour la santé, car les fruits et légumes contiennent un grand nombre de vitamines et minéraux utiles pour prévenir les accidents vasculaires cérébraux. Les résultats d'une étude, par exemple, suggèrent que le simple fait d'ingérer chaque jour l'équivalent d'une moitié d'orange en vitamine C, c'est-à-dire quelque chose comme 100 à 300 milligrammes, permet de diminuer de manière significative le danger d'accident vasculaire cérébral.

être n'êtes-vous pas tout à fait sûr de la catégorie qui vous correspond ; dans ce cas, demandez à votre médecin de vous aider à prendre la décision qui convient.)

♣♣♣ **Amarante *(Amaranthus, diverses espèces)* et autres aliments contenant du calcium.** Une étude scientifique effectuée durant six ans et portant sur plus de 40 000 thérapeutes professionnels a montré que, comparés à ceux qui absorbaient le moins de calcium, les sujets qui en prenaient le plus n'avaient qu'un tiers du risque de succomber à une crise cardiaque. Je suis personnellement d'avis que ces résultats s'appliquent également aux accidents ischémiques, très similaires aux crises cardiaques sur le plan biologique.

L'amarante est une excellente source végétale de calcium, avec un taux de 5,3 % pour le poids sec de la plante. Selon mes calculs, environ dix grammes de feuilles fraîches d'amarante suffiraient à fournir 500 milligrammes de calcium. (L'apport journalier recommandé en est de 1 000 milligrammes.)

Vous pouvez utiliser les jeunes feuilles en salade, ou préparer les feuilles adultes à la vapeur à la manière des épinards. Vous pourriez également préparer du pesto d'amarante. Pour cela, suivez votre recette de pesto préférée, mais remplacez le basilic par de l'amarante.

Cette plante n'est d'ailleurs pas la seule source végétale de calcium. En voici quelques autres, classées par ordre décroissant de pouvoir thérapeutique (toujours sur la base du poids sec) : chénopode blanc, ortie, fèves, cresson, réglisse, marjolaine, sarriette, pousses de trèfle rouge, thym, chou chinois (bok choy), basilic, graines de céleri, pissenlit et pourpier.

♣♣♣ **Ginkgo *(Ginkgo biloba).*** Le ginkgo est fréquemment utilisé pour traiter les complications des accidents vasculaires cérébraux, notamment les problèmes de mémoire et d'équilibre, le vertige et les troubles du raisonnement logique. De nombreux travaux montrent que cette plante augmente le débit sanguin jusqu'au cerveau.

Le ginkgo contribue également à diminuer la fragilité des minuscules vaisseaux sanguins qui forment un réseau très fin à travers tout le corps : les capillaires, ce qui contribue à prévenir un accident cérébral de type hémorragique. Beaucoup de personnes du troisième âge prennent régulièrement du ginkgo.

Si vous souhaitez en prendre, achetez la plante sous forme d'extrait normalisé. L'extrait de ginkgo est vendu dans la plupart des magasins diététiques et même en supermarché. Faites un essai avec une dose quotidienne située entre 60 et 240 milligrammes, sans toutefois dépasser 240 milligrammes par jour. Pris en trop grande quantité, le ginkgo peut provoquer certains effets indésirables : diarrhée, irritabilité et agitation.

♣♣♣ **Saule *(Salix, diverses espèces).*** L'écorce de saule est la forme végétale de l'aspirine, et divers travaux scientifiques ont montré que de faibles doses d'aspirine – la moitié d'un cachet, voire un cachet par jour — étaient capables de diminuer d'environ 18 % le risque d'accident cérébral ischémique. (Prise à faible dose, l'aspirine réduit également le danger de crise cardiaque d'environ 40 % chez l'homme et de 25 % chez la femme.)

Si vous le souhaitez, rien ne vous empêche de prendre les cachets d'aspirine que nous connaissons tous. Pour ma part, je préfère cependant avoir recours aux plantes en buvant des infusions d'écorce de saule, de reine-des-prés ou de gaulthérie. J'ajoute une ou deux cuillerées à café de n'importe laquelle de ces plantes séchées soit à une tisane chaude, soit à un peu de limonade froide, et j'en bois deux à trois tasses par jour. (Je dois pourtant avouer qu'étant un peu paresseux sur les bords, il m'arrive malgré tout assez souvent de prendre ma faible dose d'aspirine habituelle sous forme de cachet.)

♣♣ **Ananas *(Ananas comosus).*** L'ananas contient une substance complexe appelée bromélaïne, mieux connue pour son aptitude à décomposer les protéines. Il s'agit d'un ingrédient clé des produits utilisés pour attendrir la viande. Par contre, la bromélaïne exerce une action anticoagulante qui pourrait contribuer à prévenir les accidents ischémiques et les crises cardiaques. N'hésitez donc pas à manger davantage de ce fruit délicieux.

♣♣ **Carotte *(Daucus carota).*** Une étude portant sur 87 245 infirmières a montré que le fait de manger des carottes (et, à un moindre degré, des épinards) permettait de diminuer considérablement le risque d'accident vasculaire cérébral. Les femmes qui mangeaient cinq portions de carottes par semaine avaient 68 % moins d'accidents vasculaires cérébraux que celles qui mangeaient des carottes moins de deux fois par mois.

Les carottes contiennent une abondance de bêta-carotène et d'autres caroténoïdes, qui appartiennent tous à la famille de la vitamine A. D'autres travaux montrent qu'il est possible de diminuer de 54 % le risque d'accident vasculaire cérébral en mangeant une abondance de fruits et légumes riches en bêta-carotène et en vitamines C et E.

La conclusion s'impose : mangez plus de carottes. J'en mange comme en-cas lorsque j'ai un petit creux, je les incorpore dans mes potages de légumes et j'en fais également du jus, parfois en y ajoutant de l'ail.

♣♣ **Pois Bu Gu Zhi *(Psoralea corylifolia).*** Cette sorte de pois contient également de la génistéine. Après quatre longues années de recherches et d'investigations, j'ai finalement réussi à obtenir des données qui montrent que les Bu Gu Zhi, ingérés comme aliments en Asie (où ils ont également la réputation d'être aphrodisiaques), contiennent beaucoup plus de génistéine que les graines de soja.

♣♣ **Pois cultivés *(Pisum sativum).*** Il s'avère que presque toutes les légumineuses contiennent de la génistéine, qui semble être un nutriment préventif du cancer. Les scientifiques sont aujourd'hui d'avis qu'une alimentation riche en tofu, un produit à base de soja, explique en grande partie le fait que les femmes asiatiques soient si peu sujettes au cancer du sein.

Non seulement la génistéine protège du cancer, mais elle semble également avoir un effet anticoagulant significatif : elle pourrait également contribuer à prévenir les accidents cérébraux de type ischémique et les crises cardiaques. Je préfère personnellement les pois aux graines de soja, et, par

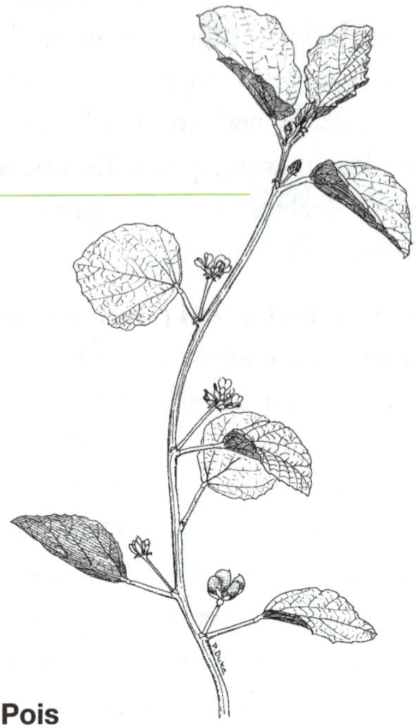

Pois

Les pois ont une forte concentration d'une substance qui peut protéger la femme contre les œstrogènes nocifs.

conséquent, j'ai accueilli avec plaisir ces informations relativement récentes. Je mange également un grand nombre d'autres fèves et légumineuses, et ne saurais trop vous suggérer d'en faire autant.

Curcuma *(Curcuma longa)*. De nombreux travaux scientifiques montrent que la curcumine, une substance complexe présente dans cette plante, contribue à prévenir la formation des caillots sanguins.

Le curcuma est l'un des ingrédients clés de la plupart des poudres épicées pour curry. Pourquoi ne pas prendre l'habitude de manger plus souvent du curry ? Vous pourriez aussi préparer vos propres gélules de curcuma ; on trouve dans certains magasins diététiques des gélules vides destinées à cet usage.

Épinard *(Spinacia oleracea)* et autres aliments contenant de l'acide folique. Un grand nombre de travaux scientifiques ont démontré qu'une alimentation judicieuse pouvait contribuer à prévenir les crises cardiaques. Des recherches ont permis de constater que l'acide folique pouvait contribuer à prévenir tant la maladie cardiovasculaire que les accidents vasculaires cérébraux. Comparés aux sujets qui n'absorbaient que peu de folate, ceux qui en ingéraient le plus étaient moitié moins exposés au risque de rétrécissement de l'artère carotide, l'artère qui conduit au cerveau.

L'acide folique n'est pas très abondant dans les plantes, mais l'épinard, le chou, l'endive, l'asperge, le persil, l'okra et les amarantes contiennent tous ce nutriment essentiel. Par conséquent, plus vous parviendrez à inclure de ces légumes dans votre alimentation, mieux cela vaudra pour vous.

Gingembre *(Zingiber officinale)*. Voici une autre plante dotée de propriétés anticoagulantes. Des recherches ont montré que le fait de prendre, chaque jour pendant une semaine, environ deux cuillerées à café de gingembre permettait de neutraliser l'effet coagulant de 100 grammes de beurre. (Par contre, n'allez pas vous imaginer qu'il suffit d'augmenter votre consommation de gingembre pour pouvoir continuer à manger du beurre. Ce dernier est saturé de cholestérol, l'une des causes majeures des accidents vasculaires cérébraux.)

Faites l'essai d'incorporer davantage de gingembre dans vos préparations culinaires ; vous pourriez également préparer une tisane de gingembre en utilisant une à deux cuillerées à café de racine fraîche râpée par tasse d'eau bouillante. Laissez ensuite infuser jusqu'à refroidissement.

♣ **Myrtille** ***(Vaccinium myrtillus).*** Les myrtilles et leurs proches cousines, les airelles et les myrtilles rouges, contiennent des substances complexes appelées anthocyanines. Des travaux scientifiques sérieux montrent que ces agents chimiques contribuent à prévenir les caillots sanguins, et qu'ils dispersent les plaques d'athérome accumulées à l'intérieur des parois artérielles. De plus, certains résultats de recherches suggèrent que les myrtilles contribuent à maintenir les capillaires en bonne santé.

Pour toutes ces raisons, les myrtilles et les baies qui leur ressemblent pourraient contribuer à prévenir les accidents cérébraux de type ischémique sans augmenter le danger d'accident cérébral hémorragique. Le fait de boire deux fois par semaine un verre de jus de myrtilles rouges pourrait suffire à prévenir un accident vasculaire cérébral. Je n'en suis pas aussi certain, mais ces baies sont délicieuses et c'est tant mieux si, de surcroît, elles contribuent à prévenir les accidents vasculaires cérébraux.

♣ **Onagre** ***(Oenothera biennis).*** L'huile de cette plante contient une abondance d'acide gamma-linolénique qui exerce une puissante action anticoagulante et abaisse très efficacement la tension artérielle. Je suis d'avis qu'elle est vraisemblablement plutôt utile pour prévenir les accidents vasculaires cérébraux et les maladies cardiovasculaires.

L'huile de bourrache contient également une bonne quantité d'acide gamma-linolénique. Ces deux huiles sont vendues en magasin diététique. Suivez les indications figurant sur l'emballage.

Allaitement difficile

Je suis né dans une région rurale et, durant les premiers mois de mon existence j'ai été allaité à la fois par ma mère et par une nourrice. Celle-ci prenait certaines plantes pour favoriser la lactation, notamment du fenouil et du fenugrec. D'après ce que j'ai lu dans diverses publications scientifiques, je dirais que le fenugrec est encore plus efficace que le fenouil. Mais je suis chaque fois étonné de constater à quel point les «remèdes de bonne femme» sont judicieux et sages.

Comparé aux laits en poudre, le lait maternel est préférable pour renforcer le lien mère-enfant et, en outre, il est plus digeste, ne provoque pas de constipation et protège le nourrisson des allergies et de diverses maladies infectieuses. Pour la mère, il exerce également un effet contraceptif, même s'il est possible à une femme allaitante de concevoir un enfant. Pour toutes ces raisons, après des années durant lesquelles les médecins préconisaient les laits en poudre, ils ont recommencé à prôner l'allaitement. Une fois de plus, la médecine moderne fait demi-tour. On n'arrête pas le progrès !

Les plantes au secours des problèmes d'allaitement

Il est vrai que je ne suis pas conseil en lactation, mais permettez-moi de suggérer quelques plantes qui pourront transformer l'allaitement en une expérience plus épanouissante.

♣♣♣ **Ail *(Allium sativum).*** Les médecins prescrivent volontiers des antibiotiques pour traiter la mastite (infection douloureuse des tétons). Malheureusement, les antibiotiques passent dans le lait maternel, et je doute qu'il soit bien judicieux d'exposer de jeunes nourrissons à de tels médicaments.

Un naturopathe propose ce qui me paraît être une approche plus intelligente. Il suggère de mélanger au mixer le contenu d'un compte-gouttes de teinture d'échinacée, trois gousses d'ail cru et 120 à 180 ml de jus de carotte, et de boire un peu de ce mélange toutes les deux heures. Il signale grâce à ce remède un grand nombre de guérisons rapides et durables. Cela ne m'étonne guère, car l'ail est un antibiotique puissant.

En outre, l'ail aide les nourrissons à téter. Pour peu que la mère qui allaite mange quelques gousses d'ail durant l'heure qui précède la tétée, elle constatera que son nourrisson s'empare plus volontiers du sein, y reste plus longtemps, tète plus vigoureusement et absorbe davantage de lait.

Fenugrec *(Trigonella foenum-graecum).* Les graines de fenugrec sont utilisées pour stimuler la production de lait depuis les temps bibliques. La plante contient des phyto-œstrogènes, c'est-à-dire des substances phytochimiques semblables à l'hormone sexuelle féminine, ou œstrogène. On est parvenu à prouver expérimentalement qu'un élément clé de cette hormone, appelé diosgénine, était capable d'augmenter la production de lait. J'admets volontiers que les quantités de fenugrec ingérées dans certains pays, comme par exemple au Moyen-Orient, suffiraient à augmenter la production de lait.

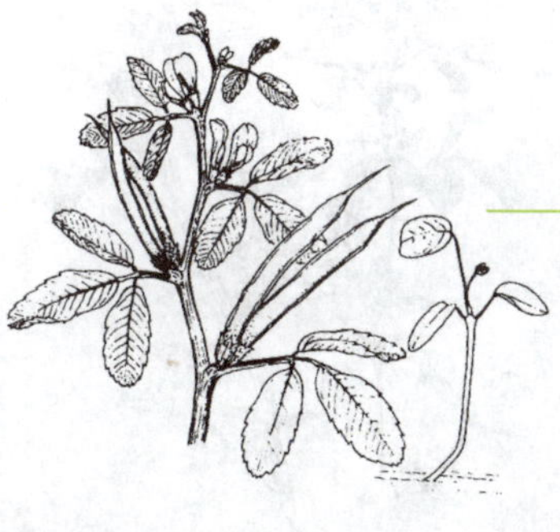

Fenugrec

Parfois appelé «foin grec», le fenugrec est utilisé depuis longtemps pour soigner non seulement l'homme, mais également les animaux malades.

Puisque le fenugrec est la plante que je préconise de préférence pour augmenter la lactation, il constitue également l'ingrédient principal de ma recette de Bustisane, que je recommande aussi pour avoir des seins plus voluptueux. Vous en trouverez la recette à la page 243.

Anis *(Pimpinella anisum).* L'anis est très utile pour stimuler la lactation, tout comme le carvi, le fenouil et le lemon-grass. C'est pourquoi toutes ces plantes sont incluses dans mon Bustisane. De plus, elles améliorent le goût du fenugrec.

Cacahuète *(Arachis hypogaea).* En Chine, quand une femme n'a pas beaucoup de lait, son herboriste lui donne des cacahuètes. Cela pourrait se justifier. Comme tant d'autres légumineuses, les cacahuètes contiennent diverses substances complexes semblables aux œstrogènes qui pourraient stimuler la production de lait.

Échinacée *(Echinacea, espèces diverses).* L'échinacée, également appelée fleur conique, est précieuse pour traiter la mastite et les mamelons fissurés. Rien d'étonnant à cela, car l'échinacée est à la fois un antibiotique et un stimulant du système immunitaire.

Je suggère de mélanger au mixer le contenu d'un compte-gouttes rempli de teinture d'échinacée avec du jus de fruits et quelques gousses d'ail ; buvez un peu de ce mélange trois ou quatre fois par jour. (L'échinacée peut avoir pour effet de rendre la langue trop sensible ou temporairement insensible, mais c'est sans danger.)

♣♣ **Fenouil *(Foeniculum vulgare).*** Diverses recherches ont montré que le fenouil possède à un faible degré certaines propriétés comparables à celles de l'hormone féminine œstrogène ; il est utilisé depuis des siècles pour stimuler la lactation. Pour commencer, faites un essai avec deux cuillerées à café de semences écrasées par tasse d'eau bouillante et buvez-en jusqu'à trois tasses par jour.

N'utilisez pas l'huile essentielle de fenouil. Chez la femme enceinte, ce produit peut provoquer une fausse couche. En dose supérieure à une cuillerée à café, elle peut être toxique.

♣♣ **Gattilier *(Vitex agnus-castus).*** Il est parfois conseillé d'utiliser cette plante peu après l'accouchement afin de stimuler la lactation. Il est vrai que cette recommandation va un peu plus loin que les utilisations habituelles qu'on fait du gattilier pour remédier à l'hypersensibilité des seins, au syndrome prémenstruel et aux troubles menstruels, mais je ne vois aucun inconvénient à suggérer cette plante traditionnellement utilisée par les femmes pour stimuler la lactation. Cela vaut probablement la peine de l'essayer. (De plus, il s'agit d'un arbuste ornemental à fleurs tout à fait ravissant, comparable au lilas.)

♣ **Alfalfa *(Medicago sativa).*** Comme le fenugrec, l'alfalfa contient des œstrogènes. Si vous souhaitez avoir davantage de lait, cela ne vous fera probablement pas de mal d'ajouter à vos salades de grosses poignées de graines germées. Toutefois, si vous souffrez de lupus ou si des membres de votre famille y sont sujets, mieux

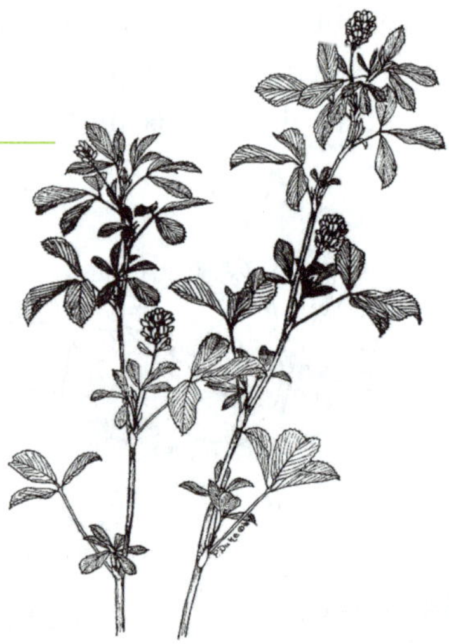

Alfalfa

Aliment très apprécié du bétail, l'alfalfa pourrait contribuer à stimuler la production de lait.

vaut éviter les graines germées d'alfalfa, car il semblerait qu'elles puissent déclencher une attaque de lupus chez les individus prédisposés.

♣ **Jasmin *(Jasminum sambac).*** Pour mettre fin à la production de lait, un traitement populaire pratiqué depuis très longtemps par les Indiens d'Amérique consiste à appliquer des fleurs de jasmin fraîches sur la poitrine. Dans le cadre d'une étude, des chercheurs ont comparé ce traitement avec l'administration de doses de bromocriptine (Parlodel), un médicament qui met fin à la lactation en inhibant la sécrétion d'une hormone qui contribue à la production de lait. Dans cette étude, la moitié d'un groupe de femmes a pris de la bromocriptine, et l'autre moitié a appliqué sur la poitrine des compresses de fleurs de jasmin écrasées. Ces deux traitements se sont avérés aussi efficaces l'un que l'autre pour inhiber la lactation, quoique la bromocriptine ait également entraîné une plus grande diminution des taux hormonaux que les fleurs. Je ne vois pas comment, mais c'est l'une des conclusions de cette recherche.

♣ **Persil *(Petroselinum crispum).*** Un vieux remède populaire pour remédier à une sensibilité excessive des seins consiste à manger du persil frais haché menu. C'est facile à comprendre : la rétention d'eau est souvent responsable de la sensibilité des seins, et le persil est diurétique, c'est-à-dire qu'il contribue à éliminer tout excès d'eau de l'organisme.

Cette action diurétique du persil est probablement la raison pour laquelle on recommande d'utiliser du persil pour aider à diminuer la production de lait en prévision du sevrage. La menthe et la sauge ont également le même pouvoir.

♣ **Pissenlit *(Taraxacum officinale).*** Les Chinois font bouillir environ 30 grammes de racine de pissenlit hachée menu dans deux ou trois tasses d'eau jusqu'à ce qu'il ne reste plus que la moitié du liquide. Ils utilisent ensuite des compresses trempées dans cette décoction pour traiter la mastite. Cela me paraît un traitement judicieux. Si ma fille souffrait de mastite, je lui conseillerais de l'essayer.

♣ **Sésame (*Sesamum indicum).*** Les Chinois grillent les graines de sésame, les passent au moulin et les mangent ensuite additionnées d'une petite quantité de sel afin d'augmenter la production de lait. J'adore les graines de sésame et ne connais pas d'aliment plus sain. Même si je n'ai pas eu connaissance de recherches qui aient démontré leur efficacité, je ne vois aucune bonne raison de ne pas essayer.

Allergies

S'il vous est déjà arrivé d'éternuer en série sans pouvoir vous arrêter alors que vous faisiez le ménage, sans doute vous êtes-vous consolé en vous disant que c'était la faute de toute cette poussière que vous veniez de déloger des moindres recoins. Cependant, allergologues et immunologistes ont une autre opinion sur la question. Ils ont en effet constaté que ce n'est pas la poussière qui provoque les éternuements. C'est plutôt la réaction de notre corps et les substances chimiques qu'elle libère qui nous font éternuer. Il est vrai que certains individus sont plus sensibles que d'autres à la poussière, aux acariens et aux moisissures microscopiques en suspension dans l'air. Toutefois, cela veut simplement dire que leur organisme a une réaction excessive lorsqu'il est confronté à ces invisibles envahisseurs aéroportés.

Stress, poussière et autres ennuis

Les allergies sont une réaction anormale à diverses substances courantes. Elles sont provoquées par une réaction excessive du système immunitaire envers l'histamine, une substance chimique que le corps libère pour lutter contre les envahisseurs microbiens. En cas d'allergie, toutefois, les intrus ne sont ni des virus, ni des bactéries. Il s'agit au contraire de substances inoffensives comme des pollens, des poussières, des spores de moisissure, ou encore d'innocentes et minuscules créatures appelées acariens qui vivent dans les tapis, les vêtements et la literie.

Dans le cas du rhume des foins, qui est l'une des allergies les plus courantes, ce sont les pollens qui déclenchent la réaction allergique. D'après les statistiques, les pollens de l'ambroisie sont ceux qui provoquent le plus de rhume des foins, allergie la plus répandue, qui touche chaque année près de 13 millions de Français. En outre, environs plusieurs millions de personnes sont allergiques à d'autres choses que des pollens (comme par exemple le venin d'abeille ou certains aliments ou médicaments).

Le traitement médical habituel des allergies consiste à prendre des décongestionnants et des antihistaminiques. Les premiers débouchent les voies

État d'urgence allergique

En écrivant cette rubrique consacrée au traitement phytothérapique de l'allergie, je me souviens en particulier d'une jolie femme que j'ai rencontrée au début des années 1970. Un beau jour de décembre, elle est venue à mon bureau pour m'emprunter un volumineux rapport que j'avais préparé concernant le coquelicot. Avant de nous quitter, nous avons parlé d'une éventuelle collaboration en vue de préparer une nouvelle version revue et corrigée de ce rapport. Nous avions convenu de reprendre contact peu après Noël. Hélas, je ne l'ai jamais revue.

J'ai appris par la suite qu'elle était morte des suites d'une réaction allergique rarissime aux cacahuètes. (En moyenne, on recense officiellement deux décès par an des suites de cette allergie.) Sachant qu'elle courait un risque grave, elle les avait toujours évitées. Cependant, elle avait eu le malheur de manger un biscuit qui contenait de la poudre de cacahuètes, et cela avait suffi à la tuer.

Pareille réaction mortelle ne correspond pas à ce que la majorité d'entre nous imaginons lorsque nous parlons d'une allergie. La plupart du temps, les réactions allergiques sont seulement agaçantes et donnent lieu à divers désagréments comme des séries d'éternuements, des démangeaisons, des yeux larmoyants et de l'urticaire.

Les réactions allergiques qui menacent la vie, par contre, constituent une catégorie à part. Le terme médical qui décrit ce type de réaction est l'anaphylaxie.

Si l'on compare une réaction allergique à un pétard, on peut dire que l'anaphylaxie est un bâton de dynamite. Tout le monde devrait savoir ce qu'est une réaction allergique anaphylactique, car tout individu qui présente ce genre de réaction doit impérativement bénéficier de soins médicaux dans la demi-heure qui suit.

L'anaphylaxie survient brusquement, peu de temps après l'ingestion d'une substance à laquelle l'individu concerné est extrêmement allergique. Les symptômes comprennent des difficultés respiratoires, l'évanouissement et des convulsions. Si vous constatez ces types de symptômes, appelez immédiatement le Samu (15) et indiquez que vous craignez une réaction anaphylactique. Si par ailleurs vous savez que vous êtes gravement allergique, envisagez avec votre médecin la possibilité de piqûres d'adrénaline. Il pourrait être judicieux pour vous de garder ce remède à portée de main.

nasales congestionnées tout en exerçant une action asséchante. Les antihistaminiques inhibent la production d'histamines par l'organisme.

Dans les cas graves, les médecins prescrivent l'immunothérapie, mieux connue sous l'appellation de piqûres de désensibilisation. Ces piqûres contiennent de minuscules quantités des substances (allergènes) auxquelles l'individu est sensible. Après une certaine période durant laquelle l'organisme est exposé à des quantités croissantes d'allergènes, le corps cesse de réagir par des symptômes allergiques. Les décongestionnants, antihistaminiques et piqûres de désensibilisation permettent à certains individus d'obtenir un soulagement, mais je ne suis pas très favorable à ce type de traitement. Ces approches se contentent de traiter les symptômes de l'allergies, et non la cause profonde : un système immunitaire déréglé.

Les décongestionnants peuvent provoquer des insomnies et augmenter la tension artérielle. Les antihistaminiques s'accompagnent parfois de somnolence. Après quelque temps, les uns comme les autres risquent de perdre leur efficacité. De plus, ils entravent le fonctionnement du système immunitaire et, selon certains médecins, peuvent affaiblir celui-ci. Les piqûres de désensibilisation ne sont pas efficaces pour tous, et lorsqu'elles le sont, elles nécessitent fréquemment des années de traitement.

Les plantes au secours des allergies

Cela ne vous surprendra pas d'apprendre que je préfère une approche globale plus «verte» et plus naturelle. Certains aspects de cette approche contribueront à soulager les symptômes d'allergie. Voici les plantes qui pourront vous aider.

♣♣ **Ail *(Allium sativum)* et oignon *(A. cepa).*** Il est possible que l'action bénéfique de ces plantes soit due à leur concentration élevée de substances complexes comme la quercétine. Ces substances complexes retardent les réactions inflammatoires. Si vous souffrez d'allergies, je vous suggère d'ajouter à vos menus de généreuses quantités d'ail et d'oignon.

♣♣ **Ginkgo *(Ginkgo biloba).*** La substance extraite de la feuille de l'arbre majestueux appelé ginkgo contient un certain nombre de substances spécifiques (ginkgolides) qui interfèrent avec l'action d'une substance chimique générée par le corps et appelée facteur d'activation des plaquettes. Ce dernier joue un rôle clé dans le déclenchement des allergies, l'asthme et l'inflammation. Mes propres allergies n'ont jamais été suffisamment prononcées pour m'amener à utiliser du ginkgo, mais si un jour elles devaient s'aggraver, j'en prendrais probablement. Vous pouvez ingérer 60 à 240 milligrammes d'extrait normalisé par jour, mais évitez de dépasser cette dose. En trop grandes quantités, le ginkgo peut provoquer des diarrhées, de l'agitation et un sentiment d'irritabilité.

♣♣ **Ortie *(Urtica dioica).*** Certaines recherches montrent que les préparations à base d'ortie peuvent être très efficaces pour traiter les symptômes allergiques nasaux. Chaque printemps, des gens récoltent des racines d'orties pour traiter leur rhume des foins. Est-il bien surprenant que l'ortie donne vraiment de bons résultats pour soulager les symptômes allergiques ? Pendant des siècles, diverses cultures à travers le monde l'ont utilisée pour traiter les troubles nasaux et respiratoires : toux, nez qui coule, congestion de poitrine, asthme, coqueluche et même tuberculose. Selon un professeur de médecine émérite, aucun autre remède contre les allergies (rhume des foins) ne serait aussi radical que les feuilles d'orties lyophilisées.

♣ **Camomille commune ou camomille d'Allemagne *(Matricaria recutita).*** Les aromathérapeutes recommandent le massage à l'aide de préparations à la camomille pour traiter les allergies dermatologiques telles que l'urticaire et les démangeaisons. Cela me paraît plausible. Cette plante contient en effet des substances complexes dotées de propriétés anti-inflammatoires et antiallergiques considérables. De nombreux magasins diététiques proposent de l'huile essentielle de camomille et des pommades à base de camomille.

Si vous souffrez de rhume des foins, sachez cependant faire preuve de prudence en utilisant l'huile essentielle de camomille et les produits à base de plantes. Sur le plan botanique, la camomille appartient à la famille des ambroisies et chez certains individus, elle pourrait déclencher des réactions allergiques. (Il est vrai que les cas authentifiés sont extrêmement rares.) La première fois que vous utilisez la camomille, soyez attentif aux réactions de votre organisme. Si cette plante semble vous aider, n'hésitez pas à continuer. En revanche, si les démangeaisons semblent empirer, oubliez-la. (Vous trouverez d'autres plantes qui peuvent soulager les démangeaisons liées aux allergies dermatologiques à la rubrique Urticaire, page 557.)

♣ **Matricaire *(Tanacetum parthenium).*** La matricaire est mieux connue aujourd'hui pour son efficacité souvent vérifiée dans le traitement des migraines, mais elle est également capable de contribuer à soulager les allergies. Utilisez de préférence des gélules ou d'autres préparations vendues dans le commerce. Pour ma part, je peux vous dire que j'ai goûté aux feuilles fraîches de la plante et que ce n'est pas une expérience agréable. Si mes symptômes allergiques devenaient suffisamment agaçants et si je ne disposais d'aucun autre remède, j'aurais probablement recours à elle.

La femme enceinte évitera la matricaire en raison d'un faible risque de déclenchement d'une fausse couche. La femme allaitante l'évitera également, de crainte que cela ne passe dans son lait. Enfin, les personnes qui utilisent cette plante depuis longtemps signalent souvent un effet légèrement tranquillisant ou sédatif, ce qui peut s'avérer une bonne ou une mauvaise chose selon le tempérament de chaque individu.

♣ **Raifort *(Amoracia rusticana).*** Pour déboucher les sinus, rien ne vaut une bouchée de raifort frais (ou une cuillerée de préparation à base de raifort achetée dans le commerce). Ou, si vous aimez la cuisine japonaise, essayez donc le raifort japonais, appelé wasabi. Il est nécessaire d'ingérer une dose quotidienne jusqu'à disparition des symptômes allergiques. Par la suite, il suffira de continuer à prendre chaque mois quelques cuillerées à café de raifort pour prévenir toute nouvelle crise allergique.

En ce qui me concerne, j'adore le raifort en tant que condiment, et je n'hésiterais donc pas à en prendre pour soulager d'éventuelles allergies. Sachez que si le raifort est fort, le wasabi est plus fort encore. Si les aliments piquants ne vous conviennent pas, mieux vaut choisir un autre traitement.

♣ **Vitamine C.** Il y a peu, j'ai vu un ami qui est biochimiste et également spécialiste en médecine nutritionnelle. Pour prévenir et traiter les allergies, il recommande de prendre trois fois par jour 1 000 milligrammes de vitamine C avec bioflavonoïdes. Voilà qui me paraît de bon conseil. Une étude qui passait en revue quelque 40 recherches consacrées à la vitamine C a mis en évidence que les individus qui prenaient régulièrement de la vitamine C avaient moins de problèmes d'allergies, d'infections respiratoires et de crises d'asthme. La vitamine C est un antihistaminique naturel très puissant dénué d'effets secondaires connus à ce jour, à l'exception de la diarrhée. Il suffit à certaines personnes de prendre 1 200 milligrammes de vitamine C par jour pour avoir la diarrhée, mais c'est plutôt rare. Si vous souhaitez opter pour cette thérapie, diminuez la dose de vitamine C aussitôt que vous avez un quelconque trouble intestinal.

Ne pensez pas non plus que seuls des compléments alimentaires peuvent vous fournir cette dose de vitamine C. Diverses plantes contiennent cette vitamine en abondance : le kiwi, les poivrons, le poivre de Cayenne, la goyave et le cresson.

Aménorrhée

Elle avait moins de 40 ans, elle n'était pas enceinte et n'avait plus eu de règles depuis six mois. Les médecins avaient tout examiné, vérifié également qu'elle ne souffrait ni d'endométriose ni de cancer, sans rien trouver.

L'aménorrhée, terme médical qui signifie absence de menstruation chez une femme en âge d'avoir régulièrement ses règles, est le signe que quelque chose dans l'organisme ne tourne pas rond. La cause pourrait en être n'importe quoi, réaction au stress ou déséquilibre hormonal, voire plus grave encore, et il faut parfois un certain temps pour parvenir à identifier l'origine du problème.

En désespoir de cause, cette femme a fini par me téléphoner. Elle pensait que son problème était peut-être causé par un médicament qu'elle prenait, qu'elle soupçonnait de modifier dans son corps les taux d'œstrogène (hormone féminine).

Je lui ai fait remarquer qu'elle parviendrait probablement à retrouver un bon équilibre hormonal grâce aux substances similaires aux œstrogènes, appelées phyto-œstrogènes, que l'on trouve dans un grand nombre de plantes, notamment les graines de soja et l'igname sauvage. J'ai également fait mention du gattilier, une plante qui mérite bien sa réputation car elle rétablit effectivement le flux menstruel. Elle m'a répondu qu'elle allait adopter le gattilier et les phyto-œstrogènes. Des mois plus tard, elle m'a rappelé pour confirmer qu'elle était tout à fait satisfaite des résultats.

Les plantes au secours de l'aménorrhée

Pour une raison que j'ignore, les plantes qui déclenchent le flux menstruel sont connues sous le terme d'emménagogues. Autrefois, longtemps avant l'apparition de la médecine moderne, les femmes utilisaient fréquemment les emménagogues pour deux raisons. Certaines s'en servaient en guise de contraception du lendemain matin, parce qu'elles ne disposaient pas d'autre moyen, d'autres pour traiter l'aménorrhée.

Les emménagogues ne sont plus nécessaires pour la contraception, mais elles ont encore un rôle à jouer dans les cas d'aménorrhée. Il existe des dizaines, peut-être même des centaines de plantes et de substances phytochimiques emménagogues.

Si vous souffrez d'aménorrhée, consultez votre médecin pour obtenir son diagnostic. Le traitement médical habituel consiste à administrer des hormones, mais l'hormonothérapie est délicate. Elle nécessite une surveillance plutôt compliquée et, dans beaucoup de cas, reste sans résultat. Selon mon expérience, les emménagogues parviennent souvent à rétablir les menstruations tout en apportant un soulagement psychologique considérable. Avant d'avoir recours aux hormones, pourquoi ne pas proposer à votre médecin de faire un essai avec ces plantes non toxiques et capables d'agir tout en douceur ?

Voici quelques-unes de mes plantes préférées.

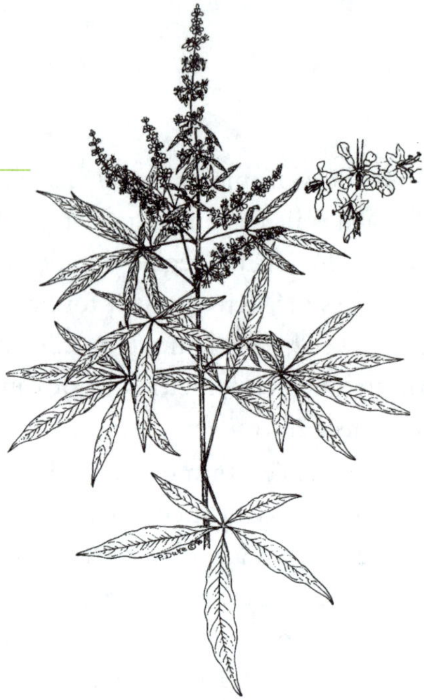

Gattilier

Un extrait des baies de cette plante aide à normaliser le cycle menstruel féminin.

♣♣♣ **Gattilier *(Vitex agnus-castus).*** Au cours d'une étude, vingt femmes souffrant d'aménorrhée ont reçu chaque jour 40 gouttes d'un extrait de gattilier et ont fait l'objet d'une surveillance durant six mois. Quinze d'entre elles ont participé jusqu'au bout à cette expérience, et sur ces quinze, dix ont vu revenir leur cycle menstruel.

L'aménorrhée est souvent liée à un taux sanguin plus élevé de l'hormone appelée prolactine, et les médicaments visant à diminuer le taux de prolactine ont généralement pour effet de rétablir un cycle menstruel normal. Le gattilier a exactement le même effet. La dose habituelle est de 20 milligrammes par jour d'une teinture préparée à partir des fruits.

♣♣ **Cimifuga *(Cimicifuga racemosa)* et caulophylle faux-pigamon *(Caulophyllum thalictroides).*** Ces deux plantes étaient très utilisées par les Indiens d'Amérique pour traiter tous les problèmes gynécologiques.

On a pu vérifier que le cimifuga exerce puissamment une activité similaire à celle de l'œstrogène, et que le caulophylle faux-pigamon stimule les contractions utérines.

Aneth *(Anethum graveolens).* La substance complexe appelée apiole que contient l'aneth est un emménagogue si puissant que la plupart des herboristes sérieux avertissent les femmes enceintes contre toute utilisation de cette plante en doses médicinales concentrées. (Inutile de paniquer toutefois si vous venez de déguster un cornichon à l'aneth !). Pour stimuler la menstruation, vous pouvez vous préparer une tisane à l'aide de deux cuillerées à café de semences d'aneth écrasées.

Carotte *(Daucus carota).* Les graines de carotte sauvage semblent efficaces tant comme emménagogues qu'à titre de contraceptif du lendemain. Des chercheurs ont confirmé que chez les animaux de laboratoire, elles possèdent effectivement des propriétés antinidation.

Céleri *(Apium graveolens).* Les semences de céleri contiennent du butylidenephtalide, une substance chimique qui contribue à déclencher le flux menstruel.

Curcuma *(Curcuma longa).* En Chine et en Inde, les médecins traditionnels recommandent le curcuma pour traiter l'aménorrhée. Si je n'ai aucune raison de mettre en doute son innocuité, je ne suis toutefois pas en mesure de garantir son efficacité. Cela vaut probablement la peine d'essayer. Pour être sûre d'en ingérer une dose médicinale, il vous suffira de préparer un curry en y ajoutant beaucoup de curcuma, ou simplement d'utiliser ce dernier pour vous faire un breuvage un peu corsé.

Guimauve officinale *(Althaea officinalis).* Cette plante contient jusqu'à 4 % de bétaïne, une substance phyto-œstrogène et emménagogue également présente dans les betteraves, les carottes, les bettes, les endives, l'avoine, les oranges et l'achillée millefeuille.

Pourquoi ne pas vous préparer une tisane à base de guimauve et d'achillée millefeuille ? Ou, si vous préférez un plat savoureux à base de légumes qui vous fournira une bonne dose de bétaïne, mangez des carottes vapeur et des bettes accompagnées de betteraves.

Plantes aromatiques diverses. Il y a tant d'autres plantes capables de soulager l'aménorrhée. Elles sont si faciles à trouver que j'aurais l'impression de bâcler mon travail si je ne vous en indiquais pas quelques-unes au moins. Une possibilité consiste à mélanger une pincée de chacune des plantes que vous avez sous la main ; versez dessus de l'eau bouillante et laissez infuser 15 minutes. Il s'agit de l'agripaume, de l'aigremoine, de l'angélique, de l'angélique de Chine (également appelée dang-quai), de l'ansérine anthelminthique (aussi appelée ambroisie), de la bétoine, du calament, du carvi, du cerfeuil sauvage, de la citronnelle (également appelée mélisse), du cumin, de la coriandre, de l'estragon, du fenouil, de la gaulthérie, du genévrier, du gingembre, de l'herbe à chat, de l'hibiscus, de l'hysope, de la lavande, de la livèche, de la marjolaine, du marrube blanc, de la matricaire, de la menthe pouliot, de l'origan, du persil, du persil de Chine, du romarin, de la rue, du safran, du souchet rond, du souci, de la tanaisie, du thym, et de l'ylang-ylang.

J'aimerais relever également que les fruits et racines protéolytiques (contenant des enzymes capables de décomposer les protéines) sont des emménagogues, selon la sagesse populaire. Ils comprennent l'ananas, les figues, le gingembre et la papaye.

Amygdalite

J'ai souvent eu des problèmes avec mes amygdales dans mon enfance, mais ma mère n'a jamais voulu me les faire enlever, malgré l'insistance des médecins. Par contre, lorsque vint le tour de mon jeune frère, elle se plia à l'avis du corps médical.

C'est ainsi que mon frère Dan a perdu ses amygdales, pour se trouver ensuite confronté à une perpétuelle série d'allergies et d'infections. Pouvait-il s'agir d'un problème génétique ? J'en doute fort. La tonsillectomie qu'il avait subie pouvait-elle être en cause ? Je n'en serai jamais tout à fait certain, mais je la soupçonne d'y avoir contribué. Aujourd'hui, les médecins savent que les amygdales aident à lutter contre les infections. Le corps médical estime actuellement qu'à l'époque où mon frère fut opéré, on avait tendance à pratiquer cette intervention beaucoup trop souvent.

Il m'arrive encore aujourd'hui d'avoir une infection des amygdales. Se pourrait-il qu'il fût préférable pour moi d'en être débarrassé ? Je ne saurais l'affirmer avec certitude, mais je remercie ma mère d'avoir su me les conserver intactes.

L'amygdalite est une inflammation des amygdales, petites glandes lymphatiques arrondies de part et d'autre du fond de la gorge. Elle se produit le plus souvent chez les enfants de moins de neuf ans. En général, les amygdales deviennent enflammées après avoir été exposées à certains micro-organismes infectieux, le plus souvent un virus ou une bactérie streptococcique. Si vous avez une amygdalite, consultez un médecin afin d'obtenir un traitement approprié. Il est particulièrement important de soigner une infection à streptocoques à l'aide d'antibiotiques, car ce type d'infection peut entraîner une fièvre rhumatoïde (maladie de Bouillaud) pouvant provoquer de graves atteintes cardiaques.

Les plantes au secours de l'amygdalite

L'amygdalite et l'inflammation des végétations adénoïdes qui lui est liée montrent que l'organisme se défend contre une infection. Voici des plantes qui peuvent contribuer à lutter contre l'infection tout en apaisant l'inflammation.

☘☘☘ **Échinacée *(Echinacea, diverses espèces).*** Dans presque toutes les infections, les plantes capables de renforcer le système immunitaire sont utiles. L'échinacée en est un excellent exemple, selon diverses études. L'échinacée stimule la phagocytose, c'est-à-dire la destruction des bactéries et virus par certains types de globules blancs. Comme dans le cas de tant d'infections de la bouche et de la gorge, je serais d'avis de prendre des mesures énergiques en ingérant non seulement de l'échinacée, mais aussi de l'hydrastis, une autre plante puissamment antiseptique, antibiotique et stimulante du système immunitaire.

☘☘ **Agrumes et autres aliments contenant de la vitamine C.** Il existe certaines preuves selon lesquelles la vitamine C, présente dans les agrumes, est efficace pour traiter les bactéries streptococciques qui sont souvent la cause d'une amygdalite. La vitamine C stimule également le système immunitaire pour produire davantage de macrophages, cellules nettoyeuses qui engloutissent littéralement les bactéries streptococciques.

Diverses plantes sont également d'excellentes sources de vitamine C : le melon amer, le cynorrhodon, les poivrons, le piment rouge, la racine de phytolaque, la goyave et le cresson.

♣♣ **Ail *(Allium sativum).*** L'ail est utile pour traiter non seulement l'amygdalite, mais n'importe quelle infection de la gorge. Il est généralement recommandé de prendre deux gélules d'ail par jour pour traiter indifféremment le mal de gorge et l'amygdalite. (Mangez également davantage d'oignon, proche cousin de l'ail.)

Les gélules sont un moyen pratique d'ingérer de l'ail, quoique les spécialistes ne soient pas tous d'accord sur leur efficacité. Une naturopathe conseille ainsi les gousses d'ail entières plutôt que les capsules ou les extraits. Je suis d'accord avec elle.

J'aimerais également suggérer mon potage Amygda qui est un excellent remède de l'amygdalite. Pour le préparer, inspirez-vous de n'importe quelle recette de soupe à l'oignon et/ou à l'ail que vous aimez bien. Ensuite, utilisez généreusement n'importe lesquelles des épices fortes qui contiennent de la vitamine C et d'autres bonnes choses pour combattre le mal de gorge, notamment le gingembre, les graines de moutarde, le piment rouge, le poivre et le raifort.

♣♣ **Chèvrefeuille *(Lonicera japonica).*** En Chine, les fleurs de chèvrefeuille servent à traiter l'amygdalite, la bronchite, les rhumes, la grippe et la pneumonie. Divers extraits obtenus à partir de ces fleurs ont une action puissante contre toutes sortes de bactéries. Voilà qui n'est pas très étonnant, puisque ces fleurs contiennent plus d'une douzaine de substances complexes antiseptiques.

Dans le cadre d'une étude, des chercheurs ont examiné 425 étudiants qui souffraient d'angine streptococcique. Je suis bien d'accord qu'il ne s'agit pas ici d'amygdalite, quoique ce type d'infection n'en soit pas trop éloigné. Au cours de leur enquête, les scientifiques ont déclenché une guérison rapide en badigeonnant le fond de la gorge des étudiants à l'aide d'une préparation à base de plantes contenant des fleurs de chèvrefeuille séchées en poudre.

Pour traiter l'amygdalite, je n'hésiterais pas à utiliser le chèvrefeuille soit pur, soit en conjonction avec le forsythia. J'utilise d'ailleurs les feuilles de ces deux plantes pour traiter un grand nombre d'infections respiratoires hivernales.

♣♣ **Sauge *(Salvia officinalis).*** En Allemagne, où la phytothérapie est souvent utilisée, les médecins recommandent un gargarisme chaud à la sauge pour soigner l'amygdalite. Il semblerait que la sauge contienne des taux relativement élevés de tanins, substances qui exercent une action adoucissante et astringente ainsi qu'un effet antimicrobien. La sauge est également riche en autres substances antiseptiques.

♣ **Complexes à base de plantes.** Un herboriste suggère un traitement de l'amygdalite qui ne serait pas pour me déplaire : une tisane obtenue en faisant infuser de l'échinacée (pour deux parts), de la sauge cultivée ou de la sauge rouge (pour deux parts) et du peuplier (pour une part). Si vous préférez les tisanes sucrées, vous pourrez y ajouter de la réglisse aux vertus adoucissantes.

♣ **Fruits divers.** La proche cousine de la ronce, la framboise, est utilisée pour traiter les amygdales enflammées. Une recette consiste à sucrer du jus de framboise bouilli, le laisser refroidir, s'en gargariser puis l'avaler. Ah, mais voilà un remède qui me ferait plaisir ! On a prétendu que divers sirops sucrés à base de mûres, de myrtilles, de papaye, de raisin rouge et de fraises pouvaient guérir les infections. Ce type d'approche pourrait permettre d'élaborer ce que j'appelle une «amygdalade» : commencez par verser une tasse du jus de n'importe lequel des fruits cités plus haut (ou d'un mélange de tous). Ajoutez ensuite un peu de jus d'un fruit de la famille des agrumes : citron, citron vert ou orange. Agrémentez le tout d'un peu de tisane de sauge et sucrez à volonté.

♣ **Pissenlit *(Taraxacum officinale).*** Les Chinois suggèrent de faire cuire à petit feu, dans deux ou trois tasses d'eau bouillante, environ 30 grammes de racine de pissenlit, jusqu'à ce qu'il ne reste plus que la moitié du liquide. Le sirop ainsi obtenu est recommandé pour soigner l'amygdalite.

♣ **Ronce (*Rubus,* diverses espèces) et kaki *(Diospyros virginiana).*** Il y a bien longtemps, la racine de ronce et le kaki, soit séparément, soit ensemble, étaient en Amérique des remèdes populaires pour soigner l'amygdalite. Comme tous deux contiennent une abondance de tanins, cette formule me paraît rationnelle.

♣ **Sureau noir *(Sambucus nigra).*** De nombreuses civilisations faisaient appel au jus de sureau pour traiter l'amygdalite. Voilà qui me semble logique, à la lumière des recherches scientifiques qui prouvent que cette plante exerce une action antivirale et contribue à soigner la grippe.

♣ **Thé de Jersey *(Ceanothus americanus).*** Cette plante peut être utilisée pour traiter l'amygdalite, les maux de gorge, la toux et le muguet, qui est une forme d'infection de la gorge. Les tanins semblent en être le principe actif. Il y a jusqu'à 10 % de tanins dans le thé de Jersey.

Angine de poitrine

Un grand nombre de collègues viennent volontiers me voir pour obtenir des conseils concernant les plantes et diverses solutions pour toutes sortes de troubles de santé.

L'un d'eux, pourtant parmi les plus réfractaires à la phytothérapie, m'a surpris un jour en me demandant quelle sorte de potion à base de plantes je recommanderais pour soigner une angine de poitrine. En effet, cela faisait plusieurs mois qu'il souffrait de ce trouble.

Je lui ai parlé de deux plantes mentionnées dans ce chapitre — l'aubépine et l'ail — et il m'a remercié. Il me dit ensuite que cela faisait une semaine environ qu'il prenait du gingembre. Il en avait éprouvé un soulagement considérable.

Pour moi, c'était là quelque chose de tout nouveau. Je savais déjà que le gingembre contribue à abaisser le cholestérol et la pression artérielle, et qu'il est donc bénéfique pour le cœur, mais j'ignorais complètement qu'il puisse également soigner une angine de poitrine. Comme je l'ai découvert ensuite, mon collègue avait raison : c'est bien le cas, en effet.

L'angor, plus exactement appelé angine de poitrine, est une forme de maladie cardiaque qui provoque des douleurs plus ou moins prononcées dans la poitrine. En cas d'angine de poitrine stable, la douleur apparaît après une forme quelconque d'exercice physique, une balade au pas de course ou une promenade paisible, par exemple. Dans sa forme instable, la douleur de l'angine de poitrine apparaît même au repos.

L'angine de poitrine est provoquée par l'athérosclérose coronarienne, une maladie causée par l'accumulation de plaques de cholestérol qui provoquent un rétrécissement de la paroi artérielle. L'athérosclérose gêne la circulation sanguine jusqu'au cœur, et la carence de nutriments et d'oxygène qui en résulte déclenche la douleur de l'angine de poitrine. Les deux types d'angine de poitrine (mais plus particulièrement l'angine de poitrine instable) sont le signe qu'un individu court un grand risque de crise cardiaque.

Les plantes au secours de l'angine de poitrine

Quiconque souffre d'angine de poitrine doit bénéficier de soins médicaux appropriés, et il est extrêmement important d'obéir aux recommandations de votre médecin. Il est probable que ce dernier vous aura prescrit de la nitroglycérine, de l'aspirine et d'autres médicaments destinés à abaisser le cholestérol et la tension artérielle.

En complément de ces mesures, il existe un certain nombre de plantes qui peuvent vous aider. Avant de prendre l'une ou l'autre d'entre elles, toutefois, mieux vaut en parler à votre médecin.

♣♣♣ **Aubépine** ***(Crataegus, diverses espèces).*** Les préparations à base de baies d'aubépine sont fréquemment utilisées pour traiter les cas bénins d'angine de poitrine.

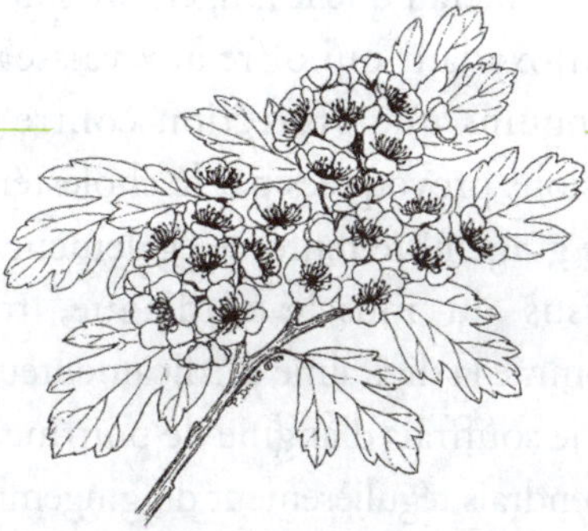

Aubépine

Fleurs, feuilles et fruits de cette plante sont tous utilisés à des fins médicinales.

Des recherches très poussées ont permis de démontrer que les extraits d'aubépine améliorent la fonction cardiaque en ouvrant les artères coronaires. Cela entraîne une autre conséquence qui est d'améliorer l'apport de sang et d'oxygène vers le cœur. L'aubépine abaisse également les taux de cholestérol dans le sang, autre avantage bénéfique pour le cœur. Elle ne présente pas de danger, même lorsqu'elle est utilisée pendant de longues périodes.

Un professeur d'université en pharmacognosie (étude des médicaments d'origine naturelle) explique que l'influence bénéfique de l'aubépine sur le cœur est due à diverses substances complexes contenues dans la plante : les proanthocyanidines oligomériques. De plus, diverses autres substances complexes, appelées flavonoïdes, exercent également un effet bénéfique en dilatant les vaisseaux lisses des artères coronaires.

Les naturopathes recommandent une dose quotidienne de 240 à 480 milligrammes d'extrait normalisé. L'aubépine est un remède cardiaque puissant ; par conséquent, mieux vaut en parler avec votre médecin avant d'en prendre.

♣♣ **Ail *(Allium sativum)* et oignon *(A. cepa).*** L'une et l'autre de ces plantes au goût prononcé contribuent à traiter la maladie cardiaque en abaissant le taux de cholestérol et la tension artérielle. Elles préviennent la formation des caillots sanguins qui sont à l'origine des crises cardiaques.

Selon une étude, le seul fait de manger chaque jour une gousse d'ail permet de faire baisser de 9 % le taux de cholestérol. Chaque réduction de 1 % du taux de cholestérol équivaut à une diminution de 2 % du risque de crise cardiaque, si bien qu'une gousse d'ail par jour permet de faire diminuer le danger de 18 %. Les oignons ont les mêmes avantages, quoique moins prononcés.

♣♣ **Angélique *(Angelica archangelica)* et autres plantes de la famille des carottes.** Les inhibiteurs calciques sont une classe standard de médicaments contre l'angine de poitrine. L'angélique contient 15 substances complexes qui ont à peu près le même effet que ces antagonistes du calcium. Des substances complexes similaires sont présentes dans diverses autres plantes de la famille des carottes : carottes, céleri, fenouil, persil et panais.

Si je souffrais d'angine de poitrine, je me préparerais un cocktail à base de jus d'angélique, de carottes, de céleri, de fenouil, de persil et de panais, en y ajoutant un peu d'eau et quelques épices.

Les cas de maladie cardiaque sont plutôt rares parmi les végétariens. En général, on attribue ce fait à leur régime pauvre en matières grasses. Pour ma part, cependant, je serais prêt à parier que cela tient en partie au fait qu'ils mangent beaucoup de plantes de la famille des carottes.

♣♣ **Gingembre *(Zingiber officinale).*** Après avoir été convaincu par mon collège des avantages du gingembre pour lutter contre l'angine de poitrine, j'ai lu qu'il était approuvé pour la prévention des crises cardiaques dans le livre d'un herboriste réputé. Cet ouvrage souligne qu'une clinique de cardiologie en Israël recommande actuellement de prendre chaque jour une demi-cuillerée à café de gingembre en poudre.

Il semblerait que le gingembre soit un antioxydant qui offre aux vaisseaux sanguins une protection contre les lésions provoquées par le cholestérol. Le gingembre renforce également les tissus du muscle cardiaque, tout comme la digitaline médicamenteuse. Si je souffrais d'angine de poitrine, je prendrais régulièrement du gingembre et j'en mettrais dans toutes mes préparations culinaires.

♣♣ **Khella *(Ammi majus).*** La kheline est une substance complexe présente dans le khella. Elle a pour effet d'augmenter la circulation de sang jusqu'au cœur. C'est un remède sans danger et très efficace pour le traitement de l'angine de poitrine.

Pour obtenir un soulagement, il suffit de prendre chaque jour 30 milligrammes de khelline. Il est toutefois recommandé de prendre entre 250 et 300 milligrammes par jour d'extrait de khella normalisé pour obtenir une dose quotidienne de khelline d'au moins 12 %. Si vous achetez khella sous sa forme galénique, ces données figureront sur l'étiquette.

♣♣ **Kudzu *(Pueraria lobata).*** Des recherches cliniques ont confirmé l'efficacité du kudzu dans le traitement de l'angine de poitrine. Dans le cadre d'une étude, 71 personnes ont pris 10 à 15 grammes d'extrait de racine par jour pendant 4 à 22 semaines. Durant cette période, 29 ont constaté une nette amélioration, 20 un léger mieux, et 22 peu ou pas d'effet.

L'extrait de kudzu dilate les artères coronaires, ce qui augmente la circulation du sang et diminue la tension artérielle. Il contribue également à stabiliser le rythme cardiaque. Les préparations à base de racine de kudzu n'ont provoqué aucun effet secondaire lors des essais sur des sujets humains.

♣♣ **Myrtille *(Vaccinium myrtillus)* et autres baies.** Les myrtilles contiennent des substances complexes appelées anthocyanines qui ont pour effet d'abaisser le taux de cholestérol. Cette plante est également un vasodilatateur qui ouvre les vaisseaux sanguins et abaisse la tension artérielle. Les anthocyanines contribuent à prévenir la formation des caillots sanguins à l'origine des crises cardiaques.

Tant que l'industrie pharmaceutique n'aura pas étudié les anthocyanines, nous n'aurons aucun moyen de savoir jusqu'à quel point ces substances complexes sont véritablement efficaces pour contribuer à prévenir les troubles cardiaques. Une chose est claire, cependant. La myrtille n'est pas le seul fruit qui en contienne. Parmi d'autres sources d'anthocyanines, on peut citer les mûres, les merises, les cassis, les myrtilles cultivées, les cerises, les raisins rouges et les framboises. Je ne serais pas surpris que tous ces fruits puissent contribuer à prévenir et à traiter l'angine de poitrine.

♣♣ **Pourpier *(Portulaca oleracea).*** Les antioxydants sont des substances qui protègent les cellules contre les dégâts causés par les radicaux libres, qui sont des molécules d'oxygène extrêmement réactives dans l'organisme. Ils semblent également jouer un rôle clé dans la prévention de la maladie cardiaque. Je recommande le pourpier parce qu'il est très riche en antioxydants. De plus, il est notre meilleure source végétale d'acides gras de type oméga 3, ces huiles bénéfiques qui contribuent également à prévenir la maladie cardiaque.

♣♣ **Saule (*Salix,* diverses espèces).** Diverses recherches ont montré que l'aspirine administrée à faible dose — à partir de 30 milligrammes et pouvant aller jusqu'à un comprimé de 1 000 milligrammes par jour —, contribue à prévenir les crises cardiaques en empêchant la formation de caillots sanguins.

L'aspirine phytothérapique, c'est l'écorce de saule. Une ou deux tasses par jour de tisane d'écorce de saule vous fourniraient probablement l'équivalent de la dose d'aspirine plutôt faible recommandée pour prévenir les crises cardiaques. (Notons au passage que selon les recherches les plus récentes, l'aspirine, et vraisemblablement l'écorce de bouleau également, contribuent de surcroît à prévenir le cancer du côlon. Voilà donc une bonne raison de plus de l'adopter.) Souvenez-vous cependant que si vous êtes allergique à l'aspirine, mieux vaut probablement éviter aussi de prendre des plantes qui ont les mêmes propriétés.

♣ **Lin *(Linum usitatissimum).*** Les graines de lin contiennent en abondance de l'acide alphalinoléique. Cette substance complexe possède, selon beaucoup de chercheurs, des propriétés protectrices pour le cœur.

♣ **Livèche du Sichuan *(Ligusticum chuanxiong).*** Cette plante asiatique contribue à prévenir la formation de caillots sanguins capables de déclencher une crise cardiaque. Elle contient des substances complexes, similaires à celles de l'angélique, qui dilatent les artères coronariennes et favorisent la circulation du sang jusqu'au cœur. Pas étonnant qu'en Chine, la livèche du Sichuan soit utilisée pour traiter l'angine de poitrine et d'autres troubles cardiaques.

♣ **Onagre *(Oenothera biennis).*** L'onagre est une excellente source d'acide gamma-linoléique, une substance complexe qui a pour effet d'abaisser à la fois le taux de cholestérol et la tension artérielle. Cet acide exerce également un effet anticoagulant. Un biochimiste de mes amis suggère d'ingérer en même temps l'onagre et la graine de lin, déjà mentionnée plus haut.

Aphtes

La plupart d'entre nous associent la myrrhe avec l'histoire de Noël et des trois Rois mages qui apportent leurs cadeaux à l'enfant Jésus. En fait, elle est aussi utilisée pour traiter les aphtes et autres ulcérations buccales.

Les aphtes sont des ulcères douloureux aux allures de minuscules cratères qui se forment dans la bouche ou à l'intérieur des lèvres. Aussi appelés ulcérations aphteuses, les aphtes disparaissent le plus souvent spontanément en une ou deux semaines. Ils ont tendance à réapparaître, parfois sous forme d'ulcérations multiples. Les évaluations varient, mais de 20 à 50 % des Français savent combien les aphtes peuvent être douloureux.

Remèdes populaires : les meilleurs

Les médecins n'ont pas grand-chose à proposer pour soulager les aphtes. Ils prescrivent souvent des antibiotiques ou des corticostéroïdes, car ces médicaments soulagent la douleur et l'inflammation. Pourtant, ni les uns ni les autres ne sont d'un grand secours, si bien que certains généralistes auraient même tendance à conseiller les remèdes traditionnels : un glaçon pour soulager la douleur, et des rinçages buccaux à l'aide d'eau tiède salée plusieurs fois par jour.

Les médecins conseillent également d'éviter divers aliments qui peuvent déclencher ou aggraver les aphtes : agrumes, alcool, aliments épicés, ananas, café, dentifrice, chewing-gums, produits laitiers, tomates, viande, vinaigre et tous les aliments acides. (Si vous n'êtes pas sûr qu'un aliment soit acide, ajoutez simplement à votre liste tout ce qui a un goût aigre.)

Les médecins suggèrent également d'éviter tout aliment auquel vous êtes allergique. Il arrive souvent que l'on prenne juste une bouchée de tel ou tel aliment auquel on sait être légèrement allergique. Cependant, il est prouvé que le fait de grignoter ces aliments «défendus» peut provoquer des aphtes.

Les plantes au secours des aphtes

Je ne vois aucun inconvénient au fait d'appliquer un glaçon et de se rincer la bouche à l'eau salée. Je pense d'ailleurs que c'est à la fois une mesure de bon sens et une excellente hygiène buccale préventive pour éviter, dans la mesure du possible, l'apparition d'aphtes. Pour ma part, je ferais également appel à ces solutions alternatives à base de plantes :

♣♣ **Myrrhe (*Commiphora*, diverses espèces).** La myrrhe est davantage qu'un «remède de bonne femme» pour les aphtes. En raison des taux élevés de tanin, l'usage de cette plante a été ratifié par un comité de scientifiques pour traiter les inflammations bénignes de la bouche et de la gorge. Le tanin, appellation courante de l'acide tanique, est un élément constitutif de nombreuses plantes. Il confère aux aliments un goût astringent. C'est un antiseptique à large spectre qui exerce une action antibactérienne et antivirale particulièrement utile pour traiter les ulcérations buccales causées par une bactérie, un champignon, un virus ou une allergie.

Pour utiliser la myrrhe en poudre, ouvrez tout simplement une gélule (en vente dans les magasins diététiques) et déposez un peu de poudre directement sur l'aphte.

♣♣ **Thé vert *(Camellia sinensis)*.** La myrrhe n'est pas la seule plante qui contienne du tanin en abondance : le thé si cher aux Anglais est également très riche en cette substance. Vous pourriez par exemple utiliser une infusette refroidie en la posant directement sur l'aphte. Sinon, préparez une tisane à l'aide d'autres plantes contenant beaucoup d'acide tanique : la busserole, l'eucalyptus, le framboisier sauvage, la menthe poivrée, le millepertuis, la réglisse et la sauge.

♣ **Géranium maculatum *(Geranium maculatum)*.** La racine de cette plante était fréquemment utilisée à des fins médicinales par les Indiens et les premiers colons d'Amérique. Les Indiens Cherokee, par exemple, s'en servaient comme astringent pour stopper le saignement des plaies ouvertes et comme rinçage buccal pour soulager les aphtes. Étant donné son utilisation très répandue comme «remède de bonne femme», je suis d'avis qu'il vaut la peine d'essayer cette plante riche en tanin pour traiter les aphtes.

♣ **Hydrastis *(Hydrastis canadensis)*.** Cette plante passe traditionnellement pour traiter toutes sortes de plaies. Lorsque les scientifiques ont commencé à l'examiner, ils ont découvert que l'hydrastis contient des substances chimiques astringentes et antiseptiques qui contribuent à guérir plaies et infections.

Vous obtiendrez un rinçage buccal capable de soulager les aphtes en versant de l'eau bouillante sur deux cuillerées à café d'hydrastis séché ; laissez ensuite refroidir. Rincez-vous la bouche trois ou quatre fois par jour à l'aide de cette préparation. L'épine-vinette possède des substances constitutives et des propriétés thérapeutiques très similaires.

♣ **Réglisse** ***(Glycyrrhiza glabra).*** Dans le cadre d'une étude conçue pour examiner l'aptitude de la réglisse à guérir les aphtes, on a pu constater qu'un rinçage buccal contenant cette plante apportait un soulagement à 75 % des sujets. Ceux qui constataient un tel résultat précisaient qu'une amélioration très nette s'était produite dès le premier jour, avec guérison complète le troisième jour.

En dehors de sa richesse en tanin, la réglisse a deux autres avantages : elle contient les substances complexes appelées acide glycyrrhétinique et glycyrrhizine, qui accélèrent toutes deux la guérison des ulcérations. Pourquoi ne pas utiliser un peu de réglisse pour adoucir les tisanes mentionnées dans cette rubrique ?

♣ **Sauge** ***(Salvia officinalis).*** Bien qu'il ne s'agisse pas de la plante la plus riche en tanin, beaucoup d'herboristes conseillent de préparer une tisane de sauge bien concentrée pour traiter les inflammations de la bouche et la gorge. Pour préparer cette tisane, utilisez deux cuillerées à café de sauge séchée par tasse d'eau bouillante. Laissez infuser jusqu'à refroidissement complet avant de vous en gargariser.

Évitez toutefois de boire trop de cette tisane. La sauge contient une quantité relativement élevée de thuyone, une substance complexe qui peut provoquer des convulsions à très haute dose. Quoique la sauge soit une excellente plante sur le plan thérapeutique et que des infusions faiblement concentrées soient recommandées ailleurs dans ces pages, cette plante est un de ces remèdes — tout comme l'aspirine — qui sont bénéfiques à petites doses et moins bénéfiques en plus grande quantité.

Arthrite

Je joue de la contrebasse dans un petit quintette. Ces dernières années, trois membres du groupe ont fait appel à des orties pour soulager les douleurs de l'arthrite. S'il est vrai que l'ortie se prête à de délicieuses préparations cuisinées, il ne s'agissait pas pour ces musiciens d'en manger, loin de là ; ils se fouettaient à l'aide d'orties, saisissant la plante après avoir pris la précaution de revêtir un gant épais, afin d'en flageller leurs articulations raides et douloureuses.

Cette pratique, appelée urtication — d'après le nom botanique de l'ortie, *Urtica dioica* — remonte aux temps bibliques. Pour étrange qu'elle puisse paraître, elle a perduré jusqu'à nous car elle a su procurer un soulagement à beaucoup de personnes.

Notre joueur de banjo garde une ortie en pot dans sa cuisine pour pratiquer l'auto-urtication quand son arthrite lui fait des misères ! Lui et les autres musiciens du groupe souffrant d'arthrite sont en train de convaincre des personnes extérieures à l'orchestre d'avoir recours à ce remède. La belle-mère du guitariste ne pouvait plus écrire tant elle avait les mains percluses d'arthrite, et les orties ont su y remédier. La mère du violoniste laisse à présent les orties envahir son jardin : elle affirme que son arthrite va «bien mieux».

Pour que vous croyiez bien que l'urtication n'est pas une pratique farfelue à laquelle seuls des musiciens un peu toqués sont capables de se livrer, sachez que mon ancienne secrétaire gardait une ortie en pot au bureau. Elle cueillait quelques branches et se flagellait discrètement chaque fois que l'arthrite engourdissait ses doigts.

Bien souvent, l'urtication apporte un soulagement très marqué. L'effet est parfois presque instantané ; j'ai vu des enflures arthritiques disparaître dans les quelques minutes qui ont suivi le traitement.

Les piqûres qui guérissent

Je veux bien croire que l'action anti-arthritique des orties soit basée sur la distraction, c'est-à-dire que l'irritation des piqûres d'ortie suffise à faire oublier aux sujets leurs douleurs arthritiques. C'est en tout cas le genre d'explication qu'un médecin pourrait bien vous donner. En tant que bota-

La cure à base de raisins au gin

Il y a quelques années, un journaliste recommandait de manger des raisins secs macérés dans le gin pour soulager toutes sortes de douleurs et notamment l'arthrite. Voici une lettre que j'ai reçue à ce sujet d'un de mes correspondants : «Après avoir lu l'article concernant les raisins secs macérés dans le gin, plusieurs de mes amis et moi-même avons décidé de suivre ce conseil. C'est vraiment efficace. Nous avons tous obtenu un grand soulagement de nos douleurs arthritiques. Après 15 ans de douleurs, je puis dire que je n'ai pratiquement plus mal. Cela faisait des années que je prenais des médicaments contre la douleur sans obtenir mieux qu'un soulagement relatif. Parmi les douleurs qui ont pu être soulagées ou éliminées grâce au traitement à base de raisins secs macérés dans le gin, je peux vous citer la migraine, la goutte et la douleur arthritique dans les articulations. Plusieurs personnes ont signalé une diminution des douleurs qui les réveillaient la nuit, ce qui leur a permis d'avoir enfin un sommeil réparateur. Au cours de vos recherches, avez-vous réussi à découvrir pourquoi ce remède est si efficace ?»

J'ai répondu : «Non, mais je rentre me préparer un gin avec du jus de raisin, car je préfère le raisin aux raisins secs.»

Si les raisins secs macérés dans le gin vous sont bénéfiques, il est probable que les raisins secs en soient plus responsables que le gin. Raisins et raisins secs contiennent de nombreuses substances phytochimiques possédant des propriétés analgésiques, anti-arthritiques et anti-inflammatoires. En examinant la longue liste de substances complexes qui existent sous leur forme naturelle dans le raisin, je constate la présence de substances antalgiques comme l'acide férulique, l'acide gentisique, des kaempferol-glucosides et de l'acide salicylique, comparable à l'aspirine. Les raisins et raisins secs contiennent également diverses substances complexes anti-inflammatoires : acide ascorbique, acide cinnamique, coumarine, quercétine et quercitrine. Gramme pour gramme, les raisins secs contiennent davantage de toutes ces substances que le raisin frais parce qu'ils sont bien moins riches en eau.

La concentration de toutes ces substances analgésiques dans les raisins secs n'est pas très élevée. Par conséquent, je doute que les sept raisins secs macérés dans le gin que recommandait ce journaliste en contiennent une dose significative. Il est possible que mon correspondant ait recueilli les bénéfices d'un effet placebo : le seul fait d'y croire suffit parfois… Par contre, il est tout à fait possible que les raisins secs pris en grande quantité apportent un soulagement marqué de la douleur et de l'inflammation. Personnellement, je serais plutôt tenté de manger des raisins secs avant d'avoir recours à des médicaments anti-inflammatoires non stéroïdiens.

Ce qui est sûr, c'est que les raisins secs risquent moins de vous faire du mal que le gin dans lequel ils ont macéré, surtout si vous êtes sujet à la goutte. L'alcool est connu pour déclencher des crises extrêmement pénibles. Je peux vous garantir que mon gros orteil va enfler si je bois trop de vin. Mais si vous ne souffrez pas de goutte (et si vous n'êtes pas alcoolique), une consommation modérée d'alcool pourrait soulager la douleur de l'arthrite.

niste, en revanche, je dois dire qu'à mon avis, ce qui se passe est davantage chimique que psychologique.

En fait, les minuscules dards de l'ortie dispensent, sous forme de micro-piqûres, diverses substances chimiques responsables de la sensation de piqûre brûlante provoquée par cette plante. Un médecin m'a dit qu'un grand nombre de ces substances chimiques pourraient également déclencher une action anti-inflammatoire capable de soulager l'arthrite.

L'utilisation populaire de l'ortie a également permis de constater que cette plante possède certaines propriétés spécifiques pour soulager l'arthrite. Sur tous les continents où elle pousse, l'ortie s'est acquis la réputation de soulager l'arthrite. Je doute qu'il s'agisse d'une coïncidence.

Si vous désirez essayer l'urtication, vous n'aurez sans doute aucune difficulté à trouver des orties. C'est une «mauvaise herbe» très courante un peu partout. (Voir l'illustration à la page 112.)

Articulations en détresse

Le terme d'*arthrite* signifie littéralement «inflammation d'une articulation». Plus de 100 maladies différentes provoquent des douleurs et une inflammation des articulations — depuis la grippe jusqu'à certains cancers. Mais lorsque les gens parlent d'«arthrite», ils veulent généralement parler d'ostéoarthrite.

Également appelée maladie articulaire dégénérative, l'ostéoarthrite est la forme la plus courante parmi une douzaine de types d'arthrites différents. En France, au-delà de 40 ans, près de 9 personnes sur 10 en sont victimes. Les parties du corps le plus souvent affectées sont les hanches, les genoux, la colonne vertébrale et les articulations délicates des mains et des pieds. L'ostéoarthrite apparaît généralement progressivement, en commençant par des douleurs bénignes qui finissent par se transformer en douleurs vives, raideurs, enflure et gêne dans les mouvements. Il arrive que ces symptômes disparaissent avec une activité physique modérée, mais ce n'est pas toujours le cas.

Une autre forme courante d'arthrite est la polyarthrite chronique évolutive (PCE). Cette dernière a mauvaise réputation car elle peut entraîner une déformation des articulations particulièrement handicapante. Pourtant, cette affection, qui touche près d'un Français sur 200, présente des symptômes plus légers et peu gênants qui apparaissent et s'atténuent mystérieusement.

Souvent, les deux mains sont touchées, mais la PCE peut également

Une soupe pour soigner l'arthrite

Voici une recette destinée à ceux qui aiment avoir plein d'ingrédients à mesurer. Commencez par mélanger les divers ingrédients, puis ajoutez des pincées de tous les assaisonnements que vous voudrez. Inutile de chercher à vous procurer tous les ingrédients mentionnés, et ne vous privez pas d'adapter les proportions et de modifier les goûts à votre convenance. Lorsqu'un ingrédient ne vous convient pas ou si vous n'arrivez pas à vous en procurer, oubliez-le tout simplement.

3 à 4 litres d'eau
2 tasses de chou haché menu
1 tasse de haricots (coupés en tronçons de 2,5 cm)
1 tasse de céleri coupé menu
1 tasse de feuilles d'ortie
1/2 tasse de carottes coupées en dés
1/2 tasse d'asperges hachées menu
1/2 tasse de feuilles de pissenlit
1/2 tasse de racines de pissenlit hachées menu
1/4 de tasse d'épinards hachés menu
1/4 de tasse d'aubergine coupée en dés
1/4 de tasse d'endive hachée menu
2 cuillerées à soupe d'ail haché menu
2 cuillerées à soupe de curcuma
2 cuillerées à soupe de réglisse
2 cuillerées à soupe de graines d'onagre
piment rouge en poudre
poivre noir moulu
moutarde blanche
graines de lin
salsepareille
fenugrec
jus de citron

Versez l'eau dans une grande casserole. Ajoutez le chou, les haricots, le céleri, les orties, les carottes, les asperges, les racines et les feuilles de pissenlit, les épinards, les aubergines, les endives, l'ail, le curcuma, la réglisse et les graines d'onagre. Assaisonnez avec du piment rouge, du poivre noir, de la moutarde, des graines de lin, de la salsepareille, du fenugrec et du jus de citron. Amenez à ébullition sur feu vif, baissez le feu, couvrez la casserole et laissez mijoter 20 à 30 minutes, ou jusqu'à ce que les légumes soient tendres.

RECETTE POUR 4 PERSONNES

affecter d'autres articulations. Les symptômes comprennent non seulement des douleurs articulaires, une enflure et un échauffement, mais également de la fatigue, de la fièvre, une perte d'appétit, une enflure des ganglions lymphatiques, des protubérances sous la peau et une raideur musculaire après le sommeil ou l'inactivité. Cette raideur disparaît généralement après une activité modérée.

Les plantes au secours de l'arthrite

Heureusement, il n'y a pas que les orties… Nous disposons d'un certain nombre d'autres plantes qui peuvent apporter un soulagement.

♣♣♣ **Ananas *(Ananas comosus).*** Certaines recherches suggèrent que la broméline, une substance phytochimique présente dans l'ananas, contribue à prévenir l'inflammation. Depuis quelques temps déjà, les entraîneurs sportifs recommandent à leurs athlètes de manger de l'ananas pour prévenir et traiter leurs blessures. À mon avis, c'est également un remède indiqué pour les gens qui souffrent d'arthrite. La broméline peut aider le corps à se débarrasser du complexe antigène-anticorps, substances complexes qui jouent un rôle dans certains troubles arthritiques. Elle aide également à digérer la fibrine, une autre substance complexe soupçonnée de jouer un rôle dans certains types d'arthrite. Si vous avez besoin d'une excuse pour vous accorder de l'ananas frais bien mûr, la voilà.

♣♣♣ **Gingembre *(Zingiber officinale)* et curcuma *(Curcuma longa).*** Dans le cadre d'une étude, des chercheurs ont administré chaque jour de 3 à 7 grammes de ces plantes (soit entre 1 1/2 et 3 1/2 cuillerées à café)

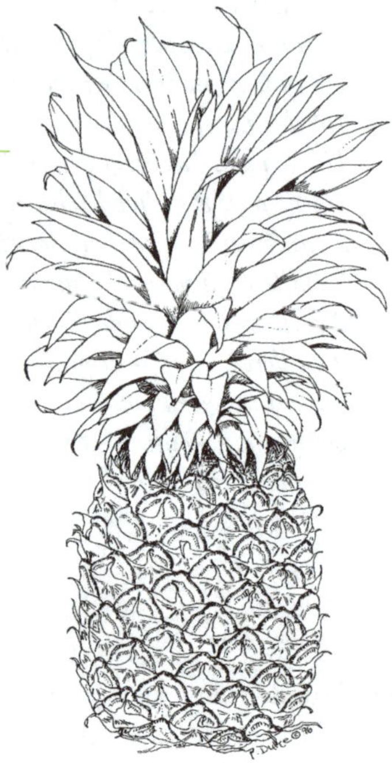

Ananas

Ce fruit délicieux contient une abondance de vitamine C et de minéraux pour stimuler l'immunité naturelle du corps.

Tisane antioxydante multi-menthe pour soigner l'arthrite

Le romarin et l'origan appartiennent l'un et l'autre à la famille des menthes antioxydantes. Il vous suffira d'y ajouter plusieurs autres plantes antioxydantes pour obtenir ma tisane antioxydante multimenthe. Voilà la liste des menthes en question : basilic, marjolaine, marrube blanc, mélisse (aussi appelée citronnelle), menthe poivrée, menthe romaine, monarde hysope, origan, romarin, sarriette, sauge et thym. Il est judicieux d'agrémenter le tout d'une pincée de gingembre et de curcuma.

Je me suis documenté pour savoir si, en plus de leurs propriétés antioxydantes, l'une ou l'autre de ces plantes possédaient des substances complexes qui avaient fait leurs preuves dans le traitement de l'arthrite. Comme je m'y attendais, le basilic en contenait cinq, tandis que la marjolaine, l'origan et le romarin en possédaient plusieurs chacun.

En quelles porportions doit-on utiliser ces plantes pour préparer cette tisane ? C'est la question qu'on me pose toujours, sans que je sache jamais comment y répondre. Jamais deux de mes tisanes n'ont le même goût ; j'utilise une pincée de ceci, un peu de cela. Cependant, pour satisfaire ceux qui ont besoin de recettes, je dirais d'utiliser les ingrédients qui vous plaisent (pour deux parts) et la moitié seulement (soit une seule part) d'ingrédients que vous trouvez moins agréables. Versez de l'eau bouillante sur les plantes et laissez infuser pendant 10 à 20 minutes avant de boire.

à 18 sujets atteints d'ostéoarthrite, et à 28 personnes souffrant de polyarthrite chronique évolutive. Plus de 75 % des sujets ont signalé un soulagement au moins modéré de la douleur et de l'enflure. Même après avoir continué à prendre ces doses élevées de gingembre pendant plus de deux ans, aucun d'entre eux n'a signalé le moindre effet secondaire.

La composition chimique de la curcumine contenue dans le curcuma est très proche de certaines substances complexes que l'on trouve dans le gingembre. Je ne suis donc pas étonné que cette plante jouisse elle aussi d'une excellente réputation dans le traitement de l'arthrite.

Vous pourrez savourer ces deux plantes dans une grande variété de préparations culinaires relevées, et aussi vous en servir pour préparer des infusions.

♣♣♣ **Ortie *(Urtica dioica).*** Si l'idée d'une flagellation aux orties ne vous tente pas particulièrement, vous pouvez cuire à la vapeur de jeunes feuilles d'ortie et les déguster en légumes.

Soyez rassuré : s'il est nécessaire de porter des gants pour récolter les feuilles, une fois cuites, les orties perdent tout leur piquant.

Trois milligrames de boron pris quotidiennement peuvent être utiles dans le traitement de l'ostéoarthrite et de la polyarthrite chronique évolutive. Une analyse des composants de l'ortie que m'ont fournie des scientifiques montrent que cette plante contient 47 parts par million de boron minéral sur la base du poids sec. Cela signifie qu'une portion de 100 grammes d'ortie, facile à préparer en faisant cuire à la vapeur quelques dizaines de grammes de feuilles jeunes et tendres, pourrait facilement contenir plus que la dose recommandée de trois milligrammes de boron. (Pour obtenir une bonne portion d'orties, pourquoi ne pas préparer également ma soupe pour soigner l'arthrite ? Voir page 81.)

Le boron est efficace parce qu'il aide les os à conserver le calcium. Il exerce également une influence bénéfique sur le système endocrinien (hormonal) de l'organisme, et les hormones jouent un rôle en aidant le corps à maintenir les os et les articulations en bonne santé.

♣♣♣ **Piment rouge (*Capsicum*, diverses espèces).** Le piment rouge agresse quelque peu la langue. Assez curieusement, il interfère avec la perception de la douleur dans d'autres endroits du corps. La substance chimique analgésique du piment rouge, appelée capsaïcine, amène le corps à produire des endorphines qui sont les opiacés fabriqués par la nature. Le piment rouge contient également des substances complexes proches de l'aspirine, appelées salicylates.

Vous pourriez bien entendu préparer un breuvage en mélangeant du piment rouge dans de l'eau, mais il est bien plus agréable d'utiliser le piment rouge pour préparer toutes sortes de plats relevés. Si vous êtes pressé, versez un peu de sauce à base de piment rouge dans du jus de tomate.

Certaines substances complexes du piment rouge peuvent également soulager l'arthrite quand vous appliquez la plante directement sur la peau. Les chercheurs ont découvert qu'il est possible d'obtenir un net soulagement des douleurs en appliquant quatre fois par jour de la pommade à base de capsaïcine directement sur les articulations atteintes d'arthrite. Dans le cadre d'une étude, la pommade à base de capsaïcine a diminué de plus de moitié les douleurs de la PCE. La douleur causée par l'ostéoarthrite avait régressé d'un tiers environ.

Les pommades à base de capsaïcine sont généralement considérées comme sans danger et efficaces pour soigner l'arthrite. Avant d'en utiliser, étudiez

Soupe pour l'arthrite

Pour préparer cette soupe, commencez par une ou deux tasses d'eau et ajoutez ail, bardane, graines de céleri, cresson, curcuma, écorce de saule, baies de genièvre, gingembre, mélisse, moutarde blanche, origan, persil, piment rouge, pissenlit, poivre noir, raifort, salsepareille, thym et valériane. Portez à ébullition, puis réduisez le feu et laissez mijoter encore quelques minutes.

Je vous avoue que je n'ai jamais préparé cette soupe avec la totalité des ingrédients. Je me contente d'utiliser ceux que j'ai sous la main. Si vous insistez pour avoir une recette précise, utilisez quatre pincées de chacune des plantes suivantes : bourdane, cresson, curcuma, pissenlit, persil ; deux pincées d'ail, de graines de céleri, de gingembre et d'origan ; et une pincée de chacun des autres ingrédients à votre disposition. Peut-être trouverez-vous cela trop épicé à votre goût. Si c'est le cas, je vous autorise à modifier la recette en fonction de votre goût.

la liste des ingrédients sur l'emballage pour vous assurer qu'elles contiennent de la capsaïcine, ou consultez votre médecin pour obtenir un produit à base de capsaïcine vendu sur ordonnance. Si vous utilisez une pommade à la capsaïcine, lavez-vous soigneusement les mains et évitez de vous en mettre dans les yeux. D'autre part, comme certaines personnes sont relativement sensibles à cette substance, faites d'abord un essai sur une petite portion de votre épiderme afin d'observer une éventuelle réaction. En cas d'irritation, cessez d'utiliser la pommade.

♣♣ **Origan *(Origanum vulgare).*** Des études de plus en plus nombreuses montrent que l'origan, le plus souvent utilisé pour garnir les pizzas, est un antioxydant puissant. Comme d'autres substances antioxydantes contenues dans les fruits et les légumes, il est possible que les substances complexes de l'origan contribuent à prévenir la détérioration cellulaire provoquée par les radicaux libres — des molécules d'oxygène extrêmement instables qui dérobent leurs électrons aux autres molécules qu'elles rencontrent. La réaction aux radicaux libres joue probablement un rôle dans l'inflammation, l'arthrite dégénérative et le processus de vieillissement en général. Les preuves s'accumulent également selon lesquelles les antioxydants peuvent contribuer à soulager l'ostéoarthrite et la polyarthrite chronique évolutive.

Dans un test portant sur près de 100 plantes de la famille des menthes, dont l'origan fait également partie, ce dernier s'est avéré être celui qui exerçait la plus grande activité antioxydante totale. La recherche a montré que l'activité antioxydante de l'origan et d'autres menthes médicinales est due, dans une large mesure, à l'acide rosmarinique, une substance complexe dotée de propriétés antibactériennes, anti-inflammatoires, antioxydantes et antivirales. Étant donné son efficacité particulièrement élevée pour ce type de protection, cela vaut certainement la peine, si vous souffrez d'arthrite, d'ajouter de l'origan non seulement à vos pizzas mais à vos autres aliments. Vous pouvez également boire ma tisane antioxydante multi-menthe.

♣♣ **Saule (*Salix,* diverses espèces), ail *(Allium sativum)* et réglisse *(Glycyrrhiza glabra).*** L'écorce de saule est l'ancêtre naturel de l'aspirine. Elle contient une substance chimique appelée salicine, que la firme Bayer a finalement réussi à transformer en petits comprimés blancs d'acide acétylsalicylique — le remède analgésique appelé aspirine que tant de patients souffrant d'arthrite absorbent chaque jour.

La tisane d'écorce de saule exerce des effets anti-inflammatoires et analgésiques similaires à ceux de l'aspirine. Cependant, comme l'ingrédient de l'aspirine qui peut avoir des effets secondaires est plus dilué dans la tisane, vous serez moins exposé aux troubles gastriques, aux ulcères et à un surdosage.

Malgré tout, l'écorce de saule pourrait entraîner des troubles gastriques. C'est pourquoi j'ai ajouté de la réglisse à la recette. Non seulement la réglisse possède des effets anti-inflammatoires, mais elle peut également soulager d'éventuels troubles gastro-intestinaux provoqués par le saule.

Toutefois, la composition n'est pas tout à fait complète sans ail. L'ingestion de réglisse sur une longue période ou en grandes quantités peut faire grimper la tension artérielle chez certains, et provoquer d'autres troubles (maux de tête, léthargie, rétention d'eau et de sodium, perte excessive de potassium), tandis que l'ail contribue à diminuer la tension artérielle. Voilà donc la recette d'une tisane contre l'arthrite bien équilibrée : environ trois parts d'écorce de saule séchée, deux parts de racine de réglisse et une part d'ail haché.

♣ **Brocoli *(Brassica oleracea)* et autres plantes contenant du glutathion.** Les recherches indiquent que les sujets carencés en glutathion, une substance complexe antioxydante, sont plus susceptibles de souffrir d'arthrite.

Parmi les légumes riches en glutathion, mentionnons les asperges, le chou, le chou-fleur, les pommes de terre, le pourpier et les tomates. Les fruits qui en contiennent des taux intéressants sont l'avocat, le pamplemousse, la pastèque et les pêches.

♣ **Noix du Brésil *(Bertholettia excelsa)* et tournesol *(Helianthus annuus).*** La S-adenosyl-methionine est une substance chimique qui possède des propriétés analgésiques et anti-inflammatoires similaires à celles de l'ibuprofène, un médicament en vente libre.

On trouve cette substance dans les graines et noix qui contiennent beaucoup de méthionine, et surtout dans les graines de tournesol et les noix du Brésil. Il faudrait 250 grammes de graines de tournesol ou 500 grammes de noix du Brésil pour obtenir une dose de S-adenosyl-methionine plus efficace qu'une dose standard d'ibuprofène. Il serait difficile de manger de telles quantités de noix et de graines, mais je suis persuadé qu'elles sont efficaces même en petites quantités, surtout si vous adoptez également les autres approches naturelles mentionnées dans ce chapitre.

N'hésitez donc pas à saupoudrer une poignée de graines de tournesol sur vos salades. Quand vous grignotez des noix assorties à l'occasion d'une réception, ne craignez pas de monopoliser le ravier contenant les noix du Brésil.

♣ **Romarin *(Rosmarinus officinalis).*** Le romarin était connu dans l'Antiquité comme la plante du souvenir. Je trouve cela très judicieux, puisque le romarin possède des antioxydants qui contribuent à prévenir le vieillissement cellulaire, et que la perte de mémoire est certainement associée au processus de vieillissement. Une cultivatrice de plantes me raconte que les membres de sa famille qui vont à la pêche emportent des plats à poisson débordants de romarin. Même sans réfrigération, les poissons ainsi conservés se gardent plusieurs jours.

Est-il possible qu'une plante qui empêche le poisson de s'avarier contribue à vous garder jeune ? Les avis restent partagés sur la question, mais le romarin possède des pouvoirs de conservation comparables à des conservateurs du commerce comme l'hydroxyanisol butylé et l'hydroxytoluène butylé. Et puisque nous savons que les antioxydants sont efficaces dans le traitement de l'arthrite, il est compréhensible que cette plante, qui contient une abondance d'antioxydants, puisse contribuer à combattre cette maladie.

♣ **Vitamine C.** Chez le cochon d'Inde, la vitamine C inhibe le progrès de l'ostéoarthrite. Pourrait-elle être efficace chez l'homme ? Nous n'en avons pas encore la preuve, mais il est certain qu'un supplément de vitamine C ne saurait vous faire de mal. Le poivron rouge et un grand nombre d'autres plantes et légumes mentionnés dans ce chapitre en contiennent une dose appréciable.

Arythmie cardiaque

Un père très inquiet m'a téléphoné pour demander mon aide. On venait de diagnostiquer chez sa fille de six ans un grave problème d'arythmie cardiaque (battements irréguliers du cœur).

Les arythmies sont plus graves que les palpitations, un trouble beaucoup plus courant où le cœur semble manquer un ou deux battements de temps à autre. Souvent, les palpitations cardiaques sont bénignes et disparaissent spontanément. Tel n'est pas le cas, par contre, des arythmies cardiaques. Le plus souvent, ces dernières ne disparaissent pas d'elles-mêmes et peuvent provoquer une crise cardiaque. Les arythmies sont généralement diagnostiquées chez les patients de plus de 50 ans, mais voilà que ce papa très anxieux me disait que sa fillette souffrait de ce trouble.

Il précisa que son enfant avait pris un inhibiteur du calcium, un médicament habituellement prescrit pour traiter les problèmes cardiaques, mais sans résultat. «Ah, non !, me dis-je ; alors maintenant vous voudriez adopter un remède phytothérapique, et vous espérez que je vais vous dire lequel et quelle dose administrer.»

Après avoir pris une profonde inspiration, je m'apprêtais à lui faire mon petit discours habituel : «Je ne délivre pas d'ordonnance, surtout pas pour quelque chose qui peut être aussi grave que l'arythmie cardiaque. Consultez votre médecin.»

C'est alors qu'il m'a précisé que le médecin de famille, ayant constaté que l'inhibiteur du calcium n'avait servi à

Améliorer le rythme

Conjointement aux plantes, un style de vie sain contribue à prévenir et à traiter l'arythmie. En voici les bases.

- Adoptez une alimentation pauvre en matières grasses.
- Faites régulièrement de l'exercice.
- Renoncez au tabac.
- Apprenez à gérer votre stress.
- Maintenez vos taux de cholestérol et votre tension artérielle.

À moins d'avoir une raison médicale d'éviter l'alcool, n'hésitez pas à prendre un ou deux verres par jour. Une trentaine de recherches suggèrent que de telles doses diminuent de 25 à 40 % le risque de crise cardiaque. Ne dépassez pas, toutefois, cette limite de deux verres par jour : en effet, une consommation plus élevée d'alcool peut augmenter le risque de crise cardiaque.

rien, avait lui-même suggéré d'ajouter à son traitement quelques alternatives naturelles : aubépine, coenzyme Q10 et magnésium.

La voie naturelle

L'aubépine est un tonicardiaque utilisé depuis très longtemps. Quant à la coenzyme Q10 et au magnésium, divers travaux ont mis en évidence leur influence bénéfique sur le cœur. Le père avait donc suivi les conseils du médecin, et il souligna que l'approche naturelle avait donné de meilleurs résultats que l'inhibiteur du calcium. Toutefois, maintenant que sa fille prenait régulièrement de l'aubépine, son père était inquiet quant à sa toxicité éventuelle à long terme.

Je suis donc allé consulter mes livres de référence et je lui ai envoyé un fax résumant ce que je venais de trouver. L'aubépine semblait dénuée de toxicité à long terme, mais j'avais découvert par ailleurs que la plupart des personnes qui s'en servent pour soigner des problèmes de cœur ne sont pas des enfants, mais des adultes d'un certain âge. Je fus surpris de constater qu'aucune des sources dont je disposais ne mentionnait l'aubépine dans le traitement de l'arythmie ; au contraire, l'une d'elles suggérait même que la plante pourrait provoquer ce trouble. Mais je n'ai trouvé aucun cas signalé de crise cardiaque résultant de son utilisation. J'ai donc précisé pour rassurer ce père inquiet que je préférerais administrer de l'aubépine à ma fille plutôt qu'un inhibiteur calcique.

Quelques mois plus tard, le même interlocuteur m'a rappelé, très enthousiaste, pour me communiquer de bonnes nouvelles. Juste avant Noël, sa fille avait complètement cessé de prendre l'inhibiteur calcique, grâce à l'aubépine, à la coenzyme Q10 et au magnésium. Lors de sa dernière visite médicale, son médecin n'avait pu déceler aucune trace d'arythmie. Je lui ai suggéré de planter une aubépine dans son jardin pour la montrer à tous ceux qui allaient entendre son histoire.

Difficultés rythmiques

L'arythmie cardiaque signifie simplement que le rythme cardiaque est irrégulier, soit trop rapide, soit trop lent. Quand le cœur bat trop rapidement — plus de 100 pulsations par minute — on parle de tachycardie. Quand il bat au contraire trop lentement — moins de 60 battements par minute — cela s'appelle bradycardie.

Les arythmies sont également nommées en fonction de la partie du cœur qui est affectée. Ainsi, l'arythmie auriculaire gêne l'aptitude du cœur à pomper le sang hors des oreillettes, ce qui entraîne une stagnation du sang. Celui-ci peut former des caillots et déclencher une crise cardiaque ou un accident vasculaire cérébral. Quant aux arythmies ventriculaires, qui affectent les cavités inférieures, ou ventricules, elles peuvent engendrer un trouble appelé fibrillation ventriculaire, dans lequel les ventricules tremblotent faiblement au lieu de se contracter vigoureusement. La fibrillation ventriculaire est la cause sous-jacente d'une majeure partie des décès dus à des crises cardiaques.

Les plantes au secours de l'arythmie cardiaque

L'arythmie est un trouble grave qui doit être traité par un médecin. Si j'en souffrais, il est certain que je prendrais les médicaments qu'il me prescrirait. Par contre, avec son accord — et c'est un fait qu'un nombre toujours croissant de membres du corps médical s'intéressent aux remèdes à base de plantes — je ferais également quelques essais avec diverses plantes médicinales.

♣♣♣ **Angélique** *(Angelica archangelica).* Cette plante contient au moins 14 substances complexes qui sont efficaces pour soigner l'arythmie. L'une d'elles est censée être aussi active que le vérapamil (Novapamyl), un inhibiteur calcique souvent prescrit. Je suggère de prendre l'angélique sous forme de mon «Angelade», une boisson antiarythmie. Pour préparer ce cocktail savoureux, passez à la centrifugeuse de l'ail, de l'angélique, des carottes, du céleri, du fenouil et des panais. Il faudra peut-être ajouter un peu d'eau et d'épices pour que cela soit buvable. Pour peu que vous ayez la main lourde avec l'ail et les carottes, cette boisson peut être très savoureuse. Je vous suggère d'en boire un ou deux verres de 225 ml.

Le céleri contient des inhibiteurs calciques et d'autres substances phytochimiques comme de l'apigénol, de l'apiose, du magnésium et du potassium pour prévenir et traiter les arythmies, ainsi que d'autres substances complexes qui contribuent à abaisser la tension artérielle et le taux de cholestérol. Quant à l'ail, il semble lui aussi être un agent antiarythmie puissant. Dans le cadre de diverses études, les animaux de laboratoire qui avaient absorbé de l'ail en poudre étaient moins sujets à la tachycardie et la fibrillation ventriculaire.

♣♣♣ **Aubépine** ***(Crataegus, diverses espèces).*** L'aubépine est un tonicardiaque connu depuis des siècles, et les recherches récentes ont confirmé son utilisation traditionnelle. De nombreux travaux ont montré qu'elle contribue à prévenir les troubles cardiaques. Elle renforce doucement le muscle cardiaque en améliorant la circulation sanguine à travers le cœur et en diminuant le besoin du cœur en oxygène. Elle aide également le cœur à pomper et à faire circuler le sang avec un moindre effort.

Les naturopathes recommandent de prendre l'aubépine sous sa forme d'extrait normalisé. Le type d'extrait a son importance. Je vais donc préciser ces détails afin que vous puissiez en discuter avec votre médecin et vous procurer le remède qui convient si celui-ci est d'accord. (Notez que les naturopathes ne recommandent pas d'utiliser l'aubépine fraîche. Sachez également qu'il n'est pas nécessaire d'avoir obtenu un diplôme de médecine pour exercer comme naturopathe. Si vous soupçonnez un trouble cardiaque, il est essentiel que vous passiez au crible la formation et les références de votre naturopathe. Au cas où vous auriez des doutes, parlez-en à votre médecin habituel.)

Quand on en prend trois fois par jour à des doses de 120 à 240 milligrammes, les extraits préconisés contiennent 1,8 % de vitexol-4-rhamnoside ou 10 % de proanthocyanidines oligomériques. Si les extraits sont normalisés à 18 % de proanthocyanidines oligomériques, la dose recommandée est de 240 à 480 milligrammes une fois par jour. Si vous ne trouvez pas ces extraits, demandez conseil à un naturopathe.

Divers rapports isolés mentionnent que l'aubépine peut augmenter l'arythmie dans certains cas. Je n'ajoute guère foi à ces rapports, mais le vieil adage «dans le doute, abstiens-toi» est toujours valable. Il est indispensable d'être sous surveillance médicale quand on prend de l'aubépine.

♣♣♣ **Quinquina** ***(Cinchona, diverses espèces).*** Elle est à l'origine de la quinine, bien connue pour son efficacité dans le traitement du paludisme. C'est au siècle dernier que l'on a commencé à s'intéresser à la quinine dans le traitement des troubles cardiaques. Selon la légende, un marchand hollandais qui souffrait de fibrillation auriculaire avait consulté plusieurs médecins pour s'entendre dire chaque fois qu'il n'existait pas de remède. Il chercha donc à se soigner lui-même et prit un gramme de quinine. Lorsqu'il revint voir ses médecins le lendemain, son pouls était régulier.

La substance complexe essentielle de la quinquina est la quinidine, qui est aujourd'hui un médicament courant pour traiter l'arythmie. La quinidine n'est toutefois pas la seule substance complexe bénéfique de cette plante, qui en contient plus d'une douzaine. Puisqu'on absorbe un certain nombre de ces substances en buvant du tonic (genre Schweppes), j'en boirais beaucoup si je souffrais d'arythmie.

♣♣ **Khella** ***(Ammi majus).*** L'ammi est la source d'amiodarone (Cordarone), l'un des médicaments clés de l'arythmie. Un cardiologue a raconté comment il l'a découvert, et son histoire ressemble à un hommage au pouvoir de la médecine naturelle.

Cela se passait en 1946 ; un technicien du laboratoire de recherche s'aperçut qu'il avait un trouble rénal. Il entreprit de se traiter lui-même à l'aide d'un remède à base de plante originaire du Moyen-Orient, khella. Le hasard voulut que ce technicien souffre également d'angine de poitrine, et ce trouble s'améliora de façon spectaculaire tant qu'il continua à prendre cette plante. Intrigué par ce résultat inattendu, le cardiologue étudia la plante et en isola le principe actif, la khelline. Des travaux ultérieurs ont permis de mettre au point l'amiodarone, un dérivé de la khelline, qui fut tout d'abord utilisé pour traiter l'angine de poitrine. Finalement, en 1974, on finit par découvrir ses vertus sans pareil pour traiter l'arythmie.

Il est possible d'obtenir certains bienfaits en prenant la plante elle-même pour traiter l'arythmie. La recommandation habituelle est de verser de l'eau bouillante sur un quart de cuillerée à café de fruits en poudre. Laissez infuser pendant cinq minutes et passez la tisane avant de la boire.

♣♣ **Moutarde jonciforme** (***Brassica,*** **diverses espèces**). Des cardiologues ont démontré que l'huile de moutarde jonciforme sous sa forme alimentaire contribuait à prévenir l'arythmie cardiaque chez les animaux de laboratoire. Je parie qu'elle pourrait faire de même chez l'homme.

Agripaume ***(Leonurus cardiaca).*** Avec un nom pareil (*cardiaca*), sans doute pourrait-on s'attendre à ce que cette plante soulage les problèmes de cœur : c'est effectivement ce que la science a confirmé. Divers travaux montrent qu'elle permet de ralentir un rythme cardiaque trop rapide, tout en améliorant généralement l'activité du cœur. Elle contribue également à tranquilliser le système nerveux, réduisant l'anxiété, la tension nerveuse et le stress qui accompagnent ou déclenchent les problèmes cardiaques.

Les Chinois, dit-on, en prennent jusqu'à 250 grammes par jour. Voilà qui me semble un peu excessif. Je serais d'avis de commencer par en prendre 15 grammes environ dans trois tasses d'eau bouillante pendant deux ou trois jours pour voir si cela vous apporte un soulagement.

Astragale (*Astragalus,* diverses espèces). Également appelée huang qi, l'astragale est surtout connue comme stimulant immunitaire. Selon une herboriste, cette plante est également un tonicardiaque qui contribue à prévenir et à traiter l'arythmie. Vous pourrez en faire une tisane en versant de l'eau bouillante sur une à deux cuillerées à café de plante séchée que vous laisserez infuser.

Épine-vinette ***(Berberis vulgaris).*** L'épine-vinette est surtout connue comme antibiotique à base de plante. Elle contient en effet de la berbérine, une substance complexe également présente dans l'hydrastis qui contribue aussi à prévenir et à traiter l'arythmie ventriculaire.

Dans le cadre d'une étude, la berbérine a diminué l'arythmie ventriculaire à raison de plus de 50 % chez plus de la moitié des sujets qui en prenaient.

La meilleure façon de prendre cette plante consiste à acheter un extrait

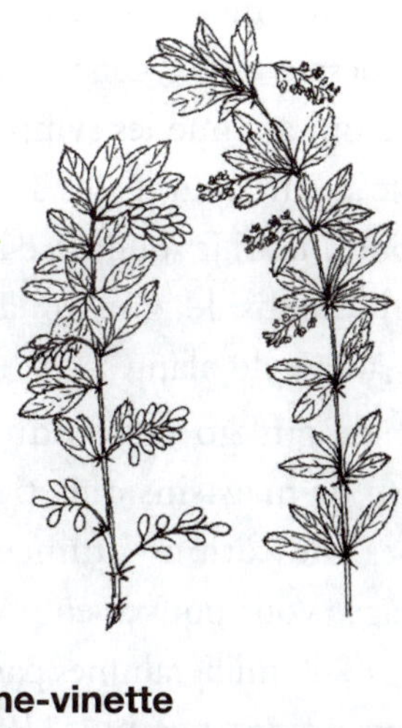

Épine-vinette

Il semblerait que l'épine-vinette soit capable de stimuler le système immunitaire en l'aidant à lutter contre les lésions dues aux radicaux libres.

normalisé dans un magasin diététique ou une boutique spécialisée en plantes et de suivre les indications portées sur l'étiquette. Une tisane peut être préparée en versant de l'eau bouillante sur une ou deux cuillerées à café de plante séchée.

♣ **Genêt à balai** ***(Cytisus scoparius).*** Cette plante est utile comme tonicardiaque. Son principe actif essentiel est une substance complexe antiarythmie appelée spartéine.

♣ **Ginkgo** ***(Ginkgo biloba).*** Le ginkgo est un tonicardiaque très utilisé en Chine. Je n'ai pas connaissance d'études démontrant que le ginkgo exerce un effet antiarythmie. Tout comme l'aubépine, il améliore la circulation sanguine vers le cœur et réduit le besoin en oxygène des coronaires, ce qui atténue les symptômes comme le souffle court et les douleurs dans la poitrine. Si je souffrais d'arythmie, j'ajouterais le ginkgo à mes remèdes à base de plantes.

L'extrait de ginkgo est vendu dans beaucoup de magasins diététiques ; suivez les indications données sur l'emballage. Vous pouvez en prendre entre 60 et 240 milligrammes par jour, mais n'en prenez pas plus. Pris en doses élevées, le ginkgo peut provoquer des diarrhées, de l'irritabilité et de l'agitation.

♣ **Marrube blanc** ***(Marrubium vulgare).*** Le marrube blanc est surtout connu comme traitement de la toux et des refroidissements, parce que les deux principes actifs essentiels qu'il contient, la marrubiine et le marrubiol, sont de bons expectorants. Ces substances complexes exercent cependant aussi un effet normalisateur sur le rythme cardiaque. Pour préparer une tisane, versez de l'eau bouillante sur deux ou trois cuillerées à café de plante. Buvez une tasse après le déjeuner et le dîner.

♣ **Pourpier** ***(Portulaca oleracea)*** et autres plantes contenant du magnésium. Selon diverses évaluations dont j'ai eu connaissance, plus de la moitié des Français souffrent d'une carence en magnésium. Peut-être est-ce la raison pour laquelle j'ai rencontré tant de cas d'arythmie. Les chercheurs soulignent que le magnésium, à la dose de 250 milligrammes par jour, contribue à prévenir l'arythmie cardiaque.

Le pourpier est très riche en magnésium (près de 2 % pour la plante séchée). Les haricots verts, les graines de pavot, l'avoine, les légumineuses et les épinards sont également une bonne source de ce minéral. En saison, je prépare le pourpier comme de l'épinard et j'en mange plusieurs dizaines de grammes à la fois.

♣ **Reishi** ***(Ganoderma lucidum).*** Selon des textes de la dynastie Ming qui remontent au XVIe siècle, ce merveilleux champignon médicinal chinois «répare le cœur». Quant à mon bon ami pharmacognosiste (pharmacien en produits naturels), il affirme que le reishi possède une valeur considérable dans la prévention et le traitement de l'arythmie.

Tout comme l'aubépine et le ginkgo, le reishi est un tonicardiaque qui améliore la circulation sanguine jusqu'au cœur. Il diminue le besoin des coronaires en oxygène et contribue à soulager les douleurs thoraciques provoquées par l'angine de poitrine. Pour préparer une infusion au reishi, je verse une tasse d'eau bouillante sur trois à six cuillerées à café de plante séchée.

♣ **Valériane** ***(Valeriana officinalis).*** La valériane est mieux connue en tant que plante qui favorise le sommeil, et cette réputation est pleinement justifiée. Cependant, un phytopharmacologue affirme que la valériane contient aussi des substances complexes dont l'efficacité dans le traitement de l'arythmie est prouvée. D'ailleurs, cette plante était déjà utilisée pour soulager l'arythmie et les palpitations à l'époque romaine.

La valériane possède également d'autres qualités bénéfiques pour le cœur : elle abaisse la tension artérielle, augmente la circulation sanguine vers le cœur et améliore l'aptitude du cœur à faire son travail de pompage.

Cette plante dégage une odeur pestilentielle, mais cela ne m'empêcherait pas d'en faire une tisane avec une ou deux cuillerées à café de plante sèche par tasse d'eau bouillante. Prenez deux à trois tasses par jour. Si le goût vous paraît vraiment trop désagréable, utilisez à la place des gélules ou une teinture. La plante séchée et la teinture sont vendues dans les magasins diététiques ou les boutiques spécialisées en plantes. Suivez les indications données sur l'emballage.

Asthme

Marthe, une grande et jolie femme d'une trentaine d'années, travaillait autrefois avec moi comme technicienne. Je la vois encore aujourd'hui, en train de travailler dans ma petite plantation de ginseng, chaussée de bottes en caoutchouc. Jamais je n'aurais imaginé qu'elle figurerait un jour sur la liste des gens qui meurent chaque année d'une crise d'asthme.

L'asthme vous coupe le souffle

L'asthme est un trouble respiratoire chronique qui provoque une respiration sifflante, des quintes de toux, une congestion dans la poitrine et un manque de souffle. Ces divers symptômes s'accompagnent souvent d'une immense anxiété face à l'impossibilité de respirer.

Des milliers de personnes meurent chaque année des complications de crises d'asthme particulièrement graves. Pour des raisons encore mystérieuses, les enfants décèdent plus souvent l'été, tandis que les personnes de plus de 65 ans meurent surtout l'hiver.

Beaucoup de gens considèrent l'asthme comme une maladie d'enfance, et il est vrai que des centaines de milliers d'enfants en souffrent en France. Mais l'asthme peut survenir à n'importe quel âge, et la plupart des personnes qui en souffrent sont des adultes. Aujourd'hui, environ 3 % des Français sont victimes de cette affection.

Les médecins disent qu'ils ignorent ce qui cause l'asthme ou pour quelles raisons le nombre d'asthmatiques ne cesse de croître. Je n'en sais rien moi-même. Il semblerait pourtant qu'il y ait une corrélation entre l'asthme et nos habitudes alimentaires d'une part, et la pollution chimique d'autre part. À mon avis, l'augmentation de cette dernière est le facteur le plus déterminant.

Les symptômes d'asthme sont provoqués par des spasmes bronchiques (bronchospasmes), un brusque rétrécissement des voies aériennes vers les poumons. Si l'asthme et les allergies comme le rhume des foins sont des troubles bien distincts, ils se recoupent, surtout chez les sujets de moins de 15 ans. 90 % des enfants qui souffrent d'asthme souffrent également

La controverse quant au tussilage

Le tussilage *(Tussilago farfara)* est un remède populaire pour l'asthme et la toux depuis des siècles. Son nom générique, Tussilago, vient du latin (toux). Il est vrai que cette plante contient certaines substances complexes dont l'efficacité a fait ses preuves dans le traitement de la toux et de l'asthme.

Le tussilage possède une activité expectorante. En d'autres termes, il stimule les poils microscopiques qui évacuent le mucus hors des voies respiratoires. Et comme l'ail et le ginkgo, il inhibe la production par l'organisme du facteur d'activation des plaquettes, une protéine dans le sang qui joue un rôle en déclenchant les bronchospasmes, ce rétrécissement des voies respiratoires à l'origine des symptômes de l'asthme.

Pourtant, depuis quelques années, le tussilage fait l'objet d'une controverse. Cette plante contient des alcaloïdes pyrrolizidiniques, des substances chimiques toxiques et/ou carcinogènes pour le foie. De nombreux herboristes, et un plus grand nombre encore de botanistes, préférant rester prudents, recommandent d'éviter les plantes qui contiennent des alcaloïdes pyrrolizidiniques. Les plantes dont il faut essentiellement se méfier sont le tussilage et la consoude.

D'autre part, des données publiées dans une éminente revue scientifique semblent indiquer que la tisane de feuille de consoude est moins carcinogène que la même quantité de bière. Officiellement, je devrais vous dire de ne prendre ni tussilage ni consoude. Entre nous, en revanche, j'avoue que je boirais de temps à autre une tasse de tisane de consoude ou de tussilage, tout comme il m'arrive de boire une bière.

d'allergies, et celles-ci peuvent à leur tour déclencher des crises d'asthme.

La raison pour laquelle des bronchospasmes peuvent être déclenchés par les allergies est que l'histamine, la substance chimique à l'origine de la plupart des symptômes allergiques, semble jouer également un rôle dans les crises d'asthme. Toutefois, en dehors de l'histamine, un grand nombre d'autres facteurs peuvent également déclencher une crise : de l'exercice trop vigoureux, la cigarette, les infections respiratoires, les produits chimiques industriels, l'aspirine, les animaux domestiques, la pollution à l'intérieur des locaux et les sulfites ajoutés à un grand nombre d'aliments.

Le stress joue également un rôle dans l'asthme. Une grande anxiété peut déclencher une crise, et le stress aggrave généralement les symptômes d'asthme.

Les plantes au secours de l'asthme

Les médecins traitent l'asthme à l'aide d'un certain nombre de médicaments, notamment la théophylline (Pneumogéine, Théolair), qui ont pour effet de dilater les voies aériennes. Ces médicaments, appelés bronchodilatateurs, sont souvent administrés à l'aide d'un inhalateur.

Si je souffrais d'asthme, il est certain que je suivrais les recommandations de mon médecin. Il s'agit d'une maladie qui peut entraîner la mort. Pour mon traitement, par contre, si mon généraliste suggérait de la théophylline, je préférerais l'obtenir à partir d'une de ses nombreuses sources naturelles, et notamment les plantes qui contiennent de la caféine.

♣♣♣ **Café, thé, boissons à base de cola contenant de la caféine, du cacao et du chocolat.** Toutes ces boissons très appréciées, ainsi que les bonbons au chocolat, sont dérivés de plantes et comptent parmi les produits phytothérapiques. D'autre part, ils contiennent tous de la caféine et d'autres substances complexes qui peuvent contribuer à soulager l'asthme.

Un pharmacien a écrit un jour dans un journal qu'à défaut de mieux, les patients asthmatiques pris au dépourvu sans avoir sous la main leurs médicaments habituels pouvaient boire quelques tasses de café, ce dernier étant un puissant bronchodilatateur. Quelques mois plus tard, il recevait une carte de remerciement d'une jeune mariée asthmatique qui avait oublié d'emporter ses médicaments en voyage de noces. À un certain moment où sa respiration était devenue sifflante, elle s'était brusquement aperçue qu'elle avait oublié ses médicaments et s'était mise à paniquer, ce qui n'avait fait qu'empirer les choses. C'est alors qu'elle s'était souvenue d'avoir lu un article qui parlait du café comme d'un substitut acceptable. Elle en but rapidement trois tasses. Ses symptômes ne tardèrent pas à disparaître, sauvant son voyage de noces et peut-être même sa vie.

Il faut savoir que le café, le thé, les boissons au cola, le cacao et le chocolat ne contiennent pas seulement de la caféine. Selon les scientifiques, ils possèdent aussi deux autres substances complexes majeures ayant un effet bénéfique naturel sur l'asthme : la théobromine et la théophylline. Comme la caféine, ces substances chimiques appartiennent à la famille des xanthines, qui contribuent à stopper les bronchospasmes et ouvrent les voies aériennes en constriction.

Les taux de ces substances complexes antiasthmatiques varient en fonction de la concentration du breuvage et de divers autres facteurs. En général, une tasse de café en contient le taux le plus élevé (environ 100 milligrammes de caféine par tasse), tandis qu'une tasse de thé ou de cacao ou une canette de coca de 33 cl en possèdent environ la moitié. Une portion de chocolat de 50 g en présente un peu moins qu'une canette de coca.

Il est évident que la caféine et les autres xanthines antiasthmatiques ne sont pas entièrement dénuées de danger. Comme le savent tous ceux qui ne parviennent plus à se passer de leur café, la caféine peut être cause d'insomnie et de tremblements. Mais à l'état naturel, les substances complexes antiasthmatiques provoquent en réalité moins d'effets secondaires que la théophylline pharmaceutique.

Les parents se plaignent souvent à leur pédiatre des effets secondaires des médicaments contre l'asthme : leurs enfants sont agités, et ils souffrent souvent de problèmes de concentration à l'école. À doses élevées, ces traitements pharmaceutiques peuvent également provoquer maux de tête, insomnies, irritabilité, nausées, perte d'appétit, maux d'estomac et même des convulsions.

Ceci dit, j'aimerais toutefois m'assurer que mes propos ne prêtent nullement à confusion : si j'avais le malheur de souffrir d'asthme, maladie qui peut causer la mort, j'écouterais mon médecin et prendrais des remèdes pharmaceutiques. Je n'utiliserais les approches naturelles que comme des remèdes complémentaires.

♣♣♣ **Éphédra** ***(Ephedra sinica).*** De nombreux botanistes médicaux disent que l'éphédra est l'un des plus vieux remèdes du monde. Les Chinois, qui l'appellent Ma huang, se servent de cette plante depuis des milliers d'années pour traiter l'asthme et d'autres troubles respiratoires.

Dès 1887, des chercheurs réussissaient à isoler ses éléments constitutifs chimiques actifs, l'éphédrine et la pseudoéphédrine. Les médecins commencèrent seulement à les prescrire après la Première Guerre mondiale. Ils prirent alors conscience qu'elles jouaient à la fois le rôle de bronchodilatateur, de décongestionnant nasal et de stimulant du système nerveux central. Depuis, la pseudoéphédrine est devenue un décongestionnant courant en vente libre.

L'éphédra entière — de même que ses constituants chimiques, l'éphédrine et la pseudoéphédrine — entraîne divers effets secondaires comme l'insomnie, l'anxiété, l'agitation et peut-être une aggravation de l'hypertension artérielle. Mieux vaut donc rester prudent avec cette plante. D'ailleurs, si l'on en prend des doses vraiment élevées, il se passe parfois des choses très étranges. On recense dans les publications médicales 20 cas confirmés de psychose due à l'éphédrine. Certains pays ont pris des mesures pour limiter la distribution et la vente de compléments alimentaires à base d'éphédrine.

Pourtant, à condition d'être prudent, cette plante est très utile contre l'asthme. Pourquoi ne pas vous préparer une tisane à l'aide de plante séchée, au lieu de prendre un médicament en vente libre contenant les substances chimiques actives ? Pour préparer la tisane, utilisez soit une cuillerée à café rase d'éphédra, soit une demi à une cuillerée à café de teinture achetée en magasin diététique ou en pharmacie.

En raison de l'effet stimulant de l'éphédra, certains produits à base d'éphédra/ma huang sont commercialisés sous l'appellation de «formule énergétique». En réalité, depuis quelques années, plusieurs personnes sont mortes pour avoir abusé de cette plante. Toujours en raison de ses propriétés stimulantes, je déconseille l'emploi de l'éphédra pour traiter l'asthme chez les enfants à moins d'en avoir d'abord parlé à votre pédiatre.

♣♣♣ **Ortie (Urtica dioica).** Un herboriste anglais du XVIe siècle affirmait que les racines ou feuilles d'ortie, utilisées en jus ou en tisane, étaient «un médicament sûr et sans danger pour ouvrir les voies et passages des poumons».

Depuis des années, les Australiens considèrent l'ortie comme un excellent traitement pour l'asthme. Ils boivent le jus des racines et des feuilles mélangé avec du miel ou du sucre. Ils sont fermement convaincus que ce remède soulage les troubles bronchiques. Aujourd'hui, cet antihistaminique puissant est de plus en plus souvent recommandé dans le traitement du rhume des foins et de l'asthme. Mes amis allergiques ou asthmatiques viennent régulièrement récolter des orties dans mon jardin. (N'oubliez pas de vous protéger les mains à l'aide de gants avant de récolter les feuilles d'orties ; mais une fois cuite, l'ortie ne pique plus.)

♣♣ **Anis *(Pimpinella anisum)* et fenouil *(Foeniculum vulgare).*** Les Grecs utilisaient des tisanes préparées avec ces plantes pour soigner l'asthme et d'autres troubles respiratoires. Elles contiennent toutes deux des substances chimiques bénéfiques — le créosol et l'alpha-pinène — qui aident à fluidifier les sécrétions bronchiques. Les graines de fenouil (qui sont en réalité des fruits) peuvent contenir jusqu'à 8 800 parts par million (ppm) d'alpha-pinène. Curieusement, malgré son utilisation traditionnelle pour soulager les troubles respiratoires, l'anis est loin d'être un champion avec ses misérables 360 ppm d'alpha-pinène.

Beaucoup d'autres plantes sont de bonnes sources et on pourrait s'attendre à ce qu'elles apportent un soulagement appréciable aux asthmatiques. Par ordre décroissant, ce sont : le persil, la coriandre, les baies de genièvre, l'armoise, la cardamome, le sassafras, la monarde, le gingembre, l'angélique de Chine (également appelée dang-quai), l'aneth, l'estragon et l'achillée. Vous pourriez vous préparer une excellente tisane pour l'asthme avec l'une ou plusieurs de ces plantes, surtout si vous y ajoutez également un peu de réglisse.

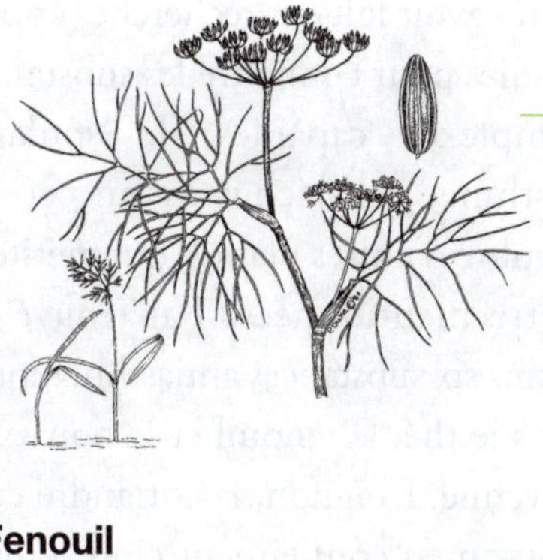

Fenouil

Cette plante appartient à la même famille que les carottes et le persil.

♣♣ **Ginkgo** ***(Ginkgo biloba).*** En Asie, les guérisseurs utilisent des extraits de feuilles de ginkgo depuis des milliers d'années pour traiter l'asthme, les allergies, la bronchite et la toux. Le ginkgo doit son succès en Occident au fait qu'il apporte des avantages certains aux personnes du troisième âge : irrigation sanguine accrue du cerveau et traitement des accidents vasculaires cérébraux et autres inconvénients de la vieillesse. Mais en Chine, il continue d'être souvent utilisé dans le traitement de l'asthme.

Le ginkgo est efficace parce qu'il interfère avec le facteur d'activation des plaquettes, une protéine dans le sang qui joue un rôle dans le déclenchement des bronchospasmes.

Malheureusement, le principe actif du ginkgo — les ginkgolides — ne sont présents dans les feuilles de l'arbre qu'en très faible concentration. Pour obtenir une dose médicinale adéquate, une personne asthmatique devrait ingérer environ 50 feuilles fraîches. Je mange pas mal de plantes auxquelles la plupart des gens ne toucheraient pas, mais je dois avouer que je ne m'aventurerais pas à ingurgiter autant de feuilles de ginkgo.

Le meilleur moyen de prendre cette plante est de l'acheter sous forme galénique et de se conformer aux indications du fabricant. Les magasins diététiques et certaines pharmacies vendent de l'extrait de ginkgo. Vous pouvez commencer par prendre entre 60 et 240 milligrammes d'extrait normalisé par jour, mais ne dépassez pas cette dose. Pris en grande quantité, le ginkgo peut provoquer des diarrhées, de l'irritabilité et de l'agitation.

♣♣ **Réglisse *(Glycyrrhiza glabra)*.** La tisane de réglisse est souvent recommandée pour les maux de gorge, la toux et l'asthme. La réglisse et ses extraits sont sans danger en utilisation normale et à dose modérée, jusqu'à environ trois tasses par jour. Toutefois, une utilisation à long terme ou en quantités excessives peut provoquer divers symptômes tels que maux de tête, léthargie, rétention d'eau et de sodium, perte excessive de potassium, hypertension artérielle.

Si vous décidez d'utiliser régulièrement la réglisse contre l'asthme, optez pour des extraits déglycyrrhizinés qui provoquent moins de problèmes. Il existe un grand nombre de préparations en vente libre à base de réglisse. J'utilise (modérément) la réglisse dans mes périodes de stress intense, en me servant d'une racine séchée pour remuer mes tisanes à base de plantes.

♣ **Tomate *(Lycopersicon lycopersicum)*, agrumes et autres aliments contenant de la vitamine C.** L'examen d'une quarantaine de travaux scientifiques fiables révèle que la vitamine C — environ 1 000 milligrammes par jour — contribue à prévenir les crises d'asthme, les bronchospasmes, la respiration sifflante, les infections respiratoires, la congestion nasale, les yeux larmoyants et autres symptômes allergiques. Pourquoi ? Parce que la vitamine C inhibe la production d'histamine.

Je recommande de manger davantage de plantes riches en vitamine C, non seulement des agrumes et des tomates, mais aussi des fraises et des poivrons. Vous pouvez également prendre un complément alimentaire. L'avantage des agrumes, toutefois, c'est qu'ils ne contiennent pas seulement de la vitamine C mais également des flavonoïdes. Ces substances inhibent elles aussi la production d'histamine, soulageant ainsi les symptômes allergiques et l'asthme allergique.

♣ **Plantes aromatiques diverses.** Après avoir fait des recherches approfondies pour connaître les substances complexes capables de soulager l'asthme, j'ai découvert un certain nombre d'autres plantes qui méritent d'être mentionnées. J'ai trouvé au moins six substances antiasthmatiques dans le thé, le fenouil et le poivre de Cayenne. L'oignon, la coriandre et le poivron en contiennent cinq. Enfin, l'aubergine, le chou, le cacao, la canneberge, la carotte, la groseille, l'orange, l'origan, le pamplemousse, la sauge et la tomate en comptent quatre.

Quand j'ai cherché les plantes qui contenaient la plus grande quantité de substances complexes efficaces pour soigner l'asthme, j'ai découvert que la réglisse et le thé venaient en tête de liste. Le cacao, le café, la cardamome, le cola, l'oignon et le pourpier en semblaient relativement riches.

Grâce à ces plantes, vous pourriez préparer un certain nombre de plats intéressants pour combattre l'asthme. Que diriez-vous par exemple d'une salade de fruits constituée d'orange, de pamplemousse, de canneberge et de fenouil ? Ou d'un plat d'aubergine accompagné d'oignon, de tomates et de sauge ?

Enfin, le wasabi japonais vaut la peine d'être essayé. Les Japonais apprécient leur wasabi tout comme les Européens apprécient le raifort. Il ne fait pas de doute qu'il dégage les sinus. Un certain nombre de travaux scientifiques suggèrent qu'une cuillerée par jour soulage les allergies, et notamment le rhume des foins. Cela me laisse croire qu'il devrait également être bénéfique pour soulager l'asthme.

Si je souffrais d'asthme, je prendrais du wasabi. Vous pourrez en acheter dans n'importe quelle épicerie orientale, et vous en servir exactement comme si c'était du raifort. Pourquoi ne pas le tartiner sur des biscuits salés ou en faire une sauce où vous tremperez des bâtonnets de légumes crus, ou encore le manger avec des sushi, comme le font les Japonais ?

Sachez, cependant, que le wasabi est extrêmement fort. Si vous n'aimez pas les mets épicés, inutile de songer à vous en servir comme traitement pour l'asthme.

♣ **Vitamine B_6.** Un éminent professeur, auteur de plusieurs ouvrages consacrés à la médecine douce, cite des cas d'enfants asthmatiques qui ont pu diminuer leur dose de médicaments contre l'asthme — bronchodilatateurs et stéroïdes — en prenant une dose quotidienne de 200 milligrammes de vitamine B_6 en plus de leurs médicaments. Certains adultes ont constaté que leurs crises d'asthme étaient moins fréquentes et moins fortes lorsqu'ils prenaient deux fois par jour 50 milligrammes de vitamine B_6. L'apport journalier recommandé en vitamine B_6 n'est que de 2 milligrammes, et des doses inhabituellement élevées peuvent nuire au système nerveux. Si je souffrais d'asthme, il est probable que je prendrais de la vitamine B_6. Cependant, avant de prendre un complément de vitamine B_6 ou d'en administrer à votre enfant, parlez-en à votre médecin.

Bleus et ecchymoses

Sans doute avez-vous déjà entendu parler de l'escalope crue pour traiter un œil au beurre noir et autres ecchymoses plus ou moins graves. Mais que diriez-vous de l'ananas ? Si ce fruit tropical permettait de soulager les bleus des boxeurs professionnels, cela pourrait-il vous intéresser ?

Deux médecins que je tiens en haute estime semblent impressionnés par une vieille étude concernant l'aptitude de la bromélaïne, une enzyme protéolytique (capable de digérer les protéines) présente dans l'ananas, à traiter les ecchymoses.

Dans le cadre de recherche, on a administré de la bromélaïne à 74 boxeurs couverts de bleus, tandis que 72 autres boxeurs également malmenés recevaient un placebo (substitut dénué d'effet). Parmi ceux qui recevaient le placebo, 14 ont guéri en quatre jours. Mais parmi les boxeurs qui prenaient de la bromélaïne, 74 % guérissaient en quatre jours.

Quel est son mode d'action ? La bromélaïne semble inhiber la formation de prostaglandine E_2, une substance chimique de l'organisme qui intervient dans les processus inflammatoires. Elle stimule simultanément la production de prostaglandine E_1, une substance chimique anti-inflammatoire.

L'ananas n'est pas une panacée

Ces marques sombres, entre le bleu et le violet, que l'on appelle des bleus, sont causées par une fuite de sang capillaire juste sous la peau, généralement après un choc ou une blessure. Quant à l'œil au beurre noir, il apparaît plus souvent chez l'homme que chez la femme, tandis que les bleus se manifestent plus fréquemment sur les jambes des femmes d'un certain âge.

Si j'étais un charlatan, je pourrais recommander le jus d'ananas ou l'ananas concentré pour traiter ce trouble. Les communiqués de presse seraient plutôt amusants à rédiger : «Travaux récents confirment les pratiques traditionnelles : ananas soulage pugiliste défiguré par paupières bleues».

Je dois dire cependant que je ne suis pas tellement favorable à la bromélaïne. D'ailleurs, je ne pense pas que l'ananas et la bromélaïne représentent la meilleure approche naturelle, que ce soit pour la prévention ou le traitement des ecchymoses. Dans l'ananas, la bromélaïne n'est présente qu'à des niveaux très bas, et 40 % seulement de cette quantité déjà faible se transmettent depuis le tube digestif à d'autres parties du corps.

Mais alors, qu'en est-il de la bromélaïne pure ? Après tout, cette dernière est vendue dans un grand nombre de magasins diététiques. Les naturopathes, qui y croient vraiment, recommandent d'en prendre 150 à 450 milligrammes trois fois par jour et à jeun pour traiter les bleus, de nombreuses blessures sportives, l'enflure et l'inflammation.

Il est possible qu'elle soit aussi efficace que le disent les naturopathes, mais personnellement, je recommanderais plutôt des fruits qui contiennent beaucoup de vitamine C et de bioflavonoïdes, notamment des oranges et d'autres agrumes. Les bioflavonoïdes sont des nutriments bénéfiques que l'on retrouve dans beaucoup d'aliments riches en vitamine C. Pris ensemble, ces nutriments contribuent à renforcer les parois des capillaires, ce qui les rend plus résistants aux fuites de sang à l'origine des bleus. Lorsque des bleus sont présents, la vitamine C et les bioflavonoïdes aident les parois des capillaires et, par voie de conséquence, les bleus, à guérir plus rapidement.

Les plantes au secours des bleus

Tout en vous régalant d'ananas et d'agrumes, pourquoi ne pas essayer d'autres traitements à base de plantes dont les vertus sont démontrées scientifiquement ?

- **Arnica *(Arnica montana).*** Cette plante, aussi appelée herbe aux chutes, est bien connue dans le traitement des bleus.

L'arnica, qui possède des propriétés antalgiques, antiseptiques et anti-inflammatoires, est à réserver à l'usage externe. Vous pouvez cependant préparer une lotion thérapeutique en utilisant une cuillerée à café de plante sèche par tasse d'eau bouillante. Laissez infuser, puis refroidir et appliquez ensuite à l'aide d'un linge propre. Vous pourrez également préparer une solution à l'aide de teinture d'arnica, à raison de quelques gouttes par tasse d'eau. Il existe aussi dans le commerce des pommades à base d'arnica, le plus souvent homéopathiques. Veillez à obtenir un produit qui contienne jusqu'à 15 % d'huile d'arnica et suivez les indications figurant sur la notice.

- **Chèvrefeuille *(Hamamelis virginiana).*** Les propriétés astringentes des feuilles et de l'écorce de chèvrefeuille ont fait de cette plante un remède populaire très apprécié pour toutes sortes de problèmes d'épiderme, depuis les bleus jusqu'aux varices. L'eau d'hamamélis est vendue en pharmacie.

♣ **Consoude *(Symphytum officinale).*** La consoude compte parmi les plus anciens remèdes à base de plante pour traiter les problèmes de peau ; elle était déjà utilisée en Grèce dans l'Antiquité. Les chercheurs modernes ont découvert qu'elle contient de l'allantoïne, une substance chimique qui stimule la cicatrisation de l'épiderme. L'allantoïne entre dans la composition d'un certain nombre de crèmes du commerce pour la peau.

Les scientifiques ont également découverts que la consoude est également un anti-inflammatoire. C'est pourquoi ils approuvent son utilisation par voie externe pour traiter les ecchymoses, les dislocations et les entorses. Pour traiter les bleus, un expert en plantes recommande d'appliquer d'abord des compresses glacées, en mesure de première urgence, puis un bandage saturé de tisane de consoude. En agissant rapidement, il est possible d'éviter les bleus jusqu'à un certain point.

Il est probablement judicieux, en revanche, de ne pas ingérer de la consoude, car elle contient des alcaloïdes pyrrolizidiniques, des substances chimiques toxiques pour le foie. Son innocuité est controversée.

♣ **Millepertuis *(Hypericum perforatum).*** Cette plante contient une huile rougeâtre qui suinte dès que l'on touche à la plante, si bien qu'elle semble alors saigner. D'après la tradition, on a commencé à l'utiliser pour soigner la peau tout simplement parce que la peau saigne elle aussi. Même si un tel raisonnement nous semble naïf aujourd'hui, on a pu vérifier scientifiquement que cette plante est utile, jusqu'à un certain point, pour le traitement des ecchymoses, brûlures, coupures et autres blessures. Faites-en l'essai en laissant macérer une ou deux cuillerées à café de plante séchée dans de l'huile végétale pendant quelques jours. Utilisez ensuite cette huile pour traiter les bleus.

♣ **Persil *(Petroselinum crispum).*** Le fait d'appliquer régulièrement des feuilles de persil écrasé sur un bleu aidera ce dernier à disparaître en un ou deux jours. J'ai l'intention d'avoir recours au persil la prochaine fois que j'aurai un bleu.

♣ **Pomme de terre *(Solanum tuberosum).*** Les vieux de la vieille prétendent que la pomme de terre crue est plus efficace qu'une escalope pour soigner un œil au beurre noir. Moi aussi. Vieux radin de semi-végétarien que je suis, avant d'utiliser de la viande, je prendrais sans aucun doute de la pomme de terre et quelques autres plantes mentionnées dans ce chapitre.

♣ **Raisin *(Vitis vinifera)*.** Selon certains naturopathes, la substance chimique présente dans les pépins de raisins et l'écorce de pin renforceraient les capillaires de notre corps. Ainsi, ils résisteraient mieux aux chocs traumatiques provoquant les bleus. J'avoue que je ne suis pas entièrement convaincu à ce sujet. En mélangeant des pépins de raisin avec du jus de raisin, vous obtiendrez gratuitement cette substance qu'on trouve parfois sous forme de coûteux complément alimentaire.

Bourdonnements d'oreille

Ma belle-sœur Martine souffre de sifflements d'oreille. Elle m'a demandé s'il existait des plantes pour traiter ce trouble. Oh oui, lui ai-je répondu, le ginkgo. Elle a commencé à prendre cette plante merveilleuse, et ses bourdonnements d'oreille ont disparu.

Pourtant, Martine ne prend plus son ginkgo. J'ai appris qu'elle avait recommencé à se soigner avec des médicaments sur ordonnance. Pourquoi ? Il semblerait qu'elle préférait être remboursée par la Sécurité sociale plutôt que payer le ginkgo de sa poche. Ce dernier, il est vrai, est généralement plutôt coûteux.

Bien entendu, c'est une illusion de penser que les médicaments de Marine sont gratuits. C'est finalement elle qui paie la facture par le biais de ses cotisations et de ses impôts.

Le médicament qu'elle prend n'a pas subi de tests comparatifs par rapport au ginkgo. C'est dommage, car il s'agit d'un remède plus naturel, au moins aussi efficace et peut-être même plus inoffensif.

Les plantes au secours des bourdonnements d'oreille

Le terme d'acouphène recouvre les sifflements et bourdonnements d'oreille chroniques, mais parfois le son ressemble davantage à un vrombissement ou à un frottement. Les médecins ne savent pas vraiment quelle en est la cause, et il est plutôt rare qu'ils parviennent à soulager ce trouble. Heureusement, un certain nombre d'approches naturelles pourront vous aider.

♣♣♣ **Ginkgo *(Ginkgo biloba).*** Des centaines de travaux scientifiques ont confirmé l'efficacité de l'extrait de ginkgo pour toutes sortes de troubles liés au vieillissement et notamment les acouphènes, le vertige, les trous de mémoire et une mauvaise circulation. Le ginkgo n'est pas toujours efficace dans le traitement des bourdonnements d'oreille, mais c'est la première plante à laquelle j'aurais recours.

Les principes actifs de la feuille de ginkgo, ou ginkgolides, y sont présents à des taux trop bas pour qu'il soit possible d'envisager l'utilisation de la plante en tisane ou en teinture.

Le meilleur moyen de prendre cette plante est de l'acheter sous forme galénique dans un magasin diététique ou en pharmacie. La majorité des scientifiques recommandent de prendre 40 milligrammes d'extrait de ginkgo trois fois par jour pour le traitement des acouphènes.

♣♣ **Sésame *(Sesamum indicum).*** Des herboristes chinois recommandent les graines de sésame pour le traitement des acouphènes, de la vision floue et des étourdissements. Si vous souhaitez essayer les graines de sésame, vous ne risquez pas grand-chose en les ajoutant à vos aliments. Sinon, essayez l'une des nombreuses préparations à base de sésame, salées ou sucrées, que l'on trouve dans les magasins diététiques.

♣ **Cimifuga *(Cimicifuga racemosa).*** Un flûtiste professionnel était perturbé depuis des années par des bourdonnements d'oreille. Après avoir pris pendant quelques semaines de la teinture de cimifuga, le musicien fut presque guéri. Il devint un fervent partisan de la phytothérapie. Ajoutons que cimifuga et le ginkgo forment une bonne association.

♣ **Épinard *(Spinacia oleracea)* et autres aliments contenant du zinc.** Les bourdonnements d'oreille et certaines formes de surdité (surdité de perception) semblent liés à une carence en zinc. La dose conseillée est de 60 à 120 milligrammes de zinc par jour. Toutefois, cela représente beaucoup de zinc (sachant que l'apport journalier recommandé est de 15 milligrammes) ; par conséquent, n'entreprenez pas cette thérapie avant d'en avoir parlé à votre médecin.

Pour ma part, je préférerais simplement augmenter ma dose de zinc grâce à mon alimentation. Les aliments suivants sont une bonne source : épinard (c'est la meilleure), persil, chou, chou de Bruxelles, concombre, haricots verts, endive, dolique, pruneaux et asperges. Je serais surpris que l'on puisse obtenir 60 milligrammes de zinc par jour grâce à sa seule alimentation, mais vous pourriez sans aucun doute vous efforcer de manger davantage d'aliments riches en zinc tout en prenant d'autres remèdes à base de plantes recommandés pour le traitement des bourdonnements d'oreille. Je peux vous recommander également de vous préparer un délicieux potage «Zincophile». Pour cela, préparez un bouillon de légumes auquel vous ajouterez une partie ou la totalité des légumes mentionnés ci-dessus (à l'exception des pruneaux).

♣ **Hydrastis *(Hydrastis canadensis).*** L'un de mes praticiens préférés suggère que l'hydrastis pourrait soulager certains cas d'acouphènes. Il me semble que cela vaut la peine de l'essayer.

♣ **Pervenche *(Vinca minor).*** Cette plante rampante au feuillage vivace décore un certain nombre de pentes ensoleillées de mon jardin. J'ai appris récemment qu'elle contient de la vincamine, une substance chimique complexe censée donner de bons résultats dans le traitement des acouphènes et du syndrome de Ménière. La dose conseillée est 20 milligrammes de plante séchée trois fois par jour. Toutefois, comme certaines précautions d'emploi s'imposent, demandez l'avis d'un médecin si vous avez l'intention de vous soigner à l'aide de pervenches.

Plantes à éviter. Si vous souffrez d'acouphènes, évitez l'aspirine et les plantes qui lui ressemblent : écorce de saule, reine des prés et gaulthérie. À hautes doses, l'aspirine peut provoquer des bourdonnements d'oreille. J'ai également plusieurs articles selon lesquels un certain nombre d'autres plantes peuvent aggraver les acouphènes, notamment le quinquina, la viorne (ou *viburnum*) et la busserole.

Bronchite

Un jour au restaurant, on m'a offert une tisane de chèvrefeuille pour soigner une petite grippe. L'un de mes voisins de table, qui toussait et présentait tous les signes d'une bronchite, fut gratifié du même traitement.

Lui comme moi n'avons pas tardé à nous remettre, et je serais tenté de penser que ce remède très ancien à base de plante y était pour quelque chose. Les médecins ont plutôt tendance à se moquer de ce genre d'affirmation. Nos deux cas relèvent de ceux que les chercheurs disqualifient généralement sous prétexte que ce sont de simples anecdotes.

Les recherches confirment l'usage traditionnel

D'accord, admettons que nos deux cas ne prouvent rien. Pourtant le chèvrefeuille — et diverses autres plantes — ont davantage à nous apprendre que des anecdotes, et il existe aujourd'hui une grande quantité de travaux scientifiques pour le confirmer. En 1993, par exemple, des chercheurs ont divisé en trois groupes 96 sujets jeunes qui souffraient de bronchiolite, une forme de bronchite qui affecte les enfants.

Un tiers d'entre eux a reçu la formule à base de plantes appelée shuang huang lian, constituée de chèvrefeuille, de forsythia et de scutellaire. Les sujets du deuxième groupe n'ont reçu que des antibiotiques, tandis que l'on administrait à ceux du troisième non seulement les plantes, mais aussi des antibiotiques.

Les enfants qui ont seulement reçu le remède à base de plantes présentaient une amélioration de leurs symptômes thoraciques tels que toux, fièvre et respiration sifflante. Comparés à ceux qui avaient reçu des antibiotiques, les sujets qui n'avaient pris que des plantes se portaient mieux jusqu'à un certain point : ils avaient moins de jours de fièvre et moins de symptômes tels que toux ou respiration sifflante. Aucune réaction secondaire n'avait été signalée.

Voilà pour les bonnes nouvelles. La mauvaise, à mon avis, c'est que le mélange de plantes était administré par voie intraveineuse pendant sept jours. Jamais je ne préconiserais des injections de plante. Pour traiter la bronchite, la prise de plantes sous forme de tisane ou de teinture est sans danger et souvent très efficace.

Demandez à votre médecin de réserver les antibiotiques pour les cas d'urgence. L'ennui, avec eux, c'est qu'ils rendent les microbes plus résistants à tout traitement ultérieur.

Cette étude est suffisamment convaincante pour me mettre en confiance et vous suggérer le chèvrefeuille et le forsythia pour traiter les troubles respiratoires, car elle confirme des siècles d'usage traditionnel. Je considère le chèvrefeuille et le forsythia comme des plantes efficaces et sans danger, et je n'hésiterais pas à m'en servir pour soigner une bronchite ou une congestion respiratoire provoquée par le rhume ou la grippe. Cependant, comme elles ne figurent pas sur la liste de plantes considérées comme sans danger, je ne puis rien dire d'autre que «faites un essai à vos risques et périls».

La bronchite peut avoir un certain nombre de causes. Son origine peut être bactérienne ou virale. Elle est parfois provoquée par une substance irritante chronique comme la fumée de cigarette et certains produits chimiques. Les enfants sont plus susceptibles d'avoir une bronchite (et de l'asthme) si leurs parents fument ou s'ils sont exposés à des taux élevés de formaldéhyde, l'un des produits chimiques utilisés pour donner aux voitures et aux meubles cette «odeur de neuf» si caractéristique. Parfois, les germes et les substances irritantes se liguent : un fumeur prend froid et le rhume se transforme en bronchite.

Les plantes au secours de la bronchite

Il est possible qu'une bronchite guérisse spontanément sans aucun traitement, mais elle peut aussi traîner et parfois même devenir chronique. C'est d'ailleurs précisément pourquoi je préconise de la traiter. Le chèvrefeuille (*Lonicera japonica*) et le forsythia *(Forsythia suspensa)* sont deux de mes remèdes préférés pour le traitement de la bronchite, mais il en existe beaucoup d'autres. Voici quelques suggestions.

♣♣ **Ail *(Allium sativum)*.** Le fait de manger beaucoup d'ail peut contribuer à prévenir la bronchite, car l'ail contient une abondance de substances phytochimiques antivirales et antibactériennes.

De plus, l'ail peut également vous protéger contre les rhumes et la grippe parce que l'«haleine qui empeste l'ail» empêche votre prochain de s'approcher trop près de vous. (Non, je plaisante !) À vrai dire, l'haleine à l'ail comporte son côté sérieux qui est utile pour démontrer l'efficacité remarquable de cette plante dans le traitement des troubles respiratoires. Dans le corps, l'ail libère des substances chimiques aromatiques, notamment de l'allicine qui est l'un des phyto-antiseptiques à large spectre les plus puissants. Ces substances complexes aromatiques sont excrétées à travers les poumons, d'où la fameuse haleine parfumée. La présence de ces substances complexes dans les poumons est bénéfique. Tout comme dans le cas de l'eucalyptus, cela signifie que les principes actifs de l'ail vont droit à la partie du corps qui en a besoin.

Afin d'atténuer l'haleine particulière causée par l'ail, il suffit de mâcher quelques brins de persil.

♣♣ **Eucalyptus *(Eucalyptus globulus)*.** L'huile essentielle d'eucalyptus (une substance qui contribue à liquéfier le mucus) est un bon expectorant. L'inhalation de vapeurs d'eucalyptus est efficace dans le traitement de la bronchite et du rhume.

Prise par voie orale, il est possible que la tisane de feuilles d'eucalyptus exerce les mêmes effets bénéfiques. Je précise cela parce que, après en avoir ingéré, une partie de son huile essentielle est sécrétée à travers les poumons. Vous obtenez donc les propriétés antiseptiques, rafraîchissantes et expectorantes de l'eucalyptus précisément à l'endroit du corps qui en a besoin.

♣♣ **Molène bouillon-blanc *(Verbascum thapsus)*.** Le molène traite les troubles respiratoires grâce à ses propriétés expectorantes. Il peut contribuer à évacuer le mucus qui bouche les voies respiratoires. D'ailleurs, cela fait des milliers d'années que le molène est utilisé dans le traitement des troubles de la respiration. Non seulement il exerce une action expectorante, mais il adoucit la gorge, possède une activité bactéricide et contribue à mettre fin aux spasmes musculaires qui déclenchent la toux.

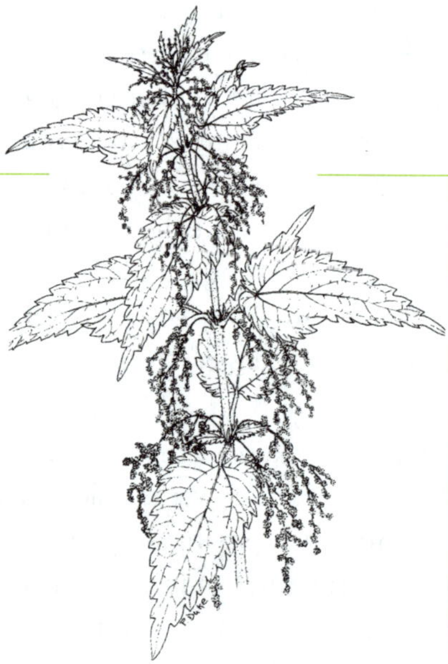

Ortie

Cette plante pique, c'est vrai, mais ses feuilles, ses racines et même ses grappes de fleurs (une fois adoucies par la cuisson) possèdent des propriétés thérapeutiques.

♣♣ **Ortie *(Urtica dioica).*** Depuis quelques années, l'ortie est de plus en plus souvent recommandée pour traiter la bronchite, l'asthme et le rhume des foins. Son usage se justifie amplement. Le jus des racines et des feuilles, mélangé à du miel ou à du sucre, soulage tant la bronchite que l'asthme. Préparez une infusion en versant une tasse d'eau bouillante sur deux cuillerées de plante séchée. Laissez refroidir avant de boire.

♣ **Chiendent commun *(Agropyron repens,* ou *Elymus repens).*** Aux États-Unis, cette plante est également connue sous un nom un peu méchant, mais que j'adore : quackgrass (herbe aux charlatans). Pourtant, elle n'a rien d'un remède de charlatan. Elle est efficace et utilisée depuis longtemps dans le traitement des troubles respiratoires, notamment de la bronchite.

♣ **Guimauve officinale *(Althaea officinalis)* et autres espèces similaires.** Ses différentes espèces sont de bons adoucissants des voies respiratoires (émollients). La guimauve est particulièrement efficace du fait que ses racines émollientes exercent également un effet anti-inflammatoire. Voilà qui explique probablement pourquoi cette plante est utilisée depuis des siècles dans le traitement de la bronchite, des rhumes, de la toux et des maux de gorge.

♣ **Lierre *(Hedera helix).*** Le lierre est également utile pour traiter la bronchite et d'autres problèmes respiratoires.

♣ **Marrube blanc *(Marrubium vulgare).*** Il divise les scientifiques dans le monde, certains le déclarant efficace pour le traitement des troubles respiratoires, d'autres non. Pour une bronchite, je suggère de préparer une tisane de marrube blanc bien concentrée, agrémentée de citron et de réglisse. Commencez avec deux cuillerées à café de marrube par tasse d'eau bouillante.

♣ **Plantain *(Plantago lanceolata).*** Cette plante et toutes celles de sa famille possèdent une réputation partout dans le monde comme sédatifs de la toux. Elle est efficace et sans danger pour les troubles bronchiques. De plus, elle exerce une action antibactérienne. Utilisez une cuillerée à café de plante séchée environ par tasse d'eau bouillante et laissez infuser jusqu'à refroidissement.

♣ **Primevère *(Primula veris).*** D'après des recherches, elle est efficace et sans danger pour traiter la bronchite, le rhume et la toux. La préparation d'une tisane expectorante nécessite environ une cuillerée à café de fleurs séchées, ou une demi-cuillerée à café de racines de primevères.

♣ **Renouée des oiseaux *(Polygonum aviculare).*** Elle est recommandée pour les maux de gorge et divers troubles respiratoires, notamment la bronchite.

♣ **Saponaire officinale *(Saponaria officinalis).*** La racine de la saponaire est un bon expectorant utile pour le traitement des troubles respiratoires, et notamment la bronchite. Les saponines, des substances chimiques présentes dans cette plante, exercent une action analgésique et anti-inflammatoire tout en aidant d'autres substances complexes à faire leur travail. Pour préparer une tisane, utilisez une cuillerée à café de plante séchée par tasse d'eau bouillante et laissez infuser jusqu'à refroidissement.

♣ **Complexes à base de plantes.** Vous pouvez utiliser isolément, si vous préférez, n'importe laquelle des plantes mentionnées dans ce chapitre, mais la plupart des herboristes recommandent de les utiliser ensemble. Je vous suggère d'utiliser à parts égales du marrube, du molène et de l'aunée officinale. (Cette dernière est utilisée depuis très longtemps pour ses propriétés antiseptiques et expectorantes.)

Une autre formule complexe à laquelle j'aurais recours en cas de bronchite contient du marrube, du molène, du plantain, du poivre de Cayenne, du mouron blanc, du kelp (varech vésiculeux), de la réglisse, des baies de serenoa, de l'écorce d'aulne glutineux et de l'écorce de merisier.

Je recommanderais non seulement d'utiliser des plantes efficaces dans le traitement de la bronchite, mais parallèlement, j'aurais aussi recours à l'échinacée afin de stimuler l'immunité.

Pour un petit en-cas à grignoter avec la formule à base de plantes de votre choix, vous pourriez préparer ma pâte à tartiner brûlante pour le soulagement des bronches. Mélangez ensemble de l'ail, du gingembre, de la moutarde, du curcuma, du poivron rouge et du raifort (ou du wasabi). N'utilisez au départ qu'une très petite quantité de chaque ingrédient et goûtez le mélange au fur et à mesure jusqu'à ce que l'ensemble vous paraisse supportable. Attention, cette recette à base de plantes est extrêmement épicée ! Elle ne manquera pas de vous dégager les bronches et les sinus.

Croyez bien que je ne dis pas cela pour rire. Si vous en supportez le goût très fort, une noix de ce mélange tartiné sur des biscuits salés ou du pain vous apportera un réel soulagement. Vous pouvez également préparer une tisane bien chaude contenant un ou plusieurs de ces ingrédients.

♣ **Plantes contenant de la vitamine C.** Divers travaux scientifiques ont montré que les patients souffrant de bronchite se remettaient plus rapidement quand ils prenaient un complément alimentaire de vitamine C. Il est également prouvé qu'une dose quotidienne de 500 milligrammes de vitamine C peut soulager les allergies et l'asthme. Cela montre bien l'existence d'un lien entre l'utilisation de cette vitamine et la diminution des infections respiratoires, de la congestion nasale et des yeux larmoyants.

Je ne vois pas d'inconvénient à recommander la vitamine C sous forme de complément alimentaire, mais je préfère encourager l'usage de cette vitamine si importante sous forme d'aliments végétaux qui en sont riches, comme le poivron vert, les agrumes et le piment rouge.

♣ **Céréales complètes, noix et autres aliments contenant du magnésium.** Puisqu'il est question de vitamines et de minéraux, précisons que le risque de maladies respiratoires, telle la bronchite, augmente à mesure que les niveaux de magnésium diminuent. Plus notre organisme contient de magnésium, moins nous sommes sujet à des symptômes tels que la respiration sifflante et autres troubles respiratoires. Les naturopathes recommandent fréquemment d'en prendre 300 à 600 milligrammes par jour à titre préventif, ce qui me paraît une bonne idée. Songez également à manger davantage d'aliments riches en magnésium : céréales complètes, graines de soja, noix, poisson, produits laitiers et viandes maigres.

Brûlures

Mon épouse n'aime pas trop les remèdes à base de plantes. Elle préfère nettement allez chez le médecin et prendre des pilules plutôt que d'avoir quoi que ce soit à faire avec les potions végétales et les soupes de légumes thérapeutiques que j'ai coutume de mélanger, ce qui laisse sa cuisine dans un état... Pourtant si sceptique vis-à-vis des plantes, ma femme conserve un petit aloès en pot sur le rebord de sa fenêtre de cuisine. Il lui est arrivé plusieurs fois au fil des ans de se servir de sa sève pour soigner des brûlures.

Ma secrétaire, elle aussi, ne jure que par l'aloès pour les brûlures. Un jour où elle s'était endormie sur sa chaise longue, elle s'était réveillée avec un vilain coup de soleil sur les pieds et les chevilles. Grâce à son aloès, elle a trouvé rapidement un véritable soulagement.

Degrés de brûlures

Les brûlures sont classées selon trois degrés de gravité. Les brûlures au premier degré n'affectent que la couche extérieure superficielle de l'épiderme. Un coup de soleil ordinaire, par exemple, est une brûlure au premier degré.

Lorsqu'une brûlure forme des cloques, c'est le signe qu'elle a touché plus profondément la peau. Le résultat est une brûlure au deuxième degré, extrêmement douloureuse.

Quant à la pire sorte de brûlure, celle au troisième degré, il est curieux de noter qu'elle est souvent tout à fait indolore. En effet, elle pénètre si profondément qu'elle détruit les nerfs chargés de transmettre les signaux douloureux au cerveau.

Toute brûlure au troisième degré est une urgence médicale nécessitant dans tous les cas des soins spécialisés ; elle requiert généralement une hospitalisation. D'autre part, toute brûlure du deuxième degré qui recouvre une région du corps supérieure à un quart de l'épiderme doit être soignée par un médecin.

Les plantes au secours des brûlures

Pour les brûlures du premier degré et les brûlures bénignes du deuxième degré, il existe un certain nombre de remèdes à base de plantes qui peuvent atténuer la douleur et apporter un soulagement.

♣♣♣ **Aloès *(Aloe vera)*.** L'aloès est utilisé depuis l'Antiquité pour soigner les brûlures et autres plaies. Pourtant, il ne s'agit pas seulement d'un remède populaire. De nombreux travaux scientifiques montrent que le gel obtenu lorsque l'on ouvre les feuilles dures et rebondies de cette plante grasse soulage les brûlures, même celles provoquées par la radiothérapie dans le traitement du cancer.

Un ami, doyen et professeur émérite en pharmacognosie (étude des médicaments d'origine naturelle), m'a communiqué un grand nombre de travaux qui prouvent que le gel d'aloès est utile pour traiter brûlures, plaies et gelures.

Les chercheurs ne savent toujours pas très bien comment l'aloès accélère la guérison des brûlures, mais cette plante semble avoir un certain nombre d'effets bénéfiques. Une étude a montré que l'aloès augmente la quantité de sang qui vient irriguer les régions du corps où les tissus sont brûlés. Ainsi, il concentre les ressources de cicatrisation de l'organisme à l'endroit précis où il en a besoin.

L'aloès contient également des enzymes, la carboxypeptidase et la bradykininase, qui soulagent la douleur, diminuent l'inflammation et atténuent rougeurs et enflure. De plus, le gel d'aloès possède des propriétés antibactériennes et antifongiques, qui pourraient contribuer à prévenir une surinfection des brûlures.

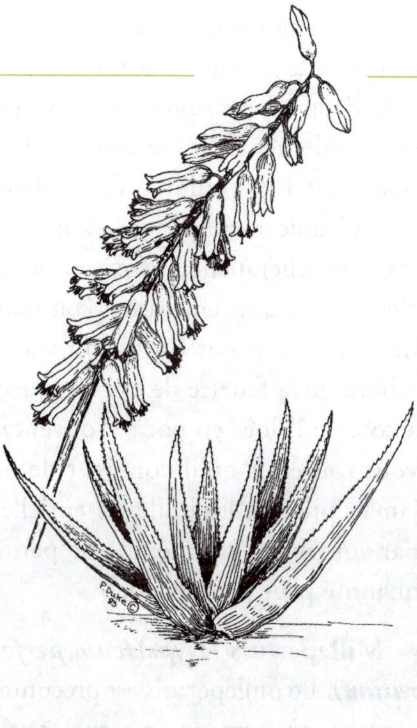

Aloès
Facile à cultiver en pot sur un bord de fenêtre, l'aloès est utilisé à des fins médicinales depuis les temps bibliques.

L'aloès devrait être à la place d'honneur dans chaque cuisine, d'autant plus que c'est l'endroit de la maison où se produisent la plupart des brûlures. C'est la plante que je choisirais en premier pour me soigner. Malheureusement, trop peu de recherches sur l'efficacité de l'aloès dans le traitement des brûlures ont été menées. Il est vrai que les sociétés pharmaceutiques n'ont aucun intérêt financier à démontrer le pouvoir thérapeutique de cette plante puisque n'importe qui peut la faire pousser, sans dépenser un seul centime.

♣ **Ail *(Allium sativum)* et oignon *(A. cepa).*** Depuis l'Afrique jusqu'à Rome en passant par l'Amérique, ces plantes ou leurs proches cousins (ciboulette, poireau et échalote) ont été appliqués directement sur des brûlures. Toutes ces plantes possèdent incontestablement des propriétés antiseptiques. Si vous voulez appliquer l'une d'entre elles sur une brûlure, il vous suffit de l'écraser et d'utiliser la pâte ainsi obtenue comme cataplasme.

♣ **Échinacée *(Echinacea, diverses espèces).*** La plupart des gens qui connaissent les plantes savent que l'échinacée stimule les réponses immunitaires. C'est pourquoi, si j'avais une brûlure, j'irais chercher ma teinture d'échinacée et j'en boirais une ou deux cuillerées à café. (Quoique l'échinacée puisse avoir pour effet de causer une sensation de picotements sur la langue ou de rendre les papilles momentanément insensibles, c'est sans aucun danger.) Avec n'importe quelle brûlure, une infection est toujours à craindre, et un système immunitaire adéquatement stimulé nous aide à prévenir toute infection. De plus, j'en appliquerais quelques gouttes directement sur la brûlure. Peu de gens savent que l'échinacée est aussi un antiseptique léger qui contribue à prévenir toute infection à l'endroit de la brûlure.

♣ **Hydrocotyle *(Centella asiatica).*** Les médecins naturopathes suggèrent de prendre cette plante (ainsi que des aliments riches en vitamine C) pour le traitement des brûlures. Il existe certaines preuves selon lesquelles l'alliance de cette vitamine et de trois substances complexes présentes dans l'hydrocotyle, l'acide asiatique, l'asiaticoside et l'acide madécassique, stimulent la synthèse du collagène, l'un des éléments clés dans la cicatrisation de la peau. (Le collagène est une protéine qui constitue la structure de base de la peau.)

♣ **Lavande (*Lavandula*, diverses espèces).** Dans les années 1920, un chimiste français s'est brûlé la main dans son laboratoire de fabrication de parfums. Il s'est empressé de plonger sa main dans le liquide le plus proche, en l'occurrence, un récipient rempli d'essence de lavande. La douleur disparut rapidement et la brûlure guérit sans laisser de cicatrice. Peut-être cet incident est-il à l'origine du développement de l'aromathérapie, l'utilisation thérapeutique de diverses huiles essentielles d'origine végétale.

D'autres huiles essentielles, comme celles de camomille, de camphre, d'eucalyptus, de géranium, de menthe poivrée, d'oignon, de romarin et de sauge, ont également été recommandées pour traiter les brûlures. Cependant, c'est à l'huile essentielle de lavande que les aromathérapeutes réservent leurs éloges les plus enthousiastes. Pourquoi ne pas en déposer un flacon sur le rebord de la fenêtre de cuisine, juste à côté de l'aloès en pot ? (Souvenez-vous toutefois qu'il convient de ne jamais prendre les huiles essentielles par voie orale, car même une petite quantité peut être toxique.)

♣ **Millepertuis *(Hypericum perforatum).*** Le millepertuis est préconisé comme traitement externe anti-inflammatoire de choix pour les brûlures du premier degré. Une étude a montré que les pommades à base de millepertuis accéléraient le temps de guérison des brûlures et contribuaient à atténuer les cicatrices. Si vous ne trouvez pas ce genre de pommade, utilisez les teintures vendues un peu partout. Vous pouvez également obtenir une préparation acceptable en faisant macérer une ou deux cuillerées à café de plante séchée (de préférence les têtes fleuries) dans quelques dizaines de centilitres d'huile végétale.

♣ **Plantain (*Plantago,* diverses espèces).** Le plantain est un remède populaire dans le traitement des brûlures. Le jus des feuilles fraîches de cette plante s'applique directement sur les brûlures légères. J'y ai souvent fait appel et cela m'a procuré un soulagement.

Brûlures d'estomac

L'un de mes collègues, qui ne m'était jamais apparu comme un ami des plantes, est venu un matin me voir à l'improviste au bureau. Il m'a beaucoup surpris en me demandant quelle sorte de potion à base de plantes je recommanderais pour traiter les brûlures d'estomac. Il m'a précisé qu'il souffrait de ce trouble depuis plusieurs mois, avec quelques périodes de répit. En revanche, il venait de commencer à prendre du gingembre environ une semaine plus tôt. Il ajouta qu'il se sentait beaucoup mieux.

Je fus ravi d'apprendre qu'il avait eu recours à une plante, mais également quelque peu surpris de son succès. Diverses études montrent que le gingembre prévient la nausée causée par le mal des transports, ainsi que les nausées matinales chez la femme enceinte. C'est d'ailleurs ainsi qu'il a acquis sa réputation, d'ailleurs justifiée, de plante stomachique.

Les brûlures se produisent quand l'orifice musculaire menant de l'œsophage à l'estomac cesse de fonctionner correctement. Normalement, le sphincter inférieur de l'œsophage s'ouvre pour laisser entrer la nourriture dans l'estomac, puis il se referme pour empêcher les sucs digestifs de remonter dans l'œsophage. En cas de brû-

Angélique pour l'angine

L'angélique est efficace dans le traitement des brûlures d'estomac tout en étant très bénéfique pour le cœur. Comme d'autres plantes de la famille des carottes, elle contient une quinzaine d'inhibiteurs calciques, des substances chimiques transformées en produits pharmaceutiques pour traiter l'angine de poitrine, la douleur chronique dans la poitrine qui accompagne souvent les maladies du cœur. L'un de ces inhibiteurs calciques est, dit-on, aussi puissant que certains médicaments pour l'angine comme le vérapamil (Isoptine).

Les végétariens mangent régulièrement beaucoup de carottes. Jusqu'à un certain point, cela explique peut-être la moindre fréquence de problèmes cardiaques chez ces personnes.

lures, le sphincter inférieur ne se ferme pas complètement. Les sucs acides, en remontant dans l'œsophage, créent alors le sentiment de brûlure.

Je n'avais jamais entendu parler du gingembre pour ce genre de problème, mais j'ai cru mon collègue sur parole. Je me suis simplement contenté de lui suggérer d'ajouter de la menthe poivrée à sa tisane de gingembre. De longue date, la menthe poivrée est connue pour soulager les troubles gastriques et les brûlures d'estomac. Un grand nombre de travaux scientifiques sont venus confirmer ce savoir ancestral.

Les brûlures d'estomac sont très courantes. D'après les statistiques, environ 30 % des adultes en font l'expérience au moins une fois par mois. L'alimentation et une mauvaise hygiène de vie sont responsables dans bien des cas.

Nous nous exposons aux brûlures d'estomac chaque fois que nous mangeons dans la précipitation, sans prendre le temps de nous asseoir ni de bien mâcher nos aliments. Fritures, graisses saturées, sucre, alcool, cigarettes et café ont tous été soupçonnés de jouer un rôle dans les brûlures d'estomac. À titre de mesure préventive, organisez-vous pour que les repas soient des moments de détente, et oubliez votre stress. Il est également préférable d'adopter une alimentation basée sur les fruits, les légumes, les céréales complètes, et d'éviter tous les aliments frits.

Les plantes au secours des brûlures d'estomac

Non seulement vous pouvez éviter les aliments et les habitudes alimentaires qui favorisent les brûlures d'estomac,

Crise cardiaque ou brûlures d'estomac ?

Parfois, les brûlures d'estomac sont si douloureuses que la personne concernée craint d'être en train d'avoir une crise cardiaque, alors que ce n'est pas le cas. Toutefois, l'inverse peut également être vrai : des symptômes que vous prenez pour de simples brûlures d'estomac proviennent en réalité d'une crise cardiaque ou d'angine de poitrine.

La plupart des brûlures d'estomac surviennent durant ou juste après un repas. Elles provoquent des douleurs ou une sensation brûlante dans la poitrine. Quant aux crises cardiaques et à l'angine de poitrine, elles peuvent survenir n'importe quand. Souvent, la douleur qu'elles provoquent ne se limite pas à la poitrine mais irradie jusque sous la mâchoire ou le long d'un bras. Une crise cardiaque ou une angine de poitrine peuvent aussi provoquer un évanouissement et des sueurs. Si vous avez du mal à interpréter vos douleurs thoraciques, appelez le Samu (15) et décrivez vos symptômes.

mais quelques plantes vous seront aussi utiles.

♣♣ **Angélique *(Angelica archangelica)* et espèces apparentées.** Les aromathérapeutes suggèrent judicieusement l'huile essentielle d'angélique comme un traitement efficace des brûlures d'estomac chez l'adulte, et des coliques et gaz chez l'enfant. L'angélique est un membre de la famille des carottes. De nombreuses espèces appartenant à cette famille semblent exercer une action adoucissante sur le tube digestif ; les herboristes parlent dans ce cas de plantes carminatives.

Si vous avez souvent des brûlures d'estomac, parlez-en à votre médecin. Vous pourriez aussi vous préparer une délicieuse portion de mon «Angélade» ; cette dernière contient six cousins de l'angélique qui ont tous des vertus carminatives. Vous aurez besoin d'une centrifugeuse pour la préparer, car l'Angélade est un jus obtenu à partir de tiges d'angélique, de carottes, de céleri, de fenouil, d'ail, de persil et de panais. (N'hésitez pas à ajouter un peu d'eau et quelques épices pour rendre cela buvable.)

Si vous n'avez pas d'angélique fraîche sous la main, oubliez cet ingrédient et contentez-vous d'inclure les autres. D'ailleurs, peu importe quelle quantité de chaque ingrédient vous utilisez. Allez cueillir ceux que vous préférez, et mélangez-les à votre façon jusqu'à ce que vous ayez créé un jus à votre goût.

Controverse sur la consoude

La grande consoude s'est fait une mauvaise réputation. Quoique de nombreux herboristes continuent à recommander cette plante, certains spécialistes affirment qu'il est préférable d'éviter d'en prendre. En effet, les recherches médicales ont mis en évidence dans la consoude la présence d'alcaloïdes pyrrolizidiniques. À doses élevées, ces alcaloïdes peuvent provoquer des lésions hépatiques et peut-être le cancer. Pour ma part, je suis d'avis que nul ne devrait boire chaque jour des dizaines de litres de tisane de consoude, mais je n'ai pas peur d'en prendre un peu de temps à autre, même s'il ne fait pas de doute que ces substances sont bien présentes dans la plante.

♣♣ **Camomille *(Matricaria recutita).*** Elle est le choix qui s'impose pour soulager les brûlures d'estomac et les ennuis gastriques.

♣♣ **Menthe poivrée *(Mentha piperita).*** Il y a quelque temps, ma fille est venue chez nous pour une semaine de vacances. Nous avons marqué le coup en faisant griller de grandes côtelettes de porc dans l'échine qui m'ont donné des brûlures d'estomac. Je suis donc allé chercher au jardin deux poignées de menthe poivrée et une de chaque de menthe romaine, de mélisse (ou citronnelle) et de monarde, ainsi que du basilic, de la sauge et de l'origan. Avec tous ces ingrédients, je me suis préparé une tisane savoureuse qui m'a apporté un soulagement. Je sais bien que vous préféreriez une recette plus précise — une cuillerée à café de ceci, deux cuillerées à café de cela — mais je ne mesure jamais les plantes généralement considérées comme sans danger.

Il existe une controverse quant à l'usage de la menthe poivrée pour les brûlures d'estomac. Pourtant, depuis les anciens Égyptiens jusqu'aux habitants actuels de l'Islande, des générations d'individus ont utilisé la menthe poivrée pour soigner toutes sortes de problèmes digestifs, notamment les brûlures d'estomac.

Certains herboristes renommés, cependant, prétendent que la menthe poivrée peut aggraver les brûlures d'estomac. Si cela vous arrive, renoncez à utiliser cette plante ; pour ma part, je doute cependant que vous ayez des problèmes. La plupart des menthes, sinon toutes, ont l'aptitude d'aider à la digestion. À mon avis, la menthe poivrée et la menthe romaine sont les meilleures.

♣♣ **Réglisse *(Glycyrrhiza glabra).*** La réglisse déglycyrrhizinée est efficace pour traiter à la fois les brûlures d'estomac et les ulcères de l'estomac ou de l'œsophage. Un grand nombre d'études ont montré que la réglisse est antispasmodique et qu'elle diminue la production de sucs digestifs, ce qui a pour effet d'atténuer les brûlures d'estomac.

Si la réglisse et ses extraits sont sans danger en utilisation normale et à doses modérées (jusqu'à environ trois tasses de tisane par jour), une utilisation à long terme (plus de six semaines) ou l'ingestion de plus grandes quantités peut produire divers désagréments comme maux de tête, léthargie, rétention d'eau ou de sodium, pertes excessives de potassium et hypertension artérielle. Il n'y a pas d'inconvénient à boire de temps à autre une tasse de tisane de réglisse pour soulager des brûlures d'estomac.

♣ **Aneth *(Anethum graveolens).*** Cela fait des milliers d'années que l'aneth est utilisé pour apaiser le tube digestif et traiter les brûlures d'estomac. Si je souffrais de brûlures d'estomac, j'écraserais quelques cuillerées à café de graines d'aneth afin de m'en préparer une tisane. (Si vous êtes une femme enceinte, l'utilisation de l'aneth en doses médicinales pourrait entraîner des problèmes. Réservez cette plante pour un usage occasionnel et modéré.)

♣ **Cardamome *(Elettaria cardamomum)* et cannelle *(Cinnamomum),* diverses espèces.** L'une et l'autre de ces plantes contribuent à éliminer les gaz. Quand l'une de mes patientes souffre de brûlures d'estomac ou d'indigestion avec remontées acides, elle a recours à ces deux épices (avec ma pleine approbation). Elle les saupoudre, ensemble ou séparément, sur son pain grillé.

♣ **Fenouil *(Foeniculum vulgare).*** L'utilisation du fenouil est aussi ancienne que celle de l'aneth, et pour les mêmes raisons. Je la conseille également.

♣ **Gentiane *(Gentiana officinalis).*** Surtout quand elle est ingérée environ une demi-heure avant le repas, elle est un remède préventif remarquable contre les brûlures d'estomac et un bon stimulant digestif. La gentiane a depuis longtemps fait ses preuves comme plante digestive. Je commencerais par faire bouillir à petit feu une cuillerée à café de gentiane dans une ou deux tasses d'eau pendant une trentaine de minutes. Je suggère également de saupoudrer votre tisane de gentiane d'un peu de gingembre et de poivre de Cayenne.

♣ **Papaye *(Carica papaya)* et ananas *(Ananas comosus).*** Ces fruits saturés d'enzymes digestives sont utilisés de longue date pour soulager les brûlures d'estomac et l'indigestion. La papaye, accompagnée d'un peu de miel, pourrait même les prévenir, si vous en mangez avant un repas ou entre deux plats. Certains nutrithérapeutes suggèrent que le kiwi pourrait également être bénéfique.

♣ **Complexes à base de plantes.** Un herboriste recommande divers complexes à base de plantes pour les troubles digestifs. Une tisane de l'un ou l'autre des deux mélanges suivants pourrait être bénéfique en cas de brûlures d'estomac.

Mélange digestif : feuilles de consoude (deux parts), pour adoucir le tube digestif ; guimauve officinale (deux parts — autre plante stomachique) ; acore odorant (*Acorus calamus*) (une part), qui possède des propriétés antiacides et carminatives (éliminant les gaz) ; et reine-des-prés, également antiacide et carminative.

Mélange pour l'œsophage : consoude (deux parts) ; guimauve officinale (deux parts) ; camomille (une part), à la fois anti-inflammatoire et carminative ; et souci (une part), anti-inflammatoire lui aussi.

♣ **Salade biblique.** D'après la sagesse populaire, certaines plantes évoquées dans la Bible ont la réputation d'être bénéfiques. Il s'agit notamment de l'ail, de l'amande, de la chicorée, de la laitue, de la moutarde, des olives, de l'oignon, du pissenlit, des noix. Si j'avais souvent des brûlures d'estomac, je me préparerais une salade avec plusieurs de ces ingrédients efficaces contre ce trouble.

Bursite et tendinite

Il y a quelques années, un grand quotidien publiait un article concernant ma longue histoire d'amour avec les plantes médicinales, la passion de toute une vie. Quelques temps après sa parution, j'ai eu un appel d'un employé du journal. Il m'informait que 20 % de ses collègues qui pianotaient chaque jour sur des claviers d'ordinateurs souffraient d'inflammations articulaires, de tendinite dans les poignets ou les épaules ou de bursite des épaules.

Étant à la recherche de traitements parallèles, il m'appelait pour obtenir des conseils. Je lui ai envoyé les données dont je disposais, avec toute ma sympathie. Il m'est arrivé à moi aussi de souffrir de bursite. Je vous assure que c'est très douloureux et handicapant. Tout comme cette personne, je passe des heures d'affilée à travailler sur ordinateur. J'aime jouer de la guitare et de la contrebasse, conduire ma voiture et faire joujou avec ma tondeuse à gazon toute neuve, autant de facteurs qui peuvent aggraver bursite et tendinite.

Ces deux troubles sont souvent cités ensemble, mais il s'agit en fait de deux maux bien distincts. La bursite est une inflammation des bourses, les poches remplies de liquide qui contribuent à lubrifier les articulations aux endroits où les muscles et tendons se rattachent à l'ossature. La tendinite est une inflammation des tendons, les tissus robustes, élastiques et fibreux qui rattachent les muscles aux os.

Si ces deux termes sont souvent utilisés comme s'ils étaient interchangeables, c'est que les bourses sont situées tout près des points d'attache entre les tendons et les os. Par ailleurs, les deux troubles provoquent des douleurs dans les articulations et aux alentours. Bursite et tendinite ont également la même cause : l'excessive sollicitation d'une articulation donnée. Ce type de problème, l'épicondylite par exemple, survient chez les sportifs et chez les personnes dont le métier exige de répéter sans cesse le même geste, comme les caissières et les employés sur des chaînes. Quel que soit le terme employé, bursite et tendinite sont vraiment douloureux. Il est d'ailleurs intéressant de noter que ces troubles s'améliorent tous deux avec le même genre de traitement.

Les médecins traitent généralement la bursite, la tendinite et autres problèmes du même genre par du repos et des médicaments analgésiques et anti-inflammatoires, tels que l'aspirine et autres anti-inflammatoires non stéroïdiens et corticoïdes.

Les plantes pour soigner bursite et tendinite

Je pense moi aussi que le fait d'accorder du repos à une articulation atteinte de tendinite ou de bursite est une excellente idée. Une vessie de glace peut également faire diminuer la douleur et l'inflammation. Toutefois, ne comptez pas sur ce remède pour vous apportez un soulagement complet. Vous pouvez bien entendu prendre de l'aspirine et d'autres antalgiques, mais sachez qu'il existe également un certain nombre de remèdes naturels.

♣♣♣ **Saule *(Salix, diverses espèces)* et autres analgésiques naturels.** L'écorce de saule est de l'aspirine végétale, de même que la reine-des-prés et la gaulthérie. Toutes ces plantes contiennent des salicylates, qui sont des précurseurs naturels de l'aspirine. Pour préparer une tisane, je vous suggère d'utiliser une à deux cuillerées à café de plante sèche par tasse d'eau que vous laisserez bouillir pendant une vingtaine de minutes. Prenez une tasse de ce breuvage deux ou trois fois par jour. N'oubliez pas, toutefois, que si vous êtes allergique à l'aspirine, mieux vaut probablement éviter également les plantes qui lui ressemblent.

♣♣ **Gingembre *(Zingiber officinale).*** En Asie, le gingembre est utilisé traditionnellement depuis fort longtemps pour soulager la bursite. En cas de bursite récidivante, et comme j'aime le gingembre, je vous suggère de l'utiliser en conjonction avec l'ananas et un peu de réglisse (voir ci-dessous).

♣ **Ananas *(Ananas comosus).*** Ce fruit délicieux contient des enzymes capables de digérer les protéines. L'une de ces enzymes, la broméline, est particulièrement importante en raison de ses propriétés anti-inflammatoires. L'ananas atténue l'enflure, la contusion et la douleur et accélère la guérison des lésions des tendons et des articulations.

De nombreux athlètes sont persuadés que l'ananas contribue à guérir les entorses et la tendinite. Certains d'entre eux mangent de grandes quantités d'ananas avant et après leurs sessions d'exercice intense afin de protéger leurs tendons, car la tendinite est pour eux un problème majeur. Est-ce vraiment efficace ? Je ne saurais répondre avec certitude, mais l'un de mes collègues m'a dit qu'il était stupéfait de constater à quel point l'ananas avait soulagé ses problèmes de dos chroniques accompagnés de douleurs et d'inflammation.

Le taux de broméline présent dans l'ananas n'est pas très élevé, mais si je souffrais de bursite ou de tendinite, c'est là une approche que j'adopterais volontiers. Le fait d'ajouter de l'ananas frais et du jus d'ananas à vos menus pendant votre convalescence après une période de tendinite ou de bursite ne saurait guère vous faire de mal. La papaye contient des enzymes qui ressemblent à celles de l'ananas, et vous pourriez également songer à intégrer ce fruit frais dans vos menus.

♣ **Curcuma *(Curcuma longa).*** De nombreux spécialistes des plantes relèvent que la curcumine, une substance complexe présente en abondance dans le curcuma, s'est avérée aussi efficace que la cortisone dans le traitement de certains types d'inflammations. Ils suggèrent de prendre ensemble, trois fois par jour, entre les repas, 250 à 500 milligrammes de curcumine et 250 milligrammes de broméline.

Vous pourrez bien entendu acheter ces produits en magasin diététique, mais j'ai une autre suggestion qui pourrait s'avérer bien plus agréable. Pourquoi ne pas préparer un ananas bien mûr, pour la broméline, en y ajoutant du curcuma, de manière à obtenir une généreuse dose de curcumine. Maintenant que j'y pense, un cocktail de fruits à base d'ananas et de papaye et relevé avec du gingembre et du curcuma serait plutôt délicieux, n'est-ce pas ?

Je préfère toujours, dans la mesure du possible, adopter une approche basée sur les aliments entiers. Je suis convaincu que de manière générale, les aliments possèdent à l'état naturel un pouvoir thérapeutique plus grand que d'éventuels ingrédients individuels que l'on a pu en extraire.

♣ **Échinacée (*Echinacea*, diverses espèces).** Cette plante est bénéfique pour réparer les lésions des tissus conjonctifs comme l'épicondylite (coude du tennisman), le genou du skieur et la cheville du jogger. En réalité, toutes ces lésions correspondent à diverses formes de tendinites. Je vous recommande de prendre chaque jour jusqu'à 15 ml de teinture d'échinacée afin d'atténuer l'enflure et la douleur. Voilà qui représente pas mal de teinture, mais l'échinacée est sans danger (même s'il peut arriver qu'elle provoque une sensation de picotements sur la langue ou la laisse momentanément insensible), et cela vaut probablement la peine d'essayer.

♣ **Ortie *(Urtica dioica).*** Cette plante qui contient beaucoup de silicium est souvent mentionnée dans la tradition populaire pour le traitement de la goutte et du rhumatisme, ce qui signifie qu'elle est utilisée depuis longtemps pour traiter les conditions inflammatoires affectant les articulations. Elle semble donc prometteuse également pour le traitement de la bursite et de la tendinite.

♣ **Pourpier *(Portulaca oleracea)* et autres aliments contenant du magnésium.** Le magnésium est un minéral important pour les muscles, les os et les tissus conjonctifs. Les légumes verts feuillus étant une bonne source de magnésium, j'ai créé ma «salade mêlée au magnésium». Pour la préparer, utilisez tous les ingrédients de la liste suivante que vous avez sous la main et qui vous font envie : pourpier frais, haricots verts, épinards et laitue. Ajoutez à la vinaigrette des graines de pavot, car elles aussi contiennent du magnésium.

♣ **Prêle *(Equisetum arvense).*** Cette plante est l'une des sources naturelles les plus riches en silicium, et certains experts affirment qu'il y est présent sous une forme particulièrement assimilable. Un certain nombre de travaux scientifiques montrent que le silicium joue un rôle important dans la santé et la résilience des tissus tant cartilagineux que conjonctifs, comme les tendons. (Le cartilage constitue la majeure partie des articulations.)

Je ne peux pas affirmer que je suis entièrement convaincu de l'efficacité des plantes et aliments riches en silicium pour le traitement de la bursite et de la tendinite, mais des scientifiques réputés les préconisent. Je pense par conséquent que cela vaut la peine d'essayer, mais n'utilisez pas cette plante sans obtenir au préalable l'avis de votre médecin traitant.

Si l'on vous conseille d'utiliser cette plante, vous pourrez préparer une tisane en mettant dans une casserole cinq cuillerées à café de prêle séchée, une cuillerée à café de sucre et un litre d'eau. (Le sucre permettra d'extraire de la plante une plus grande quantité de silicium.) Portez à ébullition, puis diminuez le feu et laissez mijoter doucement pendant trois heures environ. Passez la tisane ainsi obtenue et laissez-la refroidir avant de la boire.

Parmi d'autres plantes riches en silicium, on peut citer l'orge, le mouron blanc, le concombre, le persil, l'ortie, les noix du Brésil, noix de cajou, les pistaches, les haricots verts et les navets.

♣ **Réglisse *(Glycyrrhiza glabra).*** Elle peut être tout aussi efficace pour traiter la bursite et la tendinite que l'hydrocortisone, un médicament couramment prescrit. De plus, cette plante ne comporte aucun des effets secondaires habituellement associés à la cortisone et l'hydrocortisone tels que prise de poids, indigestion, insomnie et moindre résistance devant l'infection. D'après ce que je sais des propriétés anti-inflammatoires de la réglisse, il est intéressant d'essayer cette plante. (Si la réglisse et ses extraits sont sans danger en quantité modérée — jusqu'à environ trois tasses de tisane par jour — toute utilisation à long terme ou ingestion en quantité plus importante peuvent entraîner des effets déplaisants comme maux de tête, léthargie, rétention de sodium et d'eau, perte excessive de potassium et hypertension artérielle.)

Calculs biliaires et rénaux

Mon père souffrait de calculs rénaux, ce qui pourtant n'a jamais été mon cas. Voilà qui me surprend, car ce trouble est fréquemment héréditaire.

Je suis très heureux d'avoir pu jusqu'ici y échapper. On dit souvent que pour un homme, l'expulsion d'un calcul (aussi appelé lithiase, ou gravier) est ce qui s'apparente le plus aux douleurs de l'accouchement.

Le fait que je n'aie jamais eu non plus de calculs biliaires est aussi une bonne chose, surtout quand on sait que j'y suis également prédisposé. En effet, un facteur clé de risque est une surcharge pondérale, et j'avoue être assez bien enrobé.

Mais alors, à quoi est due ma protection jusqu'ici ? Pour ma part, j'aurais tendance à penser que si les deux types de calculs m'ont été épargnés, cela tient à mon régime pratiquement végétarien, comportant végétaux et liquides en abondance.

Passage douloureux (surtout) pour l'homme

Les calculs rénaux se constituent lorsque certaines substances comme l'oxalate de calcium, le phosphate de calcium, le phosphate ammoniaco-magnésien, l'acide urique ou la cystine, deviennent tellement concentrées dans l'urine qu'elles se précipitent sous forme de concrétions dures et solides. Le principal symptôme des calculs rénaux est une douleur à gauche ou à droite de la colonne lombaire ou de la région pelvienne, qui devient bientôt intolérable lorsque le calcul cherche à s'évacuer hors d'un rein à travers les voies étroites appelées uretères. Il existe encore d'autres symptômes comme du sang dans les urines et un besoin constant d'uriner.

Les calculs rénaux affectent surtout les hommes d'âge moyen et ceux du troisième âge. Le risque augmente pour peu que le régime alimentaire soit carencé en phosphates ou en protéines ou que l'on mange beaucoup d'aliments riches en oxalates. Parmi les aliments qui contiennent des oxalates figurent le café, le thé noir, la rhubarbe, l'oseille, les épinards et le pourpier. Les complexes à base de plantes qui contiennent de la rhubarbe ou de l'oseille pourraient bien contenir une concentration d'oxalates trop élevée pour que ces préparations soient bénéfiques.

En général, les médecins ne proposent pas de traitement pour les calculs et se contentent de prescrire des antalgiques en attendant que les concrétions s'expulsent d'elles-mêmes. Jusqu'à tout récemment, si un calcul ne parvenait pas à s'expulser, une intervention chirurgicale s'imposait. Il existe à l'heure actuelle une procédure non effractive appelée lithotripsie, qui parvient généralement à briser les calculs afin qu'ils puissent s'expulser. Durant la lithotripsie, qui se pratique sous anesthésie, des ondes de choc sont dirigées sur le calcul afin de le pulvériser.

Maux de dos (surtout) chez les femmes

Les calculs biliaires se constituent lorsque le cholestérol et les pigments biliaires se concentrent à un point tel qu'ils forment des concrétions à l'intérieur de la vésicule biliaire. Ces concrétions peuvent être de la dimension d'une tête d'épingle, ou aussi grosses qu'une balle de ping-pong. Les calculs biliaires qui restent à l'intérieur de la vésicule provoquent rarement des symptômes. Par contre, vous pouvez vous attendre à des problèmes majeurs si un calcul obstrue soit le canal cystique (le passage qui mène de la vésicule biliaire au canal biliaire) ou le canal biliaire (le passage qui va du foie et de la vésicule biliaire jusqu'à l'intestin).

Les symptômes de calculs biliaires comportent des douleurs brusques et intenses, généralement dans la partie droite supérieure de l'abdomen, accompagnées de fièvre, de nausées et parfois de vomissements. Après la crise, qui peut généralement durer entre 30 minutes et quatre heures, la douleur peut persister pendant un ou deux jours.

Environ 20 % des femmes et 8 % des hommes âgés de plus de 40 ans ont des calculs biliaires, et ces chiffres augmentent avec l'âge.

Le plus souvent, les médecins traitent ce type de calcul par la chirurgie, en ôtant la vésicule biliaire afin d'éliminer la source du problème. Au cours de ces dernières années, toutefois, les médecins ont obtenu des résultats prometteurs à l'aide d'une forme de chirurgie moins effractive appelée laparoscopie, qui consiste à insérer une sonde optique et de minuscules instruments à travers une petite incision. D'autre part, certains calculs biliaires constitués de cholestérol peuvent être dissous à l'aide de médicaments à base de substances normalement en petite quantité dans la bile comme l'acide ursodésoxycholique (Ursolvan) administrés sous forme de gélules.

Les plantes au secours des calculs

Le meilleur moyen de prévenir les calculs rénaux est de boire chaque jour six à huit verres d'eau. Ainsi, l'urine est trop diluée pour que les calculs puissent s'y former. Un régime végétarien est également bénéfique dans la mesure où il contient beaucoup de magnésium ; on a d'ailleurs constaté qu'un complément de ce minéral diminuait le risque de récidive chez les patients qui avaient déjà eu des calculs rénaux.

Pour prévenir les calculs biliaires, adoptez un régime pauvre en graisses et en cholestérol, c'est-à-dire un régime végétarien ou quasi végétarien. Si vous avez déjà eu la malchance d'avoir des calculs biliaires ou rénaux, je vous conseille vivement de suivre les recommandations de votre médecin. Voici par ailleurs un certain nombre de plantes utiles que je puis vous suggérer.

♣♣ **Chélidoine *(Chelidonium majus)*.** Traditionnellement, la chélidoine est utilisée pour traiter le foie, et c'est à juste titre. Dans le cadre d'une étude, des chercheurs ont administré durant six semaines des comprimés contenant de la chélidonine, un principe actif de la chélidoine, à 60 personnes qui présentaient des symptômes de calculs biliaires. Les médecins ont signalé une diminution notable des symptômes.

D'après divers rapports, la chélidonine ainsi que d'autres substances complexes présentes dans la chélidoine apaisent les muscles lisses des voies biliaires, améliorant le flux de bile et atténuant les douleurs dans la partie supérieure de l'abdomen.

♣♣ **Chiendent commun (*Agropyron repens,* ou *Elymus repens*).** Son usage dans la prévention des calculs biliaires et des troubles inflammatoires des voies urinaires a été ratifié par un comité de scientifiques.

Je serais enclin à préparer une tisane avec deux à dix cuillerées à café de racines de chiendent. Hachez-les menu et laissez-les infuser pendant cinq à dix minutes dans une ou deux tasses d'eau bouillante. Vous pouvez en boire jusqu'à quatre tasses par jour.

♣♣ **Curcuma *(Curcuma longa).*** Le curcuma est utile pour prévenir et traiter les calculs biliaires. Rien de bien surprenant à cela dans la mesure où il contient de la curcumine, une substance complexe qui a fait l'objet d'un certain nombre de tests pour vérifier ses effets sur les calculs biliaires. Dans le cadre d'une étude, des souris produisant artificiellement des calculs biliaires ont ensuite reçu une alimentation spéciale contenant une petite quantité de curcuma. Cinq semaines plus tard seulement, le volume de leurs calculs biliaires avait diminué de 45 %. Après dix semaines, elles avaient 80 % de moins de calculs biliaires que les souris n'ayant pas reçu de curcuma. Le curcuma augmente la solubilité de la bile, ce qui contribue à prévenir la formation de calculs biliaires ainsi qu'à éliminer les calculs déjà constitués. Si j'avais des calculs biliaires, il est certain que je me préparerais souvent des plats au curry, et que j'y mettrais beaucoup de curcuma.

♣♣ **Desmodium *(Desmodium styracifolium).*** Cette plante est utilisée de longue date par les Chinois pour traiter les calculs biliaires. Des chercheurs ont découvert la raison de son efficacité. Elle provient d'une substance complexe présente dans la plante qui diminue la quantité de calcium et augmente la quantité de citrate excrétée à travers l'urine. Ainsi, elle atténue la formation des calculs.

♣♣ **Gingembre *(Zingiber officinale).*** Des compresses chaudes avec de la tisane de gingembre semblent contribuer à atténuer la douleur provoquée par les crises de calculs biliaires. Ces compresses agissent comme une sorte de dérivatif en provoquant une irritation superficielle de l'épiderme, qui distrait l'attention en la détournant de la douleur provoquée en profondeur par le calcul.

♣♣ **Menthe poivrée *(Mentha piperita),* menthe verte *(M. spicata)* et autres espèces de menthe.** Les

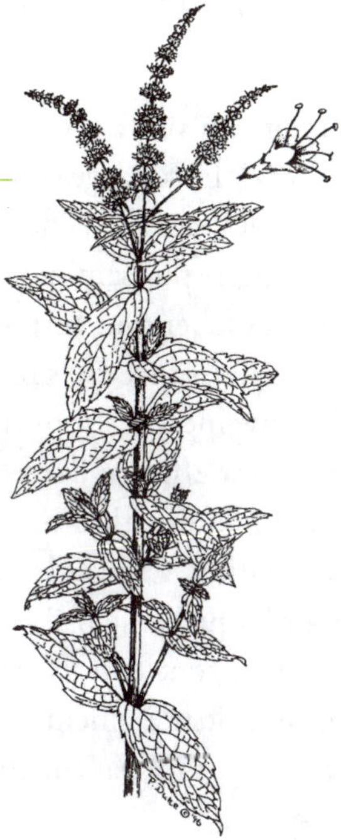

Menthe romaine

L'un des nombreux membres de la famille des menthes, la menthe romaine (aussi appelée menthe verte), peut contribuer à traiter la toux et la congestion respiratoire, de même que les calculs biliaires.

menthes sont traditionnellement utilisées pour traiter les calculs biliaires. S'il m'était impossible de consulter un médecin durant une crise de calculs biliaires, je me préparerais ce que j'appellerais une tisane anticalculs, en utilisant le maximum de menthes différentes récoltées au jardin ou achetées sous forme de plante sèche, en particulier de la menthe poivrée et de la menthe romaine, l'une de mes préférées de longue date. J'ajouterais de la cardamome, car c'est la meilleure source connue de bornéol, une autre substance complexe bénéfique.

♣♣ **Prêle *(Equisetum arvense)*.** Cette plante possède des effets bénéfiques sur les calculs biliaires et sur la santé globale des voies urinaires. Elle augmente le débit d'urine. (N'utilisez-la qu'après en avoir parlé à votre médecin.)

♣ **Chardon Marie *(Silybum marianum)*.** Contenant une abondance de silymarine, le chardon Marie est surtout connu pour protéger le foie. Divers travaux montrent également que la silymarine augmente la solubilité de la bile, contribuant ainsi à prévenir ou à éviter les calculs biliaires.

♣ **Livèche *(Levisticum officinale)*.** Pour traiter les calculs biliaires, je vous suggère de préparer une tisane avec deux à quatre cuillerées à café de plante séchée par tasse d'eau bouillante et de boire ce mélange une fois par jour. La livèche est un puissant diurétique.

♣ **Orthosiphon ou thé de Java *(Orthosiphon aristatus)*.** Les feuilles de cette plante traitent les calculs rénaux. Buvez une fois par jour une tisane préparée à partir de trois à six cuillerées à café par tasse d'eau bouillante. Personne ne sait avec précision comment le thé de Java exerce son effet bénéfique. On soupçonne qu'il contribue à dilater les uretères, c'est-à-dire les canaux qui mènent des reins à la vessie, ce qui permet aux calculs de dimension modeste d'être expulsés.

♣ **Ortie *(Urtica dioica).*** Buvez chaque jour plusieurs tasses de tisane d'ortie pour prévenir et traiter les calculs biliaires. Préparez ce breuvage en faisant infuser une cuillerée à café de plante séchée finement broyée dans une tasse d'eau bouillante. Vous pouvez aussi faire bouillir des feuilles d'ortie et déguster ensuite cette concoction, une fois par jour, agrémentée d'une goutte de vinaigre. Munissez-vous de gants pour récolter les feuilles d'ortie, mais la plante une fois cuite perd tout son piquant, et ses feuilles cuites sont délicieuses.

♣ **Persil *(Petroselinum crispum).*** Le persil est un diurétique qui contribue à prévenir et à traiter les calculs rénaux. Vous pouvez vous préparer une tisane à l'aide d'une cuillerée à café de racines séchées, et en prendre deux à trois tasses par jour. Laissez infuser durant 10 à 15 minutes, et passez avant de boire.

♣ **Solidage ou verge d'or *(Solidago virga aurea).*** Le solidage contient une substance, le leiocarposide ; il s'agit d'un diurétique puissant qui aide l'organisme à évacuer tout surplus d'eau. J'ai eu connaissance de preuves cliniques convaincantes montrant que le solidage est efficace dans le traitement de l'inflammation rénale chronique (néphrite). Ce sont les deux raisons pour lesquelles je n'ai nullement été surpris lorsque son usage dans la prévention et le traitement des calculs rénaux a été ratifié par un comité de scientifiques.

Je vous recommande de préparer une tisane en utilisant cinq cuillerées à café de têtes fleuries séchées par tasse d'eau bouillante. Buvez trois à quatre tasses par jour entre les repas.

Je suis moins favorable à utiliser le solidage pour traiter les calculs biliaires. Dans la mesure où vous n'éprouvez pas de douleurs graves, je suggérerais plutôt d'en faire l'essai durant une période ne dépassant pas un mois. À titre préventif, préparez une tisane à l'aide d'une quantité de plante légèrement moins importante.

Calvitie

Une fois de plus, en décrochant le téléphone, j'entends une voix emplie de désespoir. Je reçois sans arrêt des appels à l'aide de personnes qui cherchent des conseils sur la manière dont les plantes peuvent soulager leurs problèmes de santé. Même si je n'ai jamais su comment cet homme avait découvert mon existence, je me souviens encore de son profond désarroi face à sa calvitie.

Après notre entretien, je lui ai communiqué diverses informations sur le palmier serenoa. Cette plante a pour effet d'empêcher la transformation de l'hormone mâle, ou testostérone, en DHT, ou dihydrotestostérone, une substance qui joue un rôle dans l'hypertrophie de la prostate. Il est également possible que la DHT soit l'hormone responsable de la mort des follicules pileux, conduisant à la calvitie chez l'homme. J'ai suggéré à mon interlocuteur que le palmier serenoa pourrait contribuer à ralentir le processus de sa calvitie naissante.

Quoique génétiquement programmée, la calvitie est imprévisible. Parfois tous les hommes d'une même famille deviennent chauves, parfois seulement quelques-uns. Pourtant, à partir de 45 ans, nombreux sont les hommes qui présentent une calvitie marquée. De nombreuses femmes perdent également quelques cheveux, mais c'est presque toujours beaucoup moins grave.

Les plantes au secours de la calvitie

Je ne saurais bien évidemment vous promettre que mes suggestions à base de plantes vont vous donner une épaisse et abondante tignasse, mais ces solutions naturelles valent certainement un essai.

♣♣♣ **Serenoa Repens ou palmier serenoa *(Serenoa repens).*** C'est le remède que je choisirais de préférence à tous les autres, mais vous opterez peut-être pour une stratégie mixte faisant également appel à un médicament contre la calvitie à base de minoxidil (Alopexy ou Regaine) ou de finasteride (Chibro-Proscar). Il est certain que la biochimie renforce l'action du palmier serenoa. Nous savons que la DHT tue les follicules pileux, et cette plante inhibe la formation de la DHT. S'il s'avérait que le palmier serenoa contribuait à prévenir la calvitie, on pourrait vraiment parler alors de plante spécifique pour Monsieur, puisque divers travaux scientifiques ont montré qu'il aide également à prévenir l'hypertrophie de la prostate.

♣♣ **Réglisse *(Glycyrrhiza glabra).*** La réglisse contient une substance complexe qui prévient la conversion de testostérone en DHT. Pour obtenir un shampooing anticalvitie, ajoutez de la réglisse à votre shampooing préféré avant de prendre votre douche.

♣♣ **Romarin *(Rosmarinus officinalis).*** Pendant des siècles, sinon des millénaires, tant les hommes que les femmes se sont massé le cuir chevelu avec du romarin macéré dans de l'huile d'olive afin de conserver une chevelure saine et abondante. De nombreux naturopathes suggèrent de le faire chaque soir avec un mélange d'huile de romarin (pour une part) et d'huile d'amande (pour deux parts).

♣ **Carthame *(Carthamus tinctorius).*** En phytothérapie chinoise, le carthame est considéré comme un vasodilatateur, une substance qui provoque une dilatation des vaisseaux sanguins. Apparemment, il aide également les vaisseaux sanguins du cuir chevelu, et les médecins chinois sont persuadés que le carthame aide les nutriments à parvenir aux follicules pileux. Vous pouvez vous masser le crâne à l'aide d'huile de carthame ou moudre quelques cuillerées à soupe de graines entières et ajouter cette poudre à un shampooing à base de plantes.

♣ **Ortie *(Urtica dioica).*** La teinture de feuilles d'orties pourrait contribuer à prévenir la calvitie chez les personnes qui perdent leurs cheveux. Je n'ai connaissance d'aucune autre étude qui le confirme, mais vous pouvez tout de même essayer.

Cette utilisation de l'ortie pour les problèmes de calvitie est peut-être un vestige de la Doctrine des signatures, selon laquelle l'apparence d'une plante était censée indiquer sa valeur médicinale. Comme l'ortie est une plante poilue, elle serait donc utile pour les problèmes liés aux cheveux.

Il est possible toutefois que nous découvrions de nouvelles raisons pour recommander cette plante en cas de calvitie. Plus les chercheurs étudient les orties et plus ils lui découvrent d'utilisations. Le fait de prendre chaque jour une ou deux cuillerée à café de teinture d'ortie — ou une ou deux tasses de tisane d'ortie — ne saurait faire de mal à personne, bien au contraire.

♣ **Prêle (*Equisetum,* diverses espèces).** Deux minéraux, le sélénium et le silicium, contribuent à stimuler la circulation vers le cuir chevelu, et, par conséquent, maintiennent le cheveu en bonne santé, selon les médecins naturopathes. Ces deux minéraux sont présents en abondance dans la prêle. Pour ma part, je ferais un essai en ajoutant une ou deux cuillerées à café de prêle séchée à mes tisanes. Il est cependant préférable d'obtenir l'avis d'un spécialiste avant d'utiliser cette plante.

♣ **Sésame *(Sesamum indicum).*** Les graines de sésame sont un autre traitement chinois pour la calvitie. Vous améliorerez le goût de la plupart des aliments en y ajoutant des graines de sésame grillées. Tant mieux si ce supplément de sésame vous aide à conserver votre chevelure.

Cancer (prévention du)

Je suis très heureux d'être encore vivant et en bonne santé à presque soixante-dix ans. J'avoue que j'ai traversé une période difficile vers 65 ans ; en effet, je dois vous dire que j'étais obsédé par une tendance génétique plutôt préoccupante dans ma famille. Mon père et deux de ses frères sont décédés à l'âge de 65 ans d'un cancer du côlon ou d'un cancer du tube digestif. Il se trouve que tous trois avaient également pris leur retraite à l'âge de 65 ans, et j'ai donc pris la décision de choisir une autre tactique. Se pourrait-il que si je restais actif, je survivrais plus longtemps ? J'ai donc travaillé une année de plus et j'ai atteint l'âge de 66 ans sans souffrir d'un cancer du côlon.

À vrai dire, je crois savoir pour quelle raison mon père et mes oncles ont eu un cancer, et pourquoi je n'en ai pas eu. Tous trois ont passé leur enfance et leur jeunesse en pleine campagne. Ils mangeaient les mêmes choses que les paysans de condition très modeste des régions rurales : un régime riche en fibres et pauvre en matières grasses. Mais par la suite, ils ont brillamment réussi dans leur carrière de courtiers d'assurance. Ils se sont mis à manger plus de viande et de pommes de terre (beaucoup plus de viande que de pommes de terre).

Je suis convaincu que c'est le fait d'avoir ainsi modifié leur alimentation qui les a tués. C'est aussi simple que cela. Il est particulièrement regrettable qu'ils aient abandonné les aliments de leur jeunesse — maïs, petits pois, choux, haricots verts, navets, soupes de légumes et toutes sortes de fruits. En bon fils rebelle que je suis, j'ai considérablement diminué ma consommation de viande et je suis revenu aux aliments riches en fibre et pauvres en graisses que mon père avait cessé de manger. Il est amplement vérifié que ce type d'alimentation contient en abondance diverses substances phytochimiques qui ont pour effet de prévenir le cancer.

Les aliments, médecine préventive

Vous vous attendez sans doute à ce que je vous recommande un certain nombre de plantes dans ce chapitre, comme je le fais partout ailleurs dans cet ouvrage. Malheureusement, il m'est tout simplement impossible de le faire. Ma définition préférée d'une plante médicinale est toute plante qui peut être utilisée à des fins thérapeutiques. Le nombre d'espèces que l'on peut qualifier de médicinales augmente à mesure que grandit notre compréhension des pouvoirs thérapeutiques des plantes. Acceptons l'idée qu'à l'heure actuelle, la définition d'une plante médicinale recouvre également un grand nombre de nos aliments.

Lorsqu'il s'agit de prévenir le cancer, la clé paraît résider dans une alimentation composée d'une aussi grande variété que possible de fruits et de légumes. On pourrait dire par conséquent que pour mieux vous protéger du cancer, vous pourriez vous créer tout un régime alimentaire sans viande ni produits laitiers (ou très peu de viande et de produits laitiers), mais constitué de plantes qui guérissent. Si vous voulez utiliser les plantes pour prévenir le cancer, ce n'est pas en vous donnant une liste de plantes que je puis vous y aider.

Longtemps avant que les nutrithérapeutes aient découvert l'importance de ce qu'ils appelaient alors les aliments de lest, je fus l'un des premiers à préconiser les fibres. À vrai dire, il s'est avéré que mon régime quotidien était déjà plus riche en fibres que les régimes spéciaux administrés aux bénévoles dans le cadre de cinq études menés à l'époque. Je le sais, car j'étais l'un des sujets faisant l'objet d'une de ces recherches scientifiques.

Il est évident que je serais bien en peine de prouver que l'alimentation trop riche en matières grasses de mon père est à l'origine de son décès, ou que mon propre régime à base de plantes m'a épargné le sort de tant d'autres victimes du cancer. Mais le

Comment bien vivre pour prévenir le cancer

La prévention du cancer comprend à peu près les mêmes mesures de simple bon sens qu'il convient d'appliquer pour prévenir beaucoup d'autres maladies. Efforcez-vous d'obtenir :

- Davantage de fruits et de légumes, moins de matières grasses et de viande rouge.
- Une alimentation plus variée et moins monotone.
- Plus de céréales et de grains complets, moins de sucre raffiné.
- Davantage de colorants alimentaires naturels, moins de colorants artificiels.
- Plus d'épices et de condiments à base de plantes, moins d'exhausteurs de goût et autres condiments artificiels.
- Plus d'aliments naturels et entiers, moins d'aliments industriels.
- Davantage de phyto-œstrogènes en provenance de plantes, moins d'hormones synthétiques.
- Plus de jus de fruits et de légumes, moins de boissons alcoolisées.
- Davantage d'air frais, moins d'air pollué ou enfumé.
- Plus de calme, moins de stress.
- Davantage d'exercice, moins de télévision.
- Plus d'espaces verts, moins de trottoirs urbains.
- Plus de jardins et de domaines agricoles gérés selon les principes de l'agriculture biologique, moins de pesticides.
- Davantage de remèdes parallèles à base de plantes, moins de pilules magiques.

résultat des recherches est tout à fait clair : le taux de cancer grimpe à mesure qu'augmente la consommation de viande et de matières grasses. En revanche, il baisse en proportion de l'augmentation de la quantité de fruits et légumes dans l'alimentation, ce qui diminue proportionnellement la quantité de matières grasses ingérée et augmente la quantité de fibres et de substances phytochimiques bénéfiques.

Un arsenal peu judicieux

Selon les statistiques, les décès par cancer sont en augmentation. Une partie de cette hausse est due au fait que moins de gens meurent de maladie du cœur et d'accident vasculaire cérébral, si bien qu'ils vivent suffisamment

Cocktail quintuple

J'ai récemment inventé un merveilleux cocktail à base de cinq végétaux ; j'ai commencé par couper en menus morceaux une pomme, deux carottes, une tranche de citron vert et un pamplemousse rose. J'ai transféré tout cela dans le mixer en recouvrant d'eau ces ingrédients. La boisson ainsi obtenue avait la teinte d'un sorbet à l'orange, exactement comme les glaces industrielles que l'on trouve dans le commerce.

En buvant ce cocktail au petit déjeuner, je me suis aperçu que je réussissais ainsi du même coup à prendre les cinq végétaux indispensables bien avant le repas de midi. Ensuite, j'ai préparé une deuxième portion du même breuvage. Je l'ai répartie en la congelant sous forme de sorbet, d'une part, et de bâtonnets ou sucettes glacées, d'autre part. J'attends avec impatience l'occasion de proposer ma trouvaille à mes petits-enfants. Je suis à peu près sûr qu'ils préféreraient cela bien plus sucré, mais je pourrais leur en donner l'illusion en ajoutant une plante appelée stevia qui remplace avantageusement le sucre et les édulcorants artificiels. On la trouve dans les boutiques spécialisées en plantes ; il suffit d'ouvrir une infusette et d'en ajouter une pincée à vos boissons.

longtemps pour avoir cette maladie. Toutefois, étant donné les sommes astronomiques et l'effort considérable investi dans la lutte contre le cancer, les résultats obtenus sont bien maigres.

Au fil des années, de nombreux nouveaux médicaments chimiothérapiques ont été mis au point. Un certain nombre d'entre eux sont assez efficaces pour améliorer la durée de vie, même s'ils ne guérissent pas le cancer. Certains de ces nouveaux médicaments chimiothérapiques, parmi les meilleurs, proviennent d'ailleurs de plantes : l'étoposide, traitement tiré de la podophylle pour soigner le cancer des testicules et le cancer bronchique à petites cellules ; et la vinblastine et la vincristine, toutes deux tirées de la pervenche de Madagascar et servant à traiter la maladie de Hodgkin, la leucémie et l'hématosarcome.

S'il est vrai que la chimiothérapie possède sa place dans l'ensemble de l'arsenal, elle n'offre néanmoins pas la guérison. Elle se contente généralement de prolonger l'espérance de vie moyenne de quelques mois ou de quelques années. Par contre, il n'est pas rare que la qualité de vie durant ces mois ou ces années soit amoindrie en raison des nombreux effets secondaires de la chimiothérapie.

De 1977 à 1982, j'ai participé à un programme de dépistage du cancer ;

il s'agissait de passer au crible des milliers de substances complexes en provenance de plantes pour étudier leurs effets dans le traitement du cancer. C'est ainsi que nous avons pu identifier celles déjà mentionnées plus haut. J'ai également participé à un programme nutritionnel qui venait d'être créé dans le but de mettre au point des aliments riches en substances phytochimiques bénéfiques capables de prévenir le cancer.

J'ai davantage de respect pour ce que peut accomplir le programme nutritionnel que pour les résultats obtenus par un programme destiné à découvrir de nouveaux médicaments. Il est évident que les programmes de prévention du cancer peuvent sauver davantage de vies que les programmes destinés à traiter cette maladie, et cela pour un coût moindre. Malgré tout, c'est la recherche de nouveaux médicaments qui bénéficie des plus gros investissements, tandis que des budgets dérisoires sont accordés à la prévention.

Presque tous les documents relatifs au cancer dont je dispose concernent celle-ci. D'accord, faisons le maximum pour mettre au point des remèdes efficaces et aussi respectueux de l'organisme que possible, mais je suis persuadé qu'il est plus important, et bien plus intelligent sur le plan économique, de consacrer l'essentiel de nos efforts à la prévention.

Les plantes au secours du cancer

Il y a vingt ans, longtemps avant que les médecins soient tombés d'accord sur le fait qu'une alimentation riche en fruits et légumes contribue à prévenir le cancer, un magazine médical m'avait demandé des idées pour prévenir le cancer. J'en avais suggéré plusieurs : une grande salade verte ou une préparation de salade sucrée-salée à base de chou cru émincé, de carottes râpées et de raisins secs (dans ma famille, où l'on est traditionnellement agriculteur, cette salade est très appréciée), un grand bol de minestrone et une salade à base de plantes (voir recette ci-dessous).

Je suis sûr que vous savez comment préparer une excellente salade verte, et il existe une abondance de recettes de salades sucrées-salées et de minestrone ; inutile donc que je m'attarde sur ce sujet, sauf pour préciser qu'il serait impossible d'utiliser un trop grand nombre de légumes différents. Efforcez-vous d'inclure dans ces préparations, tout comme dans votre alimentation, la plus grande variété possible de fruits et légumes.

Ma salade à base de plantes est un peu plus compliquée, et je vais donc vous la présenter de manière plus détaillée.

♣♣♣ **Salade à base de plantes pour la prévention du cancer.** Ma recette est axée sur un certain nombre de plantes dont j'ai trouvé les noms dans un traité classique d'ethnobotanique. J'ai pu constater que plus de la moitié des plantes citées dans cet ouvrage, à en juger tout au moins d'après ce que je voyais dans mon éprouvette, contenaient une substance complexe susceptible d'être utile dans le traitement de certains cancers.

Ma salade à base de plantes comprend à présent toutes sortes d'ingrédients : ail, oignon, poivron rouge, tomates, fleurs de trèfle rouge, betteraves cuites coupées en dés, fleurs de souci, céleri, ciboulette, concombre, cumin, cacahuètes, phytolaque, pourpier et sauge.

De plus, j'ai mis au point une sauce de salade préventive pour accompagner cette salade. Elle se constitue de graines de lin, d'huile d'onagre, d'ail, de romarin, d'un filet de jus de citron et de ce condiment si apprécié en Amérique latine, le piment rouge.

Candidose

La plupart des gens pensent que la candidose est un trouble réservé à la femme. Pourtant, l'homme peut lui aussi en être affecté. Il ne présente généralement aucun symptôme, mais chaque fois que sa partenaire est traitée et se débarrasse de l'infection, il la réinfecte à nouveau. Par conséquent, si vous êtes une femme ayant déjà eu des problèmes de candidose, prenez la précaution de demander à votre partenaire qu'il se fasse examiner lui aussi : il est possible que vous ayez tous deux besoin d'avoir recours à l'un ou l'autre des remèdes à base de plantes indiqués plus bas.

La candidose est provoquée par un groupe de champignons proches de la levure, appelés candida. Le principal coupable se nomme *Candida albicans*, mais il n'est pas seul en cause. Chacun porte sur lui et à l'intérieur de son organisme une certaine quantité de ce micro-organisme, sans qu'une candidose se déclare pour autant.

Les champignons prolifèrent dans les régions humides du corps, les muqueuses buccales et le vagin par exemple. La plupart du temps, ils ne causent pas le moindre problème, mais, parfois, il se produit une invasion qui provoque à son tour une infection. Cela se passe généralement dans le vagin. (Voir le chapitre concernant la vaginite à la page 562 pour plus de détails sur l'approche de la Pharmacie verte vis-à-vis de ce problème.) Les infections causées par les champignons peuvent également se produire dans la bouche (muguet), dans les voies respiratoires (bronchomoniliase) et sur la peau.

La candidose est plus fréquente aujourd'hui qu'il y a une soixantaine d'années, car un certain nombre de médicaments modernes déclenchent la prolifération du champignon. Parmi les principaux coupables il faut citer les antibiotiques, les stéroïdes et la pilule contraceptive.

La médecine classique traite les candidoses à l'aide de médicaments antifongiques, comme la nystatine (Mycostatine) et le miconazole (Daktarin en application locale).

Les plantes au secours des candidoses

Un certain nombre de plantes ont le pouvoir de lutter contre les mycoses, mais il vaut mieux savoir exactement à quelle sorte d'infection vous êtes confronté avant d'entreprendre de vous soigner vous-même. Si vos symptômes paraissent correspondre à une infection mycosique, prenez la précaution de consulter votre médecin afin d'obtenir son diagnostic. Ensuite, si vous souhaitez faire l'essai d'un remède à base de plante pour vous soigner, parlez-en avec lui. Envisagez la possibilité de faire appel aux plantes en complément des médicaments qui pourraient vous être prescrits.

♣♣♣ **Ail *(Allium sativum).*** L'ail est bien connu en tant qu'antibiotique doté de propriétés antibactériennes. Il a également pour effet d'inhiber efficacement la prolifération des champignons et peut être utilisé pour traiter aussi bien la candidose vaginale que le muguet. La dose habituelle peut varier, allant jusqu'à une douzaine de gousses d'ail hachées ingérées deux ou trois fois par jour dans du jus de légumes. Il faut vraiment aimer le goût de l'ail pour supporter ce genre de traitement, mais je suis convaincu qu'il vaut la peine d'être essayé, car l'ail exerce un effet radical contre les champignons. (Vous pourriez, par exemple, faire un essai en mélangeant de l'ail cru avec du jus de carotte ; il est plutôt facile à ingérer sous cette forme.) Les oignons ont une action similaire, quoique moins vigoureuse.

♣♣♣ **Échinacée (*Echinacea, diverses espèces*).** L'action stimulatrice du système immunitaire de cette plante semble particulièrement effi-

Potage «candidocide»

Si vous êtes fréquemment confronté(e) aux ennuis causés par des infections mycosiques récidivantes, l'une des meilleures précautions que vous puissiez prendre est d'acquérir un goût prononcé pour l'ail et l'oignon. Voici un potage savoureux qui vous y aidera.

1 tasse de céleri coupé menu
4 tasses d'eau
2 oignons coupés menu
4 gousses d'ail hachées
sauge
thym
clous de girofle moulus
sel
poivre noir moulu
yoghourt acidophilus

Versez l'eau, l'ail et l'oignon dans une casserole moyenne. Portez à ébullition à feu vif, puis diminuez la chaleur, couvrez la casserole et laissez mijoter pendant 5 minutes, ou juste assez pour attendrir les ingrédients. Assaisonnez selon vos goûts en ajoutant sauge, thym, clous de girofle, sel et poivre, mais en évitant tout excès. Déposez dans chaque assiette de potage fumant une généreuse cuillerée de yoghourt.

RECETTE POUR 4 PERSONNES

cace dans le traitement des infections mycosiques. Divers travaux scientifiques portant sur des animaux de laboratoire ont permis de constater qu'un traitement à base d'échinacée protégeait les souris contre les infections à *Candida albicans*. La plante exerce son action en stimulant les globules blancs dont le rôle est d'avaler les micro-organismes du genre champignons, par un processus appelé phagocytose.

Dans le cadre d'une étude particulièrement convaincante, des femmes qui souffraient de candidose vaginale à récidive ont reçu soit un médicament antifongique traditionnel, soit le même médicament en conjonction avec un extrait d'échinacée. Parmi celles du groupe qui ne prenaient que le médicament antifongique, 60 % ont eu une récidive. Par contre, seulement quelque 10 % des femmes qui avaient reçu le médicament en conjonction avec l'échinacée ont connu le même sort. Voilà qui me paraît une raison tout à fait logique pour administrer l'échinacée, quel que soit le type d'infection mycosique auquel vous êtes confronté.

♣♣ **Canneberge *(Vaccinium macrocarpon).*** Selon les naturopathes, la canneberge (également appelée airelle), la busserole et la myrtille contiennent des arabinosides qui jouent un rôle dans le traitement des infections mycosiques. Si vous envisagez de prendre de l'ail, pourquoi ne pas l'ingérer avec du jus de canneberge ? Vous pourriez également manger un peu de sauce à base d'airelle.

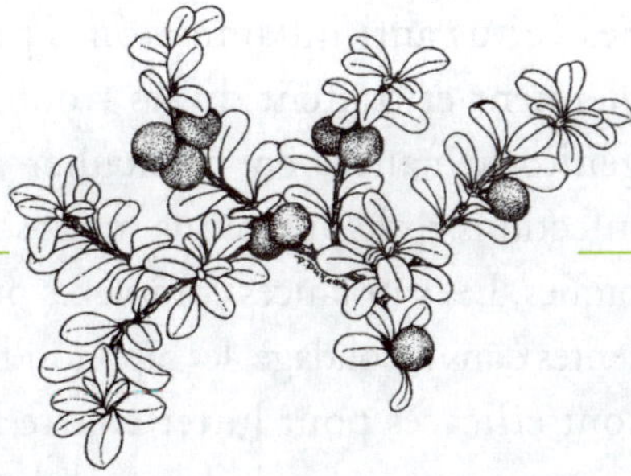

Canneberge

La petite baie acide qui confère un goût particulier au jus de canneberge et à la sauce à l'airelle était utilisée par les médecins du XIXe siècle pour soulager l'inflammation.

♣♣ **Hydrastis *(Hydrastis canadensis).*** Voici la mieux connue des plantes qui contiennent une substance antibiotique appelée berbérine. Il en existe un certain nombre d'autres, notamment les coptis, l'épine-vinette et le mahonia à feuilles de houx. La berbérine est efficace pour lutter contre de nombreux micro-organismes, en particulier les levures. Chez moi, je prends l'hydrastis sous forme de teinture ou de tisane. À vous de choisir ce qui vous convient le mieux.

♣♣ **Tabebuia ou pau-d'arco (*Tabebuia*, diverses espèces).** Ces plantes contiennent deux substances complexes anticandida appelées lapachol et bêta-lapachone,. Quoique moins efficace, le lapachol exerce pourtant une action anticandidose comparable à celle du kétoconazole (Nizoral). Il m'est arrivé d'utiliser une pommade contenant du lapacho pour traiter une candidose des organes génitaux, et je n'hésiterais pas à recommencer si j'avais une récidive. Ce trouble se produit plus fréquemment sous le climat humide des tropiques. Dans ce genre de situation, je préparerais une décoction très concentrée.

♣ **Benjoin *(Lindera benzoin).*** Des chercheurs qui étudiaient 54 espèces de plantes pour en vérifier les effets antimicrobiens ont découvert qu'un extrait d'écorce de benjoin exerçait un effet inhibiteur très puissant sur le champignon *Candida albicans.* Pourquoi de pas essayer un thé au benjouin ?

♣ **Lierre *(Hedera helix).*** Les feuilles de lierre exercent une action efficace contre la candidose et toute une gamme de bactéries. Une pincée de feuilles séchées (0,3 grammes) semble une quantité raisonnable pour traiter divers troubles inflammatoires et lutter aussi contre la candidose. Vous pouvez verser de l'eau bouillante sur les feuilles et les laisser infuser 10 à 15 minutes avant de boire cette tisane.

♣ **Pourpier *(Portulaca oleracea).*** Les vitamines A (avec le bêta-carotène), C et E sont mes champions préférés pour renforcer le système immunitaire. Il est certain que ce dernier a besoin d'aide quand il est appelé à lutter contre n'importe quelle infection mycosique. Le pourpier est la meilleure source alimentaire de tous ces nutriments. Je vous suggère de déguster de jeunes pousses bien tendres de ce légume savoureux soit en salade, soit en préparant les feuilles à la vapeur à la manière des épinards.

♣ **Réglisse *(Glycyrrhiza glabra)* et stevia *(Stevia rebaudiana).*** De nombreux spécialistes déconseillent à ceux qui souffrent d'infections mycosiques récidivantes de boire de l'alcool et de manger des aliments contenant de la levure ou du sucre. Si vous avez déjà été atteint de candidose, évitez le miel et le sucre. Pour adoucir les tisanes anticandida, faites appel à des plantes édulcorantes comme la racine de réglisse ou le stevia).

♣ **Sauge *(Salvia officinalis).*** La sauge contient un mélange de substances complexes efficaces pour lutter contre la candidose. Vous pourriez boire par exemple de la tisane de sauge, ou vous en servir pour pratiquer une douche astringente des organes génitaux. Dans ce dernier cas, ajoutez une ou deux gouttes d'huile essentielle de théier, car ce produit phytothérapique possède un grand pouvoir pour lutter contre les infections mycosiques.

♣ **Solidage *(Solidago virga aurea).*** Ses vertus anti-inflammatoires préviennent et traitent divers troubles génito-urinaires, en particulier les infections à champignons microscopiques. Les substances complexes présentes dans le solidage, les saponosides, sont efficaces pour lutter contre les micro-organismes de la candidose. Cette plante peut être utilisée sous forme de tisane astringente, et vous pouvez également utiliser la tisane pour vous doucher les organes génitaux.

Caries dentaires

D'après les statistiques, dès l'âge de 5 ans, les enfants ont en moyenne trois dents cariées ; la plupart de ces caries surviennent entre 5 et 15 ans. Les chercheurs pensent que les caries cessent de survenir vers la fin de l'adolescence parce que l'organisme acquiert une immunité envers les bactéries qui provoquent la carie, essentiellement divers types de streptocoques.

Les plantes au secours des caries

Les caries étaient un problème plus grave encore avant que l'on commence à ajouter du fluor à l'eau potable au cours du XXe siècle. Depuis l'Antiquité, les herboristes se sont donné beaucoup de mal pour identifier les plantes qui pouvaient contribuer à maintenir les dents en bonne santé, avec quelque succès puisqu'ils en ont découvert plusieurs qui sont très efficaces.

♣♣♣ **Thé vert *(Camellia sinensis).*** Le thé contient un certain nombre de substances complexes, dont l'action conjuguée a pour effet de prévenir la carie. Son taux considérable de fluor protège en outre la dentition.

Il est possible que le thé vert contienne davantage de fluor que le thé noir. Pour bénéficier d'une action préventive anticarie vraiment efficace à partir du seul fluor contenu dans le thé, il faudrait boire trois à dix tasses de thé par jour. Cependant, le thé contient également toutes sortes

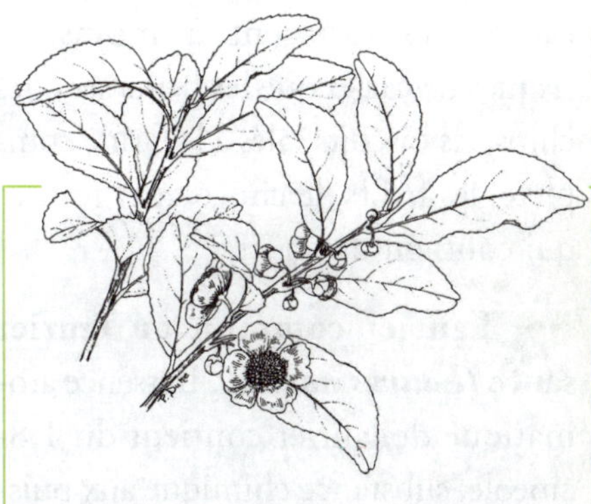

Le thé vert

Le thé, originaire de Chine, était autrefois utilisé pour donner du goût à l'eau que l'on faisait bouillir afin de la purifier avant de la boire.

d'autres substances complexes anticarie. Par conséquent, il n'est pas nécessaire d'en boire tant. (En outre, il y a des chances pour que l'eau qui vous sert à préparer votre thé contienne déjà du fluor.) Pour adoucir votre thé, pensez à utiliser de la réglisse plutôt que du sucre, si mauvais pour les dents. Il vous suffit pour cela d'ajouter dans la théière, avec votre thé habituel, une petite racine de réglisse séchée.

♣♣ **Cacahuète *(Arachis hypogaea).*** Avant de prendre ma retraite, on me taquinait souvent sur ma manie d'avoir toujours des cacahuètes à portée de main pour les grignoter au bureau. Je faisais cela parce que j'aime les cacahuètes. J'ai appris depuis que des chercheurs ont démontré que les cacahuètes exposent à moins de risques de caries que les fruits secs, les chips, les biscuits salés à la farine complète, les fruits, le chocolat et tout ce qui contient du sucre.

♣♣ **Laurier commun ou laurier sauce *(Laurus nobilis).*** L'essence aromatique de laurier contient du 1,8-cineole, substance chimique aux puissantes propriétés bactéricides qui entre dans la composition de certains dentifrices. Vérifiez que le laurier est mentionné parmi les composants du produit que vous achetez si vous souhaitez tirer profit du potentiel de cette plante. Peut-être votre pharmacie du quartier ne sera-t-elle pas en mesure de vous fournir ce type de produit, mais vous le trouverez facilement dans un magasin diététique.

♣♣ **Réglisse *(Glycyrrhiza glabra).*** La réglisse contient un édulcorant naturel bactéricide et sans sucre appelé glycyrrhizine, ainsi que de l'indole, une substance complexe aux effets anticarie particulièrement puissants.

♣♣ **Sanguinaire *(Sanguinaria officinalis).*** De nombreux travaux ont permis de constater que les produits contenant de la sanguinaire contribuent, en une huitaine de jours seulement, à diminuer la quantité de plaque dentaire. La sanguinaire contient une substance complexe appelée sanguinarine qui semble être à l'origine de cette diminution du dépôt.

La sanguinaire se lie chimiquement à la plaque dentaire et l'empêche d'adhérer aux dents. Comme la plaque dentaire est non seulement à l'origine des caries, mais également de la gingivite, la sanguinaire est un remède judicieux pour les adultes qui souffrent de gingivite.

♣♣ **Stevia *(Stevia rebaudiana).*** Cette plante originaire du Paraguay, au goût sucré, est un autre édulcorant naturel savoureux et sans sucre. Il suffit d'acheter un paquet de plante

Rinçage buccal antiseptique à base de plante

Utilisez ce rinçage après le repas du soir ; il suffit pour cela de vous rincer vigoureusement l'intérieur de la bouche avec quelques gorgées de cette préparation. Ensuite, si vous appréciez les potions à base de plantes, n'hésitez pas à l'avaler : vous verrez, c'est délicieux. Ce mélange contient plus de 20 substances complexes antiseptiques. Il pourrait contribuer à prévenir les caries.

1/2 litre de vodka

2 cuillerée à soupe d'eucalyptus

2 cuillerée à soupe de cardamome

2 cuillerées à soupe de romarin ou de menthe verte

1 cuillerée à soupe de gaulthérie

1 cuillerée à soupe de menthe sauvage

1 cuillerée à soupe de thym

Dans un bocal en verre, mélangez les plantes et la vodka. Fermez le bocal et laissez macérer durant un mois.

séchée et d'en utiliser une pincée chaque fois que vous souhaitez adoucir vos breuvages. Vous ne tarderez pas à constater qu'il s'agit d'une plante très sucrée. (Maintenant que j'y pense, le conseil est bon à prendre également pour tous ceux qui cherchent à perdre du poids.)

♣♣ **Sorbier *(Zanthoxylum americanum).*** Cette plante est surtout connue pour atténuer les douleurs très violentes des maux de dents. Elle contient également une substance chimique bactéricide qui peut contribuer à prévenir les caries dentaires. Un herboriste de mes amis recommandait d'en mâcher des brindilles. Vous pouvez également en préparer une tisane concentrée pour faire un gargarisme.

♣ **Chaparral *(Larrea divaricata).*** Le chaparral est un remède populaire utilisé de longue date pour soulager les maux de dents. Une étude scientifique a démontré que cette plante, utilisée comme rinçage buccal, permettait de diminuer de 75 % les caries. De plus, les chercheurs ont découvert dans le chaparral une substance complexe qui est un antiseptique puissant. Il suffira de vous préparer une tisane que vous utiliserez comme rinçage buccal. Veillez à bien recracher et à ne pas avaler le breuvage.

♣ **Myrrhe (*Commiphora,* diverses espèces).** Les usages antiseptiques de la myrrhe remontent au temps bibliques. La teinture de myrrhe possède un pouvoir à la fois déodorant et antiseptique ; elle peut servir de rinçage dentaire comme de gargarisme et de rinçage buccal.

Cholestérol

En 1951, le Pentagone dépêcha des pathologistes en Corée pour autopsier 2 000 cadavres de militaires morts au combat. Les parois artérielles de plus de 75 % de ces soldats, dont l'âge moyen n'était que de 21 ans, étaient recouvertes de dépôts jaunes de plaques athéromateuses. Jusqu'alors, les médecins avaient toujours supposé que ces dépôts qui finissent par boucher les artères se produisaient seulement chez les hommes beaucoup plus âgés. Personne n'imaginait que le processus de dégénération cardiaque commençait à un âge aussi précoce.

Peu de temps après, une substance cireuse dans le sang — le cholestérol — était identifiée en tant qu'élément majeur dans la constitution de la plaque athéromateuse et de risque de maladie du cœur. Plus récemment, les chercheurs ont découvert que pour chaque diminution de 1 % du taux de cholestérol, il se produit une réduction de 2 % du danger de crise cardiaque.

Savoir interpréter les statistiques

Le taux de cholestérol total moyen est de 200 milligrammes par décilitre (mg/dl) de sang. Comme le danger de crise cardiaque augmente considérablement dès que ce seuil est dépassé, les médecins prescrivent un régime spécifique et les médicaments appropriés dans le cas où leurs patients présentent un taux critique de cholestérol.

Mais à quel chiffre inférieur à 200 faudrait-il que votre taux de cholestérol descende pour avoir l'assurance d'un risque considérablement diminué ? La réponse n'est pas entièrement claire. Les recherches suggèrent que des taux de cholestérol très bas, c'est-à-dire inférieurs à 150 environ, augmentent le risque de décès par d'autres causes comme le cancer du foie, une maladie pulmonaire et certains types de crise cardiaque. Je suis d'avis qu'il est judicieux d'essayer d'avoir un taux de cholestérol situé entre 170 et 190.

Ce qui n'arrange rien, c'est qu'il existe deux sortes de cholestérol : les lipoprotéines de basse densité, qui augmentent le risque de crise cardiaque, et les lipoprotéines de haute densité, qui diminuent le risque de crise cardiaque. Il s'agit de faire baisser votre taux de cholestérol au-dessous de 190. Mais si vous souffrez d'un taux trop élevé de cholestérol, il est probable que votre médecin vous demandera de diminuer votre taux de lipoprotéines de basse densité, puisque ce «mauvais» cholestérol joue un rôle dans la maladie cardiaque.

On évalue à 20 % le nombre de personnes ayant des taux de cholestérol suffisamment élevés pour risquer une crise cardiaque, tandis que 10 % ont des taux si élevés que les médecins s'empressent de leur prescrire des traitements médicamenteux agressifs. Peu de généralistes, en revanche, sauront vous indiquer les remèdes à base de plantes qui vous aideront à soulager vos artères.

Pouvoir des fibres

N'importe quelle fibre végétale — et probablement toutes les sortes de fibres végétales — peuvent faire baisser le cholestérol. Cela implique d'adopter une alimentation comprenant beaucoup de fruits, de légumes et de céréales complètes, et de préférence le moins possible de matières grasses.

Dans le cadre d'une étude en laboratoire, un complément de fibre concentrée a été ajouté au régime alimentaire de hamsters, en quantité suffisante pour représenter 5 % de leur prise quotidienne de calories. Cette substance a permis d'abaisser leur taux de cholestérol global de 42 % et leur taux de «mauvais» cholestérol de 69 %. Parallèlement, une augmentation de 16 % des lipoprotéines de haute densité bénéfiques a été constatée.

Le son d'avoine n'est qu'un aliment riche en fibres parmi d'autres. Les fruits, les légumes et les céréales exercent un effet similaire. Dans le son d'avoine, les éléments constitutifs qui abaissent le cholestérol sont appelés bêta-glucanes. On trouve cependant ces substances en plus grande quantité dans l'orge (trois fois plus de bêta-glucanes que l'avoine), ainsi que dans les haricots secs.

Il est souvent superflu d'avoir recours aux médicaments pharmaceutiques. Il existe quantité d'aliments et de plantes qui peuvent contribuer à abaisser les taux de cholestérol.

Les plantes au secours de l'excès de cholestérol

Veillez à manger des aliments riches en fibres, mais sachez qu'il existe également toutes sortes d'aliments et de plantes qui peuvent être très utiles.

♣♣♣ **Carotte *(Daucus carota)* et autres aliments contenant de la pectine.** Des travaux scientifiques ont montré que sur une période de trois semaines, une collation quotidienne de deux carottes permettait d'abaisser le taux de cholestérol des participants à raison de 10 à 20 %. Les carottes contiennent en abondance une fibre appelée pectine. Parmi d'autres bonnes sources de pectine, citons les pommes et la pellicule blanche à l'intérieur de la peau des agrumes. Mangez chaque jour de ces aliments délicieux. (Chaque fois que vous dégustez une orange, grignotez aussi un peu de sa peau blanche.)

Je sais que beaucoup de gens à l'heure actuelle préparent des jus, et j'aimerais par conséquent vous donner quelques conseils. Si vous préférez prendre ces fruits et légumes sous forme de jus, d'accord. Mais évitez d'utiliser une centrifugeuse si vous voulez recueillir les bienfaits de leur contenu en pectine. Mieux vaudrait alors les passer au mixer. Quand vous utilisez une centrifugeuse, vous éliminez la majeure partie de la fibre. Il ne reste ensuite plus que 10 % environ de la pectine qui abaisse le cholestérol.

Vous pourriez également prendre des compléments alimentaires. Des chercheurs ont signalé qu'une prise quotidienne de trois cuillerées à soupe de pectine de pamplemousse, prises sous forme de gélules ou de complément alimentaire, pouvait abaisser le cholestérol à raison d'environ 8 %. Si vous adoptez cette approche, toutefois, sachez que ce type de fibre inhibe l'absorption de certains nutriments importants comme le bêta-carotène, le boron, le calcium, le cuivre, le fer et le zinc. Le problème est moins grave quand on mange le fruit entier, parce qu'il fournit un complément de nutriments. En revanche, si vous prenez des gélules de pectine, souvenez-vous de manger votre portion de fruits et de légumes lors du repas suivant pour éviter d'éventuelles carences.

♣♣ **Ail *(Allium sativum)* et oignon *(A. cepa).*** De nombreux travaux montrent que l'équivalent d'une gousse d'ail par jour (ou la moitié d'un oignon) abaisse de 10 à 15 % les taux globaux de cholestérol chez la majorité des gens. Au cours d'une étude, les personnes qui recevaient 800 milligrammes (environ une gousse) d'ail par jour avaient non seulement un taux de cholestérol plus bas, mais également une tension artérielle moins élevée. L'ail est un remède qui a fait ses preuves pour le traitement des troubles cardiovasculaires, et en particulier l'excès de cholestérol.

Dans le cadre d'une autre étude, deux à trois cuillerées à soupe d'huile d'oignon par jour ont contribué à abaisser le taux de cholestérol chez environ la moitié des sujets présentant des taux de cholestérol modérément élevés. Leur taux de cholestérol sanguin a diminué de 7, passant à 33 % quand ils prenaient l'huile d'oignon.

J'ai l'impression que ce serait une bonne idée d'inclure de généreuses portions de ces deux bulbes savoureux dans votre alimentation quotidienne.

♣♣ **Avocat *(Persea americana).*** L'avocat est l'un des fruits les plus riches en matières grasses, si bien que beaucoup de patients souffrant de maladie du cœur préfèrent l'éviter. Pourtant, il peut contribuer à abaisser le cholestérol. Dans le cadre d'une étude, des femmes ont eu à choisir entre une alimentation riche en matières grasses mono-insaturées (huile d'olive) avec de l'avocat et un régime riche en glucides complexes (féculents et sucre). Après six semaines, celles qui avaient adopté l'alimentation à base d'huile d'olive et d'avocat présentaient une réduction de 8,2 % de leur taux de cholestérol.

Loin de moi l'idée de vous amener à renoncer aux glucides complexes, qui ont certes leur place dans une alimentation saine, mais j'aimerais vous suggérer de déguster un avocat de temps à autre. Ce fruit contient des substances chimiques que vous ne trouveriez peut-être nulle part ailleurs.

♣♣ **Céleri *(Apium graveolens).*** Dans le cadre d'une étude, les chercheurs ont nourri des animaux de laboratoire durant huit semaines à l'aide d'un régime riche en matières grasses qui a fait monter en flèche leur taux de cholestérol. Ensuite, ils ont administré à certains d'entre eux du jus de céleri. Ce dernier a permis d'abaisser de manière significative les taux de cholestérol chez ces animaux. Il reste à prouver que le fait de manger du céleri permettrait aussi de diminuer le taux de cholestérol chez l'homme. Cependant, il n'y a aucun inconvénient à inclure davantage de ce délicieux légume dans votre alimentation.

♣♣ **Gingembre *(Zingiber officinale).*** De nombreuses études montrent que le gingembre contribue à abaisser le taux de cholestérol. Que diriez-vous d'ajouter un peu de gingembre à vos autres aliments anticholestérol ?

♣♣ **Légumineuses (*Phaseolus*, diverses espèces).** Les légumineuses sont riches en fibres et pauvres en matières grasses — l'aliment idéal pour abaisser le cholestérol. De plus, elles contiennent de la lécithine, un nutriment qui a également pour effet d'abaisser le cholestérol. Une étude a montré qu'une tasse et demie de lentilles ou de haricots rouges de Soissons par jour, ce qui représente à peu près la quantité que l'on retrouve dans un bol de soupe aux lentilles, peut abaisser de 19 % les taux globaux de cholestérol.

♣ **Carthame *(Carthamus tinctorius).*** Une étude a montré que l'utilisation exclusive d'huile de carthame pendant huit semaines avait permis de diminuer de 9 à 15 % le taux de cholestérol sérique, et de 12 à 20 % le taux de liopopotéines de basse densité.

♣ **Fenugrec *(Trigonella foenum-graecum).*** Cette plante contient en abondance une fibre apaisante, ou mucilage. Son efficacité pour abaisser le cholestérol a été démontrée au cours d'expériences en laboratoire sur des animaux. Elle a également été prouvée chez l'être humain.

♣ **Noix.** Peut-être vous imaginez-vous que les personnes souffrant d'un excès de cholestérol feraient mieux d'éviter les fruits appartenant à la famille des noix. Pourtant, une étude portant sur plus de 25 000 sujets a montré que ceux qui en mangeaient le plus couraient moins de risque d'être obèses. Mais ces personnes étaient toutes en bonne santé, et je ne recommanderais pas de manger des noix aux patients atteints de maladie du cœur ou d'hypertension artérielle. Pour les sujets en relativement bonne santé, par contre, les noix ne semblent pas avoir trop d'inconvénients. Elles valent mieux qu'une alimentation trop riche en viande.

Il est possible que le fait de manger des noix donne un sentiment de satiété. Les noix du noyer, par exemple, contiennent de la sérotonine, un neurotransmetteur qui intervient dans le sentiment de satiété.

Le fait de manger souvent des noix, d'autre part, a également pu être lié à une moindre fréquence de crises cardiaques, mortelles ou non. Voilà donc des informations intéressantes pour

Repas anticholestérol

Quantité d'aliments et de plantes ont pour effet d'abaisser les taux de cholestérol. Pourquoi ne pas les mélanger tous pour créer une alimentation savoureuse et saine qui aura également pour effet d'abaisser ces taux au niveau souhaité ? Voici quelques suggestions.

Petit déjeuner

- Orange, pamplemousse, pomme et carotte passés au mixer pour remplacer le traditionnel jus d'orange
- Petits pains à la farine complète
- Fruits frais selon la saison
- Flocons d'avoine agrémentés d'un filet d'huile de tournesol (ni beurre, ni margarine)

Déjeuner

- Potage anticholestérol contenant des haricots secs, de l'orge, des oignons, des carottes et de l'ail, agrémenté des épices et condiments de votre choix
- Pain de froment complet tartiné de pâte d'amandes ou de noix mais ni beurre, ni margarine
- Salade riche en fibres
- Cocktail de fruits entiers
- Biscuit d'avoine ou petit pain au son

Dîner

- Burrito à la mexicaine, préparé à l'aide de purée de haricots rouges, de riz et de salsa et enveloppé dans une tortilla à la farine complète

OU

- Chili végétarien à base de tofu ; petits pains à la farine de maïs, tartinés de pâte d'amande ou de beurre de noix

OU

- Hot-dogs à la salade sucrée-salée sauce barbecue, moutarde et oignon (si vous ne pouvez pas vous passer de hot-dogs, au moins qu'ils soient végétariens) ; potage à base de lentilles ou de doliques à œil noir et de riz sauvage

OU

- Pot-au-feu de légumes : une tasse de chacun des ingrédients suivants, coupés en petits dés : chou, carottes, oignons, céleri et pommes de terre, avec une pincée de plantes aromatiques

ET

- Généreuse portion de salade verte
- Cocktail de fruits

Après une ou deux semaines de ce genre d'alimentation, je parie que la plupart des sujets qui ont un taux de cholestérol trop élevé constateront une diminution de 10 à 20 % de leur taux de cholestérol.

tous ceux qui sont menacés par des taux de cholestérol trop élevés.

♣ **Sésame *(Sesamum indicum).*** Toutes les plantes contiennent des phytostérols, substances complexes qui peuvent être absorbées dans le courant sanguin pour y déloger une proportion du cholestérol qui s'y trouve. À ma connaissance, les graines de sésame sont l'aliment le plus riche en phytostérols (sur la base du poids sec). D'autres aliments très riches en phytostérols, par ordre décroissant de concentration, sont les suivants : laitue, graines de tournesol, noisettes, concombres, asperges, okra, chou-fleur, épinard, figues, oignons, fraises, citrouille ou autres courges, radis, abricots, tomates, céleri et gingembre. Il serait facile de mettre ces informations à profit pour préparer des salades et des potages anticholestérol qui remplaceront avantageusement les viandes. Une salade de fruits riche en phytostérols, par exemple, comprendrait des figues, des fraises et des abricots avec un peu de gingembre.

♣ **Shiitake *(Lentinus edodes).*** Ces délicieux champignons contiennent une substance complexe appelée lentinan. Celle-ci exercerait une action anticholestérol, de même que des effets antitumoraux et antiviraux. En outre, elle stimulerait le système immunitaire. Chez des animaux de laboratoire auxquels avait été administrée une faible dose d'une substance complexe proche du lentinan, les taux de cholestérol ont diminué de 25 %.

Claudication intermittente

Maintenant que j'ai atteint un âge respectable, je sais que je dois rester vigilant aux nombreux signes possibles de maladie cardiovasculaire. Je tiens à mener une vie active. Je n'ai pas envie d'être contraint de ralentir mon rythme à cause de douleurs de poitrine ou dans les jambes.

Quand les plaques de cholestérol se sont accumulées au point de rétrécir considérablement les artères coronariennes, le résultat est l'angine de poitrine, une douleur thoracique provoquée par l'effort. Si le même processus affecte les artères des jambes, le résultat est une claudication intermittente qui provoque des douleurs quand on fait de l'exercice. La douleur a tendance à se réveiller après qu'on a parcouru une courte distance.

La claudication intermittente est le symptôme le plus courant de ce que l'on appelle maladie vasculaire périphérique. La douleur provient du manque d'oxygénation des muscles des jambes, la circulation sanguine étant amoindrie par le rétrécissement des artères.

De toutes les maladies cardiovasculaires, nous entendons surtout parler de crise cardiaque, accident vasculaire cérébral, angine de poitrine et insuffisance cardiaque congestive. La claudication intermittente n'est pas très souvent mentionnée. C'est pourtant l'une des principales causes de douleur et de perte de mobilité chez les personnes du troisième âge. Elle est diagnostiquée chaque année chez environ une personne sur 1 000.

Les plantes au secours de la claudication intermittente

Si vous souffrez de ce trouble, il est important que vous soyez suivi par un médecin qui vous prescrira des médicaments appropriés pour en soulager les symptômes. Je suis convaincu, toutefois, que beaucoup de patients pourraient abandonner leurs remèdes pharmaceutiques. Ils se sentiraient beaucoup mieux si seulement ils connaissaient les diverses possibilités que nous offre le monde naturel des plantes. Parlez-en à votre médecin, mais ne prenez pas sans son accord la décision d'interrompre votre traitement allopathique. Voici les plantes qui peuvent être utiles.

♣♣♣ **Ail *(Allium sativum)*.** Dans le cadre d'une étude ayant duré 12 semaines, un grand nombre de personnes souffrant de claudication intermittente ont reçu 800 milligrammes d'ail par jour. La grande majorité des participants marchaient considérablement mieux après cinq semaines de ce traitement. Leur tension artérielle et leur taux de cholestérol avaient également baissé.

L'ail est une plante extraordinaire pour traiter toutes sortes de symptômes cardiovasculaires. Pour prévenir ou soigner la claudication intermittente, mangez au moins une gousse d'ail crue par jour. Il existe mille et une façons délicieuses de déguster l'ail cru. Je vous suggère de hacher une gousse d'ail et de la mélanger à votre salade, ou d'en saupoudrer un plat de pâtes.

♣♣♣ **Ginkgo *(Ginkgo biloba)*.** Le ginkgo est le remède phytothérapique par excellence pour la claudication intermittente. En dilatant les artères, il améliore le flux sanguin dans les jambes, tout comme à travers le cœur et le cerveau.

Neuf excellents travaux scientifiques que j'ai eu l'occasion d'étudier montrent que 40 milligrammes d'extrait de ginkgo pris deux fois par jour apportent un soulagement plus grand que la pentoxyfilline (Torental), le médicament habituellement prescrit pour traiter la claudication intermittente. Les sujets souffrant de ce trouble ont constaté qu'ils pouvaient couvrir sans douleur une distance entre 75 et 110 % plus grande lorsqu'ils avaient ingéré l'extrait de cette plante. En revanche, les patients qui prenaient du Torental n'ont pu augmenter que de 65 % la distance qu'ils pouvaient parcourir sans douleur.

Mieux encore, le ginkgo peut être meilleur marché. Quant à ses effets secondaires, ils sont minimes. Ils se limitent à d'éventuels légers troubles abdominaux, maux de tête ou étourdissements.

Si vous souhaitez utiliser le ginkgo, il est préférable de l'acheter sous forme d'extrait plutôt que de prendre les feuilles telles quelles. Les principes actifs du ginkgo ne sont présents dans les feuilles qu'en concentrations infimes, beaucoup trop basses pour pouvoir être vraiment utiles. Le ginkgo se trouve en magasin diététique ou en pharmacie sous forme de gélules ou d'ampoules. Les doses recommandées sont généralement indiquées sur l'emballage.

♣♣ **Aubépine (*Crataegus,* diverses espèces).** Divers travaux ont permis de montrer que les personnes souffrant de claudication intermittente présentaient une circulation sanguine plus fluide et marchaient avec plus d'aisance après avoir reçu des piqûres d'extrait d'aubépine. Personnellement, je ne pense pas qu'il soit nécessaire d'injecter des extraits de la plante pour en retirer des bienfaits.

Les naturopathes recommandent de prendre trois fois par jour 120 à 300 milligrammes d'extrait d'aubépine.

Cette plante est un puissant médicament pour le cœur. Avant de l'utiliser comme remède, parlez-en avec votre médecin.

♣♣ **Gingembre *(Zingiber officinale).*** Dans le cadre de diverses études, le gingembre s'est avéré presque aussi efficace, voire aussi performant que l'aspirine et l'ail pour prévenir les caillots sanguins à l'origine des crises cardiaques. Quand le même genre de caillot se forme dans une jambe, il peut déclencher la douleur due à la claudication intermittente. Si je souffrais de ce mal, je mangerais beaucoup de gingembre.

♣♣ **Pourpier *(Portulaca oleracea).*** Les matières grasses saturées sont l'une des principales causes de toutes les formes de maladie cardiovasculaire, notamment de la claudication intermittente. Le pourpier est la meilleure source végétale d'huiles bénéfiques appelées acides gras de type oméga 3, qui contribuent à prévenir la maladie cardiovasculaire. Il est également très riche en antioxydants ; ces substances servent à éliminer les radicaux libres, les molécules d'oxygène extrêmement réactives qui endommagent les cellules du corps et contribuent à causer les maladies cardiaques.

Le pourpier est un légume délicieux. Je cuis les feuilles à la vapeur et je les mange comme de l'épinard. Il m'arrive aussi de les ajouter crues aux potages et aux crudités.

Constipation

Il y a quelques années, j'ai été interviewé pour une émission de télévision. On me voyait dans mon environnement habituel, sur le terrain, au cours d'une mission en Équateur, vêtu comme un vieux baroudeur. Un médecin réputé assurait la seconde partie du programme : il avait été filmé dans son bureau, habillé en costume-cravate comme un homme d'affaires. À aucun moment, nous n'avons eu l'occasion de nous rencontrer ou de discuter ensemble, mais la différence dans nos styles vestimentaires était éloquente.

Ce médecin et moi n'étions absolument pas du même avis au sujet des plantes et des compléments alimentaires. Il a pris à leur sujet une position très critique, tandis que je reste convaincu qu'ils peuvent être utiles ; ils offrent une manière peu onéreuse de prévenir certains troubles, d'en améliorer d'autres et même d'en guérir quelques-uns.

Éloge des pruneaux

Lorsque l'animateur du programme m'a téléphoné, il m'a demandé quelles sortes de questions il devait poser au médecin. Je lui ai suggéré d'offrir à ce dernier une bouteille de jus de pruneau en lui demandant s'il considérait cela comme un laxatif efficace et sans danger. S'il répondait négativement, ai-je poursuivi, on demanderait au médecin d'en boire quelques gorgées et de faire l'expérience par lui-même. Si par contre sa réponse était affirmative, je suggérais qu'on lui demande pourquoi les règlements concernant l'étiquetage interdisent aux entreprises qui commercialisent du jus de pruneau de préciser sur leur produit qu'il s'agit d'un laxatif doux, efficace et sans danger.

On trouve d'autres laxatifs efficaces à base de plantes : racine de rhubarbe, écorce de cascara sagrada, gousses et feuilles de séné, graines et gousses de psyllium ; quoique presque aussi bon marché, ils sont toutefois loin d'avoir aussi bon goût.

Petite discussion sur les fibres

La triste vérité, c'est que s'ils adoptaient une alimentation saine, la plupart des gens n'auraient probablement pas besoin du moindre laxatif, à base de plante ou autre. Les médecins savent bien qu'une alimentation riche en fibres est le meilleur remède préventif contre la constipation, car elle assure le volume de lest dont l'intestin a besoin pour évacuer les matières fécales.

Il existe dans ma famille une prédisposition génétique au cancer du côlon ; c'est pourquoi j'avais déjà depuis longtemps adopté une alimentation riche en fibres lorsque j'ai entendu les propos d'un médecin qui avait exercé toute sa vie en Afrique orientale. Il soulignait que dans les sociétés non industrialisées, et notamment parmi les populations africaines, les gens mangent beaucoup de fibres. La constipation y est pratiquement inconnue. En fait, les seules personnes qu'il ait jamais dû traiter pour constipation durant ses années en Afrique étaient des gens fortunés dont le régime pauvre en fibres était comparable à celui de tant de nos contemporains.

Voici la recette infaillible pour avoir une constipation chronique : éliminez de votre alimentation toutes les principales sources de fibres, fruits, légumes et céréales complètes. Remplacez-les par de grandes quantités de viande, de matières grasses et de produits laitiers. Comment s'étonner des statistiques selon lesquelles 10 % de la population souffre de constipation et 20 % au moins des personnes âgées s'en plaignent ?

Quand j'affirme que l'alimentation permet d'éviter la constipation, je ne parle pas seulement de jus de pruneau. Chaque aliment complet, chaque fruit, chaque légume riche en fibres contribue à prévenir et à soulager la constipation. En médecine populaire, les aliments suivants sont traditionnellement utilisés pour leurs vertus laxatives : amande, ananas, avocat, chicorée, cresson, datte, endive, figue, graines de lin, graines de soja, kaki, mangue, navet, noix, papaye, persil, pissenlit, pomme, pruneau, raisin, rhubarbe, rutabaga. Voilà une liste qui vous permettra de préparer facilement toutes sortes de potages et de crudités.

Si vous êtes constipé, la première chose à faire est d'adopter une alimentation basée sur la formule «deux fois cinq par jour», c'est-à-dire que vous allez manger chaque jour cinq sortes de fruits et cinq sortes de légumes. À supposer que vous soyez encore constipé après deux jours de ce traitement, augmentez votre ration de fruits et de légumes et diminuez votre ration d'aliments pauvres en fibres comme la viande et les produits de boulangerie. Je vous recommande également d'éviter le thé si vous souffrez de constipation chronique. Cette plante contient beaucoup de tanins et c'est d'ailleurs l'une des raisons pour lesquelles elle est recommandée pour traiter la diarrhée. Les tanins contribuent à solidifier les selles en retardant leur expulsion.

Les jus de fruits et de légumes sont également efficaces, surtout ceux qui conservent une bonne partie de leurs fibres. Le jus de pruneau est bien entendu en tête de liste, mais le jus de pomme-poire est également un laxatif particulièrement efficace. Parmi les jus de légumes, on trouve mention du jus d'asperge et de pomme de terre.

Certaines personnes utilisent pour préparer leurs jus une centrifugeuse qui éjecte la plus grande partie des fibres. En revanche, si le but est de traiter la constipation, c'est là une grave erreur puisque c'est précisément la fibre qui est utile.

Les plantes au secours de la constipation

Un certain nombre de plantes peuvent également prévenir et traiter la constipation.

♣♣ **Ispaghul *(Plantago ovata).*** Les minuscules graines d'ispaghul contiennent une fibre appelée mucilage, qui absorbe une grande quantité de fluide dans l'intestin. Les graines augmentent donc de volume, ce qui ajoute du lest aux selles. Lorsque celles-ci augmentent de volume, elles font pression sur les parois du côlon et déclenchent les contractions musculaires qui servent de signal pour aller à la selle.

Comme les graines de lin, celles de psyllium ont besoin d'eau pour être efficaces ; si vous aviez le malheur d'en prendre sans boire également beaucoup d'eau, vous risqueriez de provoquer une obstruction des voies digestives.

D'autre part, si vous êtes asthmatique, ne prenez pas cette plante. Diverses réactions allergiques à l'ispaghul ont été signalées, notamment quelques crises d'asthme graves après avoir inhalé la poussière de cette semence.

Si vous souffrez d'allergies, soyez vigilant à d'éventuelles réactions après avoir pris cette plante. Pour peu que vous constatiez des symptômes allergiques après en avoir pris une fois, évitez d'en prendre à nouveau.

♣♣ **Lin *(Linum usitatissimum).*** La graine de lin est ratifiée comme traitement de la constipation par des comités de scientifiques. Pour soulager la constipation chronique, il est conseillé de prendre une à trois cuillerées à soupe de graines de lin entières ou écrasées deux ou trois fois par jour.

Un petit conseil : si vous adoptez ce remède, veillez à boire beaucoup d'eau — au moins huit grands verres par jour — afin de faciliter le transit et les mouvements péristaltiques.

Aloès (*Aloe*, diverses espèces), nerprun (*Rhamnus catharticus*), cascara sagrada (*Rhamnus purshianus*), bourdaine (*Frangula alnus*) et séné (*Cassia senna*). Ces plantes contiennent toutes des substances chimiques naturelles dotées d'un puissant pouvoir laxatif ; on les appelle des anthraquinones.

Je vous recommande de n'avoir recours qu'en désespoir de cause à l'une ou l'autre de ces plantes contenant des anthraquinones. Commencez au préalable par adopter une alimentation très riche en fibres, et utilisez d'autres plantes à l'action plus douce. Sachez que n'importe quelle espèce végétale contenant des anthraquinones peut avoir une action désagréablement vigoureuse.

Pour le cas où vous auriez recours à la racine de nerprun, de cascara sagrada ou de bourdaine, vérifiez qu'il s'agit bien de racines anciennes. Les anthraquinones des racines trop fraîches irritent le tractus digestif. Elles peuvent provoquer des diarrhées sanglantes et des vomissements.

Les laxatifs à base d'anthraquinones ne doivent pas être utilisés durant une période prolongée, ni pendant la grossesse ou l'allaitement. Si vous en prenez sur une longue période, vous risquez de développer une accoutumance. C'est la raison pour laquelle je les cite seulement en dernier ressort.

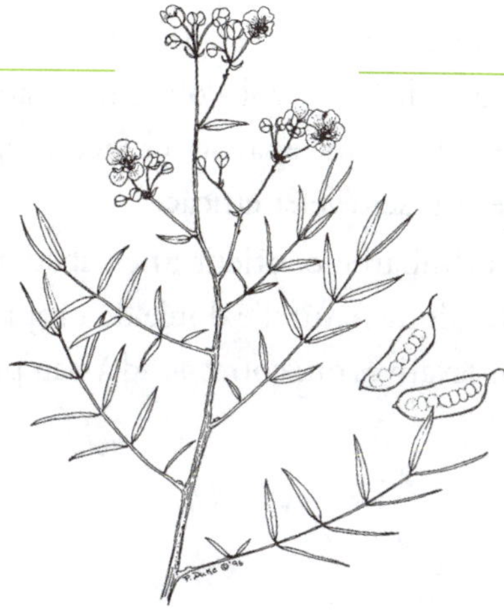

Séné

Les feuilles ténues et les gousses de séné constituent un laxatif puissant.

Fenugrec (*Trigonella foenum-graecum*). Comme celles de l'ispaghul, les graines de fenugrec contiennent un mucilage qui a pour propriété d'absorber les fluides. Lorsque vous prenez des graines de fenugrec, buvez beaucoup d'eau afin de faciliter le transit. N'utilisez pas plus de deux cuillerées à café par prise, car tout excès peut provoquer des troubles abdominaux.

Rhubarbe (*Rheum officinale*). J'aime cette recette suivante qui soulage la constipation : réduisez en purée trois tiges de rhubarbe préalablement débarrassées de leur feuille. Ajoutez une tasse de jus de pomme, le quart d'un citron pelé et une cuillerée à soupe de miel. Vous obtiendrez ainsi une boisson épaisse et acide qui devrait se révéler efficace.

La rhubarbe contient une substance chimique naturelle dotée de propriétés laxatives qui correspond à peu près aux substances phytochimiques présentes dans le séné et le cascara sagrada. Elle est également riche en fibres. N'oubliez pas que son action laxative peut être très vigoureuse ; il est probablement préférable de commencer par l'une ou l'autre des autres méthodes.

Cors au pied

Quelle étrange chose que l'hérédité ! Mon père souffrait toujours de cors aux pieds, mais jamais je n'ai eu ce problème. Une fois de plus, peut-être nos différents modes de vie suffisent-il à expliquer cela. Jamais mon père ne se promenait pieds nus ; moi, si.

Les cors aux pieds sont des protubérances dures à la surface des orteils dues à un épaississement de la peau. Les cors durs se produisent sur les orteils, tandis que les cors mous surviennent entre deux orteils.

La meilleure manière de les traiter est encore de faire en sorte qu'ils n'apparaissent jamais. Les cors proviennent presque toujours de chaussures trop serrées dans lesquelles les orteils sont à l'étroit, et le frottement provoque une irritation de la peau. Trop de personnes portent des chaussures trop petites parce qu'elles s'imaginent que cela les rend plus élégantes. À mon avis, c'est une aberration que de se faire souffrir ainsi.

Les plantes au secours des cors aux pieds

S'il vous a été impossible de prévenir les cors, voici quelques remèdes à base de plantes qui pourront vous aider.

♣ **Chélidoine** ***(Chelidonium majus).*** Partout où j'ai l'occasion de me rendre, les herboristes que je tiens en haute estime me parlent de la chélidoine pour traiter les cors. Je vous avoue que je n'ai pas encore eu l'occasion de l'essayer, mais si par malheur je devais avoir un cor, je ne manquerais pas d'y avoir recours. J'ai d'ailleurs mis au point (à la page suivante) la formule d'un remède à base de chélidoine pour les cors aux pieds.

♣ **Figuier *(Ficus carica)*, papaye *(Carica papaya)* et ananas *(Ananas comosus)*.** Lorsque le roi Salomon eut un cor au pied, ses médecins y appliquèrent un emplâtre de figues ; il s'agit là d'une des rares descriptions bibliques d'un usage médicinal de plantes. Les figues contiennent des enzymes capables de dissoudre les protéines qui contribuent à dissoudre les excroissances de l'épiderme, en particulier les cors aux pieds. La papaye et l'ananas contiennent le même genre d'enzyme, et ces trois fruits jouissent d'une réputation très ancienne comme remèdes contre les cors et les verrues. Voici une recette que je songerais à l'appliquer si je devais abandonner ma bonne vieille habitude d'aller pieds nus et si je me retrouvais avec un cor au pied. Ouvrez une figue fraîche et appliquez la pulpe sur le cor, recouvrez d'un bandage ; laissez en place toute la nuit. Alternativement, découpez un carré de pelure d'ananas et posez-le sur le cor de manière que l'intérieur de la pelure soit en contact avec le cor ; recouvrez d'un bandage et laissez en place toute la nuit. Le lendemain matin, ôtez cet emplâtre et laissez tremper le pied dans de l'eau bien chaude. Au bout d'une heure environ, essayez d'ôter le cor ; il devrait se détacher assez facilement, mais vous pouvez aussi le frotter doucement à l'aide d'une pierre ponce.

«Certains cas particulièrement rebelles, cependant, pourront nécessiter quatre à cinq emplâtres laissés en place toute la nuit.» La médecine populaire fait également mention du même genre de traitement à l'aide de papaye.

♣ **Gaulthérie *(Gaultheria procumbens)*.** Encore une bonne source de salicylates. Certains herboristes recommandent d'appliquer de l'huile essentielle de gaulthérie pour dissoudre durillons, cors, kystes et autres verrues. Je n'hésiterais probablement pas à l'essayer pour les cors, tant pour dissoudre la peau durcie que pour soulager la douleur. Ici aussi, pour éviter tout danger d'irritation, veillez à mettre l'huile essentielle uniquement sur le cor sans déborder sur la peau voisine.

Conservez soigneusement l'huile essentielle de gaulthérie (ou tout autre produit qui en contient) hors de portée des enfants. L'odeur qui rappelle

La chélidoine pour ôter les cors

Voici un remède très doux à base de plante que vous pouvez préparer vous-même pour ramollir et ôter les cors aux pieds. La chélidoine possède une réputation mondiale en tant que remède des cors aux pieds.

2 cuillerée à soupe de cardamome
6 tasses d'eau
1 cuillerée à café de chlorure de potassium
115 grammes de chélidoine fraîche, hachée menu
1 tasse de glycérine

Versez l'eau dans une casserole moyenne et ajoutez le chlorure de potassium. Faites chauffer tout en remuant de manière à dissoudre ce dernier. Écartez du feu, ajoutez la chélidoine et laissez reposer pendant deux heures.
Remettez la casserole sur le feu et amenez le contenu à ébullition. Diminuez la chaleur, puis laissez mijoter 20 minutes.
Passez le liquide à travers une passoire afin de le transférer dans un bol moyen. Jetez le résidu végétal.
Versez à nouveau le liquide dans la casserole et laissez-le mijoter jusqu'à ce qu'il se réduise au contenu d'une tasse et demie. Ajoutez alors la glycérine et laissez encore mijoter ce liquide jusqu'à le réduire au contenu de 2 tasses. Passez le liquide à travers une passoire, transvasez-le dans un flacon et gardez ce dernier dans un endroit frais. Deux fois par jour, par exemple le matin avant d'aller au travail et le soir avant de vous coucher, appliquez ce liquide sur le cor au pied.

Remarque : le chlorure de potassium est vendu en supermarché comme succédané du sel.

la menthe peut sembler appétissante, mais il suffirait à un jeune enfant d'en avaler une très petite quantité pour être en danger de mort.

♣ **Saule (*Salix*, diverses espèces).** Le saule contient des salicylates, substances complexes proches de l'aspirine qui ont pour effet de soulager la douleur. En outre, les salicylates sont également des acides puissants qui aident à dissoudre les cors et les verrues. Soyez toutefois prudent en utilisant cette plante ; il s'agit de mettre un emplâtre d'écorce de bouleau directement sur le cor, sans qu'il entre en contact avec la peau voisine. En raison de leur nature acide, les salicylates peuvent provoquer une inflammation de l'épiderme.

Coups de soleil

Durant mes jeunes années, de la maternelle au lycée, je passais tout l'été au bord de la piscine à me dorer au soleil. Étudiant, j'allais souvent à la plage pour jouer de la guitare. Autant de journées à paresser au soleil un peu partout au bord de l'eau.

C'est ainsi que, dès l'âge le plus tendre, j'ai largement entamé mon capital soleil. M'étant exposé à un risque élevé de cancer de la peau, il m'a bien fallu faire face aux conséquences d'un tel comportement. J'ai déjà dû faire enlever une lésion cancéreuse. D'autres taches sont apparues qui ne tarderont pas à nécessiter un traitement.

Je me suis assagi. Aujourd'hui, chaque fois que je m'expose au soleil, j'utilise de l'écran total et je porte des chemises à manches longues, parfois même avec des gants légers et un chapeau à larges bords. Un tel luxe de protection contre le soleil est tout à fait contraire à la façon dont j'ai été élevé. Cependant, étant donné les lieux exotiques où j'ai l'occasion de me rendre, il s'agit de précautions indispensables. D'ailleurs, malgré tout le soin que j'apporte à me protéger du soleil, je prends parfois des coups de soleil même quand je suis couvert de la tête aux pieds.

Les plantes au secours des coups de soleil

La plupart des coups de soleil, qui sont une forme de brûlure, restent relativement bénins. En revanche, contrairement à la majeure partie des autres types de brûlures courantes, ils touchent une superficie beaucoup plus grande de l'épiderme. De plus, non seulement les coups de soleil augmentent le danger de cancer, mais ils peuvent aussi être très douloureux. Heureusement, la nature a prévu un certain nombre de remèdes très efficaces.

♣♣♣ **Thé vert *(Camellia sinensis).*** Les Chinois recommandent d'appliquer sur la peau du thé bien infusé refroidi pour apaiser les coups de soleil. Cela me paraît de bon conseil, car le thé contient un certain nombre de substances chimiques complexes aux vertus bénéfiques.

Un chercheur que je connais affirme que l'acide tannique et la théobromine présents dans le thé contribuent à ôter la chaleur d'un coup de soleil. D'autres substances complexes du thé, les catéchines, contribuent à prévenir et à réparer les lésions de la peau. Ils pourraient même contribuer à prévenir les cancers de la peau dus à des agressions chimiques ou à la radiation. Les derniers travaux en date montrent que le thé vert contient également en abondance des substances chimiques appelées polyphénols. Quand nous absorbons ces substances en buvant du thé vert, elles contribuent à protéger la peau contre les lésions dues aux radiations ultraviolettes à l'origine des coups de soleil.

Il va sans dire qu'il est préférable d'éviter les coups de soleil plutôt que d'en supporter les conséquences. S'il vous arrive de passer trop de temps sur la plage et que vous n'avez pas assez de lotion protectrice, vous obtiendrez un soulagement en buvant par petites gorgées du thé vert glacé. Vous pouvez également appliquer des compresses de thé vert sur les régions de la peau qui ont pâti d'avoir été trop exposées.

♣♣ **Aloès *(Aloe vera)*.** Il a été scientifiquement prouvé que le gel contenu dans la feuille charnue de l'aloès stimulait la guérison des brûlures provoquées par les radiations. Vous pouvez soit recueillir le jus qui s'écoule d'une feuille d'aloès préalablement fendue, soit acheter du gel d'aloès dans le commerce — ce produit est généralement vendu en magasin diététique ou dans les boutiques spécialisées en plantes.

Appliquez le gel après la douche, et continuez à en appliquer plusieurs fois par jour jusqu'à ce que vous n'éprouviez plus aucune douleur. Il suffit généralement d'un jour ou deux pour que la rougeur disparaisse et que la peau ne pèle pas.

♣♣ **Aubergine *(Solanum melongena)*.** Tout comme la morelle noire, qui appartient également à la famille des solanacées, l'aubergine s'est fait une réputation en médecine populaire pour soulager les coups de soleil. Elle contient d'ailleurs des substances complexes qui sont utilisées en Australie — pays particulièrement ensoleillé — pour le traitement des cancers de la peau.

Bien entendu, il est préférable d'utiliser une crème de protection solaire efficace pour vous protéger du soleil. Mais si vous avez le malheur de prendre un coup de soleil, rien ne vous empêche d'appliquer à l'endroit douloureux de l'aubergine écrasée pour voir si cela vous apporte un soulagement.

♣♣ **Concombre *(Cucumis sativus)*.** Sa fraîcheur en fait un remède populaire souvent utilisé pour apaiser les brûlures. Il suffit de couper un concombre et d'en frotter directement la peau.

♣♣ **Hamamélis *(Hamamelis virginiana).*** Dans le cadre d'une étude, les chercheurs ont comparé trois traitements des coups de soleil : hamamélis, crème à l'hydrocortisone 1 % et crème à la camomille. L'hydrocortisone s'est avérée plus efficace que l'hamamélis, mais ce dernier a donné de meilleurs résultats que la camomille. Notons bien, toutefois, que l'hamamélis a tout de même donné de très bons résultats.

Vous pouvez acheter dans le commerce une solution à base d'hamamélis et l'appliquer directement sous forme de compresse. Sinon, mélangez une cuillerée à café d'hamamélis, une cuillerée à café de miel et un blanc d'œuf battu en neige. Vous pourriez aussi mélanger une cuillerée à café de chacun des ingrédients suivants : hamamélis, huile d'olive et glycérine, et enduire le coup de soleil de ce mélange.

♣♣ **Morelle noire *(Solanum nigrum).*** Certains herboristes écrasent les feuilles de cette plante, les mélangent à de la crème épaisse et appliquent cette préparation pâteuse sur les coups de soleil.

Un sorcier guérisseur de ma connaissance se sert d'une sorte de morelle que l'on trouve en Amazonie pour traiter non seulement les coups de soleil, mais toutes sortes de brûlures. Il hache les feuilles de manière à en exprimer un jus verdâtre, appliquant immédiatement ce jus sur la brûlure ; il affirme que ce traitement empêche l'apparition d'une cicatrice.

Si vous avez chez vous une plante en pot de la famille des solanacées, pourquoi ne pas essayer ? Divers produits élaborés à partir d'espèces de solanacées ont fait la preuve de leur utilité dans la prévention du cancer de la peau.

♣♣ **Plantain (*Plantago,* diverses espèces).** Il soulage les coups de soleil et les piqûres d'insectes. Le pouvoir de cette plante s'explique par la présence d'allantoïne, une substance qui a fait ses preuves comme agent cicatrisant des cellules de la peau ayant subi une lésion.

♣♣ **Souci *(Calendula officinalis).*** Les recherches montrent que la fleur de souci accélère la guérison des brûlures en refermant la blessure, atténuant ainsi l'inflammation et stimulant la croissance de cellules cutanées neuves. On trouve dans beaucoup de magasins diététiques des pommades à base de calendula.

♣♣ **Vitamines et minéraux.** La vitamine E (tocophérol) est le nutriment le plus actif pour protéger des coups de soleil. Pensez à essayer une crème à base de cette vitamine.

De plus, une étude a montré qu'un acide aminé naturel, appelé l-selenomethionine, atténue les lésions cutanées dues aux coups de soleil. La selenomethionine est aussi efficace qu'elle soit appliquée directement sur la peau ou prise par voie orale. Il est recommandé d'en prendre 100 microgrammes par jour durant les mois d'été. Les personnes présentant une prédisposition héréditaire au cancer peuvent doubler cette dose quotidienne. (Les noix du Brésil sont une source particulièrement abondante de ce nutriment.)

Coupures, égratignures et abcès

J'espère que vous n'aurez jamais un abcès comme celui qui est apparu sur ma jambe gauche, il y a trente ans, dans une forêt tropicale. Dans la jungle, la moindre coupure est capable en quelques heures à peine de se transformer en une vilaine infection. Cette coupure-là a commencé par une minuscule lésion au-dessus de ma cheville gauche. En moins de temps qu'il n'en faut pour le dire, j'avais un abcès suppurant (ce terme médical définit le pus qui s'écoule des blessures infectées) qui laissait bientôt la place à ce qu'en termes de cinéma, lorsqu'il s'agissait d'une blessure sous les tropiques, on appelait autrefois «gangrène de la jungle».

Ma jambe gauche était horrible à voir. De la vilaine blessure qui ne cessait de gagner du terrain s'écoulait un flux de pus verdâtre vraiment dégoûtant — les débris visqueux du combat de mon système immunitaire contre les bactéries retranchées bien à l'abri dans ma cheville.

Mes compagnons de voyage, tous des autochtones, secouaient la tête d'un air entendu. Ils m'ont expliqué que mon infection était due à un contact trop étroit avec une plante tropicale appelée *Dieffenbachia seguine*, semblable à la plante domestique du genre palmier appelée *Dieffenbachia*. Ils supposaient qu'une petite quantité de résine caustique échappée de tiges coupées de cette plante avait pénétré dans une blessure bénigne. Cette explication me parut plausible, d'autant plus que j'avais l'habitude de me promener pieds nus sur les berges glissantes des cours d'eau. Pourtant, je n'en saurai jamais la véritable raison. Tout ce que je sais, c'est que l'abcès ne cessait de croître, que j'ai commencé à avoir une forte fièvre, et que j'ai eu très peur. Je me suis efforcé de faire contre mauvaise fortune bonne figure, mais, sous les tropiques, toute infection cutanée peut très rapidement s'envenimer. Il y a une trentaine d'années, je n'avais pas la même confiance qu'aujourd'hui dans le pouvoir des plantes. Je me suis dit qu'il était préférable de consulter un médecin et j'ai filé à hôpital le plus proche.

Le praticien n'a fait que confirmer mes pires craintes. Après avoir jeté un regard à mon abcès, il m'a dit que je risquais de perdre ma jambe si je ne recevais pas immédiatement des antibiotiques par voie intraveineuse. Il m'a effectivement administré des antibiotiques, mais même cela n'était pas suffisant à ses yeux. Si je tenais à ma jambe, a-t-il ajouté, je devais rentrer chez moi pour suivre un traitement mieux approprié.

Pour corser le tout, j'apprenais au même moment qu'on me nommait expert-conseil en botanique. Il fallait que je reste et que travaille dans cette forêt. Que faire ? Je désirais ce poste plus que tout au monde. Mais je tenais tout autant à garder ma jambe…

Faire confiance à la médecine de brousse

Pour soigner ma jambe purulente, un ami me conseilla d'aller voir sa sœur infirmière qui connaissait très bien la médecine de la brousse. Il se trouva qu'elle avait déjà vu des abcès comme le mien. Elle confirma que ma plaie nécessitait effectivement des soins immédiats, mais elle put aussi me rassurer : nul besoin d'être hospitalisé ni de recevoir des piqûres intraveineuses d'antibiotiques.

Elle ajouta que je pouvais traiter mon abcès à l'aide de «fleurs», mais pas de celles qui appartiennent au monde des plantes. Elle voulait parler de fleurs (poudre purifiée) de soufre. Elle me recommanda de bien désinfecter ma blessure à l'aide d'eau oxygénée, de la laisser ensuite sécher au soleil et de la saupoudrer enfin de fleurs de soufre.

J'ai décidé de relever le pari de la médecine de brousse. Grâce aux conseils de cette infirmière et aux fleurs de soufre, mon vilain abcès ne tarda pas à guérir. Un mois plus tard, il ne me restait plus qu'une cicatrice encore visible aujourd'hui, souvenir de ma première rencontre empreinte de terreur avec la gangrène de la jungle.

Sur les trente dernières années, j'en ai passé cinq à voyager un peu partout sous les tropiques à la recherche de plantes médicinales. Et s'il est vrai que j'en ai découvert un certain nombre, j'ai également appris qu'il n'est pas indispensable d'aller s'aventurer dans les forêts tropicales pour trouver des plantes médicinales efficaces. Un certain nombre d'entre elles poussent beaucoup plus près de chez nous. Beaucoup de nos meilleurs remèdes sont à portée de main, pas plus loin que dans notre propre jardin.

Les plantes au secours des coupures, égratignures et abcès

Chacun peut s'attendre au moins une fois au cours de son existence à avoir une infection cutanée quelconque. Sans doute celle qui risque de se produire dans votre cas n'aura-t-elle pas la gravité de ce que je viens de décrire. Cependant, si une coupure prend après un ou deux jours un aspect plus rouge, douloureux et sensible, ou si du liquide commence à en suinter, cela signifie que vous avez une infection qui nécessite des soins médicaux.

Voici un certain nombre de plantes qui peuvent être très efficaces dans le traitement des coupures bénignes. Si vous avez une coupure plus grave ou un abcès et que vous souhaitez faire appel à ces remèdes phytothérapiques (ils sont vraiment efficaces), parlez-en d'abord avec votre médecin.

♣♣♣ **Théier (*Melaleuca,* diverses espèces).** L'huile essentielle de théier était utilisée par les aborigènes d'Australie pour traiter les lésions superficielles, le pied d'athlète, les piqûres d'insectes, les brûlures et les coupures. Son utilisation pour le traitement des blessures s'est répandue à travers le monde entier. Il existe à cela de bonnes raisons, car elle contient une substance complexe puissamment antiseptique appelée terpinén-4-ol.

Il m'est arrivé personnellement de faire l'usage d'huile essentielle de théier comme antiseptique à usage externe pour le traitement des abcès, et je puis confirmer son efficacité. Elle a fait ses preuves en tant qu'antiseptique efficace contre les bactéries et les champignons. À vrai dire, l'huile essentielle de théier est aussi performante que n'importe lequel de ces produits antiseptiques qui n'avaient rien à voir avec des plantes, mais que nos mères utilisaient volontiers, l'éosine ou le mercurochrome par exemple.

Les personnes qui ont la peau sensible constateront peut-être que l'huile essentielle pure provoque chez elles une irritation de l'épiderme. Je vous suggère de la diluer en mélangeant quelques gouttes d'huile essentielle à une ou deux cuillerées à soupe de n'importe quelle huile végétale. Si vous constatez que l'huile essentielle vous irrite la peau, diluez-la davantage ou cessez de l'utiliser. N'ingérez jamais d'huile de théier, ni d'ailleurs n'importe quelle autre huile essentielle. Les huiles aromatiques sont extrêmement concentrées et une très petite quantité suffit parfois pour avoir des effets nocifs.

♣♣ **Consoude *(Symphytum officinale)*.** Cette plante contient une substance complexe appelée allantoïne qui contribue à guérir les plaies. Ses acides tanniques astringents pourraient également favoriser la guérison des blessures.

La consoude a récemment fait l'objet de certaines critiques parce qu'elle contient des substances chimiques appelées alcaloïdes pyrrolizidines, qui peuvent provoquer des lésions au foie. De nombreux spécialistes mettent en garde contre toute prise de cette plante par voie orale. En usage externe, par contre, la consoude est à peu près sans danger. Elle reste mon premier recours en cas de plaie lente à cicatriser. Il vous suffira pour l'utiliser de prendre quelques feuilles fraîches que vous frotterez directement sur la partie du corps affectée. Vous trouverez également dans de nombreux magasins diététiques des produits à base de consoude pour les soins de la peau.

♣♣ **Échinacée (*Echinacea,* diverses espèces).** L'échinacée exerce de manière particulièrement puissante une action stimulatrice du système immunitaire qui aide l'organisme à guérir les blessures.

Quand cette plante est utilisée par voie externe, je la considère comme un antiseptique léger. Si j'avais une coupure infectée, je prendrais de la teinture d'échinacée ou boirais de la tisane d'échinacée pour stimuler mon système immunitaire et donner à mon corps la force de guérir l'infection. (Quoique l'échinacée puisse avoir pour effet de causer une sensation de picotements sur la langue ou de rendre les papilles momentanément insensibles, c'est sans aucun danger.)

♣♣ **Hydrastis *(Hydrastis canadensis)*.** Comme un certain nombre d'autres espèces à racine jaunes — épine-vinette, coptides —, l'hydrastis

Antiseptique polyvalent à base de plantes «planthol» ou «ampouline»

J'appelle cette préparation «ampouline» car je l'ai souvent utilisée pour prévenir et traiter une surinfection quand une ampoule s'était ouverte. On pourrait aussi bien l'appeler «planthol», car c'est plutôt mieux que le Synthol.

Je commence par une poignée de thym ou de monarde (plante fraîche), parce que ces plantes contiennent du thymol. J'ajoute ensuite, par poignées, d'autres plantes possédant des substances antiseptiques puissantes : notamment de l'eucalyptus ou du romarin, qui contiennent du cinéole ; l'une des nombreuses menthes, sources de menthol ; et la gaulthérie, qui possède une substance complexe proche de l'aspirine appelée salicylate de méthyle. (Je ne cite ici que les principales substances antiseptiques de chaque plante ; n'oublions pas que chacune des plantes mentionnées contient plus de 20 principes actifs antiseptiques.)

Après avoir écrasé les plantes, placez-les dans un bocal de verre et couvrez-les de vodka. Quelques jours plus tard, passez le liquide afin d'en éliminer le résidu végétal et conservez-le dans votre armoire à pharmacie ou dans une trousse d'urgence ; il vous sera très utile pour soigner coupures et égratignures. N'ayez aucune inquiétude s'il vous arrive de confondre cette potion avec le cognac que vous prenez parfois après le dîner. Non seulement cela ne vous fera aucun mal, mais le goût en est plutôt délicieux. (Il est toutefois préférable, cela va de soi, de savoir faire preuve de modération en toutes choses — notamment avec les boissons alcoolisées.)

contient un certain nombre d'agents chimiques antiseptiques et notamment de la berbérine et de l'hydrastine. Je n'hésiterais pas à appliquer sur une plaie un cataplasme de racine d'hydrastis écrasée si je ne disposais pas d'un autre antiseptique.

♣♣ **Hydrocotyle *(Centella asiatica).*** L'hydrocotyle contient de l'asiaticoside, une substance complexe qui stimule le développement des tissus conjonctifs indispensables à la cicatrisation des blessures. Dans le cadre d'essais cliniques, des applications externes d'extrait d'hydrocotyle ont fait la preuve de leur efficacité dans le traitement des plaies, des greffes de peau, des incisions chirurgicales et même de la gangrène.

♣♣ **Monarde *(Monarda punctata).*** Puisque j'ai de la monarde dans mon jardin, je prépare tout simplement une teinture cicatrisante en remplissant un verre de feuilles écrasées que je recouvre ensuite de vodka bon marché. L'alcool froid semble capable d'extraire davantage de substances complexes antiseptiques contenues dans cette plante que ne le fait l'alcool chauffé. Je laisse macérer pendant quelques jours. Ensuite, ce liquide peut être appliqué sur les coupures et utilisé comme une lotion antiseptique.

Si vous décidez d'utiliser cette plante, n'hésitez pas à tremper des bandages dans la teinture et à recouvrir toute plaie infectée directement avec cette compresse mouillée. Recouvrez ensuite cette dernière à l'aide d'une bande. Renouvelez le pansement après quelques heures, ou lorsqu'il est sec. Vous pouvez également recouvrir de bandages mouillés des coupures qui ne sont pas infectées, afin de les protéger de l'infection et d'en accélérer la guérison.

Vous pouvez suivre ces indications de base pour préparer des teintures à l'aide des autres plantes mentionnées dans cette rubrique.

♣♣ **Souci des jardins *(Calendula officinalis).*** Il est efficace sur deux plans. Il a le pouvoir d'atténuer l'inflammation et de stimuler la guérison des plaies.

Pour préparer une lotion pour le traitement des blessures, versez une tasse d'eau bouillante sur une cuillerée à café de pétales séchés et laissez infuser dix minutes. Trempez ensuite un linge propre dans ce liquide et appliquez le linge mouillé comme compresse sur la blessure.

Il est possible que le calendula soit plus efficace encore sous forme de pommade. Beaucoup de magasins diététiques vendent des crèmes et des pommades pour la peau qui contiennent du calendula.

♣**Ail *(Allium sativum).*** Quand j'ai eu une infection du lobe de l'oreille et qu'il m'était impossible de consulter un médecin, j'ai appliqué de l'ail en fixant une gousse directement sur la lésion à l'aide d'un pansement. J'avais l'air un peu idiot, mais le traitement s'est avéré efficace. L'ail a réussi à atténuer l'infection et l'enflure qui l'accompagnait.

Chez certains, l'application d'ail à même la peau peut provoquer des irritations de l'épiderme, mais il est certain que l'ail est un antibiotique hors pair. N'hésitez pas à interrompre ce genre de traitement immédiatement si votre peau ne le supporte pas.

L'ail n'est pas le seul antibiotique à base de plante ; ses proches cousins, l'oignon et la ciboulette, sont également saturés de substances complexes antibiotiques.

♣ **Aloès *(Aloe vera).*** Malgré mon enthousiasme pour l'aloès dans le traitement des brûlures, je ne suis pas certain que ce soit un bon remède pour les coupures et blessures un tant soit peu profondes. Divers travaux ont montré qu'il est peu efficace contre les plaies profondes comme les incisions. Il s'est cependant révélé précieux dans le cas de coupures superficielles.

Arnica ***(Arnica montana).*** Cette plante, également appelée bétoine des montagnes, est utile pour traiter et désinfecter les coupures et autres types de blessures.

L'application externe de fleurs d'arnica est un bon remède d'urgence pour soigner les blessures, hématomes, dislocations et entorses. Posologie suggérée : pour une compresse, utilisez une à deux cuillerées à café par tasse d'eau bouillante. Laissez infuser jusqu'à refroidissement complet. Trempez un linge propre dans ce liquide et appliquez-le sur la plaie.

Clou de girofle ***(Syzygium aromaticum).*** L'huile essentielle de girofle n'a pas son pareil, que ce soit en aromathérapie ou chez le dentiste. En effet, elle contient une abondance d'eugénol, une substance chimique qui remplit le double usage d'antibiotique et d'analgésique. Vous pouvez saupoudrer une blessure de clous de girofle moulus afin de la protéger de l'infection.

Guimauve ***(Althaea officinalis).*** Des emplâtres de guimauve sont traditionnellement utilisés depuis des milliers d'années pour traiter les blessures. La racine de cette plante contient une fibre soluble ou mucilage qui augmente de volume en présence d'eau pour devenir un gel spongieux. Que diriez-vous d'essayer ?

Mélilot ***(Melilotus officinalis).*** Diverses expériences sur des animaux de laboratoire ont montré que cette plante stimule la guérison des blessures. Son principe actif semble être une substance complexe appelée coumarine. On a parfois coutume de mélanger du mélilot en poudre avec la même quantité d'eau pour obtenir un emplâtre qui calmera les hémorroïdes. Cela me paraît raisonnable d'avoir recours à ce type d'emplâtre pour traiter aussi les coupures et plaies superficielles.

Miel. S'il ne s'agit pas exactement d'une plante, le miel est obtenu à partir de fleurs, et j'estime que ce traitement mérite d'être mentionné. Dans la tradition populaire de nombreuses cultures à travers le monde, le miel est utilisé comme pansement sur les blessures, car il sèche en formant une sorte d'emplâtre naturel.

La science médicale a d'ailleurs démontré qu'il fait bien davantage encore, notamment qu'il accélère la guérison.

Dégénérescence rétinienne

Je suis issu d'un milieu rural très modeste, et j'ai grandi grâce à un régime basé sur les fruits et légumes. J'aime répéter à qui veut l'entendre que les antioxydants et autres substances phytochimiques contenues dans ces aliments contribuent à prévenir le cancer et les maladies de cœur. Bien entendu, plus personne à l'heure actuelle ne sera vraiment surpris en entendant cela. Mais voici peut-être quelque chose de nouveau pour vous : saviez-vous que les nutriments antioxydants contribuaient également à préserver la vue ?

Je ne saurais vous garantir que si vous mangez consciencieusement des légumes, vous jouirez d'une vue perçante quand vous serez vieux comme Mathusalem. Mais si les travaux dont j'ai eu connaissance sont exacts, il est certain qu'elle sera meilleure que si aviez seulement mangé des aliments industriels sans valeur nutritive.

En voici la raison : certaines indications portent à croire que les lésions cellulaires provoquées par des molécules d'oxygène hautement réactives (les radicaux libres) jouent un rôle dans un trouble de la vue appelé dégénérescence rétinienne. Les antioxydants sont des substances qui neutralisent ces radicaux libres et les empêchent de nuire. Et il faut savoir que les fruits et légumes, surtout les légumes à feuilles vertes, sont tout simplement votre meilleure source de ces substances bénéfiques.

La macula est la partie centrale et la plus sensible de la rétine, zone richement innervée à l'arrière de l'œil qui est indispensable pour voir. Pour des raisons inconnues, vers l'âge de 60 ans, la macula commence à se désintégrer et, à mesure qu'elle dégénère, la vision centrale et la perception des détails ténus en sont également affectées. La vision périphérique n'est pas touchée. Passé l'âge de 65 ans, la dégénérescence rétinienne affecte plus de 20 % des Français. Chez les personnes du troisième âge, elle représente la principale cause de cécité. Le risque augmente quelque peu si vous êtes presbyte ou fumeur. Les sujets aux yeux clairs et qui ont une prédisposition familiale sont également plus exposés.

Les plantes au secours de la dégénérescence rétinienne

Les thérapies proposées par la médecine classique ne sont pas très efficaces, ce qui rend les approches nutritionnelles encore plus attractives. Il existe un certain nombre d'aliments et de plantes qui pourront vous être utiles.

♣♣♣ **Myrtille *(Vaccinium myrtillus).*** Ce fruit et ses cousins — l'airelle, la myrtille rouge américaine, la mûre, le raisin, le pruneau et la cerise sauvage (ou merise) — ont été utilisés traditionnellement pour soigner divers problèmes liés à l'acuité visuelle. Les recherches scientifiques ont d'ailleurs confirmé l'intérêt de ces utilisations traditionnelles.

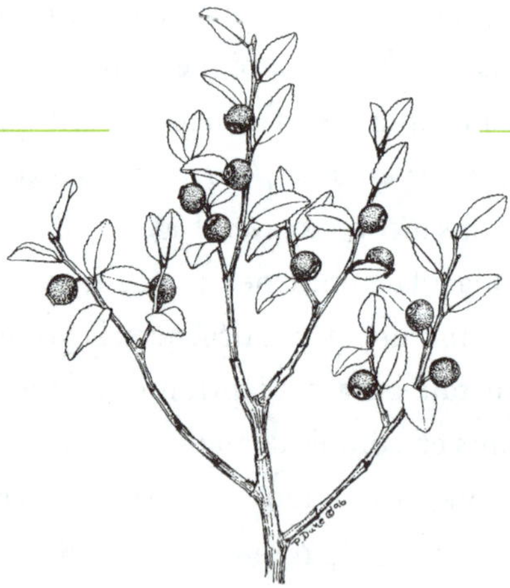

Myrtille

Les myrtilles contiennent un antioxydant puissant, utilisé par les herboristes du XVIIIe siècle comme ingrédient de solutions pour rinçage buccal.

Tous ces fruits contiennent des substances complexes, appelées anthocyanosides, qui ont de puissants effets antioxydants. Dans le cadre d'une étude, grâce à un traitement quotidien qui consistait à prendre 400 milligrammes de myrtille et 20 milligrammes du célèbre antioxydant qu'est le bêta-carotène, la vision nocturne de nombreux participants fut améliorée et leur champ de vision s'est élargi.

Les anthocyanosides de la myrtille renforcent également les capillaires de la rétine, ce qui contribue à ralentir la dégénérescence rétinienne. Je suggère une infusion de myrtille, de fragon épineux, de gotu-kola et de gingembre pour la prévention et le traitement de divers types de dégénérescence rétinienne.

Je vous conseille d'utiliser une grande quantité de myrtilles et d'ajouter les autres plantes en fonction de vos goûts et de ce que vous avez sous la main. Versez de l'eau bouillante sur les plantes et laissez infuser cette préparation pendant 15 minutes ; vous pourrez boire une tasse de cette tisane bénéfique pour les yeux jusqu'à quatre fois par jour.

♣♣ **Cacahuète *(Arachis hypogaea).*** De nombreuses recherches montrent que les graines de soja contribuent à prévenir l'altération rétinienne qui se produit chez les personnes atteintes de diabète, un trouble appelé rétinopathie diabétique. Il semblerait que le principe actif des graines de soja soit la génistéine. Si cette dernière contribue à prévenir la rétinopathie diabétique, il est possible qu'elle puisse également prévenir la dégénérescence rétinienne.

Les graines de soja mises à part, de nombreuses autres légumineuses contiennent également une proportion généreuse de génistéine. D'un point de vue purement gustatif, je choisirais les cacahuètes, qui possèdent généralement plus de génistéine que les graines de soja. En outre, elles sont particulièrement riches en substances complexes antioxydantes, appelées procyanidines.

♣♣ **Chou *(Brassica oleracea),* épinard *(Spinacia oleracea)* et autres légumes.** Après une étude portant sur près de 900 sujets dont 326 étaient atteints de dégénérescence rétinienne, on a constaté que le fait de manger des fruits et légumes antioxydants au moins cinq fois par semaine divisait par deux le risque de dégénérescence rétinienne.

Les feuilles vertes des plantes de la famille des crucifères (chou, chou frisé, etc.), ainsi que l'épinard, arrivaient en tête selon ces travaux du fait de leur richesse en lutéine et en zeaxanthine. D'autres légumes contenant des substances complexes similaires capables de protéger les yeux sont le bok choy (chou chinois), le brocoli, le chou de Bruxelles, le cresson, le chou-rave, la moutarde germée, les radis et les fanes de navets.

L'étude a également permis de constater que la prise d'un complément alimentaire de vitamines C et E n'était pas particulièrement efficace pour prévenir la dégénérescence rétinienne, même si ces deux vitamines sont de puissants antioxydants. Cela confirme l'une de mes hypothèses : mieux vaut manger des légumes riches en nutriments que prendre des compléments alimentaires

Si je souffrais de dégénérescence rétinienne ou si j'y était prédisposé, je me préparerais régulièrement mon «Cruci-Fix», en cuisant à la vapeur toutes les espèces de choux que j'ai sous la main.

♣♣ **Ginkgo *(Ginkgo biloba).*** Les extraits de ginkgo contribuent à assurer une bonne circulation sanguine vers la rétine.

Dans le cadre d'une étude, diverses personnes qui avaient reçu deux fois par jour 80 milligrammes d'extrait de ginkgo ont constaté une amélioration considérable de leur vision lointaine. Une autre recherche suggère que l'extrait de ginkgo pourrait même réparer les lésions affectant la rétine. À mon avis, cela montre qu'il serait intéressant de mélanger le ginkgo avec de la tisane de menthe antioxydante.

En fait, les feuilles de ginkgo ne contiennent qu'une très faible concentration de principe actif. Le meilleur moyen d'exploiter les possibilités de cette plante est de l'utiliser en ampoules ou en gélules que vous trouverez dans les magasins diététiques et dans certaines pharmacies. (De toute manière, il m'arrive parfois d'ajouter quelques feuilles de ginkgo à mes jus fraîchement pressés.) Respectez la posologie indiquée par le fabricant. (En quantité supérieure à 240 milligrammes, le ginkgo peut provoquer divers symptômes comme de la diarrhée, de l'irritabilité et de l'agitation ; par conséquent, si vous constatez l'un ou l'autre de ces symptômes, diminuez la dose.)

♣ **Clous de girofle *(Syzygium aromaticum).*** L'huile de girofle est un antioxydant puissant. Divers travaux ont montré qu'elle pouvait contribuer à prévenir l'altération dans la rétine d'une substance appelée acide docosahexaénoïque (ou acide cervonique). Cette action contribue à préserver la vision chez les personnes du troisième âge. Je vous suggère d'ajouter une ou deux gouttes d'huile essentielle de girofle à de la tisane de menthe antioxydante, et d'en boire jusqu'à quatre tasses par jour.

♣ **Lyciet *(Lycium chinese).*** Il s'agit là d'un traitement traditionnel chinois pour la vue trouble et d'autres problèmes liés à la vue. Dans le cadre d'une étude, les participants ont ingéré environ 50 grammes de lyciet par jour. Leur vision s'est considérablement améliorée. Le lyciet contient un taux élevé d'antioxydants et de pigments végétaux bénéfiques appelés caroténoïdes.

Dépression

Un jour, l'un de mes collègues m'a confié qu'il lui était arrivé de traverser des périodes de dépression particulièrement éprouvantes. Il en avait eu tous les symptômes classiques : profonde tristesse, sentiments d'impuissance et de désespoir, manque de concentration, troubles de l'appétit, du sommeil et de l'élimination des matières fécales, ainsi qu'une incapacité à trouver du plaisir dans toutes sortes d'activités habituellement agréables.

Aucun des médicaments modernes n'avait réussi à lui apporter un soulagement. Je me préparais déjà intérieurement à la question qu'il ne manquerait pas me poser : «Tu ne saurais pas m'indiquer des plantes qui pourraient m'aider ?» C'est d'ailleurs bien ce qu'il a fini par me demander. Je lui ai donné la réponse prudente que je propose habituellement à mes patients : «Si je souffrais de dépression, je ferais appel au millepertuis.» Mais j'aurais tout aussi bien pu dire «à la réglisse». En effet, ces deux plantes sont à placer au zénith.

Les plantes au secours de la dépression

Il va sans dire qu'il nous arrive à tous d'avoir de temps à autre le cafard. Quand la dépression s'installe en permanence, en revanche, il s'agit d'un trouble grave. Si vous souffrez de dépression chronique, consultez votre médecin afin d'obtenir un traitement adéquat. En attendant d'aller le voir, un certain nombre de plantes peuvent aussi vous être utiles.

♣♣♣ **Millepertuis *(Hypericum perforatum).*** Ses fleurs jaunes en forme d'étoile, dont la couleur devient rouge lorsqu'on les écrase, sont assez belles pour vous mettre déjà en joie. Mais cette plante est également utilisée depuis la nuit des temps pour le traitement de l'anxiété et de la dépression. La science moderne a permis de confirmer que des générations d'herboristes et de guérisseurs ne s'étaient pas trompés.

Les études cliniques montrent qu'il suffit d'administrer un seul des principes actifs de cette plante, l'hypéricine, pour obtenir une amélioration marquée des symptômes caractéris-

Prudence avec les inhibiteurs de la monoamine-oxydase ou IMAO

Les personnes qui prennent des inhibiteurs de la monoamine-oxydase ou qui utilisent régulièrement des plantes contenant des IMAO doivent éviter certains aliments et certains médicaments. Les aliments à éviter sont les boissons alcoolisées, ainsi que tout aliment fumé ou conservé au vinaigre. Quant aux médicaments concernés, ce sont les remèdes contre le rhume et le rhume des foins, les amphétamines, les narcotiques, le tryptophane et la tyrosine.

tiques d'anxiété et de dépression. Certaines études montrent qu'il s'agit là d'un antidépresseur plus puissant que certains médicaments pharmaceutiques comme l'amitriptyline (Élavil) et l'imipramine (Tofranil). En outre, cette substance phytochimique comporte moins d'effets secondaires. Certains chercheurs affirment même qu'elle n'en entraîne absolument aucun.

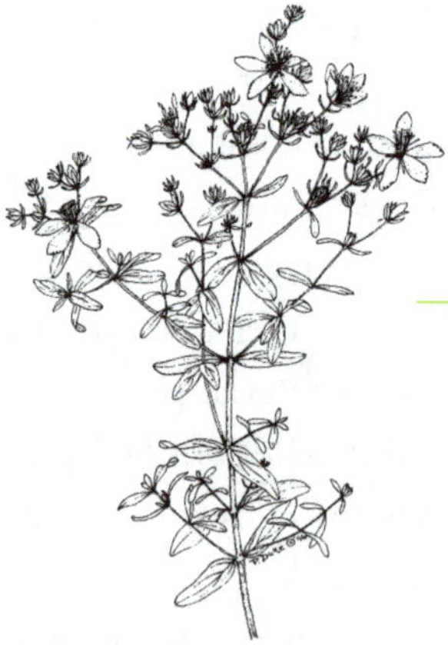

Millepertuis

Cette plante, autrefois employée pour écarter les mauvais esprits et traiter les morsures de serpents, a fait l'objet de recherches très approfondies en tant que remède antidépresseur.

Les travaux scientifiques montrent également que le millepertuis améliore la qualité du sommeil, qui est souvent un problème pour les personnes gravement déprimées. Dans le cadre d'une étude, des chercheurs ont administré du millepertuis à 105 personnes souffrant de dépression légère. Par comparaison avec le groupe témoin, ces personnes ont alors bénéficié d'un sommeil plus réparateur. Ils ont signalé moins de sentiments de tristesse, d'impuissance, de désespoir et d'épuisement, et moins de maux de tête. D'autre part, aucune d'entre elles ne se plaignait d'effets secondaires.

Certains chercheurs attribuent l'effet bénéfique de cette plante à ses IMAO (inhibiteurs de la monoamine-oxydase), mais d'autres études tendent à minimiser cette activité. En fait, bien que le millepertuis soit effectivement un antidépresseur de pointe, il n'exercerait qu'une activité IMAO très inférieure à ce que l'on imaginait jusqu'ici. Si vous souhaitez essayer le millepertuis, je vous suggère de préparer une tisane en laissant infuser pendant dix minutes une ou deux cuillerées à café de plante séchée dans une tasse d'eau bouillante. Il semblerait que le millepertuis ait la plus grande efficacité lorsque l'on prend une à deux tasses de tisane par jour pendant quatre à six semaines. Différentes substances chimiques contenues dans cette plante entrent en œuvre de plusieurs manières différentes pour soulager la dépression légère. L'avantage de cette action synergique est qu'elle provoque beaucoup moins d'effets secondaires, car la réponse globale n'est pas due à un seul effet particulièrement vigoureux.

Évitez cependant d'utiliser le millepertuis si vous êtes enceinte. D'autre part, mieux vaut éviter toute exposition prolongée ou intense aux rayons du soleil pendant que vous prenez cette plante, car elle peut rendre la peau plus sensible aux rayons ultraviolets.

♣♣♣ **Réglisse *(Glycyrrhiza glabra).*** De toutes les plantes que je connaisse, c'est la réglisse qui contient le plus grand nombre de substances complexes antidépressives ; il est étonnant de constater, en revanche, qu'elle ne possède pas la popularité du millepertuis pour traiter les dépressions. Au moins cinq composants chimiques de la réglisse sont des inhibiteurs de la monoamine-oxydase, c'est-à-dire des substances complexes dotées d'une action antidépressive très puissante.

Si vous souhaitez faire l'essai de la réglisse pour soulager votre dépression, il vous suffira d'en ajouter un peu à n'importe laquelle des tisanes à base de plante mentionnées ailleurs dans la présente rubrique. (La réglisse et ses extraits ne présentent aucun danger lorsque les quantités ingérées sont modérées — jusqu'à trois tasses de tisane par jour environ —, mais l'ingestion de réglisse sur une longue période ou en grande quantité peut provoquer divers symptômes comme maux de tête, léthargie, rétention d'eau et de sodium, perte excessive de potassium et hypertension artérielle.)

♣♣ **Gingembre *(Zingiber officinale).*** Le goût stimulant du gingembre n'est pas la seule raison d'ajouter cette plante savoureuse aux autres plantes antidépressives que vous ingérez déjà. Le gingembre est utilisé de longue date pour traiter l'anxiété et la

Tryptophane antitristesse

Est-il possible de bannir la dépression grâce à une alimentation judicieuse ?

Faites-moi l'amitié de supporter un petit exposé de biochimie : le corps convertit les glucides — c'est-à-dire les sucres et les amidons que vous mangez — en glucose, un type de sucre généralement appelé glycémie. Le glucose agit sur le pancréas qui libère alors de l'insuline. Cette dernière, à son tour, augmente la concentration dans le cerveau de l'acide aminé appelé tryptophane, la matière première utilisée pour fabriquer le neurotransmetteur chimique qu'est la sérotonine.

C'est grâce aux neurotransmetteurs chimiques que les nerfs communiquent entre eux et qu'ils fonctionnent adéquatement. Des niveaux élevés de sérotonine entraînent un effet très particulier : ils améliorent l'humeur et augmentent les sentiments de bien-être et de satiété.

Si nous poursuivons ce raisonnement un tout petit peu plus loin, on pourrait en conclure qu'une alimentation riche en glucides devrait être conseillée aux gens sujets au cafard. C'est d'ailleurs précisément ce que suggère une étude dans laquelle des personnes qui souffraient de dépression légère — notamment des fumeurs en passe de renoncer à la cigarette et des femmes souffrant de syndrome prémenstruel — ont signalé que leur état d'esprit s'était amélioré après avoir mangé des biscuits contenant beaucoup de glucides.

Alors n'hésitez pas : mangez davantage de biscuits, de pâtes et de petits pains et vous vous sentirez mieux.

Vous pourriez aussi augmenter votre dose de tryptophane. Les graines de tournesol, de courge et d'onagre *(Oenothera biennis)* contiennent toutes en abondance cet acide aminé de la bonne humeur.

Notons au passage que le fait d'augmenter la quantité de sérotonine de l'organisme est l'une des approches médicales classiques dans le traitement de la dépression. La fluoxétine du Prozac, un médicament antidépresseur très connu, est efficace parce qu'elle aide l'organisme à conserver sa sérotonine.

dépression. J'ai entendu suffisamment de témoignages de son efficacité pour que j'y croie.

♣♣ **Pourpier *(Portulaca oleracea).*** Quand ils se sentent déprimés, beaucoup de gens ont envie de manger. Il est d'ailleurs tout à fait possible d'obtenir un soulagement en mangeant, pour peu que l'on sache le faire judicieusement. Il est prouvé que les aliments riches en magnésium et en potassium exercent une action antidépressive. Le pourpier, qui contient ces minéraux en abondance, est également une excellente source d'autres substances antidépressives comme le calcium, le folate (la forme naturelle de l'acide folique) et le lithium. En fait, le pourpier contient jusqu'à 16 % de substances complexes antidépressives (taux calculé pour un poids de plante séchée), un taux absolument énorme.

Il ne fait aucun doute que le pourpier n'est qu'un ingrédient parmi bien d'autres pour réaliser une salade capable de soulager la dépression. D'où ma «salade-pas-triste» : laitue, amaranthe, pourpier et cresson. J'ajouterais également un peu de thym dans la vinaigrette, car cette plante contient en abondance le minéral aux vertus antidépressives appelé lithium.

♣♣ **Romarin *(Rosmarinus officinalis).*** Les aromathérapeutes recommandent volontiers l'huile essentielle de romarin pour traiter la dépression. Sans doute un massage à l'aide d'huile végétale ou de lotion de massage additionnée de quelques gouttes d'huile essentielle de romarin ne saurait vous faire de mal. Elle contient du cinéole, une substance complexe qui stimule le système nerveux central.

Parmi diverses autres huiles à base de plante recommandées par les aromathérapeutes, citons la bergamote, le basilic, la camomille, la sauge sclarée, le jasmin, la lavande, le néroli, la noix de muscade et l'ylang-ylang. Souvenez-vous cependant que ces huiles aromatiques doivent être réservées à l'usage externe.

♣ **Ginkgo *(Ginkgo biloba).*** Diverses études ont montré que le ginkgo peut contribuer à soulager la dépression, surtout chez les personnes âgées, car la circulation sanguine jusqu'au cerveau se ralentit après un certain âge.

Dans le cadre d'une étude, des chercheurs ont recruté un groupe de 40 personnes du troisième âge qui se plaignaient de troubles de la circulation sanguine cérébrale et qui n'avaient obtenu aucun soulagement en prenant des antidépresseurs pharmaceutiques. Les chercheurs leur ont administré trois fois par jour 80 milligrammes d'extrait de ginkgo. Chez ces sujets, les symptômes de dépression se sont considérablement améliorés, tout comme leurs facultés intellectuelles.

D'autres recherches ont encore confirmé l'intérêt de l'utilisation d'extrait de feuille de ginkgo normalisé pour toutes sortes de troubles associés au vieillissement, notamment la perte de mémoire et les troubles circulatoires.

Il existe plusieurs préparations courantes à base de ginkgo en gélules ou en ampoules que l'on trouve en magasin diététique. Optez pour cette formule si vous voulez essayer cette plante. Vous pouvez en prendre entre 60 et 240 milligrammes par jour, mais ne dépassez pas cette dose. Pris en trop grande quantité, ce produit peut provoquer diarrhées, irritabilité et agitation.

♣ **Ginseng de Sibérie *(Eleutherococcus senticosus).*** Diverses études sur des animaux de laboratoire ont démontré que le ginseng de Sibérie agissait comme inhibiteur de la monoamine-oxydase. Chez les personnes souffrant de dépression, cette plante contribue à augmenter le sentiment de bien-être. Vous pouvez en prendre soit sous forme de gélules, soit en extrait normalisé.

Parmi d'autres plantes efficaces en tant qu'inhibiteurs de la monoamine-oxydase, citons le cumin, le céleri, la coriandre, l'aneth, le fenouil et la noix de muscade.

♣ **Aliments riches en vitamines du groupe B.** Les substances chimiques (ou neurotransmetteurs) permettant aux cellules nerveuses de bien communiquer entre elles jouent un rôle dans la dépression. Les nutrithérapeutes conseillent de veiller à manger suffisamment de certaines vitamines du groupe B, comme le folate et les vitamines B_6 et B_{12}, pour maintenir des taux élevés de neurotransmetteurs.

Les meilleures sources de folate sont les haricots pinto, l'asperge, l'épinard, le brocoli, l'okra et les choux de Bruxelles. Quant à la vitamine B_6, on la trouve en abondance dans le chou-fleur, le cresson, l'épinard, les bananes, l'okra, l'oignon, le brocoli, les courges, le chou frisé, le kohlrabi, les choux de Bruxelles, les petits pois et les radis.

Vous pourriez également faire un essai en ajoutant à votre alimentation davantage d'un acide aminé appelé phénylalanine. Dans le cadre d'une étude, plus de 75 % des personnes qui souffraient de dépression grave ont signalé une amélioration rapide en

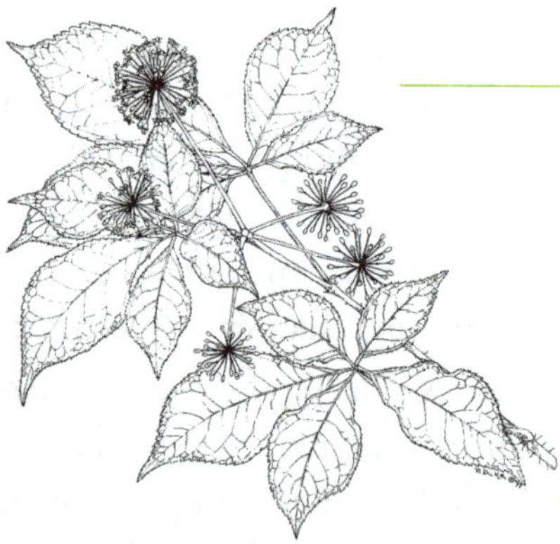

Ginseng de Sibérie

Il ne s'agit pas de ginseng véritable, mais cette plante possède des propriétés thérapeutiques similaires. Elle est fréquemment utilisée.

prenant un complément alimentaire de phénylalanine et de vitamine B_6. Puisqu'il est généralement préférable d'obtenir des nutriments par le biais de l'alimentation, je vous recommanderais les graines de tournesol, les haricots noirs, le cresson et les graines de soja. Que diriez-vous d'un potage aux haricots noirs accompagné de cresson et garni d'une poignée de graines de tournesol ?

Diabète

« Ci-joint un échantillon de “mauvaise herbe”. Une de mes patientes, qui est diabétique, me l'a rapportée. Elle souffre de diabète de l'âge mûr et prenait de l'insuline jusqu'à ce qu'elle commence à utiliser cette plante. Elle me signale à présent qu'elle l'ajoute à du vermouth et qu'elle prend deux fois par jour de petites gorgées de ce mélange. En six mois, il en est résulté pour cette patiente une normalisation de la glycémie. J'espère que vous réussirez à identifier cette plante et que vous parviendrez à en déterminer le principe actif.»

C'est ainsi que ce médecin, qui connaissait mon intérêt pour la médecine par les plantes, m'a transmis cette lettre et cet échantillon, que j'ai pu identifier comme étant du jackass bitters *(Neurolaena lobata),* une mauvaise herbe vivace de grande taille qui ressemble vaguement à l'ambroisie. La teinture obtenue à partir de cette plante est un traitement utilisé depuis fort longtemps dans les Caraïbes pour traiter le diabète, mais aussi le rhume, la fièvre, la malaria et les douleurs menstruelles.

Je ne saurais affirmer qu'elle est vraiment efficace pour soulager tous ces autres troubles, mais de nombreuses recherches confirment son efficacité pour équilibrer les taux de glycémie. On peut donc affirmer qu'elle contribue à mieux gérer le diabète. Dans le cadre de diverses études portant sur des animaux de laboratoire, on a pu montrer qu'une teinture de cette plante exerçait un effet antihyperglycémique — terme médical pour tout ce qui, comme l'insuline, a pour effet d'abaisser la glycémie. C'est le taux › trop élevé de sucre dans le sang qui est responsable des graves complications dont souffrent les patients diabétiques.

Si la dose administrée à l'animal était adaptée à l'être humain, un individu pesant 70 kilos devrait ingérer environ 30 grammes de cette plante pour bénéficier de son action antihyperglycémique. En revanche, selon la lettre que ce médecin m'a adressée, il semblerait que certaines personnes obtiennent une amélioration très nette en prenant une dose considérablement plus faible. Toutefois, cette plante est difficile à obtenir.

Problèmes de carburant

Il y a plus de deux mille ans, les Anciens ont remarqué que certaines personnes produisaient de grandes quantités d'urine dont l'odeur sucrée attirait les fourmis. (Dans bien des cultures, le thérapeute goûtait un échantillon d'urine pour établir son diagnostic.) On nomma ce trouble *diabetes mellitus,* selon le mot grec qui signifie «fontaine» et le terme latin pour «miel».

Le diabète se produit soit lorsque le pancréas cesse de produire l'hormone appelée insuline, soit lorsque l'organisme devient incapable d'utiliser l'insuline qu'il produit. Le glucose, qui est le carburant essentiel du corps, ne pénètre dans nos cellules que si l'insuline est présente et active. Sans elle, le glucose s'accumule dans le courant sanguin et finit par apparaître dans l'urine, provoquant le goût sucré déjà remarqué dans l'Antiquité. Ce déséquilibre dans les taux de sucre (taux glycémiques) a également pour résultat des urines plus abondantes et une grande soif.

D'autre part, le diabète entraîne un rétrécissement des petits vaisseaux sanguins (capillaires) dans l'ensemble du corps. Il semble que plus le taux de sucre dans le sang est élevé, plus les capillaires rétrécissent. À mesure que ce processus s'installe, les vaisseaux sanguins véhiculent moins de sang, ce qui compromet la circulation. Les troubles circulatoires déclenchent à leur tour d'autres complications liées à un diabète mal géré : maladie rénale, cicatrisation très lente et troubles des pieds et de la vue.

Les problèmes de membres liés au diabète sont la cause d'un certain nombre d'amputations non consécutives à une blessure. Le diabète modifie également le métabolisme des matières grasses, augmentant le risque d'accumulation de plaque de cholestérol sur les parois des vaisseaux sanguins. C'est dire que les patients diabétiques sont particulièrement menacés par les maladies cardiaques.

Deux approches pour deux troubles distincts

Il existe en réalité deux types de diabète : celui de Type I, insulinodépendant, et celui de Type II, non insulinodépendant.

Les personnes qui souffrent de diabète de Type I doivent chaque jour s'administrer une piqûre d'insuline afin de gérer leur taux glycémique. Celles qui ont un diabète de Type II produisent leur propre insuline, mais les cellules de leur organisme sont incapables d'y répondre adéquatement.

Le diabète de Type II est de loin le plus courant. Il représente entre 85 et 90 % des cas. Il est généralement associé à l'obésité. Les personnes souffrant de diabète de Type II parviennent habituellement à maîtriser leur glycémie grâce à un régime et à une alimentation adaptée, parfois conjuguée avec la prise de médicaments par voie orale afin de renforcer l'effet de leur propre insuline.

Les personnes qui présentent un diabète de Type II peuvent souvent éviter la prise de médicaments. Je suis favorable à cette approche chaque fois que possible. Tout ce que j'ai eu l'occasion de lire dans les publications médicales confirme que les approches nutritionnelles sont moins coûteuses, plus efficaces et plus agréables que la plupart des options pharmaceutiques. Environ 3 % de la population suiventt un traitement contre le diabète et près d'une personne sur 70 souffre de diabète sans s'en douter. Comme les maladies du cœur et de nombreux cancers, le diabète est étroitement lié aux habitudes alimentaires occidentales. Chez les Indiens d'Amérique et les aborigènes d'Australie, l'incidence de diabète est montée en flèche quand ils ont abandonné leur alimentation traditionnelle.

Moyens naturels pour lutter contre le diabète

Le diabète est un trouble grave. Si vous êtes diabétique, il est certain que vous devez suivre les conseils d'un médecin. En revanche, sachez que vous avez en votre pouvoir de nombreux moyens de mieux gérer votre maladie.

L'obésité étant étroitement liée au diabète de Type II, la diminution du poids est une mesure prioritaire. Personnellement, je choisirais une alimentation pauvre en matières grasses et un peu d'exercice modéré, pratiqué régulièrement. Je préconiserais d'augmenter progressivement votre activité physique jusqu'au point où vous soyez capable de faire une marche rapide pendant une heure par jour. Cela ne vous obligera ni à acheter un équipement particulier, ni à vous inscrire dans un club de gym. Ne désespérez pas, même si vous n'avez jamais eu jusqu'à présent aucune activité physique. Ce sont précisément les personnes les plus sédentaires qui recueillent le maximum de bienfaits en pratiquant la marche et d'autres activités physiques tout à fait modérées.

Il existe par ailleurs des preuves convaincantes selon lesquelles certains compléments alimentaires peuvent contribuer à prévenir plusieurs complications dues au diabète. Demandez à votre médecin de vous conseiller un nutrithérapeute clinique qui saura vous aider à mettre au point un programme d'apports complémentaires. Divers compléments peuvent être utiles, notamment les vitamines B_6, C et E, le picolinate de chrome, le magnésium, le manganèse, le phosphore et le zinc, ainsi que les acides gras de type oméga-3 et oméga-6.

Les plantes au secours du diabète

Sans omettre la pratique d'un peu d'exercice et la prise de compléments nutritifs, vous pouvez également essayer un certain nombre de plantes qui contribueront à normaliser le taux de glycémie dans le sang. J'ai déjà parlé plus haut de la première (jackass bitters). Voici les autres, par ordre décroissant d'importance.

♣♣♣ **Fenugrec *(Trigonella foenum-graecum)*.** Environ la moitié du poids des graines séchées de fenugrec se constitue d'une fibre soluble appelée mucilage. Elle contient six substances complexes qui contribuent à régulariser le taux de glycémie dans le sang. Le fenugrec augmente également les taux sanguins de HDL (le «bon» cholestérol) tout en abaissant le taux de cholestérol total ; cette plante peut donc aider à prévenir la maladie cardiovasculaire à laquelle les diabétiques sont particulièrement exposés.

♣♣♣ **Oignon *(Allium cepa)*.** L'oignon est traditionnellement utilisé comme complément alimentaire pour traiter le diabète, et cela depuis fort longtemps, en Asie, en Europe et au Moyen-Orient. Cela ne m'étonne pas. L'oignon (et surtout sa peau) sont une des meilleures sources connues de quercétine, qui joue un rôle important pour atténuer les problèmes de vue souvent liés au diabète, notamment la rétinopathie diabétique.

♣♣ **Ail *(Allium sativum)*.** Tout comme l'oignon, l'ail exerce une action très efficace en aidant à gérer la glycémie. Mangez davantage d'ail, si possible cru, tout au moins légère-

Potage Dia-béné-fèves

Les fèves contiennent une sorte de fibre particulièrement utile pour mieux gérer la glycémie. Quant à la peau de l'oignon, elle est particulièrement riche en quercétine, une substance complexe bénéfique ayant le même effet. En conservant la peau des oignons durant la cuisson de cette soupe, votre potage vous apportera davantage de cet agent bénéfique.

2 tasses d'eau
1 oignon entier, avec la peau, coupé en quatre
1 boîte (450 grammes) de haricots rouges de Soissons, rincés et égouttés
1 petite carotte coupée en dés
1/2 tasse de cacahuètes
1/4 de tasse de fenugrec germé, ou 1/2 tasse de graines sèches
2 feuilles de laurier
4 gousses d'ail, hachées menu
pincée de cannelle moulue
pincée de clous de girofle moulus
pincée de curcuma

Dans une grande casserole, à feu moyen, amenez à ébullition l'eau et l'oignon. Ajoutez ensuite les autres ingrédients : haricots rouges, carotte, cacahuètes, fenugrec (graines sèches ou germées), feuilles de laurier, ail, cannelle, clous de girofle et curcuma. Amenez progressivement à ébullition, et laissez cuire à petit feu et à couvert pendant 30 minutes, ou jusqu'à ce que l'oignon devienne très tendre. Enlevez ensuite les quartiers d'oignon à l'aide d'une écumoire ; pelez-les et jetez les pelures. Après avoir légèrement écrasé la chair à la fourchette, reversez-la dans la casserole. Écartez cette dernière du feu, ôtez les feuilles de laurier et dégustez.

RECETTE POUR 4 PERSONNES

ment cuit après l'avoir incorporé à vos aliments.

♣♣ **Cacahuète *(Arachis hypogaea).*** Les cacahuètes, comme les fèves, ont le pouvoir de maintenir la glycémie à un taux peu élevé. Elle sont souvent critiquées pour être trop riches en matières grasses. En ce qui me concerne, je les adore et j'en mange souvent ; c'est donc avec enthousiasme que je chante leur louange.

♣♣ **Concombre sauvage *(Momordica charantia).*** Aussi appelée balsamine sauvage, cette plante a

Insulinade

Les recherches ont permis de découvrir un certain nombre d'épices capables d'aider le corps à faire meilleur usage de l'insuline. Il s'agit notamment de la feuille de laurier, de la cannelle, des clous de girofle et du curcuma.
Je me contenterais d'ajouter une ou deux pincées de chacune d'elles à une théière de thé noir que je laisserais infuser dix minutes ; ensuite, j'en ferais du thé glacé. Je songerais aussi à y ajouter une pincée de coriandre et de cumin. Les recherches portant sur ces deux derniers ingrédients ne sont pas aussi concluantes, mais les essais sur l'animal ont permis de constater que tous deux abaissent quelque peu le taux de sucre sanguin. Si vous aimez le fenugrec, pourquoi ne pas en ajouter également quelques graines à votre thé ?

fait l'objet d'un vif intérêt pour son aptitude à normaliser la glycémie. Divers travaux ont montré que le concombre sauvage pouvait aider à réguler le diabète.

Lors d'une étude, on a pu constater que l'administration quotidienne de cinq grammes (environ deux cuillerées à café) de momordique en poudre permettait de diminuer de 54 % le taux de sucre dans le sang. D'autres chercheurs ont établi que la prise de 50 millilitres (environ le quart d'une tasse) d'extrait de momordique permettait de diminuer d'environ 20 % le taux de sucre dans le sang.

Peut-être vous méfiez-vous des extraits. Dans ce cas, rien ne vous empêche de manger un peu de concombre sauvage en garniture. Vous pourriez également essayer cette plante sous forme de jus frais. Ou encore, préparez une décoction en faisant bouillir à petit feu 115 grammes de plante fraîche coupée menu dans un demi-litre d'eau jusqu'à évaporation de la moitié du liquide. Prenez ce breuvage une fois par jour.

♣♣ **Fèves (*Phaseolus,* diverses espèces).** De nombreux travaux scientifiques démontrent que le fait de manger des aliments qui contiennent une abondance de fibres solubles, en particulier les fèves, diminue l'augmentation du sucre sanguin après les repas et retarde ensuite la chute des taux de sucre dans le sang. Ainsi, la glycémie se maintient à des taux proches de la normale.

Si je souffrais de diabète, je mangerais beaucoup de fèves et de potages à base de légumineuses. (Si vous voulez bénéficier des propriétés conjointes de l'oignon et des fèves, essayez ma recette de potage «Dia-béné-fèves».)

Guimauve officinale *(Althaea officinalis).* La racine de guimauve contient en abondance une fibre végétale soluble appelée pectine (35 % du poids de la plante sèche). La prise de pectine est un moyen efficace de maintenir la glycémie à un taux peu élevé.

Je vous conseille de laisser tremper les racines plutôt fibreuses dans de l'eau durant toute une nuit, ou, mieux encore, d'acheter dans le commerce une préparation toute prête. Il existe aussi d'autres sources appréciables de pectine : les carottes, les cynorrhodons, les pommes et les figues.

Laurier commun *(Laurus nobilis).* Les feuilles de laurier, en quantité aussi minime que 500 milligrammes (à peu près la moitié d'une cuillerée à café), aident l'organisme à utiliser plus efficacement l'insuline. Chez les animaux de laboratoire, on a prouvé qu'elles abaissaient les taux de sucre sanguin. Ma recette de potage Dia-béné-fèves comprend non seulement quelques feuilles de laurier, mais aussi de la cannelle, des clous de girofle et du curcuma, qui ont tous une action bénéfique sur la glycémie.

Noix de Macadamia (*Macadamia*, diverses espèces). Les recommandations diététiques pour les personnes présentant un diabète de Type II préconisent une alimentation contenant 15 à 20 % de calories provenant de protéines, moins de 35 % en provenance de lipides et 55 à 60 % de calories venant des glucides. Des travaux montrent que le fait de substituer certains lipides lourds — acides gras mono-insaturés — pour remplacer une partie des glucides pouvait améliorer la gestion de la glycémie sans qu'il soit nécessaire d'augmenter les taux de cholestérol.

L'huile d'olive est la principale source d'acides gras mono-insaturés. En revanche, si vous ne l'aimez pas ou si vous souhaitez simplement avoir accès à d'autres acides gras mono-insaturés, mangez des noix de Macadamia. Elles contiennent jusqu'à 59 % de ces lipides. D'autres sources appréciables sont les avocats, les pistaches, les noix de cajou, les cacahuètes et les noix du Brésil.

Thé vert *(Camellia sinensis).* Des chercheurs ont mis en évidence l'activité antidiabétique du thé noir. Divers travaux scientifiques ont permis de montrer que des extraits de thé bien infusé diminuaient sensiblement les taux de sucre sanguin chez l'animal de laboratoire. Si j'étais diabétique, je boirais beaucoup de thé. D'ailleurs, pourquoi ne pas y ajouter des épices qui contribueraient d'autant à faire baisser le taux de glycémie ? Je vous recommande d'essayer mon «Insulinade».

Diarrhée

À l'époque où j'étais encore plongé dans la musique, j'ai passé tout un été à jouer de la contrebasse dans un trio de jazz. Quel été mémorable ! Nous buvions comme des trous et mangions n'importe comment. À la longue, notre organisme en fut affecté à un point tel que nous avons eu tous les trois une terrible diarrhée. En guise d'hommage à notre infortune, nous avons rebaptisé notre orchestre «Trois giclées dans la fontaine».

L'inconfort suprême

Chacun sait ce qu'est la diarrhée. Diverses maladies graves peuvent la provoquer. Quant à la diarrhée infectieuse, due à des virus ou à des bactéries, elle demeure l'une des principales maladies mortelles de l'enfance dans le tiers-monde. Mais le présent chapitre concerne la diarrhée courante, sans gravité, celle qui disparaît généralement en 48 heures.

Le plus important, quand on a la diarrhée, c'est de boire abondamment. Beaucoup de gens font exactement le contraire. Ils cessent de le faire dans l'idée erronée que leur organisme, ainsi privé de liquide, cessera de produire des selles fluides.

Il faut savoir en effet que le principal danger médical de la diarrhée ordinaire, c'est la déshydratation. Veillez par conséquent à boire suffisamment, en buvant par petites gorgées et à longueur de journée de l'eau ou du thé glacé astringent.

Les plantes au secours de la diarrhée

Il existe un certain nombre d'approches à base de plantes pour apaiser une crise de diarrhée. Toutes les plantes citées contiennent au moins un des trois ingrédients naturels suivants : tanin, pectine et mucilage.

Les tanins sont des substances chimiques qui confèrent à certaines plantes médicinales leurs propriétés astringentes — c'est-à-dire l'aptitude à lier ou à contracter les tissus. L'action astringente des tanins diminue l'inflammation intestinale. Ils se lient à la couche protéinique des muqueuses enflammées et les font épaissir, ce qui ralentit la réabsorption de matières toxiques et diminue les sécrétions.

La pectine est une fibre soluble qui augmente le volume des selles et apaise l'intestin. Les pectates, dérivés de la pectine, se retrouvent dans des médicaments antidiarrhéiques.

Le mucilage apaise le tractus digestif et donne du volume aux selles, car il gonfle considérablement en absorbant l'eau.

Voici plusieurs plantes parmi toutes celles qui peuvent être bénéfiques.

♣ **Aigremoine *(Agrimonia cupatoria).*** Sa grande concentration de tanin lui assure une réelle efficacité dans le traitement des diarrhées bénignes. Faites un essai en utilisant deux à trois cuillerées à café de feuilles pour préparer une infusion.

♣ **Airelle et myrtille (*Vaccinium,* diverses espèces).** En raison de leur richesse en tanins et en pectine, ce sont les fruits séchés (et non pas frais) qui aident à soulager la diarrhée.

♣ **Carotte *(Daucus carota).*** L'idée d'utiliser de la carotte cuite pour traiter la diarrhée des nourrissons me plaît bien. Il est vrai que les carottes cuites semblent avoir la propriété d'apaiser le tractus digestif et de soigner la diarrhée, tout en remplaçant les nutriments éliminés pendant la crise.

♣ **Caroube *(Ceratonia siliqua).*** Il y a bien des années, j'ai eu une grave crise de salmonelle (une sorte d'empoisonnement du sang) après avoir manipulé des tortues d'eau douce porteuses de cette bactérie. Mon médecin m'a prescrit du caroube en poudre pour traiter la diarrhée, et ce remède m'a paru efficace. Cela remonte à près de trente ans.

♣ **Chêne *(Quercus, diverses espèces).*** Utilisez une ou deux cuillerées à café d'écorce de chêne séché pour préparer une tisane astringente.

♣ **Fenugrec *(Trigonella foenum-graecum).*** Les graines de cette plante contiennent jusqu'à 50 % de mucilage, si bien qu'elles gonflent dans l'intestin, ce qui soulage la diarrhée. (Elles ont aussi l'effet inverse, soulageant la constipation en rendant les selles plus molles.) Veillez à ne pas utiliser plus de deux cuillerées à café à chaque fois, car une plus grande quantité pourrait provoquer des douleurs abdominales.

♣ **Grenadier *(Punica granatum).*** Déjà mentionnée dans la Bible, la grenade est souvent utilisée pour traiter la diarrhée. Cela ne m'étonne guère, car ses graines sont astringentes.

♣ **Ispaghul *(Plantago ovata).*** L'ispaghul aide à soulager la constipation. Sa richesse en mucilage en fait également un remède utile pour soulager la diarrhée. Lorsque l'on boit beaucoup d'eau, le psyllium ajoute du volume aux selles. (En cas de constipation, il accélère le transit en augmentant le volume des matières fécales.) Cependant, restez attentif à votre réaction envers cette plante si vous avez des allergies. Si des symptômes surviennent après la première prise, cessez de l'utiliser.

♣ **Mûre et framboisier sauvage (*Rubus*, diverses espèces)**. Préparez une tisane astringente avec deux cuillerées à café de feuilles de mûrier. Les feuilles de framboisier, une espèce botaniquement très proche et très riche en tanins elle aussi, donnent d'aussi bons résultats.

♣ **Pomme *(Malus domestica)*.** Sa pulpe contient beaucoup de pectine. C'est pourquoi les pommes et la compote de pomme sont un remède populaire souvent utilisé pour soigner la diarrhée. La pectine contribue également à traiter la constipation car elle a pour effet d'amollir doucement les selles. Tout comme le psyllium, elle est amphotère, c'est-à-dire qu'elle exerce sert à la fois de bouchon en cas de diarrhée et ramollit les selles si l'on est constipé.

♣ **Thé vert (ou noir) *(Camellia sinensis)*.** Le thé est également l'une des plantes les plus astringentes qui soient. La prochaine fois que vous aurez la diarrhée, buvez une bonne tasse de thé.

Diverticulite

Il y a des années, j'ai eu une secrétaire qui souffrait de diverticulite. Son trouble se manifestait par des douleurs et des crampes abdominales, généralement dans la partie gauche du bas-ventre, accompagnées parfois de fièvre et de selles sanguinolentes. Elle me faisait vraiment de la peine. Mon frère cadet avait lui aussi souffert de cette maladie.

À l'époque, les avis étaient très partagés quant au traitement diététique de la diverticulite. Les médecins recommandaient alors un régime pauvre en fibres, mais ceux que consultait ma secrétaire lui suggéraient d'éviter fruits et légumes. Cela n'avait guère de sens aux yeux des partisans d'une alimentation complète et riche en fibres, dont je faisais déjà partie.

En effet, il suffisait d'un examen, même superficiel, du mode d'alimentation des diverses populations du monde pour constater que les cultures où l'on pratiquait un régime riche en fibres ne souffraient pratiquement jamais de diverticulite (ni d'ailleurs de constipation). En Occident, par contre, avec les aliments industriels et le manque de fibres alimentaires, la diverticulite était un trouble courant. (Quant à la constipation, elle aussi faisait des ravages.)

Ma secrétaire se sentait tiraillée entre les deux camps, celui des partisans et celui des détracteurs des fibres ; cette incertitude sur ce qu'il convenait de faire ajoutait une considérable dose de stress à la situation désagréable dans laquelle elle se trouvait déjà. Comme par hasard, ce fut précisément cette année-là qu'un chercheur apporta quasiment la preuve que la diverticulose provenait d'un régime trop pauvre en fibres. Il avait recruté environ 70 sujets souffrant de diverticulite et leur avait administré une alimentation consistant en pain de froment complet, céréales riches en son et quantité de fruits et légumes. Chez 89 % des participants, cette alimentation riche en fibres avait suffi à les guérir ou à soulager considérablement leurs symptômes.

J'ai montré cette étude à ma secrétaire, et j'espère qu'elle a pris la chose à cœur. Hélas, nous avons pris ensuite des directions divergentes et j'ai perdu sa trace, si bien que j'ignore ce qu'il est advenu d'elle par la suite.

Des fibres à titre de prévention

Aujourd'hui, tous les médecins savent qu'une alimentation riche en fibres est indispensable. C'est d'ailleurs ainsi que je me nourris depuis toujours, avec une abondance de fruits, de légumes, de pains et de simples. C'est pourquoi, contrairement à mon frère et ma secrétaire, je n'ai jamais souffert de diverticulite ni de constipation.

Nos ancêtres mangeaient beaucoup de fibres et notre côlon s'est adapté en conséquence. Nous savons que si alimentation pauvre en fibres, il se passe au-dessous de la ceinture certains phénomènes étranges. Les aliments transitent plus lentement à travers le côlon, provoquant la constipation. De petites poches appelées diverticules se creusent dans la paroi du côlon. Elles se bouchent parfois quand des fragments de nourriture digérée, voire de petites graines, vont s'y coincer. Quand les diverticules subissent une inflammation, ils enflent, ce qui provoque des douleurs et divers autres symptômes associés à la diverticulite.

Plus de la moitié des personnes de plus de 60 ans ont des diverticules indolores dans leur côlon. On évalue à 10 % le nombre des sujets chez qui se produit l'inflammation d'un diverticule.

Les deux facteurs essentiels pour diminuer le risque de diverticulite sont une alimentation riche en fibres et de l'exercice. Cependant, même si vous augmentez la quantité de céréales complètes et de fruits et légumes frais, tenez également compte de certains autres facteurs diététiques. Veillez notamment à boire beaucoup de liquides non alcoolisés, de manière à maintenir un transit régulier à travers le tractus digestif. D'autre part, si vous avez déjà souffert de diverticulite, évitez certaines petites graines particulièrement indigestes comme les graines de pavot, de sésame, ainsi que celles des fraises et des framboises. Elles risquent de boucher les diverticules et d'aggraver votre trouble.

Enfin, il convient d'éliminer le tabac ; ce conseil est toujours bon à prendre même si vous ne souffrez pas de diverticulite.

Les plantes au secours de la diverticulite

Voici celles que je préfère parmi les très nombreuses plantes qui peuvent vous aider.

♣♣♣ **Blé** *(Triticum aestivum)*. Le son de blé contient cinq fois plus de fibres que le pain de froment complet, ce qui en fait l'allié idéal de quiconque cherche à augmenter la quantité de fibres dans son alimentation. Le son est la méthode la plus sûre, la moins chère et la plus efficace sur le plan physiologique pour traiter et prévenir la constipation. J'aimerais d'ailleurs souligner qu'en prenant des mesures pour éviter la constipation, vous évitez du même coup la diverticulite.

♣♣♣ **Ispaghul** *(Plantago ovata)*. Riche en fibres, la graine poudreuse de psyllium est l'ingrédient majeur du Spagulax et de quelques autres laxatifs ayant pour effet de donner du volume aux selles. Quelques cuillerées à soupe par jour (accompagnées de beaucoup d'eau) fournissent à l'organisme une saine quantité de fibres qui aura également pour effet de prévenir la diverticulite. Si vous avez des allergies, soyez attentif aux réactions de votre corps quand vous prenez cette plante. Si des symptômes apparaissent après la première prise, cessez d'utiliser cette plante.

♣♣♣ **Lin** *(Linum usitatissimum)*. Une à trois cuillerées à café de graines de lin écrasées prises deux ou trois fois par jour (avec beaucoup d'eau) permettent de traiter la diverticulite.

♣♣ **Orme** *(Ulmus rubra)*. L'écorce d'orme en poudre est un traitement efficace de la diverticulite. L'écorce fibreuse contient en grande quantité un laxatif doux qui apaise le tractus digestif tout en favorisant le transit. Préparez-la comme les flocons d'avoine, en ajoutant du lait chaud ou de l'eau à l'écorce en poudre afin d'obtenir une sorte de porridge.

♣ **Camomille *(Matricaria recutita).*** Il est conseillé de boire de la tisane de camomille par petites gorgées plusieurs fois dans la journée. Cette plante est particulièrement utile pour traiter la diverticulite, car elle exerce une action anti-inflammatoire qui adoucit tout le système digestif. Je suggère de préparer une tisane avec deux cuillerées à café de camomille séchée par tasse d'eau bouillante. Laissez ensuite infuser pendant cinq à dix minutes.

♣ **Igname (patate douce) sauvage *(Dioscorea villosa).*** Elle aide à soulager la douleur et l'inflammation liées à la diverticulite. Voici un excellent mélange : de l'igname sauvage, anti-inflammatoire et antispasmodique (pour deux parts), de la valériane, adoucissante et relaxante pour le tractus digestif (pour une part), du viburnum, antispasmodique (pour une part) et de la menthe poivrée, anti-inflammatoire et antispasmodique (pour une part).

Si je souffrais de diverticulite, je songerais à me préparer une tisane en versant un litre d'eau bouillante sur une ou deux cuillerées à soupe de ce mélange à base de plantes.

♣ **Pruneau *(Prunus dulcis).*** Les pruneaux ont le double avantage d'être particulièrement riches en fibres et remarquablement savoureux. Ils sont utilisés depuis la nuit des temps comme remède populaire de la constipation. Si je souffrais de diverticulite, je mangerais beaucoup de pruneaux ou je boirais aussi du jus de pruneau.

Douleurs

La pire douleur que j'aie jamais éprouvée provenait d'une hernie discale. C'était intolérable. Mon médecin a fait ce qu'est censé faire un médecin : il m'a prescrit des antalgiques capables de créer une forte dépendance, ainsi que des médicaments anti-inflammatoires non stéroïdiens. J'ai pris davantage de médicaments pour soulager cette hernie discale que je n'en avais jamais ingéré encore de toute mon existence. J'ai également fait usage de plantes médicinales comme jamais auparavant, dans le légitime souci de minimiser les effets secondaires des médicaments de synthèse.

Les médecins reconnaissent deux sortes de douleurs, la douleur aiguë et la douleur chronique. La première survient brusquement. Elle finit par disparaître avec le temps et peut généralement être soulagée par les analgésiques courants. De bons exemples sont le mal de tête ou la douleur consécutive à une blessure. Quant à la douleur chronique, il peut arriver qu'elle débute sous forme d'une douleur aiguë, mais elle subsiste beaucoup plus longtemps — des mois, parfois même des années. Il est souvent impossible de la soulager à l'aide des thérapies habituelles. Les personnes souffrant de douleurs chroniques vivent une sorte d'enfer qui peut les conduire à la dépression, ce qui peut aggraver encore leurs symptômes et les rendre bien plus difficiles à traiter.

Si vous éprouvez des douleurs persistantes, consultez un médecin pour obtenir son diagnostic. Quand la cause de vos souffrances aura pu être identifiée, un traitement rationnel deviendra possible.

Les plantes au secours de la douleur

Un certain nombre de plantes peuvent également être utiles.

♣♣♣ **Clous de girofle *(Syzygium aromaticum)*.** Un certain nombre de dentistes recommandent l'huile essentielle de girofle comme remède d'urgence des maux de dents. L'huile essentielle est à appliquer directement sur la dent douloureuse.

♣♣♣ **Piment rouge (*Capsicum*, diverses espèces).** Le piment rouge contient des salicylates, substances chimiques proches de la salicine ayant pour effet d'atténuer la douleur ; ces substances sont l'équivalent phytothérapique de l'aspirine. En fait, le piment rouge fut longtemps considéré comme l'une des meilleures sources alimentaires de salicylates, bien qu'une étude plus récente l'ait considérablement dévalué. Cette plante contient également de la capsaïcine, une substance complexe apte à stimuler la production d'endorphines, analgésiques naturels du corps.

Certains apprécient le goût relevé du piment rouge, et je suis du nombre. Je suggère de faire davantage usage de cette merveilleuse épice dans vos préparations culinaires.

Par son action vitaminique P jouant un rôle dans la transmission de la douleur dans l'épiderme, la capsaïcine est également efficace sous forme de pommade. Si vous utilisez une crème à base de capsaïcine, prenez soin de bien vous laver les mains ensuite :

mieux vaut éviter de s'en mettre dans les yeux. De plus, certaines personnes étant plutôt sensibles à cette substance, il est préférable, avant de l'utiliser sur des surfaces étendues du corps, d'en faire l'essai sur un petit bout de peau pour vérifier qu'elle ne provoque aucun effet désagréable. Cessez de l'employer au moindre signe d'irritation de l'épiderme.

♣♣♣ **Saule (*Salix,* diverses espèces).** L'écorce de bouleau contient de la salicine. Il faut dire, d'ailleurs, que la majorité des plantes contient un peu de salicine, ou des salicylates, qui lui sont proches. Voilà tout juste une centaine d'années, on réussissait à synthétiser l'aspirine à partir de diverses plantes particulièrement riches en ces substances complexes, notamment dans le saule, la reine-des-prés et la gaulthérie. En temps de guerre, lorsqu'on n'avait pas suffisamment de médicaments, les médecins ont pu obtenir dans certains pays de bons résultats en utilisant l'écorce de saule pour soulager la douleur.

Pour soulager toutes sortes de douleurs, je commencerais avec environ une demi-cuillerée à café d'écorce de saule, très riche en salicine, ou jusqu'à cinq cuillerées à café de saule blanc *(S. alba)*, dont la concentration en salicine est moins élevée. Bien entendu, on ne sait pas toujours quelle est l'espèce dont on dispose, et le contenu en salicine varie d'une espèce à l'autre. Je vous suggère par conséquent de commencer par une tisane peu concentrée et d'augmenter peu à peu la quantité de plante utilisée, jusqu'à obtenir une dose capable de vous apporter un véritable soulagement.

Si vous êtes allergique à l'aspirine, il est probablement judicieux d'éviter également les plantes qui lui ressemblent.

♣♣ **Curcuma *(Curcuma longa)*.** Les résultats de nombreuses recherches cliniques montrent tous que la curcumine, principe actif du curcuma, exerce des effets anti-inflammatoires et qu'elle est très efficace, notamment dans le soulagement de la polyarthrite chronique évolutive. Mais il ne suffit pas d'en saupoudrer vos aliments pour obtenir un soulagement. La dose recommandée par les naturopathes est de 400 milligrammes trois fois par jour. Pour obtenir une telle quantité, il faudrait manger au moins 10 grammes de cette plante. Par conséquent, si vous souhaitez faire appel au curcuma pour soulager vos douleurs, je vous recommande d'en prendre sous forme de gélules, même si cela vous oblige à préparer vous-même ces dernières. (On trouve dans certains magasins diététiques des gélules prêtes à être remplies.)

♣♣ **Gingembre *(Zingiber officinale).*** La plupart des gens ignorent que le gingembre possède des qualités analgésiques. Dans le cadre d'une étude, des chercheurs ont recruté 56 personnes, dont 28 souffraient de polyarthrite chronique évolutive, 18 d'ostéoarthrite, et 10 d'un douloureux trouble musculaire appelé fibromyalgie. Chaque sujet a reçu quotidiennement deux à quatre cuillerées à café de gingembre en poudre. Trois mois plus tard, plus de 75 % des participants signalaient un soulagement de leurs douleurs sans aucun effet secondaire.

Vous pouvez également utiliser le gingembre en application externe. Les compresses de gingembre chaud semblent avoir la propriété de soulager les douleurs abdominales, les maux de tête et les raideurs articulaires. Je vous conseille également d'ajouter du piment rouge à de telles compresses.

♣♣ **Kawa-kawa *(Piper methysticum).*** Cette plante tropicale contient deux substances chimiques analgésiques, la dihydrokawaïne et la dihydrométhysticine, dont l'efficacité antalgique est comparable à celle de l'aspirine. Quoique le kawa-kawa ait été décrit comme un narcotique, cette plante ne crée aucune dépendance. Quand on la mâche, on a l'impression que la bouche devient insensible. Par conséquent, on pourrait vraisemblablement l'utiliser pour soulager les symptômes douloureux causés par les maux de gorge, les gencives douloureuses, les aphtes et même les maux de dents.

♣♣ **Lavande *(Lavandula, diverses espèces).*** L'huile essentielle de lavande est la championne des traitements aromathérapiques de la douleur. D'ailleurs, cette huile essentielle est à l'origine même de l'aromathérapie. Dans les années 1920, le fondateur de l'aromathérapie, le chimiste et parfumeur René-Maurice Gattefossé, s'était brûlé la main accidentellement dans son laboratoire. Il avait trouvé un soulagement rapide après avoir plongé la main dans le liquide froid le plus proche — en l'occurrence un récipient rempli d'essence de lavande. Depuis lors, les chercheurs ont découvert que certaines huiles essentielles ont le pouvoir de diminuer les influx nerveux, notamment ceux qui transmettent la douleur. Les agents chimiques clés de l'huile essentielle de lavande semblent être le linalol et l'acétate de linalyl.

Je vous suggère de mélanger quelques gouttes d'huile essentielle de lavande dans une cuillerée à soupe d'huile végétale et de masser ensuite la région douloureuse à l'aide de cette préparation.

Tisane analgésique

Voici un mélange à base de plantes analgésiques qu'il vaut la peine d'avoir toujours sous la main : écorce de saule, piment rouge, clous de girofle, gingembre, menthe poivrée et pycnanthème. Il vous suffira de mélanger celles dont vous disposez, dans les proportions qui conviennent à votre palais. Utilisez ce mélange pour préparer une tisane chaque fois que vous en éprouverez le besoin. Vous pouvez aussi faire un emplâtre que vous appliquerez directement sur la région douloureuse.

♣♣ **Pycnanthème** ***(Pycnanthemum muticum).*** Cette plante contient une abondance de pulégone, un agent chimique similaire à la capsaïcine qui possède également des effets analgésiques. Après vous être préparé une tisane savoureuse, utilisez les feuilles en compresse sur les régions douloureuses. Vous pouvez employer aussi des feuilles fraîches. (Si vous êtes enceinte, renoncez à ce traitement.)

♣♣ **Menthe poivrée** ***(Mentha piperita).*** Le menthol, qui est le principe actif de la menthe poivrée, est doté de propriétés anesthésiques. Dans le cadre d'une étude, des chercheurs ont demandé à 32 personnes qui souffraient de maux de tête de se masser les tempes à l'aidc d'huile essentielle de menthe poivrée. Les participants ont éprouvé un soulagement très net. Par prudence, avant d'utiliser cette huile essentielle, il vaut mieux la diluer dans une petite quantité (quelques gouttes, voire une ou deux cuillerées à soupe) de n'importe quelle huile végétale. Non diluée, l'huile essentielle de menthe poivrée peut irriter la peau. D'autre part, n'avalez jamais cette huile essentielle ; même une très petite quantité peut être toxique.

♣♣ **Onagre** ***(Oenothera biennis).*** Cette plante est l'une des meilleures sources d'un acide aminé appelé tryptophane. Divers travaux ont montré que sous forme de complément alimentaire, ce dernier soulageait la douleur aiguë et chronique due à la maladie, tout en augmentant le seuil de tolérance à la douleur. Les naturopathes recommandent souvent de prendre un gramme d'huile d'onagre quatre fois par jour pour soulager les douleurs et les lésions nerveuses causées par la neuropathie diabétique, un trouble particulièrement douloureux affectant certains diabétiques. Pour ma part, je vous suggérerais plutôt de prendre l'onagre sous forme de graines en poudre, car l'onagre perd une grande partie de son tryptophane au cours du processus d'extraction de l'huile.

♣♣ **Tournesol** *(Helianthus annuus).* Les graines de tournesol sont parmi les meilleures sources de phénylalanine, une substance chimique qui joue un rôle dans la gestion de la douleur. Divers travaux scientifiques suggèrent que la phénylalanine contribue à atténuer la douleur en inhibant la dégradation des enképhalines, agents chimiques importants dans la perception de la douleur. Dans le cadre d'études portant à la fois sur des sujets humains et sur l'animal, on a pu constater que la phénylalanine rendait l'acupuncture plus efficace pour atténuer la douleur. Chez les rats de laboratoire, cet agent chimique augmentait et rendait plus durables les effets de la morphine. Si j'avais mal, je mangerais une poignée de graines de tournesol et j'utiliserais des graines moulues en compresse aux endroits douloureux.

♣ **Eucalyptus** *(Eucalyptus globulus).* De nombreux aromathérapeutes suggèrent d'ajouter de l'huile essentielle d'eucalyptus aux huiles analgésiques de lavande et de menthe poivrée. Le cinéole, une substance complexe présente dans l'eucalyptus, accélère l'absorption à travers l'épiderme des autres agents analgésiques présents dans ces huiles aromatiques. Souvenez-vous cependant qu'il est préférable de réserver ces huiles essentielles à l'usage externe.

♣ **Romarin** *(Rosmarinus officinalis).* Préparez une bonne tisane analgésique à l'aide de deux à trois cuillerées à café de romarin séché. Si vous souhaitez obtenir un bain qui ne saurait manquer de vous détendre, et qui pourrait bien aussi soulager vos douleurs, jetez dans l'eau une pochette en mousseline contenant 60 grammes de romarin.

Douleurs menstruelles

Nous étions là, un petit groupe de trois chercheurs à regarder une parcelle de vigne de Mitchell qu'on appelle en Amérique «vigne à squaw». Nous nous sommes mis à discuter de son nom tout en examinant la plante, une sorte de vigne rampante au feuillage toujours vert, portant des baies rouge vif. J'avais entendu dire qu'il existait deux interprétations possibles du mot squaw : la première, peut-être sexiste, étant que cette plante n'était utilisée que pour les troubles féminins du cycle de reproduction ; la seconde, nettement raciste, étant qu'elle n'avait aucune valeur.

Nous ne pouvions rebaptiser la plante, puisque tous les herboristes la connaissent sous l'appellation (en anglais) de vigne à squaw. En revanche, nous nous sommes mis d'accord pour dire qu'à partir de ce jour, nous allions conférer au terme de squaw la double interprétation de «beau» et d'«utile». Peut-être cela reste-t-il quelque peu sexiste, mais c'est malgré tout bien plus positif.

Les plantes au secours des douleurs menstruelles

Quoi qu'il en soit, en dehors de cette espèce de vigne difficile à trouver sous nos latitudes, il existe un certain nombre de plantes qui peuvent contribuer à soulager les douleurs causées par les règles.

♣♣♣ **Angélique de Chine** ***(Angelica sinensis).*** Également appelée dang quai, l'angélique de Chine figure parmi les plantes les plus utilisées dans la médecine traditionnelle chinoise. Elle est considérée comme une plante tonique pour la femme, particulièrement efficace pour soulager les crampes au moment des règles.

♣♣♣ **Framboisier sauvage** ***(Rubus idaeus).*** Beaucoup de femmes herboristes recommandent la tisane de feuille de framboisier pour soulager les douleurs menstruelles. Une étude a montré que cette plante contribue à détendre l'utérus. Elle est également souvent utilisée pour apaiser l'irritabilité utérine liée à la grossesse.

Les chercheurs ne connaissent pas le principe actif du framboisier, mais ils supposent qu'ils pourrait s'agir de la proanthocyanidine oligomérique, connue sous le nom de pycnogenol. Voilà qui me semble plausible. Dans le cadre d'une étude, la prise quotidienne de 200 milligrammes de proanthocyanidines oligomériques durant deux cycles éliminait ou diminuait considérablement les douleurs menstruelles et/ou le syndrome prémenstruel chez 50 à 60 % des femmes qui prenaient cette dose. Parmi les femmes qui ont pris des proanthocyanidines oligomériques pendant quatre cycles, la proportion de celles qui ont signalé un soulagement était encore plus élevée — de 66 à 80 %.

Il est possible d'acheter de trouver ces substances sous forme de gélules, mais il s'agit d'un complément alimentaire plutôt coûteux. Je vous conseille plutôt de boire de la tisane de feuille de framboisier.

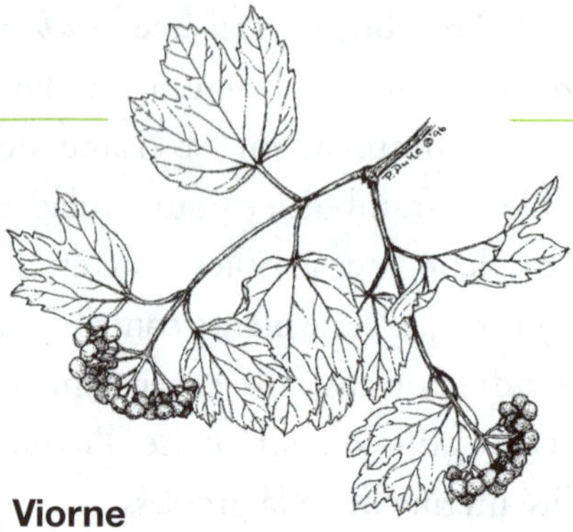

Viorne

La viorne est un arbrisseau portant des grappes de fleurs blanches ; elle appartient à la même famille que le chèvrefeuille et le sureau.

♣♣♣ **Viorne** ***(Viburnum prunifolium).*** Cette plante était connue comme un traitement des douleurs menstruelles dans la plupart des ouvrages de référence pharmacologique parus durant tout le XIXe siècle. L'écorce contient au moins quatre substances qui contribuent à détendre l'utérus. Deux d'entre elles, l'æsculétine et le scopolétol, aident également à soulager les spasmes musculaires. Avec autant de science et de sagesse populaire à son actif, la viorne serait l'un des premiers remèdes que je suggérerais à ma fille si elle venait se plaindre de douleurs menstruelles.

♣♣ **Gattilier** ***(Vitex agnus-castus).*** Les petits fruits de l'agnus-castus sont utilisés depuis l'Antiquité grecque pour traiter les troubles menstruels. L'efficacité de cette plante ne fait pas de doute à mes yeux.

♣♣ **Gingembre** ***(Zingiber officinale).*** Les médecins éclectiques, qui aiment marier les remèdes naturels avec la médecine allopathe, prescrivent parfois du gingembre pour traiter les règles douloureuses.

Dans toutes sortes de cultures, du Venezuela au Viêt-nam, cette plante sert également à déclencher les règles. La tisane de gingembre, qui comprend au moins six substances complexes analgésiques et six autres qui ont pour effet de soulager les douleurs, est un remède digne de confiance pour traiter ce trouble.

♣♣♣ **Kawa-kawa** ***(Piper methysticum).*** Le kawa-kawa contient deux agents chimiques analgésiques aussi efficaces que l'aspirine, selon ce qu'affirme un éminent pharmacognosiste (pharmacien spécialisé en produits naturels). Bien que parfois décrit comme narcotique et hypnotique, le kawa-kawa n'est ni un hallucinogène ni un stupéfiant. De plus, il ne crée aucune dépendance.

♣♣ **Myrtille** ***(Vaccinium myrtillus).*** La myrtille contient des substances chimiques appelées proanthocyanidines qui ont pour effet de promouvoir la détente musculaire, ainsi que des proanthocyanidines oligomériques. Pour soigner les douleurs menstruelles, certains herboristes recommandent de prendre trois fois

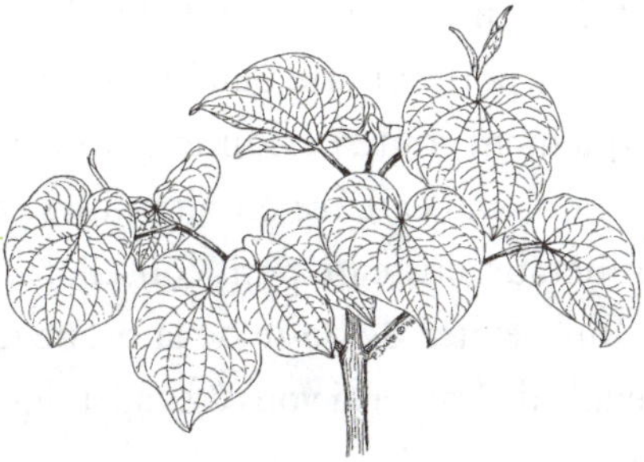

Kawa-kawa

Cette plante qui entre dans la composition d'un breuvage polynésien traditionnel exerce un effet antispasmodique et peut contribuer à soulager les douleurs menstruelles.

par jour entre 20 et 40 milligrammes d'extrait concentré de myrtille. Si vous ne trouvez pas d'extrait, vous pouvez manger une demi-tasse de myrtilles fraîches (sauvages ou cultivées) qui possèdent les mêmes propriétés.

♣♣ **Trèfle rouge *(Trifolium pratense).*** Le trèfle contient une abondance de phyto-œstrogènes, substances phytochimiques ayant le même effet sur l'organisme que l'hormone féminine ou œstrogène. Les herboristes pensent que les phyto-œstrogènes contribuent à minimiser les douleurs menstruelles en rétablissant dans l'organisme un meilleur équilibre hormonal.

L'un des phyto-œstrogènes du trèfle rouge est la substance complexe appelée formononétine. Quoique l'on sache que la «maladie du trèfle» puisse provoquer la stérilité chez les brebis qui broutent cette plante, vous ne risquez pas d'ingérer le trèfle en assez grande quantité pour avoir la moindre inquiétude à ce sujet. Préparez-vous une tisane de trèfle rouge ; il se pourrait qu'elle soulage vos douleurs.

♣♣ **Vigne de Mitchell *(Mitchella repens).*** Les femmes indiennes Cherokee prenaient cette plante pour soulager les douleurs des règles. Elles s'en servaient également pour faciliter l'accouchement et pour traiter leurs mamelons douloureux pendant l'allaitement. Les herboristes actuels la recommandent généralement (ainsi que le framboisier) pour aider à soulager les désagréments de la grossesse. Vous pourriez suivre l'exemple des Cherokees et vous en servir pour atténuer les douleurs menstruelles.

♣ **Achillée millefeuille *(Achillea millefolium).*** L'achillée est utile pour soulager les règles douloureuses. Cela n'a rien de surprenant car cette plante contient un certain nombre d'agents antispasmodiques.

♣ **Fraisier (*Fragaria,* diverses espèces).** Tout comme la feuille de framboisier, celle de fraisier pourrait contribuer à soulager les douleurs menstruelles.

Malheureusement, son action n'a pas encore été prouvée. Si je mentionne le fraisier, c'est que parallèlement à l'effet qu'il est censé avoir sur les douleurs menstruelles, il existe toutes sortes d'autres bonnes raisons d'en boire. Ses feuilles contiennent une abondance de vitamines et de minéraux ainsi que de l'acide ellagique hautement vanté comme remède préventif du cancer. La tisane de feuille de fraisier pourrait être bénéfique à pratiquement toute personne qui risque d'avoir une carence en vitamines ou minéraux. Juste un petit conseil, toutefois : évitez de boire de la tisane de feuille de fraisier si vous êtes allergique aux fraises.

Emphysème

Il m'arrive souvent de répondre au téléphone à des appels désespérés émanant de personnes qui, connaissant mon amour des plantes, désirent obtenir de l'aide pour telle ou telle maladie grave. C'est ainsi que j'ai un jour reçu un appel d'un parent éloigné dont la mère, âgée de 72 ans, souffrait d'emphysème.

Un ami de la famille lui avait recommandé «de l'eau oxygénée alimentaire» afin d'«oxygéner ses poumons». Lorsque le médecin de cette patiente en avait entendu parler, il avait failli en faire une syncope. Mon parent voulait savoir ce que je pensais de l'eau oxygénée alimentaire, et je lui ai avoué que j'ignorais totalement ce que voulait dire ce terme. Tout ce que je sais, c'est que l'eau oxygénée est un liquide antiseptique à usage local, parfois utilisé pour éclaircir les cheveux.

Je pensais que le médecin avait raison et que l'usage d'eau oxygénée alimentaire, quel que soit le produit correspondant à cette appellation, était une idée désastreuse. Il me semblait aussi que j'avais de bonnes raisons de m'inquiéter. J'avais été impressionné par les innombrables recherches prouvant que les antioxydants, si abondants dans les fruits, les légumes et les plantes médicinales, pouvaient contribuer à guérir de nombreuses maladies, notamment divers troubles particulièrement courants chez les personnes âgées.

Les antioxydants sont des substances capables de neutraliser les radicaux libres, ces molécules d'oxygène hautement réactives qui entraînent des lésions cellulaires dans tout l'organisme. Par contre, l'eau oxygénée est, quant à elle, le contraire d'un antioxydant. Il s'agit d'un pro-oxydant, c'est-à-dire qu'elle augmente la concentration de radicaux libres dans le corps et pourrait bien aggraver les lésions cellulaires. Adoptant donc le même avis que le médecin, j'ai dit à mon parent qu'en aucun cas je n'aurais recours à l'eau oxygénée, sauf pour m'en servir comme antiseptique à usage local.

Malgré tout, cette demande de renseignements a éveillé mon intérêt pour les antioxydants dans le traitement de l'emphysème. J'ai fait des recherches, et devinez quoi ? Selon certaines études assez fascinantes, les antioxydants joueraient un rôle utile ! Il semblerait en effet qu'ils contribuent à protéger les tissus des poumons des lésions provoquées par le tabagisme, cause sous-jacente de l'emphysème.

La maladie qui vous laisse à bout de souffle

Souffrir d'emphysème, c'est suffoquer à petit feu. Les minuscules poches d'air (ou alvéoles) des poumons, une fois endommagées, ne sont plus aptes à insuffler l'oxygène dans le sang, ni à en évacuer le gaz carbonique. Par suite, le fonctionnement des poumons perd beaucoup de son efficacité.

Le principal symptôme de l'emphysème est un souffle court, qui empire à mesure que le trouble s'aggrave. Avec cette lutte constante pour respirer, le thorax s'arrondit comme un tonneau. Chez les patients souffrant d'emphysème grave, il peut devenir nécessaire d'administrer un supplément d'oxygène, et même une activité physique très limitée peut s'avérer impossible. Ce trouble difficile à traiter est souvent mortel.

L'emphysème provient d'une irritation respiratoire chronique. Le tabagisme est pratiquement toujours responsable, quoiqu'une exposition prolongée à la poussière, à la pollution de l'air et à des vapeurs chimiques puisse également jouer un rôle.

Le tabagisme est également à l'origine de la grande majorité des cas d'un autre trouble étroitement lié à l'emphysème : la bronchite chronique. Dans cette dernière, les poils microscopiques (*cilia,* ou cils) qui recouvrent les muqueuses bronchiques perdent leur aptitude à expulser le mucus. En s'accumulant, ce dernier devient épais et collant. Il ne parvient plus à s'évacuer, se transformant ainsi en agent irritant respiratoire, ce qui aggrave encore les symptômes d'emphysème. La conjonction de l'emphysème et de la bronchite chronique est connue sous le terme médical de broncho-pneumopathie chronique obstructive.

Les plantes au secours de l'emphysème

Il est évident que la meilleure chose à faire quand on souffre d'emphysème, de bronchite chronique ou de broncho-pneumopathie chronique obstructive, c'est de cesser de fumer. Une fois diagnostiqué, l'emphysème est irréversible. Il est toutefois possible d'amplifier la fonction pulmonaire en évitant de s'exposer à des substances irritantes pour les voies respiratoires et en utilisant un supplément d'oxygène. De plus, certaines plantes ayant pour effet de liquéfier le mucus ou de l'expulser des poumons sont particulièrement bénéfiques.

♣♣♣ **Molène ou bouillon-blanc** ***(Verbascum thapsus).*** Il est particulièrement efficace pour traiter les troubles respiratoires, notamment l'emphysème. Le molène contient une abondance de mucilage adoucissant. Pour ma part, j'ai obtenu des résultats si concluants en ayant recours à cette plante pour traiter le rhume, la grippe et la bronchite que je n'hésiterais pas à en prendre si je souffrais d'emphysème.

Vous pourrez préparer une tisane avec une ou deux cuillerées à café de feuilles ou de têtes fleuries écrasées par tasse d'eau bouillante. Passez soigneusement avant de boire ce breuvage. Je vous recommande également un mélange de molène, de piment rouge et de réglisse (voir ci-dessous).

♣♣♣ **Piment rouge (*Capsicum,* diverses espèces).** Mangez tous les jours un repas très relevé et épicé, ou buvez un verre d'eau additionné de 10 à 20 gouttes de sauce au piment rouge. Cela pour deux raisons. Tout d'abord, le piment rouge est une excellente source d'antioxydants qui contribuent à protéger les muqueuses des poumons de toute lésion cellulaire. De plus, il contribue à fluidifier le

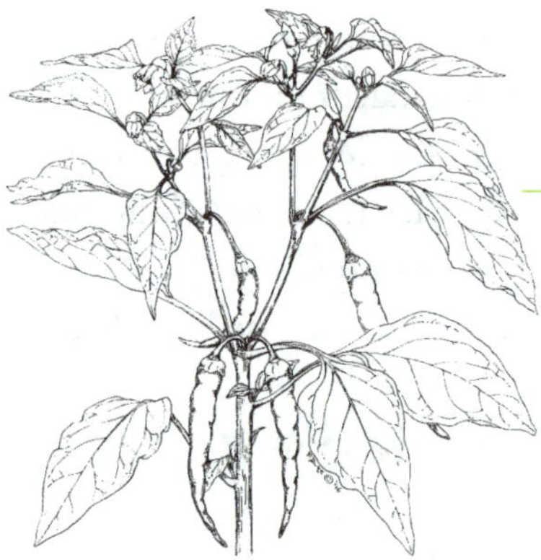

Piment rouge

Les Indiens d'Amérique se servaient déjà de cette épice médicamenteuse, qui a transformé les usages culinaires et médicinaux du monde entier depuis l'époque de Christophe Colomb.

mucus et à l'expulser des voies respiratoires.

Le piment rouge n'est d'ailleurs pas la seule épice forte capable de favoriser l'expectoration. Dans l'Antiquité, on faisait grand usage de toutes les épices fortes pour fluidifier les sécrétions et pour en faciliter l'expulsion hors des poumons, en particulier l'ail, l'oignon, le gingembre, la moutarde et le raifort. Je ne saurais trop vous les recommander, isolément ou prises ensemble. J'ai d'ailleurs incorporé la plupart d'entre elles dans ma «potion mucocinétique», tisane corsée. (Voir à la page 212.)

♣♣ **Camu-camu *(Myrciaria dubia)* et autres plantes riches en vitamine C.** De nombreux travaux démontrent que la vitamine C fluidifie le mucus, et qu'elle contribue à traiter toutes sortes de troubles respiratoires. Si tel est bien le cas, je dois faire l'éloge du camu-camu, le fruit d'Amazonie qui est la plus riche source connue de vitamine C. Sur la base du poids sec, il en contient près de 4 %. Peut-être cela ne vous paraît-il pas très impressionnant, mais les citrons n'en contiennent que 0,56 % et aucun autre fruit ou légume, même s'il est une bonne source de vitamine C, ne saurait se comparer à lui.

Cela dit, je dois ajouter que cette plante n'est pas encore sur nos marchés. En attendant de pouvoir en acheter chez l'épicier du coin, n'hésitez pas à faire fréquemment usage de fruits et légumes riches en vitamine C comme les agrumes, les poivrons, les goyaves, le cresson, etc. Le cynorrhodon est également une bonne source de cette vitamine.

♣♣ **Cardamome *(Elettaria cardamomum).*** Cette plante est une excellente source de cinéole, une substance complexe dotée de remarquables propriétés expectorantes. Si je souffrais d'emphysème, j'ajouterais une ou deux cuillerées à café de cardamome en poudre à du jus de fruits ou à de la tisane.

Parmi les autres plantes qui contiennent beaucoup de cinéole (par ordre décroissant d'efficacité), citons la menthe romaine, le romarin, l'armoise annuelle, le gingembre, la lavande, la muscade, la citronnelle, la menthe poivrée, la tanaisie, l'achillée millefeuille, la cannelle, le basilic, le curcuma, l'hysope, l'estragon, la verveine odorante et le fenouil. À vrai dire, l'eucalyptus devrait figurer en tête de liste, mais j'ai préféré lui réserver une rubrique à part entière.

♣♣ **Eucalyptus *(Eucalyptus globulus).*** L'huile essentielle d'eucalyptus est très riche en cinéole. Cette plante aux puissantes propriétés expectorantes entre dans la composition de

Potion mucocinétique

Cette tisane, dont le but est de soigner l'emphysème, est particulièrement vigoureuse ; usez des ingrédients qui la composent avec modération. Précisons en passant qu'une plante mucocinétique a la propriété d'expulser le mucus hors des poumons et des voies respiratoires. La plupart des plantes qui servent à préparer cette tisane possèdent cette propriété.

Commencez par une petite quantité de chaque plante et n'en ajoutez que si vos sinus et papilles sont capables de le supporter. Les plantes à utiliser sont l'ail, le gingembre, le piment rouge, le raifort et la moutarde. Laissez infuser ce mélange pendant dix minutes dans deux tasses d'eau bouillante. Vous pouvez y ajouter un fruit riche en vitamine C, du citron ou de l'orange par exemple.

Buvez cette potion par petites gorgées, lentement et avec précaution ! Attendez-vous à un goût très fort, qui pourrait même vous soulever l'estomac. Si vous parvenez à supporter ce goût, vous constaterez que cette potion est très efficace pour dégager les sinus en évacuant le mucus. Inutile d'insister si vous n'arrivez pas à l'avaler. Essayez plutôt certaines autres plantes mentionnées dans ce chapitre.

nombreux bonbons pour la gorge ainsi que de divers baumes pour frictionner la poitrine.

Les travaux scientifiques semblent indiquer qu'il est illusoire d'attendre un soulagement des divers produits pour frictions à base d'eucalyptus. Quand il est inhalé, l'eucalyptus stimule les récepteurs olfactifs du nez, ce qui donne l'impression d'une respiration plus ample. Cependant, on n'a pu mettre en évidence aucune activité décongestionnante de cette plante.

D'autres travaux montrent que le cinéole exerce, quand il est pris par voie orale, une activité à la fois expectorante et décongestionnante. En ce qui me concerne, je laisserais tomber les baumes pour friction et je me contenterais d'une tisane préparée avec une ou deux cuillerées à café de feuilles d'eucalyptus séchées et écrasées par tasse d'eau bouillante. Prenez jusqu'à trois tasses par jour de ce breuvage.

♣♣ **Menthe poivrée** ***(Mentha piperita).*** La menthe poivrée contient neuf substances complexes expectorantes. De plus, le menthol, son principe actif essentiel, fluidifie le mucus. Vous pouvez prendre la menthe poivrée sous forme de tisane, de teinture ou de gélule. N'ingérez jamais son huile essentielle qui doit être réservée à l'usage externe.

♣♣ **Polygala de Virginie** ***(Polygala senega).*** Cette plante est utile pour traiter l'emphysème et la bronchite. Je vous recommande une à deux cuillerées à café de teinture de polygala de Virginie comme expectorant.

♣♣ **Réglisse** ***(Glycyrrhiza glabra).*** La réglisse contient non seulement neuf substances complexes expectorantes, mais également dix substances complexes antioxydantes. Si je souffrais d'emphysème, j'ajouterais de temps à autre à mes tisanes à base de plantes une cuillerée à café de racine de réglisse en poudre, au goût agréablement sucré. La réglisse et ses extraits ne présentent aucun danger si on les consomme avec modération — jusqu'à trois tasses de tisane par jour environ. Cependant, l'ingestion de réglisse sur une longue période ou en grande quantité peut provoquer divers symptômes comme maux de tête, léthargie, rétention d'eau et de sodium, perte excessive de potassium et hypertension artérielle.

♣ **Aunée** ***(Inula helenium).*** Connaissant les remarquables propriétés expectorantes et bénéfiques pour les poumons de cette plante, je m'en servirais probablement si je souffrais d'emphysème. Faites un essai avec une ou deux cuillerées à café de plante séchée et écrasée par tasse d'eau bouillante. Buvez-en jusqu'à deux tasses par jour. L'aunée officinale est amère, mais vous pouvez y ajouter du citron, de la réglisse ou du miel, selon vos goûts. Vous pouvez aussi la mélanger avec d'autres plantes mentionnées dans ce chapitre pour préparer une tisane qui vous convienne mieux.

♣ **Basilic** ***(Ocimum basilicum).*** Bien que le basilic ne soit pas particulièrement connu pour ses propriétés expectorantes, il contient néanmoins six substances complexes utiles sur ce plan. En ce qui me concerne, j'aime beaucoup le pesto — dont je m'étais bien promis de parler —, cette merveilleuse sauce aromatique à base d'ail et de basilic frais destinée à être mélangée aux pâtes. À mon avis, c'est aussi un moyen particulièrement agréable d'obtenir une dose médicinale de ces deux plantes.

♣ **Origan** ***(Origanum vulgare).*** L'origan contient six substances complexes expectorantes. Cette merveilleuse plante culinaire, comme d'ailleurs le basilic, n'est pas particulièrement connue pour ses effets bénéfiques sur les voies respiratoires.

♣ **Thé vert (ou noir)** ***(Camellia sinensis).*** Puisqu'il vient d'être question de breuvages expectorants, le thé ordinaire, vert ou noir, contient six substances complexes expectorantes dont l'une, appelée théophylline, peut contribuer à expulser le mucus des poumons. Le thé contient également de la caféine. Divers travaux scientifiques ont montré que cette dernière possède une certaine valeur antidépressive, laquelle, conjuguée à l'effet stimulant du thé, pourrait s'avérer bénéfique aux patients atteints d'emphysème.

Endométriose

Chez les femmes souffrant d'endométriose, des tissus, qui ressemblent fort à la muqueuse de l'utérus (ou endomètre), prolifèrent à l'extérieur de l'utérus et dans divers endroits de la cavité pelvienne. Ces tissus gonflent et saignent chaque fois que la patiente a ses règles. L'endométriose peut provoquer divers symptômes : douleurs, nausées, saignements menstruels abondants, douleurs lors des rapports sexuels ; il arrive même qu'elle entraîne la stérilité.

Les évaluations varient quant à la fréquence de ce trouble, mais la majorité des spécialistes suggèrent qu'entre 2 et 5 % des femmes en sont affectées. L'endométriose survient surtout entre 25 et 40 ans.

Pour autant que je puisse me prononcer, ni les médecins traditionnels ni les naturopathes ne peuvent se vanter d'un grand succès dans le traitement de cette maladie. Les médecins classiques prescrivent souvent des œstrogènes synthétiques, généralement sous forme de pilules contraceptives. Quant aux naturopathes, ils recommandent certains végétaux et autres aliments contenant des hormones naturelles provenant de plantes (phyto-œstrogènes) proches des œstrogènes. Les phyto-œstrogènes sont beaucoup moins efficaces que les œstrogènes propres à l'organisme. Ils inhibent les sites récepteurs d'œstrogènes du corps, ce qui diminue l'effet des hormones féminines.

Il existe de nombreuses théories quant aux causes possibles de l'endométriose. Il existerait certaines preuves selon lesquelles ce trouble serait lié à des lésions du système immunitaire provoquées par divers polluants de l'environnement similaires aux œstrogènes, comme par exemple des pesticides. Des traitements immuno-dépresseurs, ainsi que certaines toxines, seraient également suspectés. D'autres hypothèses mettent en cause l'usage de tampons hygiéniques, d'un stérilet ou d'un diaphragme. En fait, personne ne sait vraiment pour quelle raison cette maladie apparaît.

Les plantes au secours de l'endométriose

Si vous êtes en proie à l'endométriose, divers gynécologues recommandent d'éviter l'alcool, la caféine, les produits laitiers non écrémés, les œufs, les aliments frits, la viande rouge, le sel et le sucre. Je ne saurais vous affirmer que tel ou tel volet d'une pareille réforme alimentaire vous apportera un soulagement, mais il est vrai que ce sont des mesures de simple bon sens, que vous souffriez ou non d'endométriose.

Bien que je ne puisse vous promettre qu'un quelconque remède à base de plantes suffise à vous guérir de votre endométriose, je suis persuadé que les espèces décrites plus bas pourront vous aider. Elles sont sans danger, et je suis convaincu qu'elles valent la peine d'être essayées.

♣♣♣ **Soja *(Glycine max)* et autres fèves.** Les partisans des remèdes naturels sont nombreux à avoir adopté les produits à base de soja pour traiter l'endométriose et divers autres troubles liés aux œstrogènes, notamment le cancer du sein.

Les sectateurs du soja font l'éloge de cette plante riche en deux substances complexes proches des œstrogènes : la génistéine et la daidzéine Ces deux phyto-œstrogènes ont le même mode de fonctionnement : ils empêchent l'organisme d'absorber les types nocifs d'œstrogènes en circulation dans le sang, prenant leur place, se liant aux

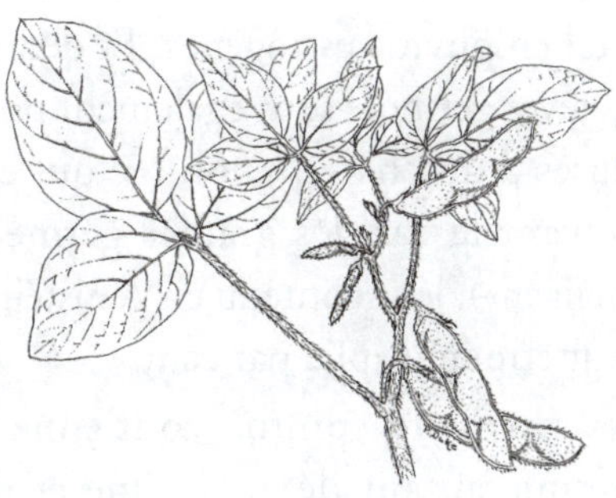

Graines de soja

Les fèves de soja, ainsi que diverses autres légumineuses, offrent un grand potentiel médicinal.

sites récepteurs d'œstrogènes des cellules et empêchant ainsi les œstrogènes nocifs de s'y implanter. Il est important de noter qu'ils protègent également le corps des polluants ayant une composition chimique similaire à celle des œstrogènes.

Les partisans du soja ont raison. Cette plante est une excellente source de génistéine et de daidzéine, mais quantité d'autres fèves sont également très riches en génistéine, sans doute le plus actif de ces deux phyto-œstrogènes.

Je prédis que dans un avenir proche, les savants qui affirmaient jusqu'ici que le soja était une source incomparable de génistéine cesseront de le clamer sur les toits. Je pronostique également que l'on accordera plus d'importance aux haricots germés. Lors du processus de germination, la teneur des fèves en génistéine augmente, de même que leur contenu total en phyto-œstrogènes. Et quand les fèves germées sont également porteuses d'un champignon (ce qui est souvent le cas des graines germées «maison»), leur contenu en génistéine peut être multiplié par cent.

Les haricots pinto contiennent presque autant de génistéine et de daidzéine que les graines germées de soja. N'oublions pas non plus que certains haricots, sans contenir autant de daidzéine que les graines germées de soja, sont en revanche une bien meilleure source de génistéine. Il s'agit notamment des pois cassés, des haricots noirs, des haricots de Lima, des haricots anasazi, des haricots rouges de Soissons et des lentilles rouges. D'autres bonnes sources de génistéine sont les doliques à œil noir, les haricots mung, les azuki et les fèves. Mon analyse des pois Bu Gu Zhi montre qu'ils contiennent 50 fois plus de génistéine que les graines germées de soja.

Si vous souffrez d'endométriose, je vous suggère de manger en abondance des fèves et des haricots comestibles, le plus souvent possible. Ajoutez également à toutes vos crudités de généreuses portions de graines germées. Mangez aussi beaucoup de potages à base de haricots, haricots blancs en sauce tomate et préparations mexicaines à base de haricots comme le chili.

♣♣ **Cacahuète *(Arachis hypogaea).*** L'analyse des cacahuètes révèle qu'elles contiennent un grand nombre de substances bénéfiques pour la santé, substances également présentes dans les graines de soja et dans de nombreuses autres fèves.

À choisir entre deux aliments dotés du même potentiel de santé, je ne doute pas une minute que le plus bénéfique pour vous soit aussi celui que vous aimez le plus — à supposer, du moins, que le plaisir soit bon pour le système immunitaire, comme l'affirment les immunologistes. Et puis soyons honnêtes : vous viendrait-il à l'idée de préférer les graines de soja aux cacahuètes ?

En optant pour des cacahuètes, vous obtiendrez en outre un avantage supplémentaire. La fine membrane rouge qui les entoure est en effet la source essentielle des proantocyanidines oligomériques ; ces substances pourraient également contribuer à maîtriser les cancers hormono-dépendants et, peut-être, l'endométriose.

♣♣ **Lin** ***(Linum usitatissimum).*** Les graines de lin contiennent de généreuses quantités de substances complexes, appelées lignanes, qui contribuent à maîtriser le cancer de l'endomètre (et peut-être aussi celui du sein). L'endométriose et le cancer de l'endomètre sont deux choses différentes, mais ces deux troubles entraînant l'un comme l'autre une prolifération effrénée du tissu de l'endomètre. Je vous conseillerais donc de faire l'essai des graines de lin pour prévenir ou traiter l'endométriose.

Les non-végétariens auraient grand intérêt à consommer les graines de lin. On constate en effet chez les végétariens un taux élevé de lignanes dans le sang et les urines, tandis que le fait de manger de la viande les inhibe fortement. Si vous avez une alimentation plutôt carnée, il se peut que vous ayez besoin de prendre un complément alimentaire de lignanes pour compenser cet effet inhibiteur.

Certaines sortes de pains contiennent des graines de lin moulues ; vérifiez auprès de votre boulanger. Il m'est aussi arrivé de moudre moi-même les graines pour les mélanger à une pâte à base de farine de maïs. Je vous conseille de faire des essais pour trouver diverses manières d'inclure les graines de lin dans votre alimentation.

♣ **Alfalfa** ***(Medicago sativa).*** Les graines germées de luzerne contiennent des phyto-œstrogènes ; n'hésitez donc pas à en faire généreusement usage sur vos crudités. Peut-être ne sauraient-elles suffire à guérir l'endométriose, mais ce sont des légumes verts, et le fait de manger davantage de légumes diminue le risque de cancer. Si vous êtes atteint de lupus, ou si votre hérédité vous y prédispose, évitez les graines germées de luzerne.

♣ **Onagre** ***(Oenothera biennis).*** À mes yeux, l'huile d'onagre serait plus indiquée pour soulager les symptômes du syndrome prémenstruel que pour soigner l'endométriose. (Veuillez vous reporter à la page 534 pour des renseignements plus détaillés sur l'huile d'onagre et le traitement du syndrome prémenstruel.) En revanche, des manuels de médecine naturelle dignes de confiance mentionnent l'huile d'onagre presque aussi souvent que celles de lin et de soja pour traiter ce trouble. L'huile d'onagre contient de l'acide gamma-linolénique et du tryptophane, deux substances bénéfiques pour la santé des femmes.

Évanouissement

Des plantes pour secourir quelqu'un qui s'est évanoui ? L'image qui me vient immédiatement à l'esprit est le mouchoir parfumé quc l'on agitait autrefois sous le nez de la femme en train de s'évanouir. C'est d'ailleurs un fait que les femmes s'évanouissaient souvent au XVIIIe ou au XIXe siècles. Cela s'explique sans doute par le fait qu'elles portaient des corsets trop serrés.

La médecine populaire offre, il est vrai, un certain nombre de «sels», des substances dont l'odeur vigoureuse ramène à la conscience sans grands ménagements.

L'évanouissement (ou pâmoison) est simplement une perte soudaine de connaissance due à une diminution de la circulation sanguine vers le cerveau. Ce trouble peut avoir diverses causes : la faim, l'épuisement, un bouleversement émotionnel grave, ou une douleur insupportable. Un milieu chaud et confiné peut également le provoquer.

Si vous avez l'impression d'être sur le point de vous évanouir, la meilleure chose à faire est de vous allonger sur le dos en surélevant vos jambes pour ramener davantage de sang vers le cerveau. Vous obtiendrez le même résultat en vous asseyant, tête baissée entre les genoux écartés.

Un certain nombre de troubles médicaux, parfois relativement graves, peuvent aussi provoquer des évanouissements. Si vous avez tendance à vous évanouir facilement, ou si vous perdez conscience sans raison apparente, il est toujours préférable de consulter un médecin.

Les plantes au secours de l'évanouissement

Aujourd'hui, les herboristes ne recommandent plus d'avoir des sels sur soi. Mais si vous avez tendance à vous évanouir souvent, il existe une ou deux plantes qui exercent le même effet que vous pouvez toujours garder sous la main. Un certain nombre de plantes stimulantes pourraient également s'avérer utiles pour prévenir ce genre de désagrément.

♣♣ **Café (*Coffea*, diverses espèces) et autres boissons contenant de la caféine.** Le café contient de la caféine, bien connue pour ses effets stimulants. C'est un vieux remède efficace pour secouer la sensation de faiblesse qui précède un évanouissement. D'autre part, diverses boissons contenant de la caféine sont également employées pour traiter ce trouble. Il s'agit notamment du thé, des boissons à base de cola et de trois boissons sud-américaines : le maté, le guarana et le cacao. Le chocolat chaud est également efficace, car il contient lui aussi de la caféine.

♣♣ **Cardamome *(Elettaria cardamomum).*** Pendant des siècles, les Arabes ont ajouté de la cardamome à leur café parce qu'ils étaient convaincus de ses vertus aphrodisiaques. Je ne saurais garantir que cette plante stimule vraiment la libido, mais il ne fait aucun doute qu'elle stimule le système nerveux.

La cardamome est la meilleure source de cinéole, une substance complexe stimulante également présente dans la plupart des plantes recommandées par les aromathérapeutes pour traiter la tendance à l'évanouissement. Quand je veux obtenir un café ou un thé particulièrement corsé, il m'arrive souvent d'y ajouter une ou deux graines de cardamome. Le résultat est extraordinaire.

♣♣ **Éphédra *(Ephedra sinica).*** Également appelée ma huang ou éphédra de Chine, cette plante est la meilleure source d'éphédrine.

Le grand problème de la plante entière, comme de ses constituants chimiques, l'éphédrine et la pseudoéphédrine, ce sont ses effets secondaires : insomnie, anxiété, agitation, parfois accompagnées d'une aggravation de l'hypertension artérielle. Restez donc prudent avec cette plante. D'ailleurs, si vous en prenez des doses vraiment considérables, d'étranges phénomènes peuvent se produire. Les publications médicales signalent des cas de psychose à l'éphédrine.

Plusieurs personnes sont mortes d'avoir abusé de cette plante au cours des deux dernières années. Elles avaient absorbé de gigantesques surdoses de produits du commerce contenant de l'éphédra, dans l'espoir de «s'éclater». On la trouve sous forme de gélules dans les magasins diététiques. Respectez toujours la posologie du fabricant.

Quand j'utilise l'éphédra, je prépare une tisane avec environ une demi-cuillerée à café de plante séchée (ou une demie à une cuillerée à café de teinture) par tasse d'eau bouillante. Je la laisse ensuite infuser jusqu'à ce que le breuvage ait assez refroidi pour être buvable. Sous ces formes, l'éphédra ne présente aucun danger aux doses indiquées.

♣♣ **Eucalyptus *(Eucalyptus globulus).*** Cette plante possède un arôme vif et piquant, bien connu de quiconque a respiré le célèbre Vicks Vaporub. C'est à peu près notre équivalent moderne des sels. Les aromathérapeutes suggèrent de déposer une ou deux gouttes d'huile essentielle d'eucalyptus sur un linge que l'on maintient ensuite sous les narines de la personne évanouie. (L'huile essentielle d'eucalyptus ne doit toutefois jamais être prise par voie orale.)

♣♣ **Romarin *(Rosmarinus officinalis).*** L'huile qui confère au romarin son arôme particulier est très riche en cinéole. Il est prouvé que cette substance est active, qu'elle soit inhalée, ingérée, ou appliquée à même la peau. Le romarin s'utilise de la même manière que l'eucalyptus : déposez une ou deux gouttes d'huile essentielle de romarin sur un mouchoir et maintenez ce dernier sous les narines de la personne évanouie. (Une fois de plus, toutefois, l'huile essentielle ne doit pas être ingérée.) Vous pouvez également écraser une poignée d'aiguilles de romarin et les rouler en boule avant de les maintenir sous le nez de la personne qui a perdu connaissance.

Quand cette dernière aura repris conscience, préparez une tisane de romarin à l'aide d'une à deux cuillerées à café d'aiguilles écrasées par tasse d'eau bouillante.

D'autres plantes contenant une bonne quantité de cinéole sont l'armoise annuelle et le gingembre. Elles peuvent être utilisées de la même manière.

♣♣ **Sida cordifolia.** Cette plante contient en abondance la substance complexe stimulante appelée éphédrine. C'est dans les graines que cette dernière est la plus abondante. En raison de son action stimulante, la mauve sauvage a même été utilisée pour traiter la narcolepsie, un trouble qui donne une irrésistible envie de dormir.

Faites l'essai d'une tisane bien concentrée, préparée avec cinq cuillerées à café de cette plante par tasse d'eau bouillante. Laissez infuser jusqu'à refroidissement.

♣♣ **Sida rhombifolia.** Les habitants des îles Canaries préparent une infusion à partir des feuilles de cette plante. Cela ne m'étonne guère, car elle contient de l'éphédrine, un puissant décongestionnant et stimulant du système nerveux central. Je ferais l'essai d'une tisane bien concentrée obtenue avec environ cinq cuillerées à café de plante séchée par tasse d'eau bouillante. Laissez infuser jusqu'à refroidissement.

♣ **Arbre des Antilles** ***(Annona muricata).*** Les feuilles de cette espèce tropicale de la famille des papayers contiennent diverses substances complexes aromatiques. Les habitants des Caraïbes en écrasent les feuilles et s'en servent comme de sels lorsque quelqu'un est sur le point de s'évanouir. Si je n'avais rien de mieux, j'utiliserais les graines de n'importe quelle sorte de papaye en vente chez nous. Prenez soin toutefois de ne pas vous en mettre dans les yeux, car le jus de la papaye pourrait entraîner des problèmes de vue.

♣ **Lavande (*Lavandula,* diverses espèces).** Au XIXe siècle, les dames de la haute société ne quittaient jamais leurs petits «coussins de pâmoison» aromatiques, remplis de lavande et de camphre aux vertus stimulantes. Voici une bonne recette contre l'évanouissement : remplissez un petit flacon de sel de table auquel vous ajouterez une douzaine de gouttes d'huile essentielle de lavande, de romarin et d'eucalyptus.

Fièvre

En 1961, lors d'une expédition sous les tropiques, j'ai été terrassé par une terrible fièvre. Je suis soudain devenu la proie d'une alternance de frissons et de bouffées de chaleur. On m'a dit que j'avais déliré pendant des heures.

Dans mes moments de lucidité, je supposais que j'avais attrapé le paludisme, l'alternance de fièvre et de frissons étant l'une des caractéristiques de ce fléau tropical. Mais il n'y avait pas de médecin à proximité, et je ne pouvais donc m'en assurer. J'ai pris divers médicaments contre le paludisme, dans l'hypothèse que les pilules destinées à lutter contre cette maladie pouvaient aussi bien éliminer quantité d'autres micro-organismes en train de pulluler dans mon corps. Quelle que fût la cause de ma fièvre, les pilules ont finalement réussi à l'éliminer avant qu'elle ne réussisse à m'anéantir.

À l'heure où j'écris ces lignes, trente-cinq ans se sont écoulés depuis cet épisode. Je sais désormais que de nombreuses plantes m'auraient permis de venir naturellement à bout de cette fièvre.

Rafraîchir ce front enfiévré

Depuis la nuit des temps, une quantité extraordinaire de plantes ont été utilisées à travers le monde pour soulager la fièvre. En Indonésie, pour ne citer qu'elle, 256 plantes sont des remèdes populaires pour lutter contre la fièvre. Je ne les ai moi-même jamais toutes vues, alors que j'ai pourtant consacré toute ma vie à l'étude des plantes.

D'après mon expérience, plus de la moitié des plantes médicinales traditionnellement utilisées méritent amplement leur réputation. En ce qui concerne la fièvre, en revanche, j'ai comme l'impression que le chiffre pourrait être plus élevé encore.

Si je me trouvais en proie à une forte fièvre dans un lieu très éloigné, sans pouvoir joindre un médecin, soyez certain que je n'hésiterais pas à obtenir l'avis des autochtones, par gestes si nécessaire. Et je ne douterais pas non plus de trouver quelqu'un qui pourrait m'indiquer divers remèdes phytothérapiques adaptés, vraisemblablement à base de plantes poussant tout près de là.

Amère générosité

Le meilleur remède au monde contre la fièvre, c'est l'aspirine, dérivée des salicylates, que l'on trouve dans l'écorce de saule et dans bien d'autres plantes encore. Les saules, qui poussent dans l'hémisphère Nord jusque sous les tropiques, étaient déjà utilisés par des milliers de groupes ethniques longtemps avant que la firme Bayer n'entreprenne de transformer l'aspirine naturelle en une pilule pharmaceutique.

En tant que botaniste, je connais bien les mystères des salicylates. S'il abaisse la température du corps humain en cas de fièvre, l'acide salicylique provoque chez les plantes exactement l'inverse, à savoir un échauffement pouvant atteindre jusqu'à 6° C au-dessus de la température de leur milieu ambiant. Les salicylates sont la raison pour laquelle la neige fond autour de certaines plantes herbacées comme les diverses espèces de l'ellébore, le pied-de-griffon, la patte, d'ours. Ne me demandez pas d'expliquer cela ; je me contente de vous le décrire, comme je l'ai constaté.

Comme la grande majorité des substances phytochimiques qui abaissent la fièvre, les salicylates ont un goût amer. Cette amertume semble étroitement liée à leur pouvoir thérapeutique. Si vous avez l'intention de traiter la fièvre à l'aide de plantes, il faut donc vous préparer à avaler une tisane plutôt désagréable au goût.

Il est judicieux de considérer la fièvre comme un signe d'infection, mais c'est parfois une erreur que de chercher à la faire baisser. Jusqu'à un certain point, la fièvre est notre alliée. La plupart des micro-organismes à l'origine de la maladie meurent quand ils sont exposés à des températures élevées, et la fièvre est l'un des moyens utilisés par le système immunitaire pour s'efforcer de les éliminer. L'ennui, c'est qu'une forte fièvre qui se prolonge pourrait aussi nous tuer.

En règle générale, évitez de vouloir systématiquement faire baisser la fièvre dès son apparition. N'ayez recours à un remède que si l'état fiévreux commence à devenir inconfortable. En cas de fièvre élevée (au-delà de 39,5° C), il est bien entendu préférable de consulter un médecin le plus rapidement possible. Si la température est moins élevée (de 37,2 à 38,2° C) vous pouvez, si vous le souhaitez, avoir recours à l'aspirine, au paracétamol (Doliprane) ou à l'ibuprofène (Advil). Un conseil de prudence, toutefois : la majorité des fièvres bénignes disparaissent en un ou deux jours. Si elle persiste cependant plus de 48 heures, ne manquez pas de consulter votre médecin.

Les plantes au secours de la fièvre

Il existe un grand nombre de plantes capables de faire diminuer la fièvre. Souvenez-vous cependant qu'il n'est pas recommandé d'administrer de l'aspirine, ni aucune des plantes qui lui ressemblent, aux personnes allergiques aux dérivés des salicylates.

♣♣♣ **Saule (*Salix,* diverses espèces).** Au XVIIe siècle, un pasteur anglais se mit à la recherche d'un remède moins coûteux que l'écorce de quinine, que l'on utilisait alors pour soigner le paludisme et d'autres fièvres. Il s'aperçut que l'écorce de saule avait un goût tout aussi amer. Il décida donc d'en faire l'essai.

Le saule s'avéra un excellent antalgique et antipyrétique (ou fébrifuge), et son utilisation s'étendit à l'ensemble de la Grande-Bretagne, de l'Europe et des Amériques. Son principe actif, la salicine, fut isolé en 1830 et la société Bayer, ayant quelque peu manipulé la salicine, finit par créer l'aspirine. Commercialisée au cours des années 1890, la nouvelle aspirine Bayer devint très rapidement l'un des médicaments les plus utilisés dans le monde entier. Par contre, rien ne vous empêche aujourd'hui d'avoir recours à l'écorce de saule. C'est ce que je fais d'ailleurs moi-même.

Faites l'essai d'une tisane obtenue en versant une tasse d'eau bouillante sur une ou deux cuillerées à café d'écorce séchée, que vous laisserez infuser durant une vingtaine de minutes. Pour en masquer le goût amer, utilisez de la cannelle, du gingembre, de la camomille ou toute autre plante aromatique.

♣♣ **Reine-des-prés** ***(Filipendula ulmaria).*** Voici une autre excellente source de salicine, substance chimique présente dans l'écorce de bouleau qui a pour effet de lutter contre la fièvre. Préparez une tisane avec une à deux cuillerées à café de fleurs de reine-des-prés. Vous pouvez en boire jusqu'à trois tasses par jour.

♣ **Gingembre** ***(Zingiber officinale).*** Dans le cadre d'études portant sur l'animal, on a pu prouver que diverses substances complexes présentes dans le gingembre avaient des propriétés antipyrétiques. Rien n'a été démontré sur l'homme, mais il s'agit d'une plante dénuée de toxicité. Il n'y a donc probablement aucun inconvénient à boire de la tisane de gingembre, à manger du gingembre confit, ou à boire par petites gorgées des boissons gazeuses au gingembre. De plus, son arôme particulier peut donner un goût plus agréable à certaines autres tisanes fébrifuges à base de plantes. Et, qui sait, il se peut même que le gingembre aide à lutter contre la fièvre.

♣ **Menthe poivrée** ***(Mentha piperita).*** De nombreux herboristes qui recommandent la menthe poivrée pour soulager la fièvre suggèrent des mélanges tels que sureau noir et menthe poivrée, ou saule et menthe poivrée. Si j'avais de la fièvre, je préparerais une infusion en mélangeant de la menthe poivrée avec d'autres plantes antipyrétiques. Il ne fait aucun doute que le goût en serait bien meilleur.

♣ **Piment rouge (*Capsicum,* diverses espèces), cannelle (*Cinnamomum,* diverses espèces) et canneberge** ***(Vaccinium macrocarpon).*** Le piment rouge est une bonne source de salicylates. La cannelle et la canneberge ont elles aussi une certaine réputation comme antipyrétiques. La prochaine fois que j'aurai de la fièvre, j'ai l'intention de faire un essai avec de la sauce de canneberge saupoudrée de cannelle et de poivre de Cayenne.

♣ **Sureau noir** *(Sambucus nigra).* Pour soigner les frissons accompagnés de fièvre, prenez deux à trois cuillerées par jour à café de fleurs de sureau sous forme de tisane.

Flatulences

Tout récemment, mon épouse et moi avons essayé une nouvelle recette pour préparer des féveroles communes, communément appelées fèves. Nous nous attendions à avoir ensuite les ballonnements et les gaz typiquement associés à toutes les légumineuses. Imaginez notre surprise en nous apercevant que ce n'était pas du tout le cas.

Peut-être cela suffisait-il à confirmer l'efficacité de mes efforts, inspirés des pratiques populaires visant à éliminer la flatulence due aux haricots secs : j'avais en effet mis à tremper les fèves séchées dans de l'eau durant toute la nuit, avant de jeter l'eau de trempage pour faire cuire ensuite les fèves dans de l'eau fraîche. Cette bonne vieille stratégie antigaz a fait depuis longtemps ses preuves.

J'avais en outre appliqué une ancienne méthode chinoise, découverte dans un livre de pharmacognosie (étude des médicaments d'origine naturelle). En effet, les Chinois font tremper leurs fèves dans de l'eau additionnée d'armoise annuelle *(Artemisia annua).*

Enfin, pour couronner le tout, j'avais également ajouté dans la casserole une petite carotte entière qui avait cuit avec les haricots. Si j'avais eu sous la main de l'ansérine anthelminthique, ou chénopode *(Chenopodium ambrosioides)*, j'en aurais également mis une pincée à mes haricots. Les Mexicains font cuire leurs fèves avec cette plante pour se prévenir des flatulences.

Toujours est-il que grâce au trempage nocturne conjugué avec l'addition d'armoise annuelle et d'une carotte, mon épouse et moi n'avons pratiquement pas souffert de flatulence après avoir dégusté notre plat de fèves.

Les bactéries à l'œuvre

Les gaz se produisent surtout dans l'intestin. Ils proviennent d'hydrates de carbone non digérés. Certains féculents parviennent intacts dans l'intestin grêle, sans avoir été préalablement digérés dans l'estomac. L'intestin est incapable de produire les enzymes nécessaires à la digestion de deux hydrates de carbone spécifiques, le raffinose et le stachyose, si bien que ces derniers restent inertes jusqu'à ce que les bactéries, normalement présentes dans l'intestin, provoquent leur fermentation. C'est ce processus qui crée alors les gaz.

Mais devinez quels aliments contiennent le plus de raffinose et de stachyose ? Eh oui, il s'agit des haricots secs ! Et de toutes les sortes de haricots secs, les trois qui contiennent la plus grande concentration de ces deux hydrates de carbone sont les pois, les graines de soja et les doliques à œil noir. Pourtant, ce ne sont pas les seuls : il faut y ajouter les haricots de Lima, les haricots pinto, les haricots noirs et diverses autres légumineuses qui contiennent elles aussi ces hydrates de carbone indigestes en quantité suffisante pour engendrer des gaz.

Peut-être avez-vous l'impression d'avoir plus de flatulences qu'autrefois, et sans doute avez-vous raison. Il est probable que vous avez depuis peu modifié votre alimentation de manière à manger plus sainement, c'est-à-dire en absorbant moins de viande, moins de matières grasses et davantage d'hydrates de carbone (surtout des légumineuses). Si tel est le cas, il y a de fortes chances pour que vous mangiez également davantage de ces catégories particulières d'aliments qui sont le plus susceptibles de produire des gaz. Par contre, la plupart des gens qui se plaignent d'avoir «trop de gaz» n'en ont en réalité qu'une quantité que les spécialistes du système digestif (gastro-entérologues) qualifieraient de parfaitement normale. Les travaux scientifiques montrent que l'adulte moyen produit chaque jour, à l'état de veille, de 8 à 20 flatulences par heure. En d'autres termes, le fait d'en avoir plus d'une par heure n'a rien d'anormal.

Les plantes au secours des flatulences

Si le fait de flatuler est un phénomène parfaitement normal, cela ne veut pas dire pour autant que cela soit accueilli avec plaisir. La flatulence ne saurait être bannie entièrement de l'organisme, mais vous pouvez néanmoins diminuer sensiblement le risque d'expressions sonores mal placées. Un certain nombre de plantes peuvent vous y aider.

♣♣♣ **Plantes carminatives diverses.** On donne ce nom à toute plante qui a pour effet d'adoucir le tractus digestif et qui jouit d'une réputation pour atténuer les gaz.

Comment abolir les gaz

Tout en faisant appel aux plantes, vous pouvez également essayer un certain nombre d'autres approches naturelles pour atténuer les émanations gazeuses de l'organisme.

La première consiste à renoncer carrément aux haricots secs, mais ce n'est pas à recommander. Les fèves sont une excellente source peu coûteuse de protéines, de fibres et de nombreux autres nutriments de valeur.

Vous pourriez aussi essayer certains produits vendus en pharmacie, dans les magasins diététiques et dans certains supermarchés, contenant les enzymes spécifiques (que notre organisme ne sait pas fabriquer) nécessaires à la digestion du raffinose et du stachyose, les hydrates de carbone qui génèrent les gaz.

Il est également judicieux de manger plus lentement. Prenez le temps de bien mastiquer vos aliments. Veillez à prendre vos repas dans une ambiance détendue. Quand on mange trop vite, on avale des bouchées trop grosses qui risquent d'autant plus d'aboutir dans l'intestin sans avoir été digérées.

L'intolérance au lactose est une autre cause majeure de flatulence. Faites l'essai, pendant une ou deux semaines, de réduire ou d'éliminer la quantité de produits laitiers que vous ingérez, pour voir si cela fait également diminuer les gaz et les ennuis gastriques. Si tel est le cas, cela signifie que vous êtes probablement l'une de ces innombrables personnes qui ont du mal à digérer le lactose (sucre du lait). Pour y remédier, vous avez deux possibilités : soit vous diminuez radicalement la part réservée aux produits laitiers dans votre alimentation (sachez cependant que le yoghourt ne présente généralement pas d'inconvénient), soit vous faites l'essai de produits du commerce que l'on ajoute au lait. Ces produits contiennent une enzyme qui facilite la digestion du lactose.

Certaines personnes constatent qu'elles ont davantage de flatulences quand elles mangent des aliments contenant du sorbitol, un édulcorant artificiel. Lisez soigneusement les étiquettes des produits que vous achetez et faites un essai en évitant pendant quelque temps tout produit contenant du sorbitol. Si vous constatez que vous avez moins de gaz, il pourrait être judicieux d'éviter désormais cet édulcorant.

Cette catégorie comprend des dizaines d'espèces, si bien qu'il est difficile d'en mentionner seulement quelques-unes. Les plus utiles sont celles qui contiennent la plus grande concentration d'agents chimiques capables d'atténuer les flatulences, et surtout les substances complexes suivantes : camphre, carvone, eugénol, menthol et thymol. Ces substances médicamenteuses sont particulièrement concentrées dans le poivre de la

Jamaïque, les clous de girofle, la menthe, le cumin, l'aneth, le fenouil, la monarde, la menthe poivrée, la sauge et le thym.

De plus, il existe bien d'autres carminatifs efficaces parmi la plupart des plantes de la famille des menthes et des carottes, qui comprennent notamment l'ail, l'anis, le basilic, la bergamote, la camomille, la cannelle, le citron, la coriandre, l'estragon, le genièvre, le gingembre, l'hysope, la lavande, la marjolaine, la muscade, l'oignon, l'origan, le romarin et la sarriette. Pensez à utiliser ces plantes carminatives pour donner plus de goût à vos plats de féculents, surtout ceux à base de haricots secs.

Vous pouvez également soulager les gaz en buvant ma tisane carminative à base d'aneth, de camomille, de citronnelle, de cumin, de fenouil et de menthe poivrée, sucrée avec de la réglisse.

Gale

Il y a plus de trente ans, je faisais du stop en pleine campagne quand une subite tempête m'a contraint à trouver refuge dans une grange. C'est là que j'ai attrapé la gale, probablement parce que les minuscules acariens qui en sont la cause infestent les êtres humains comme les animaux.

La gale est une infection parasitaire cutanée extrêmement contagieuse, due à des acariens du genre sarcoptes. Très commune chez les enfants, la gale provoque de petites vésicules qui démangent. Ces dernières se situent parfois sur tout le corps, parfois entre les doigts, sur les poignets, à la taille, à l'aine ou sur les organes génitaux.

Les plantes au secours de la gale

L'industrie pharmaceutique a mis au point toutes sortes de produits en vente libre ou sur ordonnance pour lutter contre la gale. Pour ma part, je vous recommanderais plutôt de commencer par les remèdes naturels, et de ne songer à des médicaments de synthèse que si vous êtes en présence d'un cas grave que les plantes ne suffisent pas à soulager. Il existe un certain nombre d'espèces végétales qui peuvent être utiles. Quel que soit le remède de votre choix, il faudra non seulement traiter votre corps, mais également faire bouillir tous vos vêtements et votre linge de lit pour éliminer les parasites et prévenir toute réinfection.

♣♣♣ **Onagre *(Oenothera biennis)* et millepertuis *(Hypericum perforatum).*** En France, où l'onagre entre depuis de nombreuses années dans la composition de certains produits cosmétiques, on trouve cette plante sous forme de gélules ou d'huile avec des indications pour diverses maladies de peau.

Quant au millepertuis, j'ai eu l'occasion de lire certains rapports plutôt convaincants, selon lesquels le fait d'appliquer cette plante sur la peau pouvait apporter un soulagement immédiat aux démangeaisons dues aux piqûres d'insectes.

Si j'avais la gale, je ferais tremper pendant quelques jours des têtes fleuries de millepertuis dans une quantité d'huile d'onagre suffisante pour les recouvrir, puis j'utiliserais cette macération huileuse sur les régions du corps concernées. Si vous n'avez pas de plante fraîche sous la main, la teinture de millepertuis fera l'affaire.

♣♣♣ **Neem ou Indian lilac *(Azadiracta indica)* et curcuma *(Curcuma longa).*** Le neem est un arbre de l'Inde dont l'extrait est extrêmement actif contre beaucoup d'insectes nuisibles. Un certain nombre de pesticides naturels à base de neem sont commercialisés et utilisés par les adeptes de l'agriculture biologique. Quant au curcuma, il est traditionnellement utilisé depuis très longtemps pour traiter les démangeaisons cutanées.

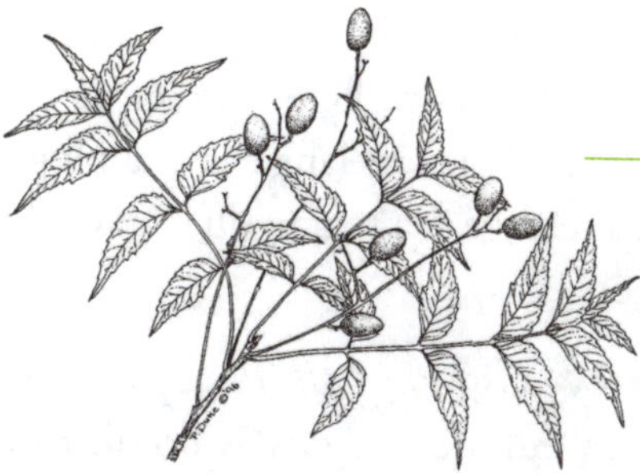

Neem (Indian lilac)

Originaire de l'Inde, le neem commence à être mieux connu pour ses multiples propriétés : insecticide naturel, dentifrice ou cosmétique, ou encore anti-inflammatoire et antibactérien.

Il y a quelques années, un chercheur s'est servi de ces deux plantes pour traiter 814 personnes atteintes de gale. Il avait préparé une pâte à partir de feuilles de neem fraîches (pour quatre parts) et de racines de curcuma (pour une part). Les participants s'enduisaient chaque jour tout le corps de cette préparation. Presque 800 d'entre eux (soit 98 %) présentaient une amélioration considérable après trois à cinq jours, et ils furent complètement guéris au bout de deux semaines. Certains magasins diététiques proposent des produits pour la peau contenant du neem. Il vous suffira d'y ajouter plusieurs cuillerées à café de curcuma, de bien mélanger et d'appliquer ce mélange à la région du corps affectée.

♣♣♣ **Oignon** *(Allium cepa).* Dans mon enfance, je faisais bouillir des pelures d'oignon pour obtenir un colorant jaune. Aujourd'hui, je fais bouillir des peaux d'oignon pour en extraire la quercétine, l'une des meilleurs substances complexes que la nature ait jamais élaborées pour adoucir la peau. Certaines pelures d'oignons contiennent jusqu'à 3 % de quercétine, ce qui se traduit par un pouvoir adoucissant très efficace dans le traitement de la gale et d'autres problèmes de peau.

Pour soigner la gale, je suggère de faire bouillir pendant 15 à 30 minutes, dans 1 litre d'eau, les pelures d'une demi-douzaine d'oignons. Laissez refroidir ce liquide avant de l'appliquer généreusement sur tout le corps. (Conservez bien entendu les oignons préalablement pelés, qui vous seront utiles pour préparer le prochain repas.)

♣♣ **Avoine** *(Avena sativa).* En attendant que vos remèdes acaricides à base de plantes fassent la preuve de leur efficacité, vous voulez mettre fin aux démangeaisons. Sur ce plan, l'avoine est très efficace. Il suffit d'en jeter quelques poignées dans un bain chaud où vous n'aurez plus qu'à vous immerger avec délice.

♣♣ **Badiane ou anis étoilé** *(Illicium verum).* L'huile essentielle d'anis étoilé est surtout connue comme antiseptique, mais elle s'est également fait une réputation d'efficacité contre la gale, les poux et les punaises. Appliquez-la sans frotter sur la région du corps affectée.

♣♣ **Noyer** *(Juglans, diverses espèces).* Les noix contiennent une substance chimique, appelée juglone, qui est utile pour lutter contre la prolifération des acariens. Préparez une lotion en faisant bouillir quelques fragments de coques de noix cassées dans une tasse d'eau, jusqu'à ce que la moitié de l'eau environ se soit évaporée. Pour obtenir une solution concentrée, recouvrez d'eau plusieurs noix entières et laissez-les bouillir à petit feu jusqu'à ce que la moitié de l'eau se soit évaporée. Appliquez généreusement cette lotion sur l'épiderme.

♣♣ **Pouliot d'Amérique** *(Hedeoma pulegioides).* Dans l'Antiquité, Pline relevait que le pouliot européen *(Mentha pulegium)* faisait fuir les puces. L'appellation scientifique de cette plante, *pulegioides,* est d'ailleurs dérivée du terme latin qui signifie «puce». L'huile essentielle de pouliot

Prudence chez la femme enceinte

Parmi les plantes mentionnées dans ce chapitre en figurent un certain nombre que les femmes enceintes se garderont bien d'utiliser : pouliot, menthe poivrée, pycnanthème et tanaisie. Si vous attendez un enfant, ne prenez aucune de ces plantes par voie orale. Évitez également de les appliquer sur la peau, que ce soit en l'ajoutant à l'eau de votre bain ou sous forme d'huile essentielle, car une partie des principes actifs traversera l'épiderme et passera dans le sang.

est le principe actif de presque tous les colliers antipuces destinés aux animaux domestiques.

Je vous suggère d'appliquer une infusion bien concentrée ou mieux encore, une teinture de pouliot directement sur la région du corps affectée pour soulager les démangeaisons.

♣♣ **Pycnanthème *(Pycnanthemum muticum).*** Cette plante sauvage, qui atteint presque un mètre de haut, contient une abondance de pulégone, substance insecticide également présente dans le pouliot. J'ai du mal à comprendre pourquoi cette plante ne jouit pas d'une meilleure réputation. C'est une «mauvaise herbe» agréable à proximité de la maison, et elle se prête à des usages multiples.

Il m'arrive souvent de rouler en boule une touffe de pycnanthème que je viens de cueillir, et de m'en frotter les jambes pour faire fuir les tiques. Je ne serais pas surpris que cette plante exerce un effet dissuasif similaire sur les acariens et les poux.

♣♣ **Théier (*Melaleuca,* diverses espèces).** Tout comme celle d'anis étoilé, l'huile essentielle de melaleucas est surtout connue comme antiseptique, mais elle est également utile contre les parasites, notamment ceux qui provoquent la gale. Avant de l'utiliser sur votre épiderme, il est préférable de la diluer en mélangeant plusieurs gouttes avec une ou deux cuillerées à soupe de n'importe quelle huile végétale.

N'oubliez pas, cependant, que les huiles essentielles ne doivent pas être ingérées, qu'il s'agisse d'huile de melaleucas ou de toute autre huile essentielle. En effet, elles sont extrêmement concentrées. Il suffit parfois d'une très petite quantité pour qu'elles aient des effets toxiques.

♣ **Aloès *(Aloe vera).*** Le gel apaisant de l'aloès contient une substance complexe appelée bradykininase, qui devrait contribuer à soulager les démangeaisons et l'irration causées par une attaque de gale.

♣ **Menthe poivrée** *(Mentha piperita).* Le principe actif de la menthe poivrée est le menthol, qui possède des propriétés rafraîchissantes, anesthésiques et antiseptiques. Certains herboristes recommandent souvent le menthol et les substances complexes qui lui sont proches pour traiter la gale. J'aimerais par conséquent vous proposer une tisane à base de plantes que vous pourrez utiliser dans votre bain pour tuer les acariens à l'origine de la gale et soulager vos démangeaisons. Mélangez de la menthe poivrée, du pouliot, du romarin, de la sauge, de la menthe romaine et du thym, selon les proportions qui vous conviennent le mieux. Préparez suffisamment de tisane pour pouvoir en verser plusieurs tasses dans l'eau chaude de votre bain, tout en vous réservant une ou deux verres de ce breuvage savoureux et sédatif.

♣ **Petit poivre** *(Vitex negundo).* Les feuilles de cet arbuste chinois sont traditionnellement utilisées depuis très longtemps comme emplâtre pour traiter la gale, l'eczéma et la teigne. Le petit poivre est vendu comme arbuste d'ornement. Vous pouvez en écraser les feuilles et les appliquer directement sur les régions de peau affectées.

♣ **Tanaisie** *(Tanacetum vulgare).* De nombreux praticiens en médecine douce recommandent d'utiliser une tisane de tanaisie bien concentrée comme lotion sur tout le corps pour traiter la gale ou venir à bout des poux.

Gingivite

Les Indiens d'Amérique se servaient de la sanguinaire comme antiseptique buccal. Aujourd'hui, les recherches confirment que cette pratique ancestrale repose sur des faits scientifiques. La racine rouge de cette plante — qui lui a valu son nom — contient un antiseptique appelé sanguinarine. Cette substance médicamenteuse, aujourd'hui utilisée dans certains produits d'hygiène buccale, est remarquable pour son aptitude à empêcher les bactéries de constituer du tartre sur les dents.

Il s'agit donc là d'une forme de prévention dentaire très efficace car ces bactéries provoquent la maladie des gencives appelée gingivite. Toute mesure visant à éliminer le tartre est donc une bonne manière de prévenir les problèmes de gencives.

Ce sont là autant de faits. Mais quand j'ai voulu recommander une utilisation plus fréquente de la sanguinaire dans les dentifrices et les solutions pour l'hygiène buccale, j'ai soulevé une vive controverse. J'avais soumis à une illustre publication consacrée aux fleurs sauvages un article favorable à la sanguinaire. Le rédacteur en chef avait transmis cet article pour le faire évaluer par un dentiste de renom, spécialiste des recherches sur l'utilisation de substances tirées de plantes à travers le monde entier. Ce dernier lui avait répondu formellement que mon article était à rejeter.

Comme j'étais loin de m'attendre à la réaction de ce scientifique, je décidai de faire de mon côté quelques recherches pour me faire ma propre opinion. C'est ainsi que je découvris que ce dentiste était justement en train de promouvoir un autre antiseptique buccal à base d'une autre plante, et qu'il était rigoureusement défavorable à la sanguinaire.

Le dentiste affirmait que la sanguinarine, principe actif de cette plante, provoquait le cancer et le glaucome, ce qui me parut plutôt exagéré. En fait, la sanguinarine est moins toxique et vraisemblablement moins cancérigène que la caféine. De plus, quand elle est utilisée sous forme de dentifrice et de bain buccal, elle est recrachée et non pas ingérée. Il est donc difficile d'imaginer qu'elle puisse être vraiment nocive.

J'ai moi-même utilisé du dentifrice à base de sanguinarine, sans la moindre appréhension d'ailleurs. Je suis d'avis qu'on devrait pouvoir trouver dans le commerce tant le neem que la sanguinarine. Personnellement, je préfère cette dernière.

Entretien des gencives

Le terme de gingivite signifie «inflammation des gencives». Ce trouble provoque une enflure, des rougeurs, une modification du contour normal des gencives, une suppuration liquide et des saignements. S'il s'aggrave, on parle alors de pyorrhée, une dégénération du tissu gingival dans lequel sont implantées les dents. Ensemble, la gingivite et la pyorrhée sont qualifiées de maladie périodontique (ou paradontale), un trouble qui risque de nous affecter tous à mesure que nous vieillissons.

Les Français ont en général une idée très vague de ce qu'est l'hygiène dentaire. Trois sur cinq ont une gingivite et 27 % d'entre eux présentent, entre 35 et 44 ans, des zones d'inflammation entre l'os et la gencive. Les sujets qui ne se brossent pas les dents, n'utilisent jamais de fil dentaire et ne vont que rarement chez le dentiste sont particulièrement menacés.

Pourtant, la gingivite peut s'installer même si vous vous brossez les dents et faites usage de fil dentaire, car cela ne suffit pas à nettoyer en profondeur les véritables nids de bactéries que constituent les interstices entre les dents et les gencives. Pour ces endroits difficilement accessibles, il vous faut prendre des mesures un peu plus radicales.

Les plantes au secours de la gingivite

Les dentistes traitent la gingivite en irriguant les interstices à l'aide de produits antiseptiques. Si vous préférez un remède parallèle pour soigner vos gencives, voici quelques plantes qui peuvent être utiles.

♣♣ **Camomille** *(Matricaria recutita).* La camomille est efficace en bain de bouche ou en gargarisme pour le traitement de la gingivite. Elle contient diverses substances complexes anti-inflammatoires et antiseptiques. La camomille peut vous aider à traiter la gingivite, mais elle est aussi utile à titre préventif. Préparez une infusion bien concentrée à l'aide de deux à trois cuillerées à café de plante par tasse d'eau bouillante. Laissez infuser dix minutes, passez et buvez après les repas. Cette préparation peut aussi vous servir de bain de bouche. La camomille, proche de l'ambroisie, peut provoquer des allergies, mais d'après mon expérience c'est là une chose très rare. En cas d'apparitions de symptômes — démangeaisons ou inconfort quelconque — cessez d'utiliser cette plante.

♣♣ **Échinacée (*Echinacea,* diverses espèces).** Cette plante a une action antibactérienne et stimulante du système immunitaire. Contre une gingivite, ajoutez le contenu d'un ou deux compte-gouttes de teinture d'échinacée à une tisane ou à une solution pour bain de bouche. (Quoique l'échinacée puisse avoir pour effet de causer une sensation de picotements sur la langue ou de rendre les papilles momentanément insensibles, elle est sans aucun danger.)

♣♣ **Pourpier** *(Portulaca oleracea).* Les aliments riches en magnésium et en vitamine C ont souvent été recommandés pour traiter la gingivite. Comme j'apprécie particulièrement le pourpier, très semblable à l'épinard, je tiens à le suggérer comme une bonne source de magnésium. Diverses autres plantes, notamment la coriandre, les doliques, le pissenlit, la racine de réglisse, la feuille de laitue, les graines de pavot, les épinards, les feuilles d'orties et les haricots verts contiennent également une bonne quantité de magnésium.

Ce qui nous amène à la recette de ma «Potion magnésienne» pour la prévention de la gingivite : faites cuire à la vapeur un mélange de pissenlits, feuilles d'orties, pourpier et feuilles d'épinards. (N'oubliez pas qu'il faudra porter des gants pour aller cueillir les feuilles d'orties, mais que les feuilles une fois cuites perdent leur piquant.)

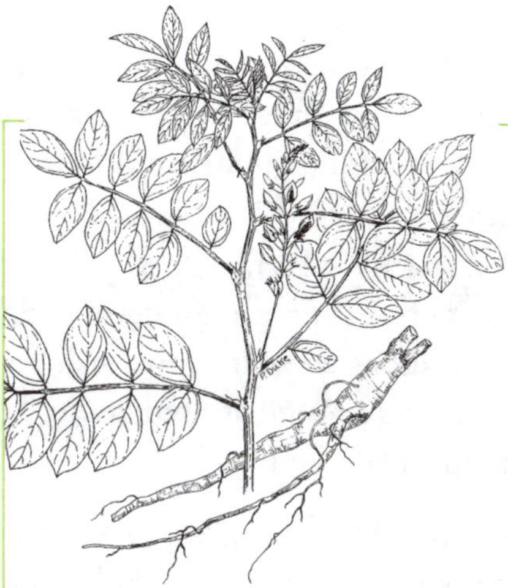

Réglisse

Déjà utilisée par les herboristes du Moyen Âge, la réglisse est souvent conseillée aujourd'hui pour soulager la gingivite, mais aussi les rhumes, les maux de gorge et les ulcères.

♣♣ **Réglisse *(Glycyrrhiza glabra).*** La réglisse est un édulcorant qui ne risque ni de provoquer des caries, ni d'être une cause de gingivite. Utilisez-la pour remplacer le sucre ou le miel dans les tisanes ou le thé. De plus, la réglisse est une excellente source de magnésium et d'une substance complexe appelée glycyrrhizine (ou acide glycyrrhizique). Celle-ci, selon certains travaux, pourrait contribuer à limiter l'inflammation des gencives et la formation de plaque dentaire.

(Si la réglisse et ses extraits ne présentent aucun danger lorsque les quantités ingérées sont modérées — jusqu'à trois tasses de tisane par jour environ — l'ingestion de cette plante sur une longue période ou en grandes quantités peut provoquer divers symptômes tels que maux de tête, léthargie, rétention d'eau et de sodium, perte excessive de potassium et hypertension artérielle.)

♣♣ **Sanguinaire *(Sanguinaria canadensis).*** Ma plaidoirie en faveur de la sanguinarine, le principe actif de la sanguinaire, repose sur des travaux scientifiques nombreux et sérieux. Diverses recherches ont montré que les dentifrices contenant de la sanguinarine étaient modérément efficaces pour lutter contre plusieurs sortes de bactéries habituellement présentes dans la bouche. En outre, ils contribuaient à diminuer la plaque seulement après huit jours d'utilisation régulière.

Non seulement l'extrait de sanguinaire est à la base d'un certain nombre de préparations en vente libre, mais les dentistes s'en servent pour traiter la maladie périodontique.

♣♣ **Sauge** *(Salvia officinalis).* Selon un usage ancestral, les feuilles de sauge, plutôt rugueuses, sont frottées sur les gencives et sur les dents en guise de dentifrice stimulant. C'est une pratique que j'ai moi-même adoptée de temps à autre. Elle semble efficace, grâce au tanin astringent et à diverses substances complexes aromatiques présents dans cette plante. Dans mon jardin, je trouve des feuilles de sauge presque toute l'année. Cette cueillette me revient bien moins cher que d'acheter des produits à base de sanguinarine. La tisane de sauge est peut-être aussi efficace que la sanguinarine. Certaines recherches récentes semblent confirmer le bien-fondé de l'utilisation traditionnelle de la sauge. Pour préparer une tisane antigingivite, mettez deux à trois cuillerées à café de feuilles de sauge séchées par tasse d'eau bouillante. Il est toutefois préférable d'user de modération avec cette plante, car elle contient une assez grande concentration de thujone, une substance complexe qui pourrait provoquer des convulsions à forte dose.

♣♣ **Thé vert (ou noir)** *(Camellia sinensis).* Tout comme la sauge, le thé est astringent. Il contribue donc à lutter contre les bactéries à l'origine des caries et de la gingivite. Le thé contient également au moins cinq substances complexes antibactériennes. Pour le sucrer, utilisez de la réglisse.

♣ **Cresson** *(Nasturtium officinale).* Au XIXe siècle, de jeunes Chinois quittèrent leur pays pour San Francisco dans l'espoir d'y faire fortune. Beaucoup succombèrent alors à la tuberculose. La légende veut que dans leurs efforts désespérés pour guérir, et à force d'essayer toutes sortes de choses, ils s'aperçurent que le cresson contribuait à soigner la tuberculose. Certains d'entre eux, qui s'étaient remis après en avoir mangé, décidèrent de ramener leur secret avec eux jusqu'en Chine. Ils retournèrent donc dans leur pays d'origine, munis de leurs économies et des précieuses graines de la plante miraculeuse.

Aujourd'hui, les Chinois du Sud mastiquent du cresson pour traiter les gencives douloureuses. Si vous aimez le goût du cresson, pourquoi ne pas en mâcher de temps à autre afin de traiter la gingivite ?

♣ **Menthe poivrée** ***(Mentha piperita).*** Ne comptez pas sur l'élément «menthe poivrée» de votre dentifrice pour prévenir la gingivite, car le goût de la grande majorité des produits du commerce provient d'arômes artificiels. En revanche, la menthe poivrée authentique combat effectivement les bactéries à l'origine des caries. Préparez une tisane à l'aide de deux cuillerées à café de feuilles écrasées par tasse d'eau bouillante. Laissez infuser dix minutes, puis sucrez à l'aide de réglisse et buvez cette tisane, ou utilisez-la comme bain de bouche. Vous pouvez également mâcher des feuilles fraîches de menthe poivrée, cela vaut bien mieux que de sucer n'importe quel bonbon à la menthe.

♣ **Ortie** ***(Urtica dioica).*** Non seulement les feuilles d'orties sont riches en magnésium, mais des travaux scientifiques montrent que la tisane d'ortie exerce une action antibactérienne. Les bains de bouche et dentifrices à base d'ortie permettent d'atténuer la plaque et la gingivite. L'ortie est plus efficace encore quand on y ajoute du genièvre. Cherchez à obtenir en magasin diététique des produits dentaires contenant ces plantes.

♣ **Ratanhia** ***(Krameria triandra).*** Tout comme le thé, cette plante contient une abondance de tanin astringent et antiseptique. Elle est donc efficace contre la gingivite. Pour préparer une tisane de ratanhia, faites infuser une cuillerée à café de plante séchée dans une tasse d'eau bouillante. Vous pourrez ensuite soit la boire, soit vous en servir comme d'un bain de bouche astringent.

♣ **Souci** ***(Calendula officinalis).*** Les extraits de souci, dotés de propriétés antibactériennes, antivirales et stimulantes du système immunitaire, peuvent être utiles dans le traitement de la gingivite. Cependant, soyez prudent si vous avez souvent le rhume des foins ; en effet, les personnes allergiques à l'ambroisie pourraient l'être également au souci. Si vous remarquez la moindre réaction — démangeaison ou autre désagrément — après avoir pris une préparation à base de souci, cessez d'utiliser cette plante.

♣ **Théier (*Melaleuca,* diverses espèces).** L'huile essentielle de melaleucas est un antiseptique remarquable. De nombreux herboristes la considèrent comme le désinfectant idéal pour usage externe. Si vous optez pour l'utilisation de l'huile essentielle de melaleuca en gargarisme ou en bain de bouche pour le traitement de la gingivite et des aphtes, soyez attentif à ne pas en avaler.

Pour combattre la gingivite, ajoutez une ou deux gouttes d'huile essentielle de melaleucas dans un verre d'eau et rincez-vous la bouche à l'aide de cette préparation. Comme n'importe quelle autre huile essentielle, celle de melaleucas ne doit jamais être prise par voie orale. Même une très petite quantité (de l'ordre d'une ou deux cuillerées à café) peut être mortelle.

Glaucome

Le glaucome est une cause importante de cécité. Il survient généralement après l'âge de 40 ans et les cas sont plus fréquents chez les personnes âgées. Près de 2 % des Français de plus de 40 ans en sont atteints, et la plupart des personnes âgées doivent leur cécité à cette affection.

On regroupe sous le terme de glaucome diverses affections oculaires dues à une augmentation de la pression des fluides (pression oculaire) dans l'œil, qui se produit lorsque le mécanisme de drainage de ce fluide cesse de fonctionner adéquatement. L'augmentation de la pression provoque une lésion du nerf optique. Il en résulte l'apparition de points aveugles dans le champ de vision.

Le glaucome peut entraîner d'autres symptômes : vue trouble, perte de vision périphérique, halos autour des sources lumineuses, douleurs et rougeur des yeux. Une fois diagnostiqué et traité, le glaucome est facile à maîtriser. C'est uniquement lorsque ce trouble n'est pas diagnostiqué et, partant, non traité, qu'il peut aboutir à la cécité. L'évolution peut parfois durer plus de dix ans.

Il s'agit d'un trouble grave. Toute personne, surtout en cas d'antécédents familiaux, devrait faire vérifier périodiquement sa pression oculaire. Tout individu souffrant de glaucome doit impérativement être suivi par un médecin. La cause de ce trouble demeure mystérieuse, mais il semblerait toutefois que la tendance au glaucome puisse être héréditaire.

La médecine classique traite généralement le glaucome à l'aide d'une panoplie de médicaments destinés à diminuer la pression oculaire, et dont un certain nombre sont dérivés de

De la fumée plein les yeux

Ceux qui réclament que le cannabis soit légalisé pour les utilisations médicales la mentionnent fréquemment comme un traitement du glaucome. Il existe à cela une bonne raison : le *Cannabis sativa* semble capable d'abaisser la pression des fluides à l'intérieur de l'œil (pression oculaire).

Bien entendu, à l'heure actuelle, le cannabis est interdit par la loi, et je me garderais bien d'y avoir recours ou de recommander son utilisation. Son efficacité véritable comme traitement à long terme du glaucome demeure un mystère, en raison du manque de recherches à son sujet.

Il est possible que des travaux ultérieurs soient menés à bien et que le cannabis finisse par être «prescrit» par des médecins. En réalité, le traitement du glaucome n'est pas la seule utilisation médicinale de cette plante, qui possède également la capacité d'atténuer certains des effets secondaires de la chimiothérapie anticancéreuse, notamment la nausée.

sources végétales. Chez certains sujets, une intervention chirurgicale est nécessaire pour réduire la pression par réouverture des voies d'écoulement de l'humeur aqueuse de l'œil.

Les plantes secours du glaucome

Voici également un certain nombre de plantes qui pourraient être utiles dans le traitement du glaucome.

♣♣♣ **Jaborandi (*Pilocarpus,* diverses espèces)**. La pilocarpine, un médicament couramment utilisé pour traiter le glaucome, est en fait dérivée de cet arbre tropical originaire d'Amérique du Sud. Le jaborandi était fréquemment utilisé en médecine populaire, longtemps déjà avant l'arrivée des explorateurs espagnols. Lorsque ces derniers sont arrivés sur le continent, ils n'ont pas tardé à découvrir sa valeur. Dès 1648, des naturalistes espagnols faisaient allusion à l'utilité de cette plante pour traiter les troubles oculaires. Par la suite, c'est en 1875 que la pilocarpine put être isolée pour la première fois à partir du jaborandi. Ce médicament a été produit sous sa forme synthétique en 1930.

Puisque la pilocarpine diminue la pression oculaire, elle est souvent prescrite sous forme de gouttes oculaires pour traiter divers types de glaucome. Il faut moins de 15 minutes pour que l'application fasse effet. Elle continue à protéger l'œil pendant 24 heures environ. À l'heure actuelle, il est pro-

Attention au dentifrice

Il est une plante à éviter si vous êtes atteint de glaucome ou si vous avez une prédisposition héréditaire à ce trouble. Selon certaines indications sérieuses, même si elles ne semblent pas impératives, la prise de sanguinarine, une substance complexe présente dans la sanguinaire *(Sanguinaria canadensis)*, pourrait contribuer au glaucome.

Vous risquez surtout de rencontrer la sanguinarine dans les produits d'hygiène buccale, car la sanguinaire est un excellent remède préventif de la gingivite. Vérifiez sur l'étiquette de ce type de produit qu'il ne contient ni sanguinaire, ni sanguinarine.

Je ne pense pas que le danger soit très grand. Cependant, si vous êtes menacé par le glaucome, sachez que la sanguinaire peut vous nuire.

bable que les sujets atteints de glaucome qui font appel à la pilocarpine utilisent le médicament de synthèse, mais ce remède courant est en fait dérivé de la plante.

♣♣ **Fruits et légumes contenant de la vitamine C.** De nombreux travaux scientifiques montrent que la vitamine C abaisse la pression oculaire. Les fruits et légumes suivants sont de bonnes sources de vitamine C : agrumes, brocoli, chou, chou frisé, chou de Bruxelles, fraise, goyave, persil, piment rouge ou poivron rouge.

Nutrithérapeutes et naturopathes sont nombreux à recommander une dose quotidienne de 2 000 à 35 000 milligrammes de vitamine C sous forme de complément alimentaire. Toutefois, puisqu'une dose aussi faible que 1 200 milligrammes de vitamine C est susceptible de provoquer la diarrhée chez certains, je vous recommande la prudence dans ce domaine. Avant de prendre des doses plus élevées, parlez-en à votre médecin. Si j'étais atteint de glaucome, ou s'il existait dans ma famille une prédisposition héréditaire à ce trouble, je prendrais de la vitamine C sous forme de complément alimentaire.

♣♣ **Coleus forskohlii.** Cette plante contient une substance complexe appelée forskoline, qui a pour effet d'abaisser la pression oculaire. Divers travaux ont démontré qu'une heure seulement après avoir été administrée, une préparation à base de forskoline sous forme de gouttes oculaires permettait de diminuer sensiblement la pression oculaire. Selon ces travaux, l'effet thérapeutique atteignait son efficacité maximale après un laps de temps de deux heures. Il subsistait de manière significative pendant au moins cinq heures.

Il ne s'agit pas là d'une plante à utiliser sans surveillance médicale. Pourtant, si vous êtes atteint de glaucome et si vous utilisez de la forskoline, peut-être serez-vous heureux d'apprendre que votre médicament est dérivé d'une plante.

♣♣ **Origan** *(Origanum vulgare).* Les publications scientifiques ne présentent guère de conseils préventifs, et si vous avez des antécédents familiaux de glaucome, sans doute trouverez-vous ce qui suit particulièrement intéressant.

Pour prévenir le glaucome, les naturopathes recommandent de manger beaucoup d'aliments qui contiennent des antioxydants. Ces derniers sont des substances ayant la propriété de neutraliser les molécules d'oxygène hautement réactives (radicaux libres) qui se produisent naturellement dans l'organisme, et qui semblent contribuer à l'évolution du glaucome.

Mes recherches portant sur 60 espèces de menthes suggèrent que l'origan sauvage est l'une des plantes les plus riches en antioxydants de cette famille. Chez moi, l'origan frais pousse comme de la mauvaise herbe, et il entre donc tout naturellement dans la composition de mon «Antioxytisane». Commencez par une ou deux cuillerées à café d'origan séché par tasse d'eau bouillante. Pour compléter cette antioxytisane, ajoutez de la menthe ou du romarin.

♣♣ **Pensée (*Viola,* diverses espèces).** La pensée contient une substance complexe appelée rutine, que les naturopathes recommandent souvent pour le traitement du glaucome. Les fleurs de pensée sauvage peuvent contenir jusqu'à 23 % de rutine sur la base du poids sec. Utilisée conjointement avec des médicaments conventionnels, la rutine contribue à atténuer la pression oculaire chez les patients atteints de glaucome.

Les naturopathes suggèrent de prendre trois fois par jour 20 milligrammes de rutine. J'ai un jour calculé qu'une seule pensée ingérée comme aliment vous en fournirait environ 20 milligrammes. Il n'y a absolument aucun danger à mâcher quelques pensées. Elles ajoutent aux salades une petite touche de fantaisie.

La rutine est également présente dans les fleurs de sophora, les violettes, les feuilles d'eucalyptus et de mûrier. Si j'étais atteint de glaucome, je décorerais de violettes mes salades de fruits. Peut-être aussi préparerais-je de la «Rutinade» en mélangeant au mixer un jus de fruit avec une ou deux pensées et un peu de feuille d'eucalyptus.

♣ **Capselle bourse-à-pasteur** *(Capsella bursa-pastoris).* Cette plante antioxydante est utilisée traditionnellement pour «éclaircir la vue». Je vous suggère d'ajouter un peu de capselle bourse-à-pasteur à vos tisanes préférées.

♣ **Myrtille** *(Vaccinium myrtillus).* La tradition populaire recommande cette baie pratiquement pour soigner tous les troubles de la vue, et bien sûr le glaucome. Il s'avère que les myrtilles contiennent des substances complexes appelées anthocyanosides qui retardent la décomposition de la vitamine C. Par conséquent, elles aident cette dernière à faire son travail en protégeant efficacement la vue. Elles ont un rôle tant curatif que préventif.

Les partisans des propriétés curatives des jus frais suggèrent de mélanger du jus d'airelles, de myrtilles, de canneberge et de myrtilles rouges, tous très riches en anthocyanosides.

Gonflement des seins

Il y a quelques années, j'ai écrit un article pour une publication botanique faisant autorité. Je résumais divers travaux de recherche selon lesquels le fenugrec, une plante savoureuse dont le goût rappelle vaguement celui de l'érable, permettrait de maîtriser la glycémie chez les diabétiques. En outre, j'indiquais que ses graines germées pourraient donner plus de volume aux seins chez la femme.

Un peu plus tard, j'ai été invité à une réunion d'herboristes. La femme qui est venue me chercher en voiture à l'aéroport pour me conduire jusqu'à la salle de conférences m'a raconté l'histoire suivante : quelques mois auparavant, à l'occasion d'une exposition de produits alimentaires, elle avait semé diverses sortes de graines pour procéder à des dégustations de graines germées. Le fenugrec figurait parmi elles.

Ayant mangé plusieurs généreuses portions de graines germées de fenugrec durant plusieurs jours, l'une des participantes remarqua alors que ses seins semblaient un peu plus volumineux que d'habitude. Elle ne comprit ce qui s'était passé que lorsqu'une autre participante lui fit lire mon article.

Bustisane

Vous voulez avoir un buste plus généreux ? Buvez de la bustisane ! Voici une recette de tisane qui vous apportera une bonne dose de plantes capables d'embellir votre poitrine.

Dans une casserole, versez deux tasses d'eau sur une tasse de graines germées de fenugrec. Ajoutez une ou deux pincées des plantes suivantes : aneth, anis, basilic, cumin, fenouil, lemon-grass, marjolaine et réglisse. Amenez à ébullition, puis laissez refroidir. Ajoutez du jus de citron et du miel pour en améliorer le goût. Buvez chaque jour une à deux tasses de cette préparation.

Le fenouil contient des phyto-œstrogènes, qui sont des substances chimiques végétales comparables à l'œstrogène, l'hormone féminine. Selon la tradition, les autres plantes entrant dans la composition de cette tisane peuvent également contribuer à donner plus de volume aux seins.

Les plantes au secours de vos seins

Je n'ai pas l'intention de prendre parti au sujet d'un éventuel gain de volume des seins. Je ne sais qu'une chose, c'est que certaines femmes rêvent d'avoir des seins plus gros, et qu'un grand nombre d'entre elles optent pour des implants en silicone. Si vous lisez la presse, vous savez déjà que ces types d'implants sont très controversés. Beaucoup de femmes et un certain nombre de scientifiques les qualifient de dangereux, tandis que d'autres femmes et d'autres spécialistes affirment qu'ils ne causent pas vraiment de problèmes.

Je ne saurais me prononcer sur l'innocuité ou le danger des implants en silicone. Je sais seulement que si ma fille souhaitait avoir des seins plus voluptueux, je l'encouragerais vivement à essayer d'abord diverses approches naturelles. Voici un certain nombre de plantes qui pourraient être utiles pour apporter une légère augmentation de volume à votre poitrine.

♣♣♣ **Fenugrec** ***(Trigonella foenum-graecum).*** Les graines et graines germées de cette plante ont une très ancienne réputation populaire dans ce domaine. Il existe également divers témoignages modernes concernant l'effet du fenugrec sur les seins, et nous avons de bonnes raisons de croire à son efficacité.

Les graines de fenugrec contiennent en assez grande quantité une substance chimique complexe appelée diosgénine, souvent utilisée pour créer des formes semi-synthétiques de l'œstrogène, une hormone sexuelle féminine. Cette dernière a divers effets sur l'organisme. Deux d'entre eux sont essentiellement liés à l'augmentation de volume des seins : elle provoque la croissance des cellules mammaires et contribue à la rétention d'eau. D'ailleurs, beaucoup de femmes prenant la pilule, qui contient également des œstrogènes, constatent qu'un de ses effets secondaires, dû à la rétention d'eau, est le sentiment d'avoir les seins gonflés.

L'œstrogène végétal (phyto-œstrogène) provenant de sources telles que le fenugrec ne provoque pas, au contraire, cette désagréable impression d'avoir les seins gonflés. Si ma fille voulait faire l'essai du fenugrec, je lui suggérerais peut-être de boire une tisane faite à partir d'un mélange de plantes. Il s'agit d'une formule que j'ai mise au point précisément dans ce but et que j'ai baptisée «Bustisane».

Pensez également à vous masser la poitrine à l'aide de fenugrec en poudre, car il semble que la peau des seins puisse absorber une certaine quantité de substances phytochimiques. Assez récemment, deux distingués professeurs en pharmacognosie (spécialistes des produits naturels) ont publié un article intitulé «Plantes supérieures comme sources potentielles de galactogènes». (Les galactogènes sont des substances qui stimulent la sécrétion et le flux du lait maternel.) Ces deux savants semblaient surpris de s'apercevoir que 68 des 255 plantes traditionnellement utilisées comme galactagogues étaient autrefois utilisées en applications locales, et continuent de servir à cet usage.

Si vous souhaitez utiliser du fenugrec en poudre, écrasez des graines ou passez au mixer des graines germées; Ajoutez un filet d'huile végétale et frictionnez-vous à l'aide de la pâte ainsi obtenue.

♣♣ **Fenouil** ***(Foeniculum vulgare).*** Le fenouil est une autre plante riche en phyto-œstrogènes, utilisée depuis des siècles pour stimuler la lactation. Vous pourriez en ajouter à la bustisane en complément du fenugrec. Toutefois, n'utilisez pas d'huile essentielle de fenouil. Chez la femme enceinte, cette huile aromatique peut provoquer une fausse couche. D'autre part, en doses supérieures à une cuillerée à café, elle peut être toxique.

♣♣ **Igname (patate douce) sauvage** ***(Dioscorea villosa).*** Encore une plante qui a la réputation d'avoir une action œstrogénique. Personnellement, je n'ai jamais été très impressionné par l'igname sauvage car elle contient beaucoup moins de diosgénine que le fenugrec. En revanche, je m'incline devant des herboristes professionnels

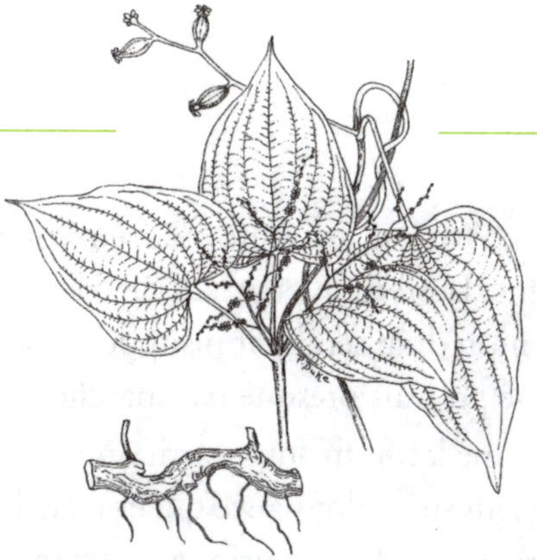

Igname sauvage

Également appelée racine aux coliques ou racine aux rhumatismes, l'igname sauvage est une plante vivace volubile autrefois utilisée par les Indiens d'Amérique pour atténuer les douleurs de l'enfantement.

quand ils affirment que l'utilisation de pommades à base d'igname sauvage a obtenu l'effet désiré. Pour préparer une pommade, mieux vaut éplucher l'écorce extérieure de la racine et réduire au mixer la partie intérieure dure de la racine pour obtenir une pâte.

♣♣ **Palmier serenoa *(Serenoa repens).*** Cette plante est surtout connue aujourd'hui pour son aptitude à faire diminuer chez l'homme le volume d'une prostate hypertrophiée. En revanche, il y a une centaine d'années, elle jouissait d'une grande réputation populaire pour donner aux femmes une poitrine voluptueuse. Les naturopathes continuent à la recommander dans ce but. La plupart des gens utilisent des gélules du commerce (un à deux grammes) ou des extraits alcoolisés. Suivez les indications figurant sur l'emballage.

♣ **Cumin *(Cuminum cyminum).*** Diverses expériences portant sur des animaux de laboratoire ont prouvé que le cumin courant, comme le cumin noir (Nigella sativa), augmentaient le nombre de cellules mammaires. L'effet de cette plante sur la poitrine des femmes demeure inconnu, mais les mammifères ont en général des réactions similaires envers les substances complexes qui affectent la glande mammaire. Vous pourriez ajouter davantage de cumin en poudre à votre bustisane. Ou sinon, pourquoi ne pas utiliser davantage de cette épice dans vos préparations culinaires ?

Goutte

Je suis moi-même atteint de goutte. J'ai fini par succomber aux adjurations de mon médecin qui m'invitait instamment à prendre de l'allopurinol (Allopurinol, Zyloric). J'en étais donc réduit à prendre une pilule par jour pendant le reste de mon existence afin de maîtriser ce trouble.

Fort heureusement, j'ai découvert à présent une alternative à base de plante sous la forme de l'extrait de graine de céleri, que j'ai bien l'intention de continuer à prendre aussi longtemps que cette menace restera suspendue au-dessus de ma tête. Je sais par expérience qu'une crise de goutte est incroyablement douloureuse. J'espère bien ne plus jamais avoir à vivre cela jusqu'à la fin de mes jours.

Ma première crise de goutte est survenue alors que je n'avais pas encore tout à fait 50 ans. La veille encore, je passais la journée à travailler au jardin, jouissant pleinement d'une de mes activités préférées. Et voilà que le lendemain matin, sans avertissement, je constate au réveil que mon gros orteil est douloureux et enflé — les symptômes caractéristiques de la goutte. Comme le signalent les livres, mon orteil était si douloureux que même la pression pourtant bien légère de mon drap semblait insupportable. Je ne pouvais presque pas marcher.

Mes médecins m'ont prescrit un médicament sur ordonnance qui évacue de l'organisme l'acide urique, substance à l'origine de ces douleurs. J'ai pris mon médicament comme le patient docile que je deviens chaque fois que je me retrouve confronté à la douleur. Et très rapidement, du pauvre invalide presque incapable de marcher que j'étais encore peu de temps auparavant, je suis redevenu mobile et capable d'aller m'occuper à nouveau de mon jardin.

Malgré le respect que j'éprouve envers le médicament sur ordonnance qui m'a remis sur pied, je suis malgré tout bien content d'avoir découvert une alternative à base de plante qui semble efficace.

Causée par des cristaux

La goutte est une forme d'arthrite. Elle provoque des douleurs articulaires, généralement localisées dans le gros orteil, même si d'autres articulations peuvent également être touchées. Elle est due à une accumulation d'acide urique dans le sang. Lorsque les taux dépassent un certain seuil critique, des cristaux d'acide urique se constituent et s'agglutinent dans la ou les articulation(s) affectée(s), provoquant des douleurs absolument abominables. Ces cristaux peuvent également se former dans les principaux organes du corps et y causer des dégâts considérables, si bien que le désir d'éviter la douleur n'est pas la seule raison valable de maîtriser ce trouble grave.

En général, la goutte est héréditaire. Il y a trois cents ans, on l'associait avec la richesse, car on pensait alors que les crises de goutte provenaient d'une alimentation trop riche. Aujourd'hui, nous savons que ce trouble affecte les pauvres aussi bien que les nantis. Plus de 95 % des personnes qui ont la goutte sont des hommes de plus de 30 ans. On évalue à 10, voire 20 % de la population les sujets ayant des taux d'acide urique supérieurs au seuil critique, mais seulement 3 personnes sur 1 000 souffrent de cette maladie.

Les plantes au secours de la goutte

Si vous avez la goutte, il est préférable de prendre les médicaments prescrits par votre médecin. Peut-être souhaiterez-vous également faire appel à un certain nombre d'alternatives naturelles pour soulager ce mal douloureux.

♣♣♣ **Céleri** *(Apium graveolens).* Ayant appris que l'extrait de céleri était susceptible d'éliminer l'acide urique, j'ai commencé à prendre chaque jour deux à quatre cachets d'extrait de graines de céleri à la place de mon Allopurinol. À l'heure où j'écris ces lignes, six mois se sont écoulés sans la moindre crise de goutte. Pendant une semaine, j'ai mangé quatre tiges de céleri par jour à la place de l'extrait.

J'étais alors sceptique quant à l'efficacité des graines de céleri. Aujourd'hui, après les avoir essayées, j'y crois vraiment : en effet, elles m'ont permis de maintenir un taux d'acide urique au-dessous du seuil critique.

♣♣ **Chiso** *(Perilla frutescens).* Cette variété de menthe aromatique est très utilisée en Orient comme aliment et comme médicament. Chez moi, c'est une mauvaise herbe très courante, mais on la trouve à l'état cultivé dans certains jardins.

Des chercheurs recommandent le chiso pour soulager la goutte. Il contient des taux relativement élevés de quatre substances complexes que l'on qualifie d'inhibiteurs de la xanthine-oxydase et qui contribuent à prévenir la synthèse de l'acide urique. J'ajoute souvent un peu de chiso à mes tisanes de menthe, comme le font les Japonais dans leurs sushis.

♣♣ **Curcuma *(Curcuma longa).*** La curcumine, une substance complexe présente dans le curcuma, inhibe dans l'organisme la synthèse des substances appelées prostaglandines jouant un rôle dans la douleur. Le mécanisme ressemble, toute proportion gardée, à celui qui intervient dans l'action analgésique de l'aspirine et de l'ibuprofène. Utilisée à doses élevées, la curcumine stimule les surrénales. Celles-ci libèrent alors dans l'organisme la cortisone qui a la propriété de soulager l'inflammation et la douleur souvent associée.

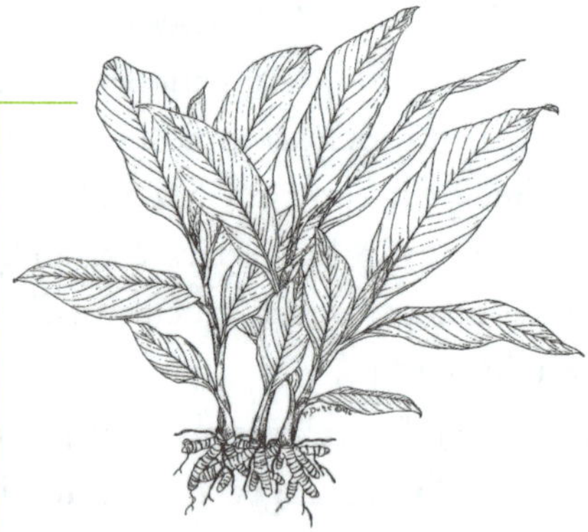

Curcuma

Cette épice proche du gingembre est originaire de l'Inde et de l'Asie du Sud-Est.

En Inde, le curcuma fait l'objet d'un grand respect et il est généreusement utilisé dans la préparation des currys. Voilà d'ailleurs une manière particulièrement agréable de prendre votre remède, si vous voulez connaître mon opinion. Vous pouvez également préparer une boisson chaude au curcuma, ou tout simplement le prendre en gélules.

♣♣ **Réglisse *(Glycyrrhiza glabra).*** Comme le chiso, la réglisse contient plusieurs inhibiteurs de la xanthine-oxydase, bien qu'à des concentrations plutôt faibles. Un mélange de réglisse et de chiso pourrait toutefois être intéressant. Il est même possible que ces deux plantes soient plus efficaces utilisées ensemble.

♣ **Ananas *(Ananas comosus).*** L'ananas contient de la bromélaïne, une enzyme qui contribue à décomposer les protéines. De nombreux naturopathes recommandent la bromélaïne pure, vendue en magasin diététique, pour atténuer l'inflammation et l'enflure.

♣ **Avocat *(Persea americana).*** En Amazonie, mes amis botanistes sont convaincus que l'avocat est utile pour traiter la goutte. En effet, ce fruit a la réputation d'abaisser le taux d'acide urique dans le sang.

Je ne connais pas de preuves scientifiques étayant cette affirmation, mais j'éprouve un grand respect pour la sagesse et la connaissance des plantes du peuple d'Amazonie. En outre, il est certain que l'avocat est un fruit savoureux. Voilà donc une bonne raison d'en ajouter de temps à autre à vos repas. Mieux vaut éviter tout excès, cependant, car l'avocat est très calorique.

♣ **Avoine** *(Avena sativa).* Certains disent qu'une tisane préparée à partir des pousses vertes d'avoine, riches en silice, exerce un effet diurétique capable d'abaisser le taux d'acide urique dans le sang. (Une substance diurétique a pour effet d'évacuer de l'organisme tout excès de liquide.) Si toutes mes autres approches naturelles se révélaient décevantes, je ne manquerais pas d'avoir recours à ce remède.

♣ **Cerisier (*Prunus,* diverses espèces).** Beaucoup de gens croient dur comme fer que les cerises préviennent les crises de gouttes ; il s'agit d'en manger chaque jour 230 grammes. D'autres personnes ne jurent que par les fraises. L'un de mes amis, par exemple, affirme qu'il réussit particulièrement bien à enrayer la goutte pourvu qu'il mange des cerises noires. Ce remède n'a reçu aucune confirmation scientifique, mais puisque tant de personnes le recommandent, je pense qu'il n'y a pas de mal à l'essayer. (Un seul petit inconvénient, toutefois : l'achat d'une telle quantité de cerises pourrait bien s'avérer plus coûteux que mon Allopurinol.)

En ce qui me concerne, j'ai l'intention de vérifier quels résultats je parviens à obtenir grâce à mon cocktail aux cerises. Je le prépare en mélangeant les jus suivants : cerise, ananas, fraise et myrtille. J'ajoute un peu de réglisse ainsi qu'une généreuse quantité de gingembre et de curcuma.

♣ **Griffe-de-chat (*Uncaria,* diverses espèces).** Un jour, j'ai été terrassé par une crise de goutte et je n'avais pas mon médicament sur moi. En revanche, j'avais quelques gélules contenant de la griffe-de-chat *(uña de gato)*, une plante dotée d'un pouvoir anti-inflammatoire.

J'ai donc pris deux de ces gélules, sans obtenir de soulagement. J'ai essayé avec quatre. Toujours rien. Ensuite, après la sixième, j'ai commencé à ressentir un peu d'effet, mais il m'en a fallu près d'une douzaine pour obtenir le soulagement que me procure habituellement mon médicament. Il est certain que je ne vais pas renoncer à ce dernier pour le remplacer par de la griffe-de-chat. Cependant, si je n'avais rien d'autre sous la main je n'hésiterais pas à utiliser à nouveau cette plante.

♣ **Griffe-du-diable ou Harpagophytum** ***(Harpagophytum procumbens).*** Plusieurs rapports indiquent que cette plante abaisse les niveaux d'acide urique et qu'elle exerce une action anti-inflammatoire, deux choses bien utiles pour soigner la goutte. D'autres travaux scientifiques suggèrent qu'elle pourrait être bénéfique pour soulager l'arthrite, et la goutte est effectivement une forme d'arthrite.

Malheureusement, ces travaux reposent sur l'administration de piqûres à base d'un extrait végétal de griffe-du-diable, si bien que la substance active passe directement dans le sang. Cette plante perdant son pouvoir thérapeutique dans l'estomac, je ne peux pas me prononcer sur son efficacité (ou son inefficacité) sous forme de tisane ou de gélule. Je suis cependant d'avis qu'elle vaut la peine d'être essayée.

♣ **Olivier** ***(Olea europea).*** La réputation de l'olivier en tant que diurétique remonte aux temps bibliques. Un chercheur a démontré que le fait de boire chaque jour pendant trois semaines environ quatre tasses de tisane de feuilles d'olivier augmentait le débit d'urine de 10 à 15 % et faisait sensiblement baisser le taux d'acide urique. Je n'hésiterais pas à essayer moi-même ce remède.

♣ **Ortie** ***(Urtica dioica).*** Une étude a démontré que l'ortie augmentait les sécrétions d'acide urique, en tout cas chez les canards. Ces animaux de laboratoire présentaient des taux plus bas d'acide urique dans le sang après avoir reçu de l'extrait d'ortie. La prochaine fois que j'ai des douleurs dans mon gros orteil, j'ai l'intention d'ajouter de la tisane d'ortie à mon programme global de traitement.

♣ **Saule (*Salix,* diverses espèces).** L'écorce de saule est l'équivalent végétal de l'aspirine, car elle contient des substances complexes appelées salicylates, d'où est extraite l'aspirine.

Tout comme cette dernière, la tisane d'écorce de saule contribue à soulager douleurs et inflammation. De plus, certaines recherches suggèrent que les salicylates peuvent faire baisser les taux d'acide urique. Faites un essai en laissant bouillir à petit feu pendant 20 minutes deux cuillerées à café d'écorce dans une tasse d'eau bouillante. (Si vous êtes allergique à l'aspirine, cependant, il est sans doute préférable d'éviter également les plantes qui lui ressemblent.)

Grossesse et accouchement

Je suis très fier de mon petit-fils. J'ai eu beaucoup de plaisir à lui faire découvrir les joies et les dangers de ma parcelle de framboisiers, un véritable chaos végétal où les framboises mettent l'eau à la bouche, mais où il faut aussi affronter de redoutables épines.

Nous avons appris à bien nous débrouiller. De ma main gantée, je tire sur une branche chargée de fruits et je lui laisse le plaisir de cueillir les délicieuses baies sucrées. Chaque fois que nous nous livrons à cette occupation, je ne peux m'empêcher de penser à la popularité de la framboise auprès des herboristes pour calmer l'utérus pendant la grossesse et pour faciliter l'accouchement.

Les plantes au secours de la grossesse et de l'accouchement

De toutes les plantes pour faciliter la grossesse, la framboise est probablement la mieux connue, mais beaucoup d'autres sont également bénéfiques.

Avant de parler plus en détail des plantes utiles, je devrais mentionner le fait qu'à l'heure actuelle, les obstétriciens demandent à leurs patientes si elles prennent des médicaments, des vitamines, des compléments alimentaires ou des remèdes à base de plantes. C'est là une question judicieuse. Les plantes que j'énumère ici sont utilisées traditionnellement depuis des centaines d'années. Elles ont donc fait la preuve de leur innocuité, mais chaque patiente — et chaque grossesse — est différente. N'oubliez pas de signaler à votre médecin les plantes que vous avez l'intention de prendre. D'autre part, soyez attentive aux propriétés particulières de chaque plante. Certaines contribuent à apaiser l'utérus irrité et vous apportent un plus grand confort durant la grossesse, tandis que d'autres peuvent accélérer l'accouchement.

☘☘☘ **Framboisier sauvage** ***(Rubus idaeus).*** Je suis convaincu de l'utilité du framboisier pour les troubles de la grossesse. Une étude spécifique a permis d'identifier dans cette plante un agent chimique qui a la propriété de détendre l'utérus. Des siècles durant,

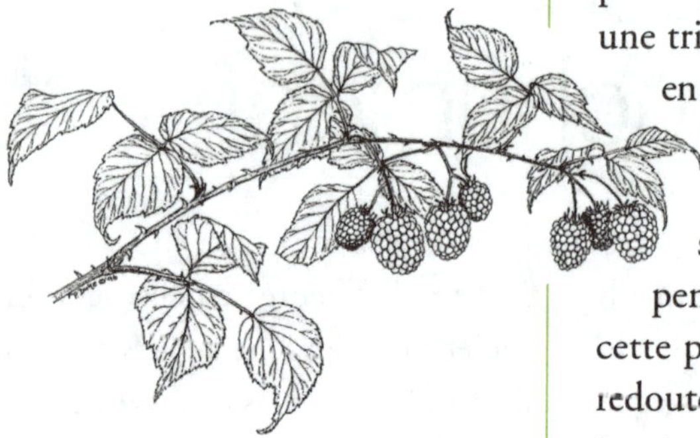

Framboisier

Cette plante de la famille des rosiers était recommandée par les herboristes du XVIIe siècle pour les troubles de la grossesse.

on recommandait aux femmes prédisposées aux fausses couches de boire de la tisane de feuilles de framboisier pendant toute leur grossesse, pour les aider à parvenir à terme. On a également pu vérifier l'utilité de cette plante dans la prévention de divers désagréments de la grossesse, à commencer par les nausées matinales.

Il est probable que les proches cousins de cette plante, qui sont le mûrier, la ronce sauvage et les myrtilles rouges, possèdent des vertus comparables.

♣♣♣ **Vigne de Mitchell *(Mitchella repens).*** Vers 1860, dans une ancienne publication médicale, on chantait déjà les louanges de la vigne de Mitchell : «Il s'agit là d'une plante sans pareil pour la femme enceinte. C'est grâce à une tribu d'Indiens qu'on a appris à en connaître le pouvoir bénéfique. Les squaw la buvaient en décoction durant deux à trois semaines, aussi bien avant que pendant l'accouchement. Grâce à cette plante, l'événement tellement redouté se déroulait sans problème.»

La vigne de Mitchell est toujours utilisée par certaines femmes herboristes, qui l'associent au framboisier, au viburnum, au chardon bénit, à la réglisse ou à la salsepareille.

♣♣ **Capselle bourse-à-pasteur *(Capsella bursa-pastoris).*** Pour faire cesser les saignements, l'une de mes patientes a pris 40 à 60 gouttes de teinture de cette plante peu après son accouchement. Voilà qui me paraît une bonne chose, puisque l'aptitude de cette plante à rétrécir les vaisseaux sanguins a été amplement vérifiée scientifiquement.

♣♣ **Caulophylle faux-pigamon *(Caulophyllum thalictroides).*** Il y a un certain nombre d'années, un ami chimiste est venu en visite chez nous avec son épouse. Cette dernière était visiblement tout près du terme de sa grossesse. Elle avait hâte que cela se termine, me confia-t-elle en me demandant ce que je pouvais lui recommander. Je lui ai répondu qu'en tant que botaniste, je n'étais pas en mesure de recommander quoi que ce soit. Pourtant, si j'étais à sa place, je ferais l'essai du caulophylle faux-pigamon pour hâter la délivrance.

Cette plante contient en effet de la caulosaponine, une substance complexe qui stimule vigoureusement les contractions utérines. Attention, certains cas semblent indiquer qu'une surdose de caulophylle faux-pigamon pourrait être nocive avant terme et pourrait même entraîner parfois la perte de l'enfant à naître. Par conséquent, je vous recommande vivement d'en parler à votre médecin avant d'utiliser cette plante.

Si je voyais ma propre fille pâtir d'un accouchement particulièrement long et difficile et si elle me demandait quoi faire pour accélérer les choses, je lui suggérerais cependant d'avoir recours à de la teinture de caulophylle faux-pigamon. Pour provoquer le travail d'accouchement, 20 à 30 gouttes de teinture de caulophylle faux-pigamon semblent la bonne dose.

♣♣ **Épinard** ***(Spinacia oleracea).*** Très riche en folate, l'épinard figure en excellente place parmi les plantes susceptibles d'aider à prévenir le spina-bifida, une malformation de la colonne vertébrale souvent mortelle, ainsi que d'autres troubles apparentés. L'épinard est également une assez bonne source de zinc. La femme enceinte qui présente une carence en zinc rencontre des difficultés lors de l'accouchement. Par ailleurs, la cicatrisation d'une éventuelle déchirure ou plaie se fait plus lentement. Les personnes qui mangent de la viande obtiennent l'essentiel de leur dose de zinc dans leur nourriture. Si vous êtes végétarienne, veillez à manger des épinards, surtout si vous êtes enceinte.

Vous pourriez aussi préparer un potage à partir d'un ou de plusieurs des ingrédients suivants : épinard, endive, asperge, persil, okra, chou et diverses espèces d'amarante. Veillez également à manger du pain complet, puisque ce dernier contient deux fois plus de folate que le pain blanc.

♣♣ **Jute** ***(Corchorus olitorius).*** Le jute est l'une des meilleures sources naturelles d'acide folique (32 parts par million sur la base du poids sec). L'acide folique (forme naturelle de l'acide lactique) est une vitamine du groupe B qui contribue à prévenir le spina-bifida. (Pour cette seule et unique raison, les obstétriciens recommandent généralement aux femmes enceintes un complément alimentaire d'acide folique.)

♣♣ **Millepertuis** ***(Hypericum perforatum).*** Selon certains avis, l'huile rouge sang de cette plante est «indispensable lors d'un accouchement».

Utilisée en frictions sur le périnée, l'endroit entre le vagin et l'anus où se produisent fréquemment des déchirures, cette huile possède des propriétés fortement apaisantes. Elle est plus précieuse encore après l'accouchement. Son action apaisante et anti-inflammatoire soulage les sensations de brûlures et l'enflure, en hâtant la guérison des déchirures du périnée.

♣♣ **Persil** ***(Petroselinum crispum).*** Le persil contient une substance complexe appelée apiol. Il s'agit d'un stimulant utérin autrefois utilisé pour provoquer l'avortement.

Cette plante contient de si faibles concentrations d'apiol que vous n'avez pas à vous en préoccuper lorsque vous vous en servez en cuisine. Je suis d'ailleurs favorable à l'ingestion de persil car il contient de l'acide folique. Si vous êtes enceinte, peut-être vaut-il mieux éviter de manger de grandes quantités de persil, comme on en trouve par exemple dans le taboulé. D'autre part, évitez d'utiliser le persil à des fins médicinales, sauf si vous êtes sur le point d'accoucher et que cela vous est égal d'accélérer le processus. J'ai eu écho de rumeurs non confirmées selon lesquelles le persil contiendrait de la progestérone.

♣♣ **Viorne** ***(Viburnum prunifolium).*** Aussi appelée écorce des douleurs, cette plante était reconnue dans la plupart des ouvrages de référence pharmaceutique du XIXe siècle pour traiter les règles douloureuses et écarter le danger de fausse couche. Aujourd'hui encore, les herboristes la recommandent pour ces troubles et pour soigner les désagréments de la grossesse. Elle semble exercer un effet apaisant sur l'utérus.

♣ **Complexes à base de plantes.** Pour prévenir une fausse couche, prenez du viburnum (pour deux parts), du chamaelirium jaune (pour une part) et de l'igname sauvage (pour une part). Mélangez ces teintures en comptant 20 gouttes de la première, 10 gouttes de la deuxième et 10 gouttes de la dernière. Buvez cette préparation deux à quatre fois par jour à titre préventif. Si vous avez des saignements, prenez cette préparation toutes les deux heures jusqu'à ce que ces symptômes disparaissent.

Pour préparer une tisane préventive des fausses couches, versez 1 litre d'eau bouillante sur deux cuillerées à café de citronnelle (également appelée mélisse) et de feuilles de vigne de Mitchell. Ajoutez une cuillerée à café de feuilles d'orties, d'avoine et de feuilles de framboisier. Buvez jusqu'à trois tasses par jour de ce mélange.

Pour favoriser l'accouchement, préparez une tisane à base de basilic, de lavande et de citronnelle (pour deux parts de chaque). Ajoutez des fleurs de bourrache et de pensée (pour une part de chaque). Buvez cette tisane en alternance avec de la tisane de feuilles de framboisier.

Pour les suites de couches, surtout après une césarienne, je vous recommande un mélange de teintures de buplèvre de Chine (pour trois parts), de racine de pissenlit (pour deux parts) et d'astragale, de chardon Marie et d'igname sauvage (pour une part chacun).

Pour aider la cicatrisation des déchirures périnéales, prenez des bains de siège à base de plantes. Il suffit pour cela d'ajouter dans l'eau des fleurs de souci, d'achillée et de consoude.

Gueule de bois

Je suis ce que j'appellerais un buveur misanthrope. Comme je ne me sens pas vraiment à l'aise en société, je porte un verre à mes lèvres, et c'est ainsi qu'il m'arrive de boire plus que de raison. Ma définition de «plus que de raison», c'est toute quantité d'alcool qui me donne mal à la tête, des troubles gastriques, une grande soif et cette impression typique de revenir du domaine des morts que l'on associe généralement avec la gueule de bois. Au bas mot, on peut dire qu'il est déjà excessif de dépasser deux boissons par jour.

Peut-être n'avez-vous jamais vécu ce genre de chose. Si vous savez de quoi je parle, ces quelques remèdes naturels pour soulager la gueule de bois vous seront sans doute utiles.

Cette dernière est malheureusement assez courante, car l'alcoolisme est un grave problème de santé publique qui affecte environ quatre millions de Français. En revanche, ce n'est pas nécessairement l'abus d'alcool qui vous donnera de temps à autre la gueule de bois. Pas même besoin pour cela d'être complètement ivre.

Pourquoi la gueule de bois est si désagréable

Ce trouble est une version atténuée du syndrome de sevrage alcoolique, qui provoque chez les malades alcooliques le *delirium tremens* (délire alcoolique aigu). Le mal de tête provient en partie de l'effet relaxant de l'alcool sur les vaisseaux sanguins. À mesure que ces derniers se dilatent, ils véhiculent une plus grande quantité de sang, et c'est ce qui provoque la sensation de réchauffement que nous ressentons en buvant. Mais si les vaisseaux sanguins du crâne se dilatent excessivement, ils font entrer en action les nerfs qui véhiculent les signaux douloureux.

L'alcool est également un diurétique, si bien que la perte de liquide contribue à la soif au réveil le lendemain matin et qu'elle peut intensifier les maux de tête.

La nausée et les vomissements représentent la conséquence tant de l'action irritante de l'alcool sur l'estomac que de ses divers effets sur le système nerveux central.

La fatigue et l'impression générale de n'être pas dans son assiette proviennent de l'effet dépresseur de l'alcool et d'une accumulation d'acides dans le sang (acidose). Il arrive également que la substance chimique appelée acétaldéhyde s'accumule dans le sang, ce qui provoque des rougeurs.

Enfin, divers additifs et autres impuretés dans l'alcool (congénères) contribuent à la gueule de bois. En règle général, plus l'alcool est sombre, plus il est susceptible d'entraîner des effets désagréables. La vodka et le vin blanc ne contiennent que peu de congénères, tandis que le cognac, le whisky et le vin rouge en contiennent une concentration élevée.

Les plantes au secours de la gueule de bois

J'ai horreur des truismes, mais il faut bien souligner que la meilleure précaution contre la gueule de bois consiste à éviter de boire. Vous pourriez aussi opter pour des alcools blancs ou du vin blanc plutôt que les alcools et vins de couleur plus sombre. Il est également judicieux de boire en addition une abondance de liquides non alcoolisés pour assurer une bonne hydratation de l'organisme et évacuer les acides hors du sang. Toutes ces précautions contribuent à éviter les maux de tête et les troubles gastriques liés à la gueule de bois.

De plus, voici quelques remèdes naturels qui pourront vous être utiles.

♣ **Gaulthérie *(Gaultheria procumbens)* et saule (*Salix*, diverses espèces).** Je ne vous recommanderais pas de prendre de l'aspirine pour soulager la gueule de bois, car elle risquerait d'aggraver vos troubles gastriques. En outre, j'ai maintes fois pu constater que les formes végétales de l'aspirine étaient plus douces pour l'estomac, c'est pourquoi je peux vous recommander la gaulthérie, cette belle plante aromatique. Elle contient une abondance de salicylate de méthyle et pourrait donc contribuer à soulager les maux de tête liés à l'excès de boisson. (Mais si vous êtes allergique à l'aspirine, il pourrait être préférable d'éviter également les plantes qui lui ressemblent.)

Vous pouvez si vous le souhaitez mélanger de la gaulthérie avec de l'écorce de saule, qui contient également des salicylates. (Bien sûr, s'il vous est impossible de récolter ces plantes vous-même, vous pourrez toujours les acheter sous leur forme séchée.)

L'écorce de bouleau merisier peut également être utilisée comme source de salicylates. Je préparerais une infusion d'écorce de bouleau merisier à laquelle j'ajouterais ensuite autant de sauce au piment rouge que mes papilles peuvent en tolérer. La sauce piquante au piment rouge contient de la capsaïcine, qui possède de grandes propriétés analgésiques.

Je songerais peut-être aussi à ce mélange de plantes capable de remplacer l'aspirine : passiflore, saule blanc et pédiculaire (pour deux parts chacun), ainsi qu'une part de lavande. Versez une tasse d'eau bouillante sur deux cuillerées à café de ce mélange, et laissez infuser.

♣ **Ginkgo *(Ginkgo biloba).*** Les Japonais servent depuis longtemps des graines de ginkgo en guise d'apéritif lors des réceptions, se basant sur l'idée populaire qu'elles préviennent l'ivresse et la gueule de bois. Diverses études scientifiques montrent qu'il existe de bonnes raisons de penser que les graines de ginkgo sont vraiment efficaces sur ce plan. Il s'avère en effet qu'elles contiennent une enzyme qui accélère le métabolisme de l'alcool dans l'organisme.

Dans le cadre d'une étude, des chercheurs ont administré à des animaux de laboratoire des quantités d'alcool suffisantes pour provoquer une grande ivresse. Lorsque ces cobayes avaient reçu au préalable de l'extrait de graines de ginkgo, ils parvenaient à mieux évacuer l'alcool présent dans leur sang. Je ne saurais affirmer que les graines de ginkgo aient le même effet chez l'homme, mais cela ne m'étonnerait guère.

♣ **Kudzu (*Pueraria lobata*).** Certains scientifiques montrent du doigt une substance chimique spécifique (l'acétaldéhyde) qui serait la principale coupable en matière de gueule de bois. L'un des effets du kudzu est d'entraîner une accumulation plus rapide d'acétaldéhyde dans le sang, si bien que vous aurez la gueule de bois — maux de tête et nausées — alors même que vous êtes en train de boire, plutôt que le lendemain matin. Le secret consiste à prendre une ou deux gélules

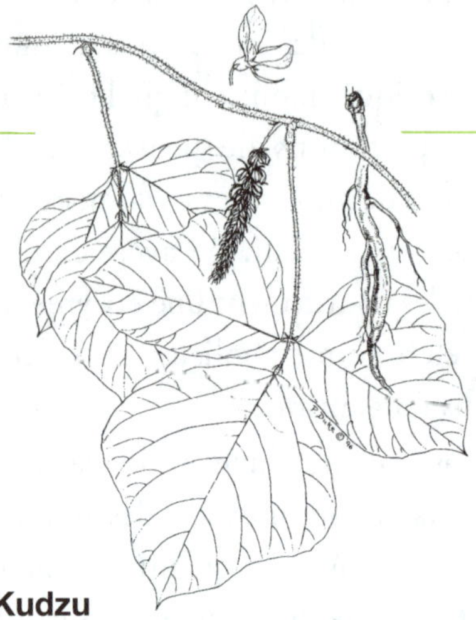

Kudzu

Le kudzu, cette plante grimpante qui étouffe parfois complètement les pins dans le sud des États-Unis, est vendu sous forme de gélules à des fins médicinales.

de kudzu en poudre avec votre premier verre.

L'avantage, bien sûr, c'est que vous serez tout naturellement amené à moins boire dès la venue des premiers symptômes désagréables. L'accumulation d'acétaldéhyde vous ôte le plaisir de boire et vous préserve de tout excès. Dans ce but, les Chinois utilisent des racines ou des fleurs de kudzu.

Vous pouvez également boire le kudzu sous forme de tisane le lendemain matin, la plante pouvant contribuer à apporter un certain soulagement.

♣ **Quinquina *(Cinchona, diverses espèces).*** Cette écorce amère confère aux boissons du genre tonic leur goût spécifique. Elle est à l'origine de la quinine. En Chine, elle sert de remède à la gueule de bois. Il est vrai que l'eau est déjà un excellent remède, mais je soupçonne que des plantes amères telles que le quinquina apportent plus de bienfaits encore. Parmi d'autres plantes amères souvent recommandées après un excès d'alcool, on peut citer le pissenlit, la gentiane, l'armoise et l'angustura, la plante qui sert de base au bitter Angostura.

Vous pouvez préparer une tisane «anti-gueule-de-bois» en ajoutant quelques gouttes d'Angostura à une tasse d'eau bouillante. N'importe laquelle de ces plantes peut d'ailleurs servir de base à une tisane particulièrement amère. Je vous suggère d'atténuer cette amertume en y ajoutant les plantes savoureuses que sont l'hibiscus et le tamarinier, car toutes deux ont également la réputation d'aider à soulager les désagréments de l'abus d'alcool.

♣ **Plantes populaires.** De nombreuses plantes ont été utilisées à travers les siècles pour soulager la gueule de bois. Il est bien possible qu'elles soient vraiment bénéfiques, ou peut-être est-ce simplement le fait de boire l'eau chaude d'une tisane qui apporte un soulagement. J'ai un grand respect pour les traditions populaires, et c'est pourquoi je tiens à vous indiquer ces plantes : achillée millefeuille, basilic, cannelle, chèvrefeuille, coriandre, cumin, forsythia, gingembre, gotu-kola, lavande, lemon-grass, menthe poivrée, oignon, graines de pavot, plantain, poivre noir, pouliot, romarin, rue et thé. Les menthes contiennent des antioxydants puissants. Ces substances peuvent contribuer à prévenir certaines des lésions que provoque l'alcool au niveau cellulaire.

Au Guatemala, les habitants se servent de jus ou de tisane d'hibiscus rouge, tandis que les peuples d'Amérique latine recommandent généralement un breuvage obtenu à partir de pulpe de tamarinier. Ces deux plantes sont parmi mes préférées. On peut les mélanger et les adoucir avec du miel riche en fructose pour obtenir un cocktail rouge efficace contre la gueule de bois.

Mon propre remède préféré est un cocktail de jus de légumes auquel j'ajoute un peu de sauce au piment rouge. Tous les légumes qui sont à la base de ce type de cocktail contiennent des antioxydants. Quant au piment rouge, il contient de la capsaïcine analgésique. J'aime bien aussi la soupe à l'oignon, autre remède populaire pour remédier aux excès d'alcool. Elle contient une abondance surprenante de fructose.

♣ **Fructose.** Le fructose, c'est le sucre des fruits. Des chercheurs ont suggéré qu'il pouvait accélérer d'environ 25 % le métabolisme de l'alcool dans l'organisme.

Le ginseng contient environ 0,5 % de fructose. Peut-être est-ce la raison pour laquelle le ginseng *(Panax ginseng)* est utilisé depuis très longtemps en Corée pour traiter la gueule de bois. En ce qui me concerne, il est plutôt rare que je recommande celui-ci en raison de son prix prohibitif.

Heureusement, nous connaissons d'autres sources de fructose à la fois moins coûteuses et bien plus efficaces. Faites l'essai, par exemple, de sucrer votre thé du matin avec un peu de miel ; ce dernier contient plus de 40 % de fructose. C'est peut-être d'ailleurs la raison pour laquelle des serveurs proposent parfois un verre d'eau chaude sucrée au miel pour soulager la gueule de bois.

Quant aux dattes, elles sont presque aussi efficaces que le miel avec 30 % de fructose. Si vous n'avez pas envie de boire du thé le matin, voyez si vous parvenez à avaler une ou deux dattes.

Hémorroïdes

Les produits destinés à soigner les hémorroïdes constituent une secteur florissant de l'industrie pharmaceutique. Parmi eux figurent des anesthésiques et analgésiques locaux destinés à soulager la douleur, des vasoconstricteurs pour contracter les veines distendues qui finissent par devenir des hémorroïdes, des astringents qui contribuent à rétrécir le tissu anal distendu par les hémorroïdes, et des kératolytiques qui aident à supprimer tout tissu hémorroïdal excédentaire. Certains sont à base de plantes ou dérivés de plantes : l'alcool benzylique, un anesthésique ; le beurre de cacao, un lubrifiant ; l'eau d'hamamélis, un astringent ; et le menthol, le camphre et le goudron de genièvre, pour soulager douleurs et démangeaisons.

Il existe bien d'autres traitements traditionnellement utilisés pour soigner les hémorroïdes. Parmi ces remèdes, on peut citer l'hydrastis, utilisée depuis des siècles comme antiseptique anal ; la molène (ou bouillon-blanc), une plante calmante qui soulage les démangeaisons ; les tanins, dont les vertus astringentes sont bien connues ; ainsi que le menthol et le camphre comme révulsifs (ou dérivatifs), c'est-à-dire que ce type de substance produit une légère irritation ayant pour effet de soulager une douleur due à d'autres causes.

Un trouble si courant

Les évaluations sont très diverses, mais il semblerait que plusieurs millions d'individus souffrent d'hémorroïdes. Les quatre membres de ma propre famille en ont chacun fait l'expérience, surtout lorsque nous nous écartons de l'alimentation riche en fibres que nous mangeons à la maison.

Les hémorroïdes sont des varices sur l'anus. Les veines anales ont pour but de drainer le sang loin de cette région. Elles se dilatent lors de la défécation, et se contractent ensuite pour retrouver leur gabarit normal. En revanche, quand on fait régulièrement des efforts trop violents pour déféquer, comme c'est le cas si l'on est constipé, cela risque de compromettre le fonctionnement normal de ces veines. Elles restent alors gonflées en permanence, provoquant douleurs et démangeaisons.

En outre, l'effort fourni pour expulser les selles peut faire éclater ces vaisseaux sanguins tuméfiés, entraînant des saignements. Ce problème touche surtout les femmes enceintes. En effet, pendant la grossesse, la croissance du fœtus exerce une pression accrue sur toutes les veines du bas-ventre.

Le meilleur moyen de soigner les hémorroïdes est de les prévenir. Pour cela, mieux vaut éviter d'être constipé. Vous trouverez dans cette rubrique un certain nombre de plantes utiles pour lutter contre la constipation chronique. (Veuillez vous référer à la page 160 pour des détails complémentaires.)

Chaque jour, à la même heure...

Le secret pour aller à la selle de manière très régulière réside dans une alimentation riche en fibres, basée sur une abondance de fruits, de légumes, et de liquides non alcoolisés. J'oserais affirmer que si vous mangez chaque jour cinq fruits et cinq sortes de légumes riches en fibres, vous ne risquerez pas d'être constipé. Autrement dit, 30 grammes de carotte ou de pomme (sans parler, bien entendu, des pruneaux) valent une livre de nerprun, plante laxative, après coup.

Une autre approche est d'utiliser un lubrifiant interne qui facilite le passage des selles. L'huile minérale est le remède pharmaceutique généralement proposé, mais pourquoi ne pas essayer plutôt de l'huile d'olive ?

Enfin, au-delà des mesures préventives de simple bon sens pour ne pas être constipé, j'aimerais vous proposer quelques autres suggestions quant à votre mode de vie. Quand le besoin s'en fait sentir, ne retardez pas le moment d'aller à la selle. Une fois assis sur le siège, évitez de faire pression pour pousser ; contentez-vous de vous détendre, dans la mesure du possible. L'effort que l'on fait pour pousser est précisément l'une des causes des hémorroïdes. Ne restez pas non plus sur le trône plus longtemps que nécessaire. Adoptez une position accroupie en surélevant vos pieds sur un tabouret. Cette simple mesure s'est avérée bénéfique pour beaucoup de gens.

Les plantes au secours des hémorroïdes

Voici quelques plantes utiles si vous avez des hémorroïdes.

♣♣ **Consoude *(Symphytum officinale).*** La consoude contient une abondance d'allantoïne, une substance chimique cicatrisante qui possède des propriétés anti-inflammatoires, stimule le système immunitaire et accélère le renouvellement des cellules de l'épiderme. Vous pouvez mélanger un peu d'huile végétale avec de la

Que se cache-t-il derrière les noms ?

Pour la petite histoire, voici une plante qu'il vaut mieux ne pas utiliser, bien qu'on puisse être tenté de le faire à cause de son nom d'«herbe aux hémorroïdes», ou petite chélidoine *(Ranunculus ficaria).* L'histoire de cette plante est fascinante.

Les premiers herboristes pensaient qu'elle était utile parce qu'ils pratiquaient la Doctrine des signatures, une idée — qui remonte au Moyen Âge — selon laquelle l'apparence d'une plante donnait une indication sur ses usages médicinaux. Les racines de l'herbe aux hémorroïdes, pensait-on, avaient le même aspect que celles-ci.

Il est évident que la Doctrine des signatures s'est fourvoyée plus d'une fois, mais les gens auraient depuis longtemps cessé d'utiliser la plante pour soigner les hémorroïdes s'ils s'étaient aperçus qu'elle n'apportait aucun soulagement.

La polémique demeure ouverte. Selon un éminent expert, l'herbe aux hémorroïdes n'a donné absolument aucun résultat, que ce soit par voie orale ou comme pommade. Pourtant, un autre herboriste tout aussi réputé mentionne cette plante de manière plus positive en ajoutant qu'elle est bénéfique. Puisque diverses espèces de *Ranunculus* peuvent provoquer des cloques, et que l'utilité de cette plante reste douteuse, je pense personnellement qu'il est préférable de ne pas l'utiliser.

consoude en poudre et appliquer cette pâte à l'endroit douloureux. Sinon, vous pourrez écraser au pilon la feuille de la plante pour réduire en bouillie la pilosité qui la recouvre, et appliquer localement cet emplâtre. Inutile de vous laver ensuite, car les résidus végétaux se détacheront d'eux-mêmes sous la douche.

♣♣ **Hamamélis *(Hamamelis virginiana).*** J'ai longtemps cru que le H dans le médicament connu sous l'appellation de Préparation H était une abréviation pour l'hamamélis. Comment n'ai-je pas deviné que le H signifiait hémorroïdes ? D'ailleurs, la Préparation H vendue en France ne contient pas d'hamamélis. Cette plante contient, en revanche, le principe actif du produit pharmaceutique souvent recommandé pour soigner les hémorroïdes, l'acphloïne P.

L'hamamélis est un astringent adoucissant et rafraîchissant qui peut contribuer à soulager la douleur et les démangeaisons des hémorroïdes. Mais inutile de payer plus cher pour vous procurer une marque connue. Il suffit de préparer une compresse à l'eau d'hamamélis, vendue en pharmacie pour une somme tout à fait modique, puis de mettre en place une nouvelle compresse chaque fois que vous éprouverez le besoin d'un peu de soulagement. Laissez la compresse en place et oubliez-la pour retourner vaquer à vos occupations.

♣♣ **Plantain (*Plantago*, diverses espèces).** Le plantain jouit d'une grande réputation populaire en tant que remède pour soulager les hémorroïdes. Cette plante contient de l'allantoïne, la même substance complexe adoucissante que l'on trouve dans la consoude. Si je me trouvais en pleine brousse avec des hémorroïdes et sans avoir sous la main ma solution buvable acphloïne P, je préparerais un emplâtre de plantain que j'appliquerais à l'endroit douloureux.

♣♣ **Ispaghul *(Plantago ovata).*** Dans le cadre d'une étude donnée, 51 sujets atteints d'hémorroïdes ont reçu une préparation à base d'ispaghul. Plus des trois quarts (84 %) des participants ont signalé une amélioration : moins de douleurs, de démangeaisons, de saignements et d'inconfort lors de la défécation. Il est recommandé de prendre entre quatre et dix cuillerées à café de graines d'ispaghul par jour pour soulager la constipation. Il est facile d'absorber cette quantité en prenant un produit du commerce comme le Spagulax, médicament à base de téguments de graines d'ispaghul. Suivez simplement les indications figurant sur la notice.

L'efficacité de l'ispaghul réside dans le fait qu'il absorbe l'eau dans l'intestin et augmente alors considérablement de volume des selles, ce qui déclenche les contractions musculaires et l'envie d'aller à la selle. Quand vous utilisez de l'ispaghul, veillez à boire suffisamment de liquides. Chacun devrait boire tous les jours au moins huit verres de 225 ml d'eau ou de jus. Par ailleurs, si vous êtes allergique, soyez attentif à votre éventuelle réaction après avoir utilisé cette plante. En cas de symptômes après la première prise, renoncez à utiliser cette plante.

♣ **Aloès *(Aloe vera).*** Astringent, le gel d'aloès contribue à cicatriser les plaies. Vous pourriez faire un essai en l'appliquant localement sur la région anale. Par voie orale, le jus d'aloès est laxatif. Certains médecins suggèrent de boire une demi-tasse de jus d'aloès, trois fois par jour, jusqu'à disparition des hémorroïdes. La plupart des magasins diététiques vendent du jus d'aloès. (N'essayez pas d'en préparer vous-même : la chair juteuse à l'intérieur de la feuille est un laxatif si puissant que cela pourrait vous causer des ennuis.) La dose suggérée est de 0,05 à 0,2 grammes d'aloès en poudre, également appelé extrait sec. Cela représente une très petite quantité — une pincée dans une tasse de tisane suffirait. (Ce remède peut colorer vos urines en rouge.)

Je n'hésiterais pas à appliquer sur une hémorroïde le gel jaune de l'aloès qui pousse sur le rebord de la fenêtre de ma cuisine. Peut-être aussi songerais-je à ajouter un peu de gel frais (une ou deux cuillerées à café) à un peu de jus de pruneau.

♣ **Fragon épineux (ou petit houx)** ***(Ruscus aculeatus).*** Cette plante ligneuse a une longue histoire en tant que traitement des problèmes veineux comme les hémorroïdes ou les varices. Elle contient une substance chimique, appelée ruscogénine, dotée de propriétés anti-inflammatoires et vasoconstrictrices. Je ferais un essai en versant une tasse d'eau bouillante sur cinq cuillerées à café bien pleines de racine de fragon. Je boirais ensuite cette préparation qui peut être sucrée avec du miel. Pour une application locale, j'utiliserais une teinture alcoolique de la même plante.

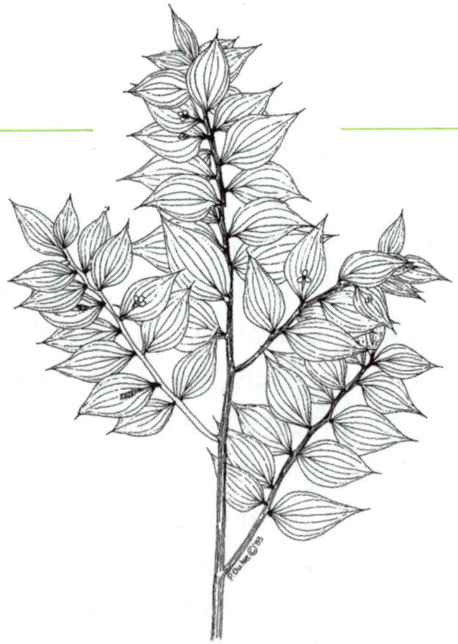

Fragon épineux

Cette plante est vendue sous forme de racine en poudre ou de teinture.

♣ **Marronnier d'Inde** ***(Aesculus hippocastanum).*** La racine de cet arbre contient diverses substances chimiques qui contribuent à soigner les hémorroïdes. L'esculoside et l'aescine renforcent les parois des vaisseaux sanguins, ce qui diminue le risque futur d'hémorroïdes. Quant à d'autres agents chimiques de cette plante, ils ont un effet anti-inflammatoire.

Certaines expériences ont montré que le marronnier d'Inde soulage effectivement les symptômes hémorroïdaires. Quelque 5 à 10 % des principes chimiques actifs sont absorbés par l'organisme quand on prend cette plante par voie orale. Il n'y a qu'un petit problème : cette plante contient des tanins qui ont tendance à aggraver la constipation quand on les boit. Mais vous pouvez préparer à partir de cette plante une tisane que vous appliquerez sur les hémorroïdes. Il est également possible de confectionner un emplâtre en humectant de l'écorce de marronnier ou des graines réduites en poudre. Appliquez cette pâte directement à l'endroit douloureux.

♣ **Huiles essentielles diverses.** Les aromathérapeutes suggèrent d'ajouter une ou deux gouttes de n'importe quelle huile essentielle à de l'huile végétale et d'appliquer ensuite ce mélange sur la région anale. Je vous suggère d'utiliser comme base une huile émolliente comme celle d'amande douce. Quant aux huiles essentielles, je ferais un essai avec de l'huile de cyprès, de genièvre, de lavande, de citron ou de romarin. (Souvenez-vous, toutefois, que les huiles essentielles ne doivent pas être avalées. En effet, il suffit parfois d'une très petite quantité pour qu'elles aient des effets toxiques.)

♣ **Plantes diverses.** Je vais également vous faire part de deux traitements antihémorroïdaires recommandés par des herboristes en qui j'ai pleine confiance, et à qui nous devons de bons ouvrages de médecine phytothérapique.

Le premier suggère de préparer une infusion pour application locale en utilisant de l'hydrastis (vasoconstrictrice), de la molène (adoucissante), de l'écorce d'aulne rouge (adoucissante) et de l'hamamélis (astringent). Les proportions et les quantités n'ont aucune importance.

Le second recommande d'utiliser localement, après avoir été à la selle, un baume obtenu à partir de souci, de camomille, d'achillée millefeuille, de plantain et de millepertuis. Pour le préparer, mélangez une cuillerée à café de poudre de chacune de ces plantes avec une quantité suffisante d'huile émolliente (amande) pour obtenir une pâte.

Herpès génital et boutons de fièvre

Le téléphone sonne. C'est une femme qui veut savoir si le jus de racines de podophylle peut guérir ses boutons d'herpès génital.

Il arrive souvent qu'on me pose des tas de questions plutôt bizarres, mais c'est généralement pour une bonne raison. Mon interlocutrice m'avait entendu parler plusieurs mois auparavant, à l'occasion d'un séminaire sur les pratiques de médecine douce, du chamanisme. J'avais alors mentionné quatre substances complexes, présentes dans la podophylle, qui exercent une action synergique sur le virus *Herpes simplex*.

Il est intéressant de relever qu'en utilisant séparément n'importe laquelle de ces substances complexes, on n'obtient pas du tout une action antiherpès aussi efficace. Cette «artillerie magique», que l'industrie pharmaceutique aime tant extraire des plantes, en est tout simplement absente. En d'autres termes, lorsqu'il s'agit de la podophylle, le tout est plus grand que la somme de ses parties. On pourrait d'ailleurs en dire autant de beaucoup d'autres plantes. C'est pourquoi, en tant qu'herboriste, je suis convaincu de la valeur des plantes entières.

J'ai déconseillé à cette femme d'avoir recours au jus de podophylle, qui peut être caustique. Quant à la résine de podophylle, elle est carrément dangereuse. J'ai finalement trouvé une autre plante — la citronnelle — pour soigner son trouble. Mais avant d'aborder la discussion de chacune des plantes que je recommande pour ce problème, examinons de plus près le virus de l'herpès.

Connaître l'ennemi

Herpes simplex apparaît sous deux formes : les boutons de fièvre et l'herpès génital. Ce virus est un cousin du virus *Herpes zoster*, qui provoque un autre type de lésion douloureuse de la peau appelée zona. Les boutons de fièvre surviennent autour de la bouche, généralement sur les lèvres. Chez la femme, l'herpès génital survient à l'intérieur et autour du vagin et de l'utérus. Chez l'homme, c'est sur le pénis et à ses alentours qu'il apparaît. Il peut également se produire autour de l'anus chez les personnes des deux sexes.

L'herpès est très contagieux. Qu'il se manifeste sur la bouche ou sur les organes génitaux, il suit un développement est à peu près identique.

Les premiers symptômes peuvent survenir dans les quatre à sept jours qui suivent le premier contact avec le virus. Il s'agit de picotements, d'une sensation de brûlure ou de démangeaisons persistantes, suivis un ou deux jours plus tard par des boutons rouges sur la peau. Ces derniers se transforment en de douloureuses ampoules qui finissent par éclater, laissant échapper du sang ainsi qu'un pus jaunâtre. Cinq à sept jours après les premiers picotements, une croûte se constitue et la cicatrisation finit par suivre.

Les individus porteurs de ce type de lésion sont contagieux et propagent le virus. En revanche, la contamination virale intervient également dès les premiers picotements, avant qu'aucune lésion ne soit visible. C'est d'ailleurs une des raisons pour lesquelles l'herpès affecte tant de gens. Les sujets concernés ne sont pas toujours conscients d'être contagieux. Bien que chez la majorité des gens, les boutons surviennent une semaine environ après la contagion, il est possible d'être infecté par le virus pendant un certain temps avant l'apparition de boutons.

Un tiers de la population adulte, au moins, a déjà été touché par un herpès génital ou par des boutons de fièvre. Parfois, ces lésions reviennent régulièrement. Dans d'autres cas, elles ne surviennent qu'une seule fois sans jamais récidiver. Il peut arriver qu'elles reviennent pendant quelque temps, puis disparaissent à jamais. Il est probable que tout le monde est porteur du virus, mais que ce dernier reste à l'état de veille chez la plupart des gens.

Techniquement, il existe deux types de virus d'herpès ; le premier est celui qui provoque les boutons de fièvre, tandis que le second est responsable de l'herpès génital. En revanche, certaines pratiques sexuelles buccales, comme le cunnilingus ou la fellation, peuvent communiquer les deux types de virus de la bouche aux parties génitales ou vice versa, si bien que la distinction entre les deux n'a plus guère de sens. De toute manière, les deux types de virus répondent au même type de traitement à base des mêmes plantes.

Les plantes au secours des boutons de fièvre

Voyons à présent l'arsenal antiherpès à base de plantes : voici les champions de la lutte contre le virus.

♣♣♣ **Citronnelle (ou mélisse)** ***(Melissa officinalis).*** La citronnelle, également appelée mélisse, a fait la preuve de ses propriétés antivirales et antiherpétiques qui semblent liées à certaines substances complexes de cette plante, notamment des tanins (ou polyphénols). Ces substances complexes entrent en action pour maîtriser les crises d'herpès de la manière suivante.

Les cellules du corps ont des récepteurs où s'installent les virus quand ils cherchent à investir les cellules. Les substances complexes, appelées polyphénols, parviennent à s'installer sur les sites récepteurs viraux des cellules. Par conséquent, en occupant ces emplacements, elles empêchent les virus de se lier aux cellules et l'infection ne peut s'étendre.

Il s'agit là du traitement phytothérapique à préférer à tout autre. J'ai d'ailleurs précisé à cette femme qui cherchait désespérément un remède pour ses boutons d'herpès que je lui recommandais personnellement de préparer une infusion de menthes diverses avec beaucoup de citronnelle. Elle pouvait boire cette infusion, et utiliser ensuite les résidus végétaux ou les infusettes déjà utilisées directement sur ses lésions cutanées.

Les menthes, et en particulier la citronnelle, contiennent des vitamines et du sélénium antioxydants, qui renforcent le système immunitaire. (Les antioxydants sont des substances chimiques qui absorbent les radicaux libres, ces molécules d'oxygène hautement réactives entraînant des lésions cellulaires dans tout l'organisme.) Toutes les menthes contiennent également au moins quatre constituants chimiques antiviraux qui luttent contre le virus de l'herpès.

Assez récemment, un médecin naturopathe enseignait comment préparer sa propre pommade contre l'herpès. Il faut commencer par faire chauffer précautionneusement un peu d'huile d'olive ou de palme, avant d'y ajouter de la cire d'abeille dans les proportions de 1 pour 4. On incorpore ensuite à cette crème de la mélisse en poudre, puis on mélange le tout, on filtre et on laisse refroidir.

Il n'est cependant pas indispensable d'aller jusque-là. Je considère que vous obtiendrez de bons résultats en utilisant des applications locales de tisane de mélisse, que vous pouvez préparer en versant une tasse d'eau bouillante sur deux à quatre cuillerées à café de plante. Utilisez ensuite un tampon de coton pour appliquer cette lotion plusieurs fois par jour. Ce traitement est probablement aussi efficace que n'importe quel autre remède de votre choix contre les boutons de fièvre.

♣♣ **Échinacée (*Echinacea*, diverses espèces).** Dans le cadre d'un grand nombre de travaux scientifiques, l'échinacée a fait la preuve de ses propriétés antivirales et stimulantes du système immunitaire.

Voyez par exemple le cas suivant : après douze années de crises récurrentes d'herpès génital, un homme s'est mis à prendre de l'échinacée. Il s'est aperçu que s'il en prenait une ou deux heures après les premiers signes avant-coureurs et les premiers picotements, la douleur était bien plus supportable, et que cela stoppait l'éruption.

Les herboristes recommandent généralement de prendre l'échinacée sous forme de teinture. Ajoutez environ une demi-cuillerée à café de teinture d'échinacée à un peu de tisane ou de jus. Prenez-en sous cette forme trois fois par jour.

Certaines teintures sont un mélange d'échinacée et d'hydrastis, plante qui

Le savoir-faire européen

Vous pensiez vraiment que les Américains avaient ce qu'il y a de mieux dans tous les domaines ? Eh bien, vous aviez tort. En matière de plantes, les produits phytothérapiques commercialisés en Europe sont souvent supérieurs.

Une pommade à base de plante pour le traitement de l'herpès, vendue un peu partout en Europe, comporte de la mélisse comme principe actif. Ce produit contient une concentration très élevée de matière végétale : 700 milligrammes de feuille séchée par gramme de pommade.

Dans le cadre d'un test scientifique portant sur 116 personnes atteintes d'herpès, cette pommade à base de mélisse s'est avérée 2,5 fois plus efficace qu'une pommade comparable, ne contenant pas de mélisse, mais un placebo. Le produit à base de plante était particulièrement efficace quand le traitement débutait très tôt, dès les premiers signes d'apparition des lésions.

Lors d'une autre étude, portant sur 115 personnes qui utilisaient de la citronnelle, 96 % d'entre elles avaient obtenu une cicatrisation complète dès le 8e jour, sans aucun effet secondaire marqué. Il faut habituellement de 10 à 14 jours pour que les lésions provoquées par le virus de l'herpès guérissent complètement. Si j'étais atteint d'herpès, j'en ferais l'essai ou je me préparerais une tisane à base de citronnelle.

possède également des propriétés antimicrobiennes et stimulantes du système immunitaire. Quoique l'échinacée puisse avoir pour effet de causer une sensation de picotements sur la langue ou de rendre les papilles momentanément insensibles, c'est sans aucun danger. Certains herboristes comptent d'ailleurs sur cette réaction pour vérifier qu'ils sont bien en présence d'échinacée plutôt que d'une quelconque substance frelatée. (Cela pose un véritable problème avec les préparations phytothérapiques du commerce.)

Millepertuis *(Hypericum perforatum)*. L'hypéricine, une substance complexe présente dans le millepertuis, contribue à affaiblir l'*Herpes simplex* et divers autres virus. Bien que les pommades contenant de l'hypéricine soient efficaces contre les boutons d'herpès, inutile d'en acheter une. Préparez plutôt une tisane bien concentrée, que vous laisserez refroidir avant de l'appliquer à l'endroit douloureux à l'aide d'une compresse de coton hydrophile.

Piment rouge (*Capsicum*, diverses espèces). L'ingrédient piquant du piment rouge s'appelle capsaïcine.

Divers essais portant sur des animaux de laboratoire ont montré que cette substance pouvait prévenir l'apparition de boutons d'herpès dans l'œil pendant une période pouvant atteindre deux mois.

Je ne vous recommanderais pas de saupoudrer du piment rouge sur les boutons d'herpès, en particulier lorsqu'ils affectent les yeux, car cela pourrait être horriblement douloureux. En revanche, pourquoi ne pas ajouter à votre tisane «herpicide» un peu de sauce au piment rouge ? Même s'il s'agit d'un breuvage plutôt que d'une préparation pour application locale, ses principes actifs ne sauraient manquer de vous être bénéfiques. En voici les ingrédients : hysope, citronnelle, origan, romarin, sauge, brunelle et thym.

Pour préparer cette tisane, remplissez à moitié une casserole d'eau que vous amènerez ensuite à ébullition. Ajoutez alors des feuilles de mélisse fraîches, jusqu'à remplir la casserole aux trois quarts. En l'absence de feuilles fraîches, vous pouvez tout aussi bien utiliser environ un quart de tasse de mélisse séchée. (Il s'agit là d'une quantité plutôt importante de plante pour préparer une tisane, mais n'oubliez pas qu'il en faut beaucoup pour obtenir l'action antivirale souhaitée.) Ajoutez ensuite à ce mélange de mélisse et d'eau de l'origan séché et de la brunelle (pour deux parts chacun) et de l'hysope, du romarin, de la sauge et du thym (pour une part chacun).

À l'exception de la citronnelle, les quantités des autres plantes n'ont pas grande importance. Il suffira de veiller à utiliser deux fois plus d'origan et de brunelle que des autres ingrédients. En dernier lieu, ajoutez un peu de racine de réglisse pour adoucir la tisane, que vous laisserez infuser 20 minutes.

Ce mélange contient une douzaine de substances complexes qui exercent une activité antiherpétique. La liste des agents chimiques présents dans cette potion est impressionnante. Sachez que vous allez obtenir, pour votre peine, de l'acide caféique, de la géraniine, de l'acide glycyrrhizique, de la glycyrrhizine, de la lysine, de l'acide protocatéchuique, de la quercétine, de l'acide rosmarinique, de l'acide tannique, du thymol, du tocophérol et du zinc.

♣♣ **Plantes de la famille des menthes.** La citronnelle n'est pas la seule sorte de menthe dotée d'une activité antivirale et antiherpétique. Dans cette famille de plantes, toutes sortes d'espèces sont presque aussi efficaces.

C'est ici qu'intervient ma tisane herpicide (décrite ci-dessus), préparée avec un certain nombre de plantes qui appartiennent toutes à la famille des menthes : hysope, mélisse, origan, romarin, sauge, brunelle et thym.

♣ **Acides aminés.** Allons donc remuer nos orteils dans des eaux un peu plus nutritionnelles. Un acide aminé appelé arginine est considéré comme nécessaire à la réplication des virus. Quant à un autre acide aminé appelé lysine, sa prépondérance par rapport à l'arginine est censée inhiber la réplication virale. Par conséquent, les partisans de cette théorie recherchent des aliments riches en lysine et ne contenant que peu d'arginine. Diverses plantes présentent des taux élevés en lysine et bas en arginine, notamment le carambole (près de 4 pour 1), la papaye (environ 3 pour 1), le pamplemousse, l'abricot, la poire, la pomme et la figue (environ 2 pour 1).

Certaines personnes prennent un complément alimentaire de 1 300 milligrammes de lysine chaque jour, dès les premiers picotements annonciateurs de boutons d'herpès. Il faudrait un peu plus de deux livres de cresson frais pour vous fournir une telle quantité, tandis qu'une demi-tasse seulement de cresson séché en contient tout autant. Sans doute ne tenez-vous pas à en manger, mais il existe un certain nombre d'autres aliments qui vous apporteront une bonne dose de lysine.

Une tasse de haricots noirs, de lentilles, de graines de soja ou d'autres haricots secs fournissent plus de 2 500 milligrammes de lysine. Quand vous préparez une soupe aux haricots secs avec ces ingrédients, agrémentez-la généreusement de sauce au piment rouge pour la rendre plus active encore contre le virus de l'herpès.

♣ **Ail** *(Allium sativum).* Diverses études en laboratoire ont montré que l'ail affaiblissait les deux types de virus d'herpès ainsi qu'un grand nombre d'autres virus, notamment ceux qui sont à l'origine des rhumes et de la grippe. Vous pouvez préparer une infusion à base d'ail, mais le plaisir sera probablement bien plus grand si vous mélangez quelques gousses hachées menu dans une assiettée de pâtes ou dans un grand bol de salade verte.

♣ **Breuvages qui guérissent.** Le thé et les jus de canneberge, de fraise, de poire, de pomme, de pruneau et de raisin semblent tous capables de contribuer à neutraliser les virus. Les tanins sont généralement le principe actif de ces jus. Le jus de poire, qui contient une abondance d'acide caféique antiherpétique, est peut-être le meilleur de tous.

♣ **Huiles essentielles diverses.** Les aromathérapeutes relèvent que des mélanges d'huiles essentielles, comme par exemple celles de citron et de géranium, d'eucalyptus et de bergamote, peuvent être utiles contre l'herpès quand on les utilise en application locale dès les premiers signes d'apparition des lésions. Certains aromathérapeutes affirment que l'huile essentielle de rose et celle de mélisse ont contribué dans certains cas à des rémissions complètes de lésions d'*Herpes simplex*, parfois dès la première application.

Cela paraît plausible. Vous pouvez appliquer localement n'importe laquelle de ces huiles essentielles à l'aide d'un coton hydrophile.

Un mot d'avertissement : les huiles essentielles sont des extraits de plantes particulièrement concentrés. Veillez à ne jamais les ingérer, sauf si elles vous ont été prescrites par un herboriste ou un aromathérapeute réputé. En effet, même une très petite quantité (de l'ordre d'une seule cuillerée à café) pourrait être mortelle.

♣ **Traitement associant plantes et médicaments.** J'aimerais signaler les résultats d'une étude pour le moins surprenante menée à bien par un groupe de chercheurs. Ces derniers ont associé le principe actif antiherpétique couramment utilisé appelé aciclovir (Zovirax) avec l'un de quatre extraits de plantes particulièrement riches en tanins : benoîte du Japon *(Geum japonicum)*, sumac de Java *(Rhus javanica)*, clous de girofle *(Syzygium aromaticum)* et *Terminalia chebula*. Ce traitement associé s'est avéré considérablement plus efficace que l'aciclovir ou que les plantes, pris isolément. Comme l'aciclovir n'est délivré que sur ordonnance, il vous faudra en parler à votre médecin avant d'avoir recours à cette suggestion.

Hypertension artérielle

Il y a un certain nombre d'années, j'ai passé trois interminables journées à filmer une vidéo qui devait être — du moins je l'espérais — mon premier court métrage sur les aliments diététiques. Hélas, la mauvaise fortune voulut que tout ce temps a été perdu parce qu'une défaillance mécanique a gâché le film.

Nuance : le temps que j'ai consacré à ce tournage ne l'a pas vraiment été en vain, parce que j'ai appris à connaître le caméraman. Ce dernier souffrait d'hypertension artérielle et j'ai pu lui suggérer un certain nombre de thérapies naturelles. Nous nous sommes quittés et je n'ai plus eu de ses nouvelles pendant pas mal de temps. Par la suite, il m'a écrit : «Voilà maintenant plus d'une année que je mets en pratique ce que tu m'as enseigné. J'ai éliminé l'alcool, le porc et le bœuf. Je mange maintenant davantage d'aliments végétaux et de plantes et je prends des compléments alimentaires : bêta-carotène, vitamine C, vitamine E, complexe B. Un examen médical récent s'est avéré très concluant : ma pression diastolique a diminué de presque 30 %, et mon taux de cholestérol est passé de 192 à 159.»

Quand le cœur en fait trop

L'hypertension artérielle est généralement définie comme étant supérieure à 140/90. Le premier chiffre (systolique) est la force du sang contre les parois artérielles lorsque le cœur est en train de pomper. Le second (diastolique) est la force résiduelle qui demeure entre deux battements du cœur. Tout relevé de la tension artérielle inférieur au chiffre supérieur (citons par exemple comme chiffres limites 138/88) est plus rassurant, mais il est toujours préférable de s'efforcer de l'abaisser pour le ramener plus près des chiffres considérés comme normaux, c'est-à-dire 120/80. En effet, toute élévation de la tension artérielle augmente le risque de crise cardiaque et d'accident vasculaire cérébral.

Près de 10 % des Français sont atteints d'hypertension artérielle. Le trouble ne génère aucun symptôme particulier en soi, mais il prépare le terrain pour une crise cardiaque ou un accident vasculaire cérébral. Au cours des dernières décennies, de nombreux médecins et thérapeutes professionnels ont fait de grands efforts pour détecter l'hypertension artérielle et la traiter plus agressivement. Non sans succès, puisque le nombre de personnes atteintes de crise cardiaque a diminué. En revanche, l'ennui, c'est que les médecins ont trop tendance à traiter ce trouble à l'aide de médicaments de synthèse. Près de la moitié des patients dont on a diagnostiqué une hypertension artérielle ont en fait une pression sanguine marginalement à modérément élevée. Il existe quantité de preuves concrètes selon lesquelles, pour ce type de cas, différentes mesures — un régime alimentaire accompagné d'un changement de mode de vie, afin d'intégrer régulièrement un peu d'exercice, d'apprendre à mieux gérer le stress et de vérifier soi-même sa propre pression sanguine à l'aide d'un tensiomètre — seraient tout aussi efficaces que les médicaments, sans en avoir les effets secondaires.

Le simple fait de modifier son alimentation et son mode de vie apporte déjà au patient l'impression de mieux maîtriser son existence, ce qui est déjà un avantage certain. Mais ne vous attendez pas à ce que l'industrie pharmaceutique encourage les méthodes naturelles. Elle se priverait d'une partie des milliards que lui rapportent chaque année les médicaments contre l'hypertension.

Les plantes au secours de l'hypertension artérielle

Le fait de manger régulièrement de savoureuses soupes de légumes peut contribuer à normaliser la pression sanguine et à prévenir les maladies du cœur. Il aide aussi à prévenir le cancer, l'obésité, le diabète et la constipation. En fait, la soupe de légumes est tellement bonne pour la santé que j'ai renoncé à l'appeler minestrone pour la rebaptiser «Médistrone».

Mais quels ingrédients inclure dans votre médistrone ? N'hésitez pas à utiliser pratiquement tous les légumes que vous avez sous la main, surtout ceux qui figurent dans ce chapitre.

D'autre part, il existe quantité de plantes qui peuvent contribuer à maîtriser la pression artérielle, mais vous n'êtes pas obligé de les inclure dans des potages. Songez plutôt à en faire de délicieuses infusions.

♣♣♣ **Ail** *(Allium sativum).* Ce bulbe miraculeux aide non seulement à normaliser la pression sanguine, mais il abaisse également le taux de cholestérol. Dans le cadre d'une étude scientifique, des sujets souffrant d'hypertension artérielle ont reçu environ une gousse d'ail par jour pendant 12 semaines. À l'issue de cette période, leur pression sanguine diastolique et leur taux de cholestérol avaient considérablement baissé.

On sait à présent que l'ail, même quand il n'est pris qu'en une quantité aussi faible que 15 grammes par semaine, abaisse l'hypertension artérielle. Une quinzaine de grammes par semaine représente à peu près une gousse par jour. Si vous utilisez l'ail cuit dans vos plats cuisinés et cru dans les crudités, vous n'aurez aucune difficulté à en manger autant. En revanche, si vous n'aimez pas le goût de l'ail, rien ne vous empêche d'en prendre sous forme de gélules. Cette plante aromatique offre tant d'avantages pour la santé que je vous recommande vivement de l'intégrer dans votre alimentation de toutes les manières possibles.

♣♣♣ **Céleri** *(Apium graveolens).* En médecine chinoise, le céleri est recommandé depuis longtemps pour abaisser la tension artérielle. Les recherches ont confirmé l'usage oriental. Dans le cadre d'une étude, les animaux de laboratoire à qui l'on injectait de l'extrait de céleri présentaient une tension artérielle considérablement plus basse. Chez l'être humain, il suffit pour obtenir le même résultat de manger ne serait-ce que quatre tiges de céleri.

♣♣ **Aubépine** (*Crataegus*, **diverses espèces**). L'aubépine est utilisée comme tonicardiaque depuis des siècles. Sous forme d'extrait, elle peut dilater les vaisseaux sanguins et surtout les artères coronariennes.

Si vous souhaitez faire l'essai de ce médicament puissant pour le cœur, parlez-en d'abord avec votre médecin. Vous pourrez préparer une tisane en versant une tasse d'eau bouillante sur une cuillerée à café de plante séchée, et en boire jusqu'à deux tasses par jour.

♣♣ **Kudzu** *(Pueraria lobata)*. Des recherches suggèrent que cette plante grimpante contribue à normaliser la tension artérielle. Dans une étude, une tisane contenant environ huit cuillerées à café de racine de kudzu a été administrée à 52 personnes, chaque jour, pendant deux à huit semaines. Chez 17 d'entre elles, la tension artérielle a sensiblement diminué. Trente autres ont signalé une certaine amélioration.

Le kudzu contient une substance chimique appelée puérarine qui a permis d'abaisser de 15 % la tension artérielle chez les animaux de laboratoire. Cette substance, qui possède 100 fois l'activité antioxydante de la vitamine E, contribue également à prévenir les maladies du cœur et le cancer. (Les antioxydants sont des substances capables de neutraliser les radicaux libres, ces molécules d'oxygène qui provoquent des lésions cellulaires.)

♣♣ **Oignon** *(Allium cepa)*. Une étude a montré que la prise de deux à trois cuillerées à soupe par jour d'huile essentielle d'oignon a pu abaisser la tension artérielle chez 67 % des sujets souffrant d'hypertension légère. Leur taux systolique a diminué en moyenne de 25 points, leur taux diastolique de 15 points.

L'ennui, c'est qu'il faudrait manger une bien trop grande quantité d'oignons pour obtenir un tel effet. Pour vous donner un exemple, il me faudrait ingérer trois fois mon propre poids en oignons pour obtenir ce résultat. Alors, non merci ! En revanche, je suis persuadé que les oignons sont si bénéfiques qu'il est judicieux d'en manger davantage pour contribuer à faire baisser la tension artérielle.

♣♣ **Tomate** *(Lycopersicon lycopersicum)*. Un minestrone se prépare typiquement avec des tomates. C'est également une base parfaite pour mon médistrone, car les tomates contiennent une abondance d'acide gamma-aminobutyrique, une substance complexe qui peut contribuer à abaisser la tension artérielle. Les tomates contiennent en outre six autres substances complexes qui ont le même effet.

♣ **Brocoli** ***(Brassica oleracea).*** Ce légume contient au moins six substances chimiques capables d'abaisser la tension artérielle.

♣ **Carotte** ***(Daucus carota).*** Elles contiennent huit substances complexes susceptibles d'abaisser la tension artérielle.

♣ **Pourpier** ***(Portulaca oleracea)*** **et autres aliments contenant du magnésium.** Un rapport a pu être établi entre une carence en magnésium et l'hypertension artérielle. Beaucoup de gens ont une carence en magnésium sans le savoir.

Pour obtenir davantage de cet élément, mangez des légumes verts feuillus, des légumineuses et des céréales complètes. Le pourpier, les graines de pavot et les haricots verts en sont les meilleures sources alimentaires. Les nutrithérapeutes suggèrent qu'un complément alimentaire de 400 milligrammes de magnésium par jour peut également être bénéfique, mais je préconise généralement d'obtenir les nutriments nécessaires par l'alimentation.

♣ **Safran** ***(Crocus sativus).*** Cette plante coûteuse contient une substance chimique appelée crocétine. Certains spécialistes ont même émis l'hypothèse que l'incidence plutôt basse de maladies du cœur en Espagne

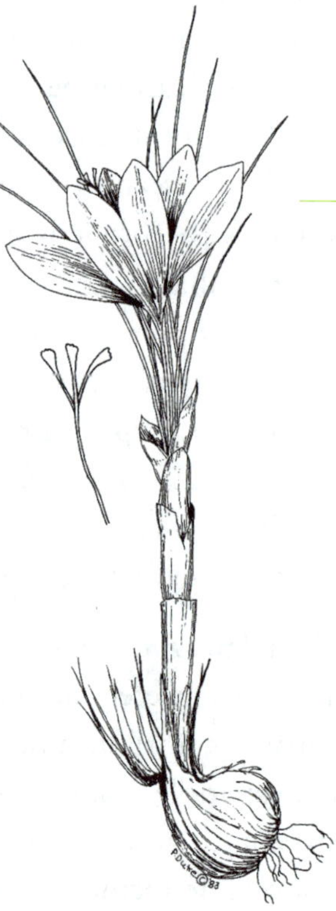

Safran

Le safran est une épice rare produite par les stigmates des fleurs de safran. Il faut recueillir le cœur d'environ 75 000 fleurs pour obtenir 500 grammes d'épice.

pourrait être due au fait que la population de ce pays consomme de grandes quantités de safran. Vous pouvez l'utiliser dans vos préparations culinaires ou en faire une infusion.

♣ **Valériane *(Valériana officinalis).*** Au cours de ce chapitre, j'ai mentionné que l'acide gamma-aminobutyrique contribuait à abaisser la tension artérielle. La valériane, quant à elle, contient un agent chimique appelé acide valérénique qui inhibe une enzyme décomposant l'acide gamma-aminobutyrique. Par conséquent, l'ingestion d'une plante contenant un tel acide permettrait de relever le taux de gamma-aminobutyrique et, par suite, d'abaisser la tension artérielle.

La valériane est également un tranquillisant et un sédatif, ce qui contribue d'une autre manière à abaisser la tension.

♣ **Épices diverses.** Quant aux épices que vous pouvez ajouter à votre médistrone, sachez que le fenouil contient au moins dix substances complexes qui ont pour effet d'abaisser la tension artérielle. L'origan en compte sept. Le poivre noir, le basilic et l'estragon en comportent chacun six.

Hyperthyroïdie
(maladie de Basedow)

Un jour, une jeune femme me confia que les médicaments pour soigner son hyperthyroïdie avaient chez elle des effets secondaires déplaisants. Elle souhaitait donc cesser de les prendre. Elle me demanda de lui trouver des remèdes équivalents à base de plantes.

Je l'ai sermonnée en lui disant que son mal n'était pas à prendre à la légère. Comme tous les déséquilibres hormonaux, la maladie de Basedow est une maladie complexe qui ne saurait, dans la plupart des cas, être maîtrisée par automédication sans faire appel à des médicaments prescrits par un médecin. Elle m'a rétorqué qu'elle était de toute façon décidée à arrêter son traitement. J'en ai conclu que je me devais de voir au moins si telle ou telle alternative à base de plantes pourrait lui être utile.

Tisane «Basedow»

Pour préparer une tisane savoureuse à base de diverses plantes capables de soigner l'hyperthyroïdie, mélangez deux cuillerées à café de mélisse avec une cuillerée à café de lycope. Ajoutez ensuite de la menthe, du romarin, de la brunelle et de la verveine, selon votre goût. Je suis d'avis que le fait de boire régulièrement cette tisane pourrait être bénéfique.

Me plongeant dans la lecture des publications médicales, j'ai découvert que le lycope (ou marrube d'eau) était l'un des remèdes parallèles les plus prometteurs. Des mois plus tard, cette même jeune femme me dit qu'elle buvait régulièrement des tisanes à base de plantes de la famille des menthes auxquelles elle ajoutait beaucoup de lycope. Un mois après avoir jeté ses médicaments, elle vint me voir à mon bureau, arborant un large sourire. Elle venait de passer une visite médicale de contrôle et son taux d'hormone thyréotrope (ou thyréostimuline), qui est l'un des éléments en déséquilibre dans la maladie de Basedow, était normal. La même chose restait vraie un mois plus tard.

Sincèrement, j'ignore pour quelle raison l'état de santé de cette femme s'est ainsi amélioré. Même si c'était effectivement dû au lycope, je me garderais bien de recommander à quiconque souffre d'hyperthyroïdie de renoncer aux médicaments pour se mettre à boire de la tisane de lycope. Je ne suis pas médecin et je n'ai une compréhension que très superficielle des troubles hormonaux. Si vous avez la maladie de Basedow, je vous recommande vivement de consulter un médecin (et ni un botaniste, ni un herboriste) et de suivre scrupuleusement ses conseils.

Surmenage thyroïdien

Lorsqu'un sujet est atteint d'hyperthyroïdie, cela signifie généralement que des taux anormalement élevés d'hormones thyroïdiennes sont en circulation dans l'organisme. Ces hormones sont sécrétées par la glande thyroïde, située à la base du cou, juste derrière la pomme d'Adam et un peu au-dessous de cette dernière. Le nom anglais de ce trouble — maladie de Graves — vient du nom d'un médecin irlandais du début du XIXe siècle, Robert James Graves, qui fut le premier à en identifier les symptômes caractéristiques : grossissement de la thyroïde, yeux exorbités, pouls rapide, transpiration abondante, fatigue, augmentation de l'activité métabolique entraînant une importante perte de poids, et divers symptômes neurologiques tels qu'agitation, irritabilité et légers tremblements de certains muscles.

Les taux d'hormones thyroïdiennes en circulation dépendent de plusieurs facteurs : quantité d'iode minérale disponible, taux de thyréostimuline sécrétée par l'hypophyse (ou glande pituitaire), située au centre du cerveau, ainsi que l'état de santé global de la glande thyroïde elle-même. De plus, les taux de thyréostimuline sont également contrôlés par une autre partie du cerveau, l'hypothalamus. Tous ces facteurs peuvent se traduire par une formule toute simple chez l'individu en bonne santé : à mesure que le taux de thyréostimuline s'élève, le taux d'hormone thyroïdienne augmente également, jusqu'à ce qu'il y ait équilibre. Si le fonctionnement de la thyroïde laisse à désirer, ses tentatives pour régulariser les taux hormonaux ne serviront qu'à dérégler davantage ce système complexe.

Les maladies thyroïdiennes, qui sont trois fois plus fréquentes qu'il y a dix ans, touchent des milliers d'individus, surtout des femmes. Il existe deux types de déséquilibres thyroïdiens, l'hyperthyroïdisme (hyper signifie trop) et l'hypothyroïdisme (hypo veut dire trop peu). Dans ce chapitre, il s'agit d'un excès d'hormone thyroïdienne ; pour des informations complémentaires sur l'hypothyroïdisme, veuillez vous référer à la page 281.

Les femmes sont quatre fois plus exposées à la maladie de Basedow que les hommes. (Elles sont également quatre fois plus susceptibles que ces derniers de développer des tumeurs de la thyroïde.) Il existe diverses sortes d'hyperthyroïdie, mais sa forme la plus fréquente est auto-immune, c'est-à-dire que l'on pense qu'elle est due au fait que le système immunitaire attaque l'organisme.

Les médecins traitent la maladie de Basedow en cherchant à inhiber la production d'hormones thyroïdiennes. Ils ont recours pour cela à un ou plusieurs des médicaments spécifiques qui existent pour soigner ce trouble. Chez les personnes du troisième âge, plus sensibles aux médicaments, une radiothérapie peut être effectuée pour mettre hors d'action une partie de la glande thyroïde.

Les plantes au secours de l'hyperthyroïdie

Si vous présentez les symptômes de la maladie de Basedow, consultez un médecin et prenez les médicaments qu'il vous prescrit. Ne cherchez en aucun cas à vous soigner vous-même, même si l'automédication semble avoir donné de bons résultats chez la jeune femme dont je vous racontais l'histoire. Avec la permission de votre médecin, vous pourrez également songer à utiliser les plantes suivantes.

♣♣♣ **Lycope (*Lycopus,* diverses espèces).** Le lycope jouit d'une réputation populaire considérable pour le traitement des troubles thyroïdiens. Les recherches modernes ont confirmé cette utilisation. En effet, elles ont montré que cette plante inhibe le métabolisme de l'iode et diminue la quantité d'hormones générées par les cellules thyroïdiennes.

Les extraits de feuilles sont plus actifs que les extraits de racines. On recommande généralement de prendre cette plante par voie orale sous forme de teinture (extrait alcoolisé) plutôt que de tisane. Au cours d'une étude portant sur des animaux de laboratoire, la teinture de lycope a permis d'obtenir une baisse significative des taux d'hormones thyroïdiennes.

Le lycope est souvent utilisé en conjonction avec la mélisse comme traitement phytothérapique de la maladie de Basedow à ses débuts. Je dois cependant vous avertir que le lycope — comme d'ailleurs les autres traitements à base de plantes contre cette maladie — n'a qu'un effet léger. Il se prête surtout au traitement du mal à ses débuts et en accompagnement de médicaments pharmaceutiques.

♣♣♣ **Brunelle (ou prunelle) *(Prunella vulgaris).*** Une centaine de grammes de feuilles de brunelle avec des racines de lycope, auxquels vous ajouterez basilic, origan, romarin et menthe romaine, pourraient apporter une quantité significative d'acide rosmarinique qui contribue à inhiber la production de l'hormone thyroïdienne.

♣♣♣ **Citronnelle (ou mélisse) *(Melissa officinalis).*** Aussi appelée mélisse, elle est souvent recommandée, conjointement avec le lycope, pour traiter la maladie de Basedow. Des études montrent que la citronnelle abaisse les taux de thyréostimuline dans le sang et l'hypophyse après une seule piqûre, ce qui réduit également la production d'hormone thyroïdienne. Il n'est pas prouvé qu'elle ait le même effet quand elle est utilisée par voie orale. À mon avis, c'est probable, et cela vaut sans doute la peine d'essayer.

♣♣ **Kelp ou algues laminaires (*Laminaria,* diverses espèces).** Un phyto-pharmacologue relève que les Japonais qui mangent beaucoup de kelp souffrent très rarement de maladies thyroïdiennes. En revanche, ceux qui ont adopté une alimentation occidentale et qui ne mangent que peu ou pas du tout de cette algue sont de plus en plus sujets aux troubles de la thyroïde.

Le kelp en poudre, vendu en magasin diététique, peut être utilisé comme un assaisonnement dont vous saupoudrerez vos aliments.

♣♣ **Verveine** (*Verbena*, **diverses espèces**). Cette plante semble avoir les mêmes propriétés que la brunelle. Il a pu être prouvé que des extraits de verveine inhibaient la production d'hormone thyroïdienne en influençant les taux de thyréostimuline dans l'organisme.

♣ **Brocoli** ***(Brassica oleracea).*** Il contient des substances naturelles, appelées isothiocyanates, qui contribuent à empêcher la thyroïde de générer trop d'hormones.

♣ **Radis** ***(Raphanus sativus).*** Tous les légumes de la famille des crucifères (brocoli, chou, chou de Bruxelles, chou-fleur, chou frisé, moutarde germée, navet, radis et rutabaga) inhibent de manière douce et naturelle la production d'hormones thyroïdiennes. Les radis sont les meilleurs en ce domaine.

Hypothyroïdie

Les hormones thyroïdiennes régularisent le métabolisme de toutes les cellules de l'organisme. C'est pourquoi, quand le taux d'hormones thyroïdiennes est trop bas (un trouble appelé hypothyroïdie), cela peut avoir de graves conséquences.

L'hypothyroïdie se caractérise par divers symptômes : léthargie, dépression, maux de tête, température corporelle basse, grande sensibilité au froid, diminution de la libido, difficulté à perdre du poids, peau sèche, règles douloureuses, réflexes lents, goitre et infections à répétition.

L'hypothyroïdisme varie en intensité, depuis des symptômes très légers et presque indécelables jusqu'à une maladie mortelle appelée myxœdème. Il est vraisemblable que de nombreux troubles, qui passent généralement pour des maladies allergiques, pourraient en réalité être dus à des déséquilibres thyroïdiens.

La glande thyroïde se situe à la base du cou, juste derrière la pomme d'Adam, un peu en contrebas par rapport à cette dernière. La production d'hormones par cette glande dépend de trois facteurs : la quantité d'iode minéral disponible, la santé de la glande thyroïde elle-même, et le taux de thyréostimuline en circulation dans l'organisme. Cette hormone thyroïdienne est sécrétée par l'hypophyse, située au centre du cerveau. Habituellement, à mesure que les taux de thyréostimuline augmentent, les taux d'hormones thyroïdiennes en circulation dans l'organisme augmentent également pour assurer l'équilibre. En cas de dysfonction de la thyroïde, l'hypophyse sécrète plus de thyréostimuline dans son vain effort pour redresser la situation.

Les maladies thyroïdiennes, qui sont trois fois plus fréquentes qu'il y a dix ans, affectent des milliers d'individus en France. Les femmes sont cinq fois plus exposées que les hommes à l'hypothyroïdisme, qui se produit surtout chez les femmes du troisième âge.

Si le fonctionnement de votre glande thyroïde laisse à désirer, vous devez consulter un médecin qui saura émettre un diagnostic et prescrire des médicaments adéquats.

Les plantes au secours de l'hypothyroïdie

En cas de trouble thyroïdien, quel qu'il soit, je me garderais bien de recommander des plantes comme traitement principal. Toutefois, les approches naturelles peuvent jouer un rôle utile en complément des médicaments utilisés. Suivez tout ce que recommande votre médecin, mais vous pourriez également envisager d'utiliser un certain nombre de remèdes naturels à titre de complément.

En matière de plantes, mes recommandations prioritaires sont le lycope, la citronnelle (également appelée mélisse), la brunelle et la verveine. Il est assez étonnant de constater que ces mêmes plantes sont également bénéfiques chez les sujets atteints d'hyperthyroïdie, un trouble dans lequel la thyroïde sécrète un excès d'hormones thyroïdiennes. En effet, ces plantes semblent posséder l'aptitude à régulariser les taux d'hormones thyroïdiennes, que leur niveau soit trop bas ou trop élevé. (Veuillez vous reporter à la page 277 pour des détails complémentaires sur ces plantes utiles.) Voici un certain nombre d'autres approches naturelles qui vous aideront à lutter contre l'hypothyroïdisme.

♣ **Gentiane *(Gentiana officinalis).*** Un phyto-pharmacologue de renom déclare que la gentiane «apporte des principes amers dont nous savons qu'ils normalisent le fonctionnement de la thyroïde». Il suggère la gentiane comme principal ingrédient de la formule thyroïdienne qu'il a mise au point et qui comprend gentiane, piment rouge (piment de Cayenne), mousse d'Irlande, kelp et palmier serenoa. Si j'étais atteint d'hypothyroïdisme, je n'hésiterais pas à prendre ce mélange.

♣ **Millepertuis *(Hypericum perforatum).*** Comme beaucoup d'antidépressifs pharmaceutiques, cette plante est un inhibiteur de la monoamine-oxydase, ou IMAO. La dépression est un symptôme courant de l'hypothyroïdisme, et les IMAO peuvent contribuer à modifier positivement l'humeur. Quoique cette plante vise un symptôme courant de l'hypothyroïdie, et non pas le mal lui-même, elle pourrait vous être bénéfique si vous souffrez de dépression. (Veuillez consulter la page 181 pour d'autres plantes bénéfiques en cas de dépression.)

Les personnes qui prennent régulièrement des IMAO ou qui utilisent fréquemment des plantes en contenant doivent s'abstenir de boire des boissons alcoolisées et de manger des aliments fumés ou conservés au vinaigre. Ils éviteront également les médicaments contre le rhume et le rhume des foins, les amphétamines, les narcotiques, le tryptophane et la tyrosine. D'autre part, les femmes enceintes ne doivent pas utiliser de millepertuis. Enfin, quiconque a recours à cette plante devra éviter de trop s'exposer au soleil aussi longtemps qu'il continuera d'en prendre, car elle peut rendre l'épiderme plus sensible au rayonnement solaire.

♣ **Moutardes (*Brassica nigra, Sinapis alba* et autres).** Les hormones thyroïdiennes contiennent non seulement une grande concentration d'iode, mais également une substance complexe appelée tyrosine. Les feuilles de moutarde sont la meilleure source de tyrosine que je connaisse, avec un taux de 1,9 % sur la base du poids sec. Divers autres aliments contiennent de la tyrosine. En voici la liste par ordre décroissant de pouvoir thérapeutique : graines de mucuna, caroube, pois carrés, graines germées, lupin, graines de soja, avoine, cacahuètes, épinards, cresson, graines de sésame, courge doubeurre, chaya, ciboulette, fèves, chénopode blanc, amarante, graines de citrouille, symphorine et chou.

Avec l'iode du kelp, la tyrosine présente dans n'importe laquelle de ces plantes pourrait contribuer à une production accrue de l'hormone thyroïdienne appelée thyroxine. Je serais d'avis de préparer une soupe savoureuse à base de kelp, de feuilles de moutarde, d'épinards, de graines de sésame, de courge et de haricots secs. Vous pouvez également faire l'essai d'une salade composée avec des feuilles de moutarde, des épinards, du chénopode blanc, des graines germées, des radis, des graines de citrouille et de sésame.

Noyer (*Juglans,* diverses espèces). En Turquie, la tradition populaire utilise la noix comme remède pour divers troubles glandulaires, notamment les problèmes de thyroïde. Cette pratique semblerait se justifier. Dans le cadre d'une étude, le jus fraîchement exprimé des noix vertes s'est révélé capable de doubler le taux de thyroxine. Une décoction de noix vertes, obtenue en les faisant bouillir pendant une vingtaine de minutes, a permis d'augmenter d'au moins 30 % le taux de thyroxine.

Pour recueillir les bienfaits des noix, sans doute pourriez-vous aussi bien en manger par poignées entières et vous servir d'huile de noix pour agrémenter vos vinaigrettes. Mais ce sont les coques vertes qui sont probablement les plus efficaces, même si leur goût n'est pas particulièrement agréable.

Radis *(Raphanus sativus).* En Russie, les radis sont utilisés depuis longtemps pour traiter les deux types de trouble thyroïdien. Des chercheurs ont montré qu'un agent chimique présent dans les radis, la raphanine, contribue à maintenir l'équilibre des hormones thyroïdiennes. Quand les taux de raphanine en circulation dans le sang sont suffisants, la thyroïde risque moins de sécréter trop ou trop peu de ces hormones.

Varech vésiculeux *(Fucus vesiculosis).* Le varech contient une abondance d'iode, une substance minérale clé dont l'organisme a impérativement besoin pour pouvoir sécréter les hormones thyroïdiennes. Il est parfois recommandé pour traiter l'hypothyroïdisme.

Le fait d'intégrer du varech dans votre alimentation quotidienne ne présente guère de danger. Vous pouvez acheter le varech en poudre en magasin diététique, et le saupoudrer sur vos aliments en guise d'assaisonnement. Vous pouvez également ajouter un peu de varech dans vos potages. Une autre idée : allez manger dans un restaurant japonais et commandez des sushis, ces délicieux mets à base de légumes ou de poisson cru et de riz enveloppés d'une feuille de kelp.

Inappétence sexuelle chez la femme

Une femme médecin, dont je préfère taire le nom, a rédigé un ouvrage consacré aux très nombreuses espèces végétales qui ont la réputation d'être aphrodisiaques. Elle ne tarit pas d'éloges à propos d'une plante appelée damiana, originaire du Mexique et du sud-ouest des États-Unis, et régulièrement utilisée depuis des temps immémoriaux comme stimulant sexuel, à tel point que l'un de ses noms latins est *Turnera aphrodisiaca.*

Voici un exemple de ce qu'elle écrit à son sujet : «Au Mexique, les *señoritas* prennent depuis longtemps une infusion de damiana une ou deux heures avant d'aller se coucher pour se préparer à accueillir leur homme. Quand on en boit à l'heure du coucher, cette plante a également la réputation de susciter des rêves érotiques.»

Amour à vendre

Cette femme médecin n'est d'ailleurs pas la seule spécialiste à recommander la damiana pour stimuler la libido. J'ai également entendu des sexologues en faire la louange, en parlant comme d'un euphorisant léger qui donne aux amoureux l'envie d'aller se retirer dans la chambre à coucher.

De telles affirmations sont propres à faire vendre des quantités industrielles de cette plante. D'ailleurs, tout le problème est là. Il est probable que ce médecin a tout à gagner à vanter les pouvoirs de la damiana puisqu'elle fait commerce de cet aphrodisiaque controversé.

Le pouvoir aphrodisiaque de la damiana, en effet, fait l'objet de débats contradictoires. De nombreux professeurs en pharmacognosie (pharmaciens en produits naturels) soulignent que, en dépit de son nom latin, la réputation qu'on lui prête relève du canular.

Pour ma part, je ne sais trop quoi penser de la damiana. Il n'existe pas de travaux scientifiques fiables pour confirmer sa réputation de plante aphrodisiaque. Un jour, il est vrai, j'ai eu l'occasion de parler avec une jeune femme qui m'a dit que cette plante avait été très bénéfique pour elle. Son partenaire avait été lui aussi enchanté de cette plante.

Jamais je n'ai eu connaissance d'aucun rapport concernant une éventuelle toxicité de la damiana. Ne vous privez donc pas d'en faire l'essai si vous le souhaitez. La jeune femme dont je viens de parler utilisait une infusion préparée avec environ une cuillerée à café de plante séchée par tasse d'eau bouillante. Une telle dose ne devrait poser aucun problème.

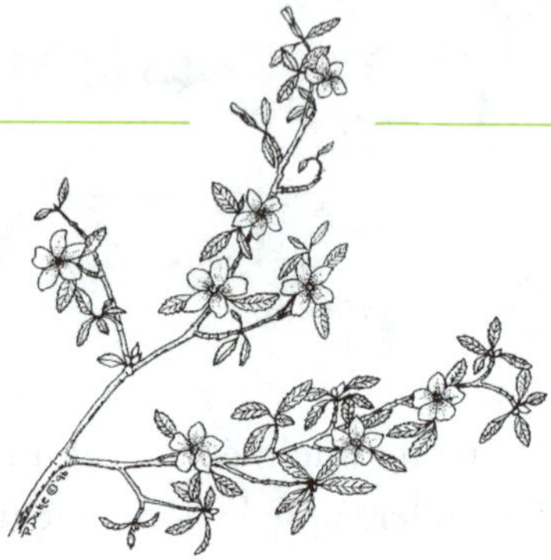

Damiana

Cette plante controversée, originaire du sud-ouest des États-Unis, s'est fait une réputation de stimulant sexuel.

Quand l'envie fait défaut

Il peut arriver à n'importe qui, homme ou femme, de perdre parfois tout intérêt pour le sexe. Chez la femme, ce trouble s'appelait autrefois frigidité. Les sexologues ont abandonné ce terme péjoratif en faveur d'expressions plus neutres, comme *perte de la libido* ou *inappétence sexuelle.*

De nombreux facteurs peuvent entraîner la perte du désir : maladie, blessure, stress affectif (surtout quand un couple ne s'entend plus), abus d'alcool, ainsi que de nombreux médicaments sur ordonnance, en particulier les antidépresseurs. Avant d'aller consulter un psychothérapeute ou de vous condamner à jamais à une existence asexuée, faites la liste de tous les médicaments que vous prenez, tant sur ordonnance qu'en vente libre. Soumettez ensuite cette liste à votre pharmacien et demandez-lui si l'un ou l'autre de ces médicaments peut avoir des effets secondaires susceptibles d'affecter votre vie sexuelle. Si tel est bien le cas, demandez alors à votre médecin si vous pourriez y substituer d'autres médicaments ayant un effet moins désastreux.

Les plantes au secours de l'inappétence sexuelle

Après avoir éliminé les causes évidentes de perte de libido, envisagez d'utiliser certains remèdes à base de plantes.

♣♣ **Angélique de Chine *(Angelica sinensis).*** Les Chinois affirment que cette plante, également appelée dang-quai, fait pour la femme ce que le ginseng accomplit pour l'homme : c'est un tonique polyvalent pour tout le système sexuel et reproductif.

En raison de sa réputation de stimulant sexuel, l'angélique de Chine est, en médecine orientale, l'une des plantes les plus utilisées pour la femme. Généralement, on ajoute à 450 ml d'eau bouillante trois à six cuillerées à café de racine en poudre. Les femmes boivent jusqu'à trois tasses de ce breuvage chaque jour. (Évitez toutefois de prendre cette plante si vous êtes enceinte.)

♣♣ **Ginseng (*Panax*, diverses espèces)**. Bien que le ginseng soit depuis longtemps considéré comme un aphrodisiaque pour les hommes, j'ai également eu certains échos concernant des femmes qui avaient constaté une plus grande réceptivité sexuelle après en avoir ingéré.

Aujourd'hui, plusieurs herboristes de ma connaissance conseillent le ginseng pour remédier à l'inappétence sexuelle chez la femme. Cette plante est très coûteuse et, par conséquent, peu de gens en prennent des doses importantes. La posologie habituelle est d'environ une demi-cuillerée à café de teinture mélangée à du jus.

♣♣ **Quebracho blanc *(Aspidosperma quebracho-blanco)*.** Cette plante est l'un des aphrodisiaques les plus célèbres d'Amérique du Sud. Elle contient de la yohimbine, le même principe actif que celui qu'on trouve dans la plante appelée yohimbé. J'ai toujours considéré le yohimbé et le quebracho blanc comme des aphrodisiaques végétaux pour l'homme, mais ces deux plantes sont aussi recommandées aux femmes souffrant d'inappétence sexuelle.

Les propriétés biochimiques de ces produits phytothérapiques favorisent l'afflux sanguin vers le clitoris qui devient alors tumescent, ce qui augmente le désir sexuel et prolonge la stimulation. En revanche, évitez cette plante si vous souffrez d'hypertension artérielle. Si vous constatez des effets secondaires, des vertiges par exemple, cessez de l'utiliser.

♣♣ **Yohimbé *(Pausinystalia yohimbe)*.** Comme le suggèrent un certain nombre de travaux, la yohimbine présente dans cette plante stimule l'érection masculine en favorisant la circulation sanguine dans le pénis. Je ne serais pas surpris qu'elle en fasse autant pour le clitoris.

En revanche, il n'est pas évident de prendre cette plante par voie orale, car elle peut provoquer un certain nombre d'effets indésirables, notamment de l'hypertension artérielle. C'est ici l'un des rares cas où je recommande de prendre plutôt la substance complexe appelée yohimbine, dérivée de la plante. Sachez cependant que cette substance complexe est généralement prescrite pour les hommes.

♣ **Anis** ***(Pimpinella anisum).*** L'anis contient une grande quantité d'anéthole, une substance complexe dont les effets ressemblent à ceux de l'œstrogène, l'hormone sexuelle féminine. Il possède une réputation immémoriale pour stimuler la production de lait maternel, aider à la menstruation, faciliter l'accouchement et augmenter la libido chez la femme. Certains scientifiques affirment que les œstrogènes n'ont rien à voir avec le désir sexuel, mais je suis d'avis que les phyto-œstrogènes tirés des plantes stimulent l'amour de la vie — et par conséquent l'amour tout court.

♣ **Cacao** ***(Theobroma cacao).*** Le cacao est capable d'augmenter les taux d'agents chimiques dans l'organisme qui vous mettent de bonne humeur. Parmi ces substances chimiques figurent des neurotransmetteurs, la sérotonine et les endorphines, qui soulagent la douleur et agissent comme euphorisants. Le résultat en est que «toutes les substances chimiques du cerveau sont à leur niveau optimal pour une humeur au beau fixe et un surcroît d'énergie». J'ai aussi lu dans une revue spécialisée que le cacao pourrait avoir sur le cerveau le même effet que la marijuana. Je n'irais pas aussi loin, mais quoi de plus agréable qu'un peu de chocolat avant de faire l'amour ?

♣ **Kola** ***(Cola nitida).*** Le kola est utilisé comme aphrodisiaque en Jamaïque ainsi que dans les sociétés traditionnelles d'Afrique occidentale. Cette plante contient des substances complexes stimulantes, la théobromine et la kolatine, ainsi que de la caféine. Dans les pays arabes, le café — qui contient, bien entendu, une abondance de caféine — est depuis des siècles considéré comme un stimulant sexuel.

♣ **Épimède (*Epimedium,* diverses espèces).** Cette plante délicate, aux feuilles étroites en forme de cœur, s'est avérée capable d'améliorer la fonction sexuelle des animaux de sexe mâle lors de nombreuses expériences scientifiques. Elle possède de faibles effets semblables à ceux de l'androgène. Puisque les androgènes, qui sont des hormones sexuelles, jouent un rôle dans le désir chez l'homme comme chez la femme, cette plante pourrait stimuler l'appétence sexuelle des femmes qui présentent une carence en androgènes.

Peut-être est-ce pour cette raison — cette plante donne à la femme des hormones masculines — que les Chinois appellent cela le *yin* et le *yang*. Si vous arrivez à en trouver, je vous conseille de vous préparer une tisane avec une à cinq cuillerées à café de plante séchée et d'en boire une tasse par jour. Peu de gens (dont moi-même, d'ailleurs) ont eu l'occasion d'expérimenter cette plante, mais ses feuilles sont considérées comme comestibles.

♣ **Fenouil** ***(Foeniculum vulgare).*** Cette plante contient des substances complexes qui ont la même action que l'hormone féminine (œstrogène). Elle est utilisée depuis des siècles pour stimuler la lactation chez les mères qui allaitent. Vous pouvez en faire l'essai comme stimulant de la libido. En revanche, n'utilisez pas d'huile essentielle de fenouil. Chez la femme enceinte, cette dernière peut provoquer une fausse couche. D'autre part, toute dose supérieure à une cuillerée à café environ d'huile essentielle peut être toxique.

♣ **Fenugrec** ***(Trigonella foenum-graecum).*** Autrefois administré aux femmes des harems pour les rendre plus voluptueuses, le fenugrec exerce une activité semblable à celle des œstrogènes (activité œstrogénique). Il est susceptible d'augmenter le volume des seins et de contribuer à la production de lait chez les femmes allaitantes. Un complexe végétal très populaire au XIXe siècle pour stimuler le système de reproduction féminin contenait des graines de fenugrec, ainsi que diverses autres plantes dans une solution alcoolique.

Les médecins modernes ont beau se moquer de cette potion d'un autre temps, ils n'en prescrivent pas moins des œstrogènes aux femmes pendant la ménopause. L'un des effets des œstrogènes est de soulager la sécheresse vaginale, ce qui rend les rapports sexuels plus aisés. Notons au passage, en effet, que si les rapports sont douloureux, il n'en faut pas plus pour éteindre le désir.

♣ **Gingembre** ***(Zingiber officinale).*** Au Pérou, des vendeuses de gingembre vantent leur plante «brûlante» capable de réchauffer les femmes «froides». Je ne saurais avancer aucune affirmation d'ordre scientifique à ce sujet, mais le gingembre ne fait sans doute pas de mal. En outre, son goût est très savoureux. Alors pourquoi ne pas l'essayer ?

♣ **Igname sauvage** ***(Dioscorea villosa).*** Une herboriste spécialisée dans la santé des femmes prépare une pommade à base d'igname sauvage et l'administre aux femmes postménopausées qui se plaignent de sécheresse vaginale. D'autres herboristes affirment également que cette plante est utile. L'igname sauvage contient certains précurseurs des œstrogènes. Vous pouvez préparer une pommade en réduisant au mixer de la chair d'igname que vous mélangerez ensuite avec un lubrifiant vaginal du commerce.

Palmier serenoa ***(Serenoa repens).*** Au XIXe siècle, les herboristes recommandaient le palmier serenoa pour contribuer à réveiller la libido féminine. Aujourd'hui, cette plante est surtout utilisée chez l'homme pour faire diminuer l'hypertrophie de la prostate.

Certaines recherches démontrent que le bêta-sitostérol, une substance complexe présente dans cette plante, possède des effets aphrodisiaques. Le serenoa est vendu dans certains magasins spécialisés sous forme de gélules.

Persil ***(Petroselinum crispum).*** Tout comme le fenugrec, le persil est œstrogénique. Il est traditionnellement utilisé pour stimuler les règles et la production de lait, faciliter l'accouchement et augmenter la libido chez la femme.

Huiles essentielles diverses. Pour améliorer la pulsion sexuelle, chez l'homme comme chez la femme, les aromathérapeutes recommandent le massage de tout le corps à l'aide d'huiles essentielles de sauge sclarée, de jasmin, de rose ou d'ylang-ylang, diluées dans une base d'huile végétale. Même sans utiliser d'huiles aromatiques, le massage en soi peut déjà stimuler le désir sexuel. Je veux bien croire aussi que le résultat obtenu soit plus efficace encore quand on utilise une huile aromatique. (N'oubliez pas cependant que les huiles essentielles doivent être réservées à l'usage externe.)

Indigestion

Il y a une trentaine d'années, nous avons pris de grandes vacances. On se promenait dans la forêt tropicale et, quand on en avait envie, on campait en pleine nature. De retour d'excursion, une amie nous invitait à dîner. En guise de digestif, elle nous proposait toujours de la tisane de camomille. J'avoue qu'à l'époque je n'ai pas su apprécier à quel point il est bon de terminer un repas avec cet incomparable breuvage.

Aujourd'hui, j'en sais un peu plus long. La camomille est ce que les herboristes appellent une plante carminative, c'est-à-dire adoucissante pour

«DyspopsiKola»

Si je souffrais souvent d'indigestion, je préparerais la teinture suivante, dont je vous garantis qu'elle a meilleur goût que le charbon. Je n'ai pas de recette précise et je me contente de mélanger les plantes que j'ai sous la main. Voici celles que j'utilise : angélique, anis, camomille, coriandre, curcuma, fenouil, gingembre et romarin (une pincée de chaque) ; ensuite, j'ajoute deux pincées de n'importe quelle menthe, en particulier de la marjolaine et de la menthe poivrée. Vous pouvez parfaitement omettre telle ou telle plante et modifier ce mélange en fonction de vos goûts.

Laissez macérer cette mixture toute une nuit au réfrigérateur dans un mélange d'alcool et d'eau (une dose de vodka par tasse d'eau de source). Vous pouvez boire ce mélange tel quel ou dilué dans du jus d'ananas.

l'estomac. Elle est aussi particulièrement bénéfique en cas d'indigestion. D'autre part, elle possède des vertus sédatives. En Amérique latine, certaines personnes boivent de la tisane de camomille avant d'aller se coucher pour bénéficier d'un sommeil plus réparateur.

Les plantes au secours de l'indigestion

Il existe des centaines de plantes qui peuvent exercer un effet stomachique (c'est-à-dire adoucissant) en cas de troubles gastriques. En voici plusieurs que je recommande.

♣♣♣ **Camomille** ***(Matricaria recutita).*** Elle est efficace pour soulager de nombreux troubles gastro-intestinaux, notamment l'indigestion. Les meilleurs remèdes maison pour soigner les troubles gastriques sont les infusions de camomille et de menthe poivrée. En ce qui me concerne, je préfère la menthe poivrée, mais toutes deux sont efficaces.

Vous obtiendrez de bons résultats en buvant de la tisane de camomille, mais sans doute la teinture est-elle encore plus efficace. Une infusion de camomille ne contient que 10 à 15 % de l'huile essentielle carminative de la plante, tandis que les teintures à base d'alcool à 100 degrés en contiennent une concentration bien plus élevée.

♣♣♣ **Menthe poivrée** *(Mentha piperita).* La plupart des herboristes (moi-même inclus) considèrent la menthe poivrée comme un excellent remède en cas d'indigestion.

La tisane de menthe poivrée est très efficace, mais j'ai aussi un petit penchant pour le whisky glacé à la menthe (*mint julep* en anglais). Il s'avère d'ailleurs que ce dernier est plus efficace encore. La plupart des huiles carminatives présentes dans la menthe poivrée et nombre d'autres menthes sont relativement insolubles dans l'eau. La tisane de menthe ne contient donc pas en très grande concentration les principes actifs de la plante capables d'apaiser les troubles gastriques. Elle en possède suffisamment pour en faire une boisson efficace, mais une teinture de menthe poivrée, à base d'alcool, en représente une concentration bien plus élevée. Par conséquent, si vous n'avez pas très envie de boire un whisky glacé à la menthe, faites appel à une teinture et suivez les indications figurant sur la notice.

♣♣ **Angélique** ***(Angelica archangelica).*** La racine d'angélique est utile pour soigner l'indigestion, les crampes gastriques légères et le manque d'appétit. La dose quotidienne suggérée est une infusion obtenue à partir de deux à trois cuillerées à café de plante séchée par tasse d'eau bouillante, ou jusqu'à une cuillerée à café de teinture.

♣♣ **Gingembre** ***(Zingiber officinale).*** L'efficacité du gingembre pour soulager le mal des transports et la nausée est amplement prouvée. La quantité conseillée pour soigner l'indigestion est de deux grammes (environ une cuillerée à café) de gingembre dans une infusion. Le gingembre contient certains agents chimiques, gingerols et shogaols, qui ont la propriété d'adoucir l'intestin. Ces substances favorisent également la digestion en augmentant les contractions par vagues (contractions péristaltiques) des muscles qui assurent la progression des aliments à travers l'intestin.

♣♣ **Marjolaine** ***(Origanum onites).*** En Grande-Bretagne, on soigne l'indigestion en mangeant des sandwiches à la marjolaine. La colique des nourrissons est traitée à l'aide de tisane de marjolaine diluée. Cette plante appartenant à la famille des menthes aromatiques exerce, un peu comme la menthe poivrée, un effet calmant sur la digestion.

♣♣ **Coriandre** ***(Coriandrum sativum).*** Pas étonnant que la coriandre contribue à apaiser l'indigestion : son huile essentielle est non seulement carminative, antiseptique, bactéricide et fongicide, mais elle est également un relaxant musculaire. Autrefois, les herboristes accordaient à la coriandre une grande valeur, en particulier pour neutraliser l'effet désagréable sur l'estomac de plantes laxatives comme le nerprun, le cascara sagrada, la rhubarbe et le séné. En Amazonie, le panicaut d'Espagne *(Eryngium foetidum)*, de composition chimique presque identique, entre dans la préparation du plat quotidien à base de haricots secs — peut-être pour prévenir les flatulences causées par ces derniers.

♣♣ **Papaye** ***(Carica papaya)*** **et ananas** ***(Ananas comosus).*** Ces fruits contiennent tous deux des enzymes capables de décomposer les protéines (enzymes protéolytiques). Divers naturopathes et partisans des jus frais pour la santé affirment que les jus de papaye et d'ananas sont utiles pour soulager l'indigestion. S'ils ont raison, vous devriez également trouver un soulagement en mangeant après les repas d'autres fruits contenant des enzymes protéolytiques, comme le kiwi ou quelques figues. Si je souffrais d'indigestion chronique, je mangerais peut-être plus souvent de ces fruits en guise de dessert.

♣ **Piment rouge (*Capsicum*, diverses espèces).** Beaucoup de gens sont convaincus que les épices fortes provoquent des troubles gastriques. Pourtant, nombreux sont ceux qui, à travers le monde, font preuve de plus de bon sens et savent que les épices fortes comme le piment rouge contribuent au contraire à apaiser l'estomac. Cette plante stimule également la digestion.

♣ **Rooibos** ***(Aspalathus linearis).*** En Afrique du Sud, les médecins recommandent une infusion de rooibos (prononcé roïbass) comme breuvage stomachique en cas de troubles gastriques. Cette boisson peut même être utilisée pour soigner les coliques des nourrissons. Le thé rooibos est vendu dans les magasins diététiques.

♣ **Plantes carminatives diverses.** On pourrait dire qu'il existe presque trop de plantes carminatives. Y compris les plantes mentionnées dans ce chapitre, j'en ai recensé en effet plus de 500. La plupart d'entre elles ont déjà fait l'objet de recherches plus ou moins approfondies. On peut également citer : achillée millefeuille, aigremoine, ail, aneth, bardane, basilic, cardamome, carvi, céleri, cerfeuil, ciboulette, clou de girofle, coriandre, cumin, curcuma, estragon, fenouil, herbe à chat, hysope, laurier, lemongrass, livèche, marjolaine, marrube, mélisse (également appelée citronnelle), muscade, oignon, origan, panais, persil, poivre de la Jamaïque, pomme, pouliot, romarin, sarrasin, sarriette, sauge, thé, thym, vanille et monarde. N'hésitez pas à utiliser n'importe laquelle de ces plantes pour soulager une indigestion.

♣ **Huiles essentielles diverses.** Les aromathérapeutes recommandent souvent de humer telle ou telle huile essentielle carminative pour apaiser les troubles gastriques. Il s'agit notamment des huiles aromatiques suivantes : ail, anis étoilé, basilic, bergamote, camomille, cannelle, citron, clou de girofle, coriandre, estragon, fenouil, genièvre, gingembre, hysope, lavande, lemon-grass, menthe poivrée, oignon, romarin, sauge, sarriette et thym. Évitez toutefois de prendre ces huiles aromatiques par voie orale, car nombre d'entre elles peuvent être mortelles, même en très petite quantité. Elles sont destinées à l'usage externe.

Infections mycosiques

Pied d'athlète, infections vaginales, dermatose prurigineuse inguinale, infections mycosiques des ongles d'orteils... les champignons microscopiques sont nombreux un peu partout autour de nous.

Même si cet ouvrage comprend des chapitres spécifiques consacrés au pied d'athlète et à la candidose, j'ai pensé qu'il serait utile d'y inclure cette rubrique plus générale regroupant diverses plantes utiles pour traiter n'importe quel type d'infection mycosique. Chez moi, dans mon jardin aromatique, chaque fois que j'ai une infection mycosique, je fais l'essai d'un mélange d'ail et de noix, auquel j'ajoute de l'huile essentielle de théier. Chacune de ces plantes est dotée d'un pouvoir antifongique puissant.

Sans doute pourriez-vous me demander pourquoi, si tel est bien le cas, je me donne la peine de les mélanger. Pourquoi ne pas simplement trouver une plante efficace et m'y tenir, suivant la bonne vieille tradition pharmaceutique qui préfère utiliser une seule «pilule magique» ? L'une des raisons, c'est que j'adore utiliser les plantes et que j'aime les mélanger. Mais d'autre part, les recherches sont formelles : les mélanges de plantes antifongiques sont pratiquement toujours plus efficaces que telle ou telle plante utilisée isolément.

Divers travaux scientifiques ont mis en évidence la synergie — ce qui signifie alliance harmonieuse — de plusieurs plantes fongicides. Dans un test portant sur dix espèces végétales dont l'huile essentielle possède des propriétés antifongiques, les chercheurs ont relevé que «l'alliance des huiles essentielles fongicides augmentait remarquablement leur activité». Lors d'une autre étude similaire, des scientifiques ont noté que «dans tous les mélanges de plantes, on avait constaté que le pouvoir thérapeutique antifongique était plus grand que dans chaque plante prise isolément».

Voilà qui ne devrait pas nous surprendre. Après tout, les huiles essentielles sont des alliages compliqués de substances complexes que la nature a mises au point afin de protéger les plantes contre les champignons et toutes sortes de maladies et d'insectes nuisibles. La synergie est de règle dans la nature. Il est donc logique que les alliages soient plus efficaces que le principe actif d'une huile essentielle prise isolément.

À l'heure actuelle, de nombreuses «pilules magiques» pharmaceutiques à l'action antifongique ont un plus grand pouvoir thérapeutique que les approches à base de plantes. Il m'arrive parfois d'y avoir recours quand j'ai une infection mycosique particulièrement rebelle. Pourtant, même dans ce cas, j'ajoute le plus souvent des plantes de manière à obtenir un effet fongicide plus percutant. Si votre médecin est d'accord, essayez cette technique la prochaine fois que vous aurez une infection mycosique et voyez ce que la synergie est capable de faire pour vous.

Les plantes au secours des infections mycosiques

Voici un certain nombre de plantes efficaces dans ce domaine.

♣♣♣ **Ail** ***(Allium sativum).*** Je suis convaincu que l'ail est l'une de nos meilleures plantes antiseptiques en général, et fongicides en particulier, suivie de près par l'huile essentielle de théier.

Des chercheurs qui étudiaient les substances complexes présentes dans l'ail ont mis en évidence le fait que l'un de ses constituants chimiques, l'ajoène, était presque aussi efficace contre le mildiou que divers produits fongicides pharmaceutiques. Un certain nombre d'autres travaux ont obtenu les mêmes résultats.

Divers essais cliniques ont également donné des résultats tout à fait remarquables. Chez les sujets qui prenaient 25 millilitres (soit cinq à six cuillerées à café) d'extrait d'ail par jour, le sérum sanguin montrait une activité antifongique significative contre divers champignons courants, notamment *Candida albicans,* qui est à l'origine des infections vaginales.

L'extrait d'ail possède un pouvoir thérapeutique plus grand encore quand il est appliqué par voie externe. Il amplifie l'efficacité antifongique des médicaments fongicides pharmaceutiques. Il suffit de broyer de l'ail cru au mixer et d'utiliser un tampon de coton hydrophile ou un linge propre pour l'appliquer directement, trois fois par jour, sur les régions atteintes de mycose.

♣♣♣ **Réglisse *(Glycyrrhiza glabra)*.** Elle contient au moins 25 substances complexes fongicides — davantage que n'importe quelle autre plante. Étrangement, je n'ai trouvé aucun essai clinique fiable concernant l'usage d'extrait de réglisse pour traiter les infections mycosiques. Cependant, à en juger par le contenu fongicide de cette plante, je ne doute pas qu'elle soit efficace.

Vous pouvez préparer une décoction bien concentrée en ajoutant cinq à sept cuillerées à café de racine de réglisse en poudre à une tasse d'eau bouillante, que vous laisserez bouillir à petit feu pendant une vingtaine de minutes. Passez le breuvage ainsi obtenu pour éliminer le résidu végétal. Ensuite, à l'aide d'un tampon de coton hydrophile ou d'un linge propre, appliquez ce liquide une à trois fois par jour sur la région atteinte de mycose.

♣♣♣ **Théier (*Melaleuca,* diverses espèces).** L'huile essentielle de melaleucas est un antiseptique puissant, très utile pour lutter contre les infections mycosiques affectant la peau, comme le pied d'athlète ou les infections vaginales. Des chimistes ont constaté que *Candida albicans* est remarquablement sensible à cette huile essentielle. Ces recherches ont abouti à la fabrication de produits destinés à traiter la vaginite due à une mycose. Plusieurs femmes de ma connaissance ont obtenu de bons résultats en utilisant l'huile essentielle de melaleucas pour soigner des infections vaginales que les molécules chimiques, comme la nystatine et le clotrimazole, n'avaient pas entièrement réussi à éliminer.

En cas d'infection cutanée, vous pouvez mettre trois fois par jour quelques gouttes d'huile d'essentielle directement sur la région concernée. Il peut s'avérer judicieux de diluer celle-ci dans la même quantité d'huile végétale car, chez certains, le produit pur peut provoquer des irritations. En cas d'infection vaginale, vous pourrez soit appliquer directement un peu d'huile essentielle ainsi diluée, soit en mélanger quelques gouttes à une douche vaginale ou à un bain de siège tiède. Si vous constatez le moindre désagrément, arrêtez ce traitement. Ce conseil est particulièrement important si vous l'utilisez sur le vagin ou aux alentours, car il s'agit d'une région particulièrement sensible. À vrai dire, l'huile essentielle de melaleucas est un antiseptique si puissant que je recommanderais de ne l'utiliser sur la région vaginale qu'en dernier ressort, toujours sous une forme diluée. Commencez par avoir recours à d'autres plantes ayant une action plus douce. Ensuite, si vous souhaitez utiliser cette huile essentielle, parlez-en à votre médecin. Enfin, un dernier conseil de prudence : n'ingérez pas cette huile. En effet, comme avec tant d'autres huiles essentielles tirées de plantes, même une très faible quantité (ne serait-ce que quelques cuillerées à café) pourrait être mortelle.

♣♣ **Camomille** ***(Matricaria recutita).*** La camomille est une plante fongicide particulièrement efficace contre les différents *candida*. Elle est également dotée d'un grand pouvoir antibactérien et anti-inflammatoire. La camomille entre dans la composition d'un grand nombre d'antiseptiques en vente libre.

En cas d'infection mycosique, je conseille d'utiliser la camomille par voie orale et externe. Je vous suggère de préparer une tisane bien concentrée en utilisant la plante séchée et d'en boire plusieurs fois par jour. Deux à quatre fois par jour, vous pourrez également appliquer la tisane directement sur la région atteinte de mycose, à l'aide d'un coton hydrophile ou d'un linge propre. Si vous préférez, servez-vous pour l'application externe des infusettes qui ont servi à préparer la tisane. Il est également possible d'utiliser une teinture achetée en magasin diététique ou dans une boutique spécialisée en plantes.

Si vous avez tendance au rhume des foins, toutefois, soyez prudent lorsque vous utilisez les produits à base de camomille. Cette plante appartient à la famille des ambroisies, et elle pourrait déclencher une réaction allergique. La première fois que vous utiliserez cette plante, soyez particulièrement attentif à votre réaction. Si elle semble vous procurer un soulagement, n'hésitez pas à l'utiliser. En revanche, cessez de l'employer si vous avez l'impression qu'elle provoque ou aggrave les démangeaisons et l'irritation cutanée.

♣♣ **Hydrastis** ***(Hydrastis canadensis)*** et autres plantes contenant de la berbérine. La berbérine est une substance complexe puissamment antifongique et antibactérienne, présente non seulement dans l'hydrastis mais également dans diverses plantes telles que l'épine-vinette, le coptide, le raisin d'Oregon ou *mahonia aquifolium*, l'hydrastis et la xanthorrize. Toutes ces plantes sont traditionnellement utilisées pour soigner les candidoses et autres infections mycosiques.

Si j'avais une infection mycosique, j'achèterais probablement de la teinture d'hydrastis. En me basant sur les

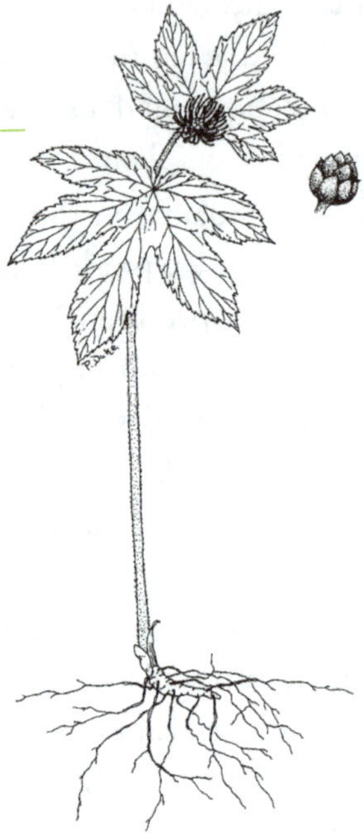

Hydrastis

Aussi appelée saule d'or ou renoncule âpre, l'hydrastis est souvent recommandée et utilisée comme antiseptique.

indications figurant sur la notice, j'en mélangerais à du jus que je boirais trois fois par jour. Pour toute application sur la peau, je préparerais une décoction concentrée à l'aide de cinq à sept cuillerées à café d'hydrastis séchée par tasse d'eau. Après avoir amené ce mélange à ébullition, laissez-le bouillir à petit feu pendant 20 minutes. Laissez refroidir et passez pour enlever le résidu végétal. Appliquez une à trois fois par jour ce liquide à l'aide d'un coton hydrophile ou d'un linge propre sur la région atteinte.

Henné *(Lawsonia inermis)*. Cette teinture capillaire bien connue contient 5 500 à 10 000 parts par million de la substance complexe appelée lawsone, qui lutte activement contre un grand nombre de champignons et de bactéries. Je vous suggère d'en préparer une décoction concentrée en faisant bouillir à petit feu cinq à sept cuillerées à café de henné par tasse d'eau pendant une vingtaine de minutes. Laissez refroidir. Appliquez ensuite une à trois fois par jour ce liquide à l'aide d'un coton ou d'un linge propre sur les régions atteintes.

Lemon-grass (*Cymbopogon,* diverses espèces). Les chercheurs ont démontré que le lemon-grass exerçait une activité antifongique importante contre divers champignons courants à l'origine d'infections mycosiques. N'hésitez pas à déguster une à quatre tasses de tisane de lemon-grass par jour. Pour tirer davantage profit du pouvoir antifongique de cette plante, appliquez ensuite les infusettes refroidies directement sur la région du corps affectée.

Noyer (*Juglans nigra,* diverses espèces). Selon une étude scientifique tout à fait remarquable, la coque fraîche de noix est plus efficace pour détruire les micro-organismes du type candida qu'un médicament fongicide fréquemment prescrit. La teinture anticandida que je préconise contient 30 ml de chacune des teintures suivantes : fleurs de lavande, racine de valériane et de pau-d'arco, ainsi que dix gouttes d'huile essentielle de melaleucas.

♣♣ **Pau-d'arco (*Tabebuia,* diverses espèces).** Cette plante contient trois substances complexes antimycosiques — lapachol, bêta-lapachone et xyloïdine — dont on a pu démontrer l'activité contre le *Candida albicans* et d'autres champignons causant souvent des problèmes. À l'occasion d'un de mes voyages, j'ai personnellement utilisé une pommade à base d'extrait de pau-d'arco fabriquée pour soigner une infection mycosique, et je n'hésiterais pas à recommencer si j'avais à nouveau une éruption.

En France, j'utiliserais une préparation normalisée du commerce et je suivrais les indications figurant sur l'emballage.

♣ **Curcuma *(Curcuma longa).*** Des travaux scientifiques montrent que l'huile essentielle de curcuma, même utilisée en concentration très faible, inhibe de nombreux champignons courants, sources de mycoses. Je suggère d'avoir recours à l'huile de curcuma que l'on trouve dans le commerce, de la diluer dans un peu d'eau (à raison d'une part d'huile pour deux parts d'eau) et de l'appliquer directement sur la région affectée à l'aide d'un coton hydrophile ou d'un linge propre.

Infections urinaires

Sans doute vous attendez-vous à apprendre sans plus tarder que le jus de canneberge est vraiment efficace pour prévenir les infections urinaires. La réponse est simple : oui, nous avons de bonnes raisons de croire que tel est bien le cas.

Il existe d'ailleurs un certain nombre d'autres traitements à base de plantes qui peuvent également être utiles.

Les infections urinaires, également appelées cystites ou infections des voies urinaires, sont d'origine bactérienne. Elles provoquent des mictions

Plus jamais d'infection urinaire

Il est évident que je n'ai rien contre les plantes pour soigner les infections urinaires. Cependant, mieux vaut toujours prévenir que guérir. Voici quelques mesures habituelles qu'il convient de prendre pour prévenir ce trouble. Toutes les femmes, qu'elles soient ou non sujettes aux infections urinaires, doivent :

- Boire huit verres d'eau par jour.
- Uriner chaque fois qu'elles en ressentent le besoin (une vessie pleine s'infecte plus facilement).
- Éviter les douches vaginales.
- S'essuyer de l'avant vers l'arrière après avoir été à la selle, pour éviter d'introduire dans l'urètre des bactéries en provenance de l'anus.

Quant aux femmes sujettes à des infections vaginales fréquentes, elles doivent :

- Préférer la douche au bain.
- Boire un verre d'eau avant et après les rapports sexuels.
- Uriner dans les 15 minutes qui suivent les rapports.

douloureuses accompagnées de l'impression que la vessie n'est jamais complètement vide. Ce trouble peut également entraîner des accès de fièvre et des douleurs lombaires. Quand la vessie est infectée, l'urine a souvent une odeur forte et il arrive également qu'elle contienne des traces de sang. (N'omettez pas de consulter votre médecin sans tarder pour obtenir un traitement approprié si vous constatez la présence d'un ou de plusieurs de ces symptômes.)

Environ 80 % des infections urinaires sont provoquées par des bactéries en provenance de la zone anale, notamment l'*Escherichia coli,* un micro-organisme présent dans le tractus alimentaire.

Quoique ce trouble affecte surtout les femmes, les infections urinaires peuvent également survenir chez l'homme, surtout lorsqu'il présente une hypertrophie de la prostate. Chez la femme, l'urètre (le canal à travers lequel l'urine est évacuée du corps) est beaucoup plus court que chez l'homme, si bien que les micro-organismes *E. coli* peuvent pénétrer beaucoup plus facilement dans la vessie.

Environ 20 % des femmes sont sujettes à des infections urinaires. Pour un grand nombre d'entre elles, cela signifie des infections urinaires chroniques : plus de 20 % des femmes connaissent ce problème trois fois par an ou davantage.

Les plantes au secours des infections urinaires

Les médecins traitent les infections urinaires à coups d'antibiotiques. Pourtant, les approches naturelles — à base d'aliments et de plantes — sont souvent tout aussi efficaces.

☘☘☘ **Myrtille (*Vaccinium myrtillus,* diverses espèces) et canneberge (*V. macrocarpon).*** Voilà deux baies qui me remplissent d'enthousiasme. Les thérapeutes traditionnels affirment depuis longtemps qu'elles sont bénéfiques. Une étude a montré que certaines substances complexes présentes dans le jus de myrtille et de canneberge empêchent les bactéries d'adhérer aux parois de la vessie. Dans la mesure où elles ne peuvent y adhérer, elles ne sauraient y provoquer d'infection.

Myrtilles et canneberges contiennent également de l'arbutine, une substance chimique complexe à la fois antibiotique et diurétique, qui contribue à soulager la rétention d'eau. Dans une autre étude portant sur sept sortes de jus, on a observé que ceux de canneberge et de myrtille réduisent le taux d'adhésion des micro-organismes *E. coli,* ce que ne font pas l'ananas, le pamplemousse, la goyave, la mangue ou l'orange.

Le seul ennui, si l'on souhaite utiliser le jus de canneberge à des fins médicinales, c'est qu'il faut en prendre de grandes quantités. Les naturopathes suggèrent d'en boire 435 ml par jour pour traiter une infection urinaire. Le jus a un goût acidulé. Il doit être adouci pour être buvable, ce qui signifie également que ce type d'ordonnance est plutôt riche en calories. Si vous choisissez ce remède, sachez qu'il convient de revoir à la baisse le contenu calorique du reste de votre alimentation.

☘☘☘ **Yoghourt.** Bien qu'il ne s'agisse pas là d'une plante, je ne saurais l'exclure pour autant. Ce remède naturel est trop utile pour être omis de ce chapitre. Divers travaux scientifiques montrent que les cultures bactériennes actives dans le yoghourt contribuent à prévenir tant les infections urinaires que les infections vaginales. Le secret, bien entendu, c'est de manger du yoghourt contenant des ferments lactiques actifs. Si tel est bien le cas, cela figure sur l'étiquette.

Que diriez-vous d'un yoghourt aux myrtilles accompagné de jus de canneberge pour un petit déjeuner anti-infectieux ?

☘☘ **Persil *(Petroselinum crispum).*** Puisqu'il est question de jus pour soigner les infections urinaires, on cite souvent, après ceux de canneberge et de myrtille, les jus de carotte, de céleri, de concombre et de persil. Ce dernier est utilisé depuis très longtemps pour traiter tous les problèmes touchant à la vessie. Cela n'a rien d'étonnant. Des recherches montrent en effet que cette plante diurétique a pour effet d'aider à vider la vessie.

♣ **Bouleau (*Betula,* diverses espèces).** Les feuilles de bouleau possèdent une action diurétique bénéfique dans le traitement des infections rénales et urinaires. Il semblerait que des substances chimiques appelées flavonoïdes (essentiellement l'hyperoside et la quercétine), en soient à l'origine.

Si vous trouvez de la teinture de feuille de bouleau, prenez-en plusieurs fois par jour deux à trois grammes (environ une cuillerée à café). Mais peut-être avez-vous un bouleau dans votre jardin. Vous pourrez alors préparer votre propre teinture en laissant macérer, deux jours durant, deux cuillerées d'écorce dans une tasse de vodka.

Pour ma part, je préfère une infusion d'écorce de merisier, facile à préparer en ajoutant une poignée d'écorce à une ou deux tasses d'eau bouillante.

♣ **Buchu *(Agathosma betulina).*** Cette plante est utilisée traditionnellement comme diurétique et pour traiter divers troubles inflammatoires, notamment l'inflammation des reins et des voies urinaires. Selon certaines sources, le buchu pourrait être utile dans les infections urinaires bénignes. Je suis de cet avis, car il contient du diosphénol, qui pourrait avoir un effet antibactérien.

♣ **Busserole (ou raisin d'ours) *(Arctostaphylos uva ursi).*** Mes autres conseils pour prévenir et traiter les infections urinaires s'inspirent des recommandations d'un ami, professeur émérite en pharmacognosie (l'étude des médicaments d'origine naturelle).

Il commence sa liste par la busserole. Cette proche cousine de la canneberge et de la myrtille contient une bonne quantité d'arbutine, un diurétique et antibiotique naturel. Qualifiant la busserole de «plante antibactérienne la plus efficace pour les infections des voies urinaires», il conseille d'en prendre une dizaine de grammes par jour. Une telle quantité contient entre 400 et 700 milligrammes d'arbutine. L'activité antibactérienne est à son maximum trois à quatre heures après la prise.

♣ **Chiendent *(Agropyron repens* ou *Elymus repens).*** J'aime tellement son surnom d'«herbe aux charlatans» que je me sens obligé de mentionner cette plante, d'autant plus qu'il s'agit d'un diurétique utilisé depuis très longtemps pour soulager les troubles de la vessie et pour éliminer les calculs. Cette herbe courante, qui pousse comme de la mauvaise herbe, est présente un peu partout.

- **Échinacée** *(Echinacea,* **diverses espèces) et hydrastis** *(Hydrastis canadensis).* L'échinacée stimule le système immunitaire. Pour soigner une infection urinaire, vous pourriez envisager de prendre de l'échinacée parallèlement aux antibiotiques prescrits. Si vous souhaitez utiliser également un antibiotique naturel, prenez de l'hydrastis.

Vous pouvez avoir recours aux teintures d'échinacée et d'hystastis soit isolément, soit ensemble. Prenez deux à trois fois par jour le contenu d'un à deux compte-gouttes (environ une cuillerée à café) de chacune d'elles. (Bien que l'échinacée puisse causer une sensation de picotements sur la langue ou de rendre les papilles momentanément insensibles, cette plante est sans aucun danger.)

- **Guimauve** *(Althaea officinalis).* Elle peut apaiser la sensation brûlante d'une infection urinaire. Préparez une infusion en laissant macérer, pendant toute une nuit, environ quatre cuillerées à café de guimauve séchée dans un litre d'eau froide. Buvez le liquide ainsi obtenu par petites gorgées dans la journée qui suit.

- **Livèche** *(Levisticum officinale).* La livèche a l'apparence et l'odeur du céleri. C'est également un diurétique efficace pour traiter les inflammations des voies urinaires.

- **Ortie** *(Urtica dioica).* Puisque l'ortie possède des propriétés diurétiques, cela me laisse à penser qu'elle devrait également être efficace pour soigner les infections urinaires. Dans le cadre de certaines recherches, un traitement sur 14 jours à l'aide de jus d'ortie fraîchement pressé augmentait de manière significative le volume des urines chez les sujets qui prenaient cette plante.

- **Pissenlit** *(Taraxacum officinale).* La racine de pissenlit est un diurétique particulièrement puissant. Il est vrai que les diurétiques ne guérissent pas les infections urinaires, mais ils contribuent à évacuer l'urine hors de la vessie, ce qui permet du même coup d'en expulser un certain nombre de bactéries. Une longue expérience clinique suggère que cette action est utile pour traiter les infections urinaires.

Pourquoi le pissenlit est-il si puissant ? À vrai dire, les chercheurs n'en sont pas certains. Deux groupes de substances chimiques découvertes dans cette plante, les eudesmanolides et les germacranolides, semblent jouer un rôle. Le potassium présent dans le pissenlit pourrait également contribuer à son effet diurétique.

♣ **Solidage** *(Solidago virga aurea).* Il est considéré comme l'une des plantes diurétiques et antiseptiques les plus sûres et les plus efficaces. Nous possédons de bons signes cliniques de son activité diurétique. Il existe également des preuves scientifiques incontestables montrant que cette plante est utile pour traiter l'inflammation des reins (néphrite). Autant de raisons qui me portent à croire que le solidage devrait également être bénéfique pour soigner les infections urinaires. Diverses espèces sont fréquemment utilisées tant pour soulager les inflammations des voies urinaires que pour prévenir la formation de calculs rénaux et en faciliter l'expulsion.

Infections virales

Les virus sont des créatures étranges. Il s'agit de micro-organismes incroyablement minuscules — si petits, en fait, qu'ils demeurent invisibles même à travers les microscopes courants. Pour voir les particules virales, il faut utiliser des microscopes électroniques, bien plus puissants.

Si je parle de particules, c'est que si on se base sur les définitions généralement acceptées de la vie, les virus ne sont pas vraiment vivants. Ils ne contiennent rien d'autre que du matériel génétique (ADN ou ARN) entouré d'une capsule de protéine. Les virus n'absorbent pas de nourriture. Ils ne respirent pas d'oxygène et n'éliminent pas de déchets. Ils ne font rien d'autre que de se reproduire après avoir au préalable infecté certaines cellules réceptives.

En général, les antibiotiques sont seulement actifs contre les bactéries, mais ils restent impuissants contre les virus. Depuis la découverte de la pénicilline en 1928, la médecine officielle a mis au point des dizaines d'antibiotiques. Pourtant, nous ne disposons à l'heure actuelle que d'une poignée de médicaments antiviraux, entre autres l'aciclovir pour l'herpès, la rimantadine pour la grippe, l'AZT pour le sida et l'interféron, qui est l'agent antiviral propre à l'organisme.

Les plantes au secours des infections virales

Réjouissons-nous de savoir qu'un certain nombre de plantes possèdent des propriétés antivirales attestées dans de nombreuses publications scientifiques. J'y ai recours lorsqu'il m'arrive d'avoir le rhume, la grippe ou autres infections virales. Plusieurs de ces plantes font l'objet d'une présentation détaillée au chapitre consacré au rhume et à la grippe (voir page 469), mais je veux également réserver un chapitre à celles qui peuvent être utilisées pour traiter n'importe quelle infection virale.

♣♣♣ **Échinacée (*Echinacea*, diverses espèces).** À juste titre, c'est de loin la plante antivirale la plus utilisée. En effet, l'échinacée lutte contre les virus sur deux fronts. Elle contient trois substances complexes dotées d'une activité antivirale spécifique : l'acide caféique, l'acide chicorique et l'échinacéine. On a également pu montrer que des extraits de racine d'échinacée agissaient à la manière de l'interféron, la substance complexe antivirale propre à l'organisme. De plus, l'échinacée est un stimulant du système immunitaire qui aide le corps à mieux se défendre contre les infections virales.

Les herboristes vantent volontiers l'échinacée comme stimulant immunitaire. Il n'en reste pas moins que les chercheurs ne comprennent pas entièrement le mécanisme par lequel cette plante stimule le système immunitaire.

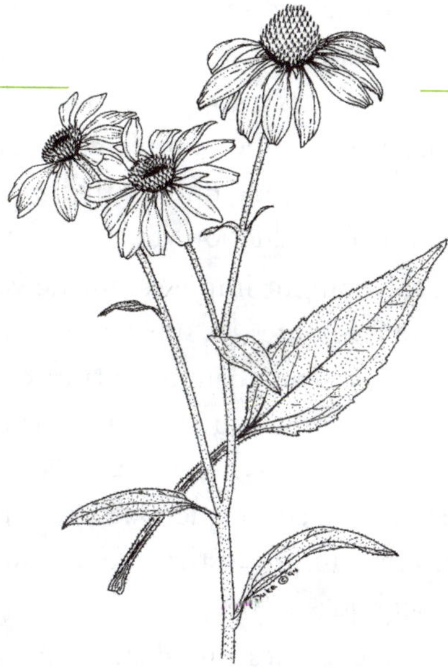

Échinacée

L'échinacée, autrefois remède de base des Indiens des plaines d'Amérique, est aujourd'hui la plante la plus appréciée dans le monde entier pour son action immunostimulante.

Certains suggèrent qu'elle augmente les taux d'une substance complexe de l'organisme appelée properdine. Cette dernière a pour rôle d'activer la partie spécifique du système immunitaire, appelée immunité cellulaire, dont la fonction est de dépêcher les globules blancs dans les régions infectées pour combattre virus et bactéries.

D'autres chercheurs soutiennent que certaines autres substances complexes dans cette plante, des amides et les composés phénoliques dérivés de l'acide caféique, sont à l'origine de son activité immunostimulante. L'une de ses substances complexes, l'acide chicorique, inhibe l'intégrase, une enzyme qui joue un rôle important dans la reproduction virale.

Je suis souvent impressionné de voir combien toutes les substances complexes présentes dans une plante opèrent ensemble de manière harmonieusement synergique. J'aurais tendance à croire que toutes ces propriétés immunostimulantes sont synergiques.

Des recherches ont démontré que l'échinacée était efficace pour traiter les symptômes proches de ceux de la grippe. Voilà une confirmation scientifique importante pour cette plante originaire d'Amérique.

♣♣ **Ail** ***(Allium sativum).*** L'ail est non seulement très connu pour ses propriétés antibactériennes, mais il exerce également une action antivirale. Diverses substances complexes soufrées contenues dans cette plante exercent une action contre le virus de la grippe.

Une fois de plus, j'hésite à mentionner telle ou telle substance chimique spécifique de l'ail, car je pense qu'elles ont toutes une action synergique.

Certains médecins recommandent de prendre deux gélules d'ail par jour pour traiter les rhumes, la grippe et diverses autres infections virales. Pour ma part, toutefois, je préfère l'ail frais aux gélules. Je vous recommande en effet de manger jusqu'à douze gousses d'ail par jour. J'aurais personnellement du mal à en ingérer une telle quantité, excepté sous forme de vinaigrette, de pain à l'ail, de potages et de jus de légumes.

Pour prévenir le rhume, je vous conseille de manger beaucoup d'ail à titre préventif. Un autre aliment bénéfique est l'oignon, son proche cousin, doté du reste d'une action antivirale similaire, bien que plus faible.

♣♣ **Astragale (*Astragalus,* diverses espèces).** Également appelée *huang qi,* cette plante originaire de Chine possède des propriétés immunostimulantes. Dans le cadre d'une étude, dix personnes dont le muscle cardiaque était infecté par le virus *Coxsackie B,* responsable d'une inflammation appelée myocardite, ont reçu pendant trois à quatre mois des piqûres d'extrait d'astragale. L'activité des cellules tueuses de leur organisme (il s'agit de cellules du système immunitaire) passa de 11 à 45 %. Ces sujets présentaient également des taux plus élevés d'interféron alpha et gamma, les substances complexes antivirales propres à l'organisme. Comme on pouvait s'y attendre, leurs symptômes s'améliorèrent. Des études ont en outre démontré que, comme pour l'échinacée, le grand nombre des substances complexes immunostimulantes contenues dans l'astragale restaient actives quand la plante était administrée par voie orale.

♣♣ **Citronnelle** *(Melissa officinalis).* Aussi appelée mélisse, cette plante est vivement recommandée pour ses propriétés antivirales, surtout pour soigner l'herpès. J'aurais personnellement recours à la citronnelle pour traiter n'importe quelle infection virale. Sa tisane est très agréable à boire.

♣♣ **Genévrier** (***Juniperus,*** **diverses espèces**). Même les herboristes ne savent pas toujours que le genévrier contient une substance complexe puissamment antivirale. L'extrait de genévrier semble capable d'inhiber un certain nombre de virus différents, notamment ceux qui provoquent la grippe et l'herpès. Parfois, quand je sens les signes annonciateurs d'un rhume, je me prépare une tisane de genièvre.

♣♣ **Hydrastis** *(Hydrastis canadensis).* Tout comme l'échinacée, l'hydrastis possède de la berbérine. Elle a donc un pouvoir immunostimulant. J'utilise souvent ces deux plantes ensemble.

♣♣ **Réglisse** *(Glycyrrhiza glabra).* En addition à tous ses autres usages médicinaux, la réglisse est active contre un grand nombre d'infections virales. Parmi ses huit substances complexes dotées d'une action antivirale, il en est une, la glycyrrhizine, qui inhibe un certain nombre de processus liés à la réplication des virus, dont la pénétration des cellules de l'organisme et la réplication du matériel génétique viral. Préparez-vous une infusion en ajoutant quelques cuillerées à café de racine de réglisse hachée à une tasse d'eau bouillante. Laissez ensuite infuser une dizaine de minutes.

♣♣ **Sang de dragon** *(Croton lechleri).* Il est également appelée *sangregrado* ou dragonnier. Diverses substances complexes de cette plante, notamment la dimethylcedrusine et la taspine, possèdent des propriétés antivirales et cicatrisantes qui pourraient être particulièrement utiles pour lutter contre les lésions virales provoquées par l'herpès. L'action synergique de ces trois substances complexes utilisées ensemble sous leur forme naturelle, telle qu'on la trouve dans la nature, guérit les blessures quatre fois plus rapidement que chacune de ces substances prise isolément.

J'utilise cette plante quand il m'arrive d'avoir une coupure ou une écorchure pendant un séjour sous les tropiques. Malheureusement, cette plante n'est pas encore largement diffusée sous nos climats. Elle s'utilise en application externe.

♣♣ **Shiitaké** *(Lentinus edodes).* Ce champignon asiatique savoureux contient une substance complexe appelée lentinane qui possède des propriétés antivirales, immunostimulantes et antitumorales. Cette action antivirale a été démontrée par diverses expériences portant sur les animaux de laboratoire. L'extrait de shiitaké contribuait à protéger les souris contre l'encéphalite virale.

On trouve le shiitaké en gélules, mais je préfère personnellement utiliser le champignon entier comme aliment.

♣ **Eucalyptus** *(Eucalyptus globulus).* Diverses substances complexes de l'eucalyptus — l'hyperoside, la quercitrine et l'acide tanique — possèdent des propriétés antivirales.

♣ **Forsythia** *(Forsythia suspensa)* **et chèvrefeuille** *(Lonicera japonica).* Chaque fois que je ressens les signes avant-coureurs d'un rhume ou d'une grippe, je me prépare une tisane, très réputée en Chine, à l'aide d'un mélange de chèvrefeuille et de forsythia. Parfois, j'ajoute un peu de citronnelle pour ses propriétés antivirales. Tout comme la citronnelle, le forsythia et le chèvrefeuille contiennent des substances complexes dont l'action antivirale a été prouvée scientifiquement. J'apprécie tout particulièrement le mélange de chèvrefeuille, de forsythia et de mélisse sous forme d'infusion juste avant d'aller me coucher.

♣ **Gingembre** *(Zingiber officinale).* Ce bon vieux gingembre est décidément utile pour plein d'autres choses que le mal des transports et les troubles gastriques. Il contient dix substances complexes antivirales. Par conséquent, si vous avez une maladie virale, faites l'essai d'un peu de tisane de gingembre. Vous pouvez aussi ajouter de généreuses quantités de gingembre aux plats que vous préparez. Un grand nombre des substances complexes que contient le gingembre sont également présentes dans le curcuma.

Insomnie

Nous vivons à une époque où il n'est pas facile d'obtenir suffisamment de sommeil. Environ 6,5 % des Français souffrent régulièrement d'insomnie. D'après une étude, plus de 800 personnes, parmi les quelque 6 000 interrogées, font usage de médicaments sédatifs sur ordonnance pour trouver le sommeil. Voilà qui fait beaucoup de pilules somnifères...

L'insomnie est un terme large recouvrant toutes sortes de troubles du sommeil, notamment les difficultés d'endormissement et les perturbations du sommeil.

Les plantes au secours de l'insomnie

Les sédatifs pharmaceutiques sont efficaces. Ils ont l'inconvénient de créer parfois une dépendance et de perturber les cycles naturels du sommeil. Sans doute ne serez-vous nullement surpris d'apprendre que je préfère les options naturelles, qui sont relativement nombreuses.

♣♣♣ **Citronnelle** ***(Melissa officinalis).*** La citronnelle, également appelée mélisse, est ratifiée pour ses propriétés sédatives et stomachiques. L'action sédative de cette plante est essentiellement attribuée à un groupe d'agents chimiques qu'elle contient, les terpènes. Diverses autres plantes, notamment le genièvre, le gingembre, le basilic et les clous de girofle, sont une meilleure source de certains de ces agents chimiques. Cependant, aucune d'entre elles n'offre l'alliage spécifique présent dans la citronnelle et ne jouit d'une pareille réputation.

Je vous suggère de vous préparer une tisane à partir de deux à quatre cuillerées à café de plante séchée par tasse d'eau bouillante.

♣♣♣ **Valériane** ***(Valeriana officinalis).*** Le fait de boire, peu avant l'heure du coucher, une tisane préparée avec une à deux cuillerées à café de racine de valériane séchée est favorable à l'endormissement. Ce breuvage est si dénué de toxicité qu'il est recommandé d'en boire plusieurs fois par jour pour soulager l'agitation, l'anxiété et la nervosité.

L'odeur et le goût de la valériane sont passablement désagréables. Si son goût terreux ne vous plaît pas, vous pourrez toujours la prendre sous forme de teinture ou de gélules.

Il existe de nombreux remèdes sédatifs à base de valériane. Pourquoi ?

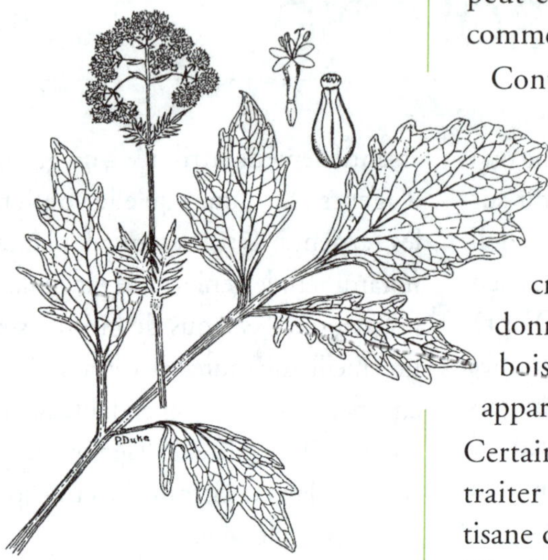

Valériane

La racine de cette plante est utilisée depuis longtemps comme sédatif. Elle est également le principe actif de plus d'une centaine de tranquillisants et de somnifères.

Parce que cette plante est efficace. Au cours d'une étude, un mélange de 160 milligrammes d'extrait de valériane et de 80 milligrammes d'extrait de citronnelle s'est avéré aussi efficace pour favoriser le sommeil qu'une dose normalisée de l'un des médicaments de la famille pharmaceutique du Valium (benzodiazépines).

J'aimerais signaler au passage que le Valium n'est pas un dérivé de la valériane. Beaucoup de gens s'imaginent qu'il existe un rapport entre les deux, peut-être parce que ces deux mots commencent par les mêmes lettres.

Contrairement aux médicaments délivrés sur ordonnance pour traiter les troubles du sommeil ou l'anxiété, la valériane n'est pas considérée comme créant une dépendance. Elle ne donne pas non plus la «gueule de bois» comme les médicaments appartenant au groupe du Valium.

Certains naturopathes suggèrent de traiter l'insomnie en buvant de la tisane de racine de valériane environ 30 minutes avant d'aller se coucher. D'autres préconisent de prendre 150 à 300 milligrammes d'extrait normalisé (0,8 % d'acide valérénique). Personnellement, je ne pense pas que cela ait beaucoup d'importance.

La valériane me donne une nouvelle occasion de répéter ma conviction selon laquelle il est souvent plus judicieux d'utiliser l'extrait de plante entière employé dans les remèdes naturels plutôt que les «pilules magiques» dérivées de plantes, mises au point par l'industrie pharmaceutique. Pendant des années, les savants étaient persuadés que seuls deux agents chimiques de la valériane, les valépotriates et les esters de bornyle, étaient à l'origine de son action sédative. En revanche, une étude plus récente souligne que d'autres constituants chimiques, la valeranone et des

L'opium : le narcotique préféré de tous les temps

Avez-vous jamais admiré un pavot ? Il s'agit d'une plante annuelle à grosses fleurs de couleur rouge, pourpre ou blanche, le pavot somnifère, dont la culture est interdite par la loi car il sert à fabriquer de l'héroïne et de l'opium.

Les propriétés soporifiques et analgésiques de l'opium sont connues depuis des milliers d'années. Les populations des bords du Rhin cultivaient déjà des champs de pavots dès le début de l'époque néolithique, soit environ 5 000 ans avant J.-C. Au milieu du second millénaire avant J.-C., les Grecs utilisaient très largement l'opium comme remède. Et environ 1 000 ans avant J.-C., le joli pavot à opium était utilisé comme fleur d'ornement un peu partout en Europe et jusqu'en Chine.

Je me garderais bien de vous recommander de prendre une quelconque substance narcotique dérivée du pavot à opium, sauf si elle vous est prescrite par un médecin. En revanche, sachez que les médecins utilisent fréquemment des substances dérivées de cette plante, notamment la codéine et la morphine. Et pour le cas où vous vous poseriez la question, l'opium utilisé dans les médicaments prescrits de manière légale provient de champs de coquelicots situés aux Pays-Bas et en Australie.

esters, contribuent également à son efficacité soporifique. Les chercheurs en ont conclu que l'effet sédatif de la valériane était dû à l'action conjointe, harmonieuse et synergique, de ses nombreux constituants chimiques.

♣♣ **Lavande** ***(Lavandula, diverses espèces).*** J'ai lu que dans certains hôpitaux britanniques, on utilisait l'huile essentielle de lavande pour aider les patients à s'endormir le soir. Le personnel soignant administre cette huile aromatique soit dans un bain chaud, soit en vaporisant le linge de lit.

L'huile essentielle de lavande est également très utilisée par les aromathérapeutes. Ils s'en servent pour soigner toutes sortes de troubles, dont l'insomnie. Certaines substances complexes de l'huile de lavande affectent les membranes cellulaires en mettant fin aux interactions des cellules entre elles. Puisque cette huile contribue à ralentir les influx nerveux, elle peut également contribuer à atténuer l'irritabilité et encourager le sommeil. Elle exerce en outre une action anesthésiante.

Restez vigilant, toutefois : certaines sortes de lavande ont l'effet inverse. Plusieurs espèces, en particulier la lavande espagnole, pourraient exercer une action stimulante comparable à celle du romarin. Quand vous achetez de l'huile essentielle, faites d'abord un essai pour vérifier qu'elle est vraiment calmante. Si vous l'achetez chez un aromathérapeute, précisez que vous cherchez une huile essentielle pour dormir. Et si celle que vous venez d'acheter s'avère plus stimulante que calmante, conservez-la et réservez-la à d'autres usages (dont ce livre vous donne de nombreux exemples). Enfin, n'oubliez pas que les huiles essentielles sont à réserver à l'usage externe.

♣♣ **Passiflore** *(Passiflora incarnata).* Cette plante est un sédatif léger. De nombreux herboristes réputés à travers le monde sont du même avis.

En France, on dénombre une quinzaine de préparations sédatives contenant de la passiflore vendues sans ordonnance. Rien ne vous empêche aussi d'acheter la plante ou sa teinture ; ces produits sont normalement sans danger. La passiflore fraîche ou séchée est utilisée depuis des temps immémoriaux pour traiter la tension nerveuse, l'anxiété et l'insomnie.

♣ **Camomille** *(Matricaria recutita).* La tisane de camomille est utilisée depuis des siècles comme boisson sédative à l'heure du coucher. Même si l'effet qui lui était attribué n'a été prouvé scientifiquement qu'au cours de la précédente décennie, la tradition populaire avait raison. Parmi d'autres sédatifs efficaces, on a pu vérifier que la camomille contient notamment de l'apigénine. Voilà une plante à laquelle j'aurais probablement recours avant de me coucher, s'il m'arrivait de ne pas avoir sous la main ma valériane et ma lavande habituelles. La tisane de camomille a un goût agréable qui vous plairait probablement.

♣ **Herbe à chat** *(Nepeta cataria).* Cette plante, dont raffolent la plupart des chats, exerce également un effet légèrement tranquillisant, hypnotique et sédatif sur la majorité des gens. L'herbe à chat contient des substances chimiques isomères nepetalactones similaires aux constituants sédatifs de la valériane. De plus, comme elle appartient à la famille des menthes, son goût est bien plus agréable que celui de la valériane. Faites l'expérience de boire une tasse d'infusion environ trois quarts d'heure avant d'aller vous coucher.

♣ **Houblon** *(Humulus lupulus).* Le houblon sert depuis plus de 1 000 ans à traiter l'anxiété, l'insomnie et l'agitation. En fait, son usage remonte à l'époque où cette plante s'est popularisée comme ingrédient majeur de la bière. Le principe actif aux vertus sédatives du houblon semble être une substance complexe appelée méthylbuténol, qui exerce un effet sédatif sur le système nerveux central. Le fait de fumer du houblon est également censé avoir un effet sédatif. S'il est vrai que

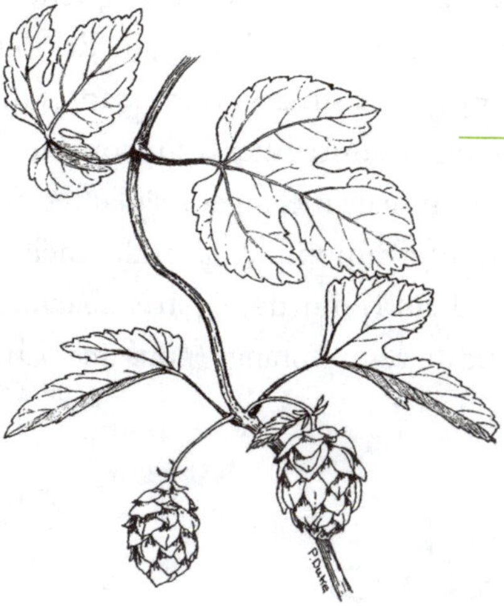

Houblon

Le houblon provient des fleurs femelles d'une plante vivace assez semblable à la vigne.

je ne recommanderais pas d'en fumer, cette plante permet en revanche de préparer une tisane agréablement amère.

♣ **Rooibos *(Aspalathus linearis).*** Ce buisson africain de la famille des légumineuses ne pousse pas sous nos climats, mais on trouve la plante dans certains magasins spécialisés. La tisane obtenue à partir de cette plante est très utilisée en Afrique du Sud. Herboristes, consommateurs et même certains médecins l'utilisent volontiers comme boisson favorisant l'endormissement. Les Sud-Africains s'en servent également pour améliorer l'appétit, calmer les voies digestives et atténuer la tension nerveuse. Considérée comme dénuée de toute toxicité, l'infusion est même administrée aux nourrissons.

♣ **Complexes à base de plantes.** Tandis que je faisais des recherches pour identifier les plantes qui sont les meilleures sources de substances complexes sédatives, j'ai fait quelques découvertes surprenantes. De nombreuses plantes riches en substances chimiques soporifiques n'ont qu'une faible réputation en tant que somnifère dans la tradition populaire, voire parfois aucune réputation du tout. Il s'agit des plantes suivantes : gingembre, avec 11 substances complexes sédatives ; basilic, thym, mandarine et tomate, qui en contiennent 9 chacune ; cannelle, menthe romaine, piment rouge, pouliot et orange, pour lesquelles on en recense 8, et menthe poivrée, avec 7 substances complexes sédatives. Je ne suis pas en mesure de prouver qu'une salade de tomate accompagnée de basilic et de thym, ou qu'une tasse de tisane de menthe poivrée assaisonnée de gingembre et de cannelle puissent faire passer plus vite le marchand de sable. Cependant, si vous avez des troubles du sommeil, il pourrait être utile de manger plus souvent les aliments et plantes de cette liste.

De plus, un herboriste et botaniste de mes amis suggère un certain nombre de mélanges capables de soigner l'insomnie et les troubles voisins que sont l'anxiété et le stress. Contre l'insomnie, il suggère un traitement à base de passiflore, de valériane et de coquelicot. Pour écarter l'anxiété, il recommande un mélange de coquelicot, d'aubépine et de houblon. Et pour soulager les situations stressantes qui peuvent contribuer à l'insomnie, il préconise de mélanger les plantes suivantes : camomille, lavande, mélisse et tilleul (pour deux parts chacune) avec du zeste d'orange (pour une part).

Laryngite

C'était mon 32e anniversaire de mariage. Mon petit orchestre devait se réunir pour un barbecue et une soirée musicale. J'avais promis d'enregistrer une ou deux chansons sur les plantes. (Les chansons sur les plantes qu'il m'est arrivé de composer sortent de l'ordinaire, sans aucun doute !)

À midi, j'ai téléphoné à notre guitariste, qui est également notre chanteur, pour lui rappeler d'apporter son matériel d'enregistrement. «Ne t'attends pas à m'entendre chanter», murmura-t-il dans un souffle. Il s'était réveillé avec une congestion respiratoire et une laryngite…

Parlez-moi d'un cas d'urgence ! J'ai réussi à le soigner à l'aide d'un de mes meilleurs remèdes à base de plantes, une potion que j'ai baptisée «Cinéolade» : il s'agit d'un jus d'ananas au gingembre dans lequel je fais tremper diverses plantes riches en une substance chimique appelée cinéole, qui jouit d'une bonne réputation dans le traitement des laryngites. Si mes souvenirs sont exacts, j'ai aussi utilisé du romarin, de la menthe romaine, de la cardamome et de la lavande. J'ai adouci tout cela à l'aide de réglisse.

Eh bien, figurez-vous que notre guitariste a bu cette potion et qu'il a réussi à chanter, finalement, et pas mal du tout. Si vous l'aviez entendu parler avant qu'il ait bu cette préparation, jamais vous n'auriez cru qu'il fût capable de pousser peu après la chansonnette. Quant à nos enregistrements, il n'y avait rien à redire.

Les plantes au secours de la laryngite

La laryngite est une inflammation des cordes vocales qui rend la voix rauque ou provoque son extinction. Elle s'accompagne généralement d'une gorge sèche et douloureuse. On trouve facilement en pharmacie et dans les magasins diététiques des bonbons à base de plantes, plutôt agréables à sucer, pour soulager le mal de gorge et la laryngite. Si vous souffrez de laryngite chronique, toutefois, consultez votre médecin : ce pourrait être un symptôme de quelque chose de plus grave. En revanche, si ce n'est qu'un trouble passager, n'hésitez pas à recourir aux plantes que je vous conseille.

♣♣♣ **Cardamome** ***(Elettaria cardamomum)*** et autres plantes contenant du cinéole. Le cinéole que contenait la cinéolade administrée à notre guitariste est un expectorant qui peut contribuer à soulager une laryngite.

Voici plusieurs plantes contenant un taux élevé de cinéole, par ordre décroissant de pouvoir thérapeutique : cardamome, eucalyptus, menthe romaine, romarin, armoise annuelle, gingembre, muscade, lavande, monarde, menthe poivrée et tanaisie. Je vous suggère de préparer une tisane en utilisant une sélection de ces plantes, et d'y ajouter une bonne quantité de gingembre. Avant de boire ce mélange, ajoutez du jus d'ananas.

♣♣ **Gingembre** ***(Zingiber officinale).*** Je vous recommande cette plante sans hésitation. Il est vrai que je préfère en général les tisanes aux sucreries, mais si j'avais une laryngite, je mangerais volontiers du gingembre confit.

♣♣ **Guimauve (*Althaea,* diverses espèces).** Les guimauves, dont la famille comprend la guimauve officinale, précurseur végétal de ces sucreries molles si appréciées des enfants, sont utilisées depuis des milliers d'années pour adoucir la gorge. Elles sont utiles pour traiter notamment la laryngite, les rhumes, la toux, le mal de gorge et la bronchite.

La guimauve contient une fibre gélatineuse particulière, ou mucilage, qui a la propriété d'apaiser les muqueuses et de contribuer à les protéger des bactéries et de l'inflammation. À mon avis, pas besoin de chercher plus loin si l'on veut un bon traitement pour une laryngite.

♣♣ **Marrube blanc** ***(Marrubium vulgare).*** Cette plante est utilisée depuis des siècles pour traiter la toux et d'autres problèmes respiratoires tels que la laryngite. La dose suggérée consiste en une tisane préparée avec une à deux cuillerées à café de plante séchée par tasse d'eau bouillante.

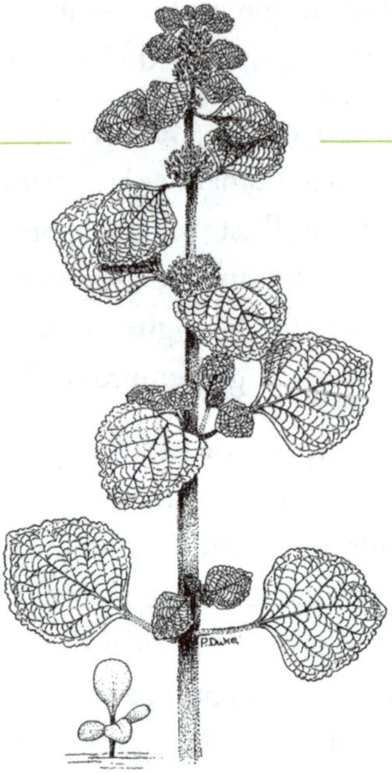

Marrube

La tisane de marrube, obtenue à partir de feuilles et de têtes fleuries séchées, est traditionnellement utilisée pour soigner la toux et le rhume.

Le marrube est l'une des premières plantes qui me viendrait à l'esprit pour soigner les problèmes de gorge. Je recommanderais une tisane de marrube très concentrée accompagnée de citron, de réglisse et de stevia, que l'on appelle aussi herbe sucrée du Paraguay. Il suffit d'ouvrir une infusette et d'ajouter à votre breuvage une pincée de cette plante qui remplace avantageusement les édulcorants artificiels.

♣♣ **Molène bouillon-blanc *(Verbascum thapsus).*** Tout comme la guimauve, les fleurs de molène contiennent des substances chimiques complexes capables de soulager les symptômes de laryngite. Préparez une tisane à partir d'une ou deux cuillerées à café de plante séchée par tasse d'eau bouillante et laissez infuser dix minutes.

♣ **Aunée officinale *(Inula helenium).*** Avec ses propriétés expectorantes et antiseptiques, l'aunée est très utile pour traiter une laryngite. L'action bénéfique de cette plante a été confirmée cliniquement et expérimentalement.

Je vous suggère une tisane mixte à base des trois plantes suivantes, à parts égales : aunée, marrube blanc et molène. Utilisez une cuillerée à café de chaque plante par tasse d'eau bouillante, et laissez infuser dix minutes. D'autres partisans de l'aunée officinale suggèrent de verser une tasse d'eau froide sur une cuillerée à café d'aunée hachée menu et de laisser macérer ce mélange pendant dix heures. Vous pouvez boire ce breuvage trois fois par jour.

♣ **Chiendent (*Agropyron repens,* ou *Elymus repens*).** L'usage de cette plante permet de soigner les troubles respiratoires tels que laryngite et toux.

Droséra (ou rosée du soleil) (*Drosera,* diverses espèces). Si votre laryngite provient d'une vilaine toux, le droséra vaut la peine d'être essayé. Il contient des substances complexes, les napthoquinones, comparables à la codéine aux vertus antitussives reconnues. Il présente en outre d'autres constituants chimiques susceptibles de calmer les spasmes pouvant provoquer la toux. Diverses études portant sur le droséra comme traitement de la laryngite, du mal de gorge et de la bronchite ont mis en évidence le fait que chez 90 % des utilisateurs, de bons résultats avaient été obtenus sans aucun effet secondaire notoire.

L'un des agents chimiques présents dans le droséra, la plumbagone, inhibe plusieurs types de bactéries qui sont à l'origine de la laryngite.

Échinacée (*Echinacea,* diverses espèces). L'échinacée est utile pour soulager ou traiter la laryngite. Cette plante améliore également la fonction immunitaire, ce qui devrait aider le corps à lutter contre les virus à l'origine de la laryngite. (Bien que l'échinacée puisse avoir pour effet de causer une sensation de picotements sur la langue ou de rendre les papilles momentanément insensibles, elle est sans aucun danger.)

Lierre *(Hedera helix).* Le lierre est un vieux remède traditionnel pour la coqueluche. Je vous suggère de prendre une pincée de lierre séché (0,3 grammes) pour soulager les troubles inflammatoires des voies respiratoires et notamment la laryngite. Le lierre exerce une action expectorante et contribue à minimiser les sécrétions bronchiques qui peuvent être à l'origine de la toux et de l'irritation de la gorge.

Ortie *(Urtica dioica).* Au cours de ces dernières années, les feuilles et le jus de racine d'ortie ont fait l'objet d'une attention considérable, en raison de certains travaux qui suggèrent leur utilité pour le traitement de l'asthme, de la bronchite et du rhume des foins. J'aurais également recours à la tisane d'ortie pour soigner une laryngite.

Plantain (*Plantago,* diverses espèces). Le plantain est utilisé depuis des siècles par les herboristes pour traiter divers troubles comme maux de gorge, laryngite, toux et bronchite. Il est à noter que le plantain lancéolé *(P. lanceolata),* en particulier, est un adoucissant de la gorge sans danger et efficace, aux propriétés astringentes et antibactériennes. La dose conseillée est d'une cuillerée à café par tasse d'eau bouillante. Laissez infuser jusqu'à refroidissement.

♣ **Primevère officinale *(Primula veris).*** Pour traiter divers troubles respiratoires tels que laryngite, bronchite, rhumes et toux, je vous suggère d'utiliser une à deux cuillerées à café de fleurs de primevère séchées, ou une cuillerée à café de racine séchée de cette plante.

♣ **Renouée des oiseaux *(Polygonum aviculare).*** Pour traiter les maux de gorge et la laryngite, préparez une infusion à partir de deux à trois cuillerées à café de renouée des oiseaux séchée par tasse d'eau bouillante .

♣ **Saponaire officinale *(Saponaria officinalis).*** Les substances chimiques (saponines) présentes dans la saponaire possèdent une activité analgésique et anti-inflammatoire qui pourrait contribuer à soulager une laryngite. Pour traiter les troubles respiratoires, notamment la laryngite, préparez une infusion à partir d'une cuillerée à café de plante séchée par tasse d'eau bouillante.

♣ **Aliments fortement épicés et poivrés.** L'étude des publications ethnobotaniques parues un peu partout dans le monde montre que les aliments épicés sont utilisés depuis longtemps pour traiter la laryngite et d'autres troubles respiratoires. C'est une pratique très sensée à mes yeux. L'ail, le gingembre, le raifort et la moutarde semblent tous efficaces pour soulager la laryngite, surtout quand elle s'accompagne de sécrétions épaisses qui obstruent les voies respiratoires.

Lésions bénignes

Je tiens à ouvrir ce chapitre en vous relatant une ou deux histoires remarquables qui illustrent le pouvoir des plantes pour guérir les lésions bénignes.

Le père d'une de mes amies est diabétique. Comme beaucoup d'autres personnes atteintes de cette maladie, ses problèmes de pieds avaient pris de telles proportions que son médecin finit par lui conseiller de se faire amputer un orteil gravement atteint par une lésion. Mon amie est venue me trouver pour me demander si je connaissais des remèdes parallèles à base de plantes capables d'aider son père à éviter cette intervention plutôt draconienne.

Avec mon habituelle prudence, j'ai répondu à mon amie qu'en tant que botaniste, je n'étais pas qualifié pour prescrire des médicaments. En revanche, je lui ai également précisé qu'avant de me faire amputer d'un orteil, j'aurais d'abord recours à la consoude, soit sous forme d'emplâtre, soit en lotion concentrée, pour traiter cet ulcère diabétique. Son père se servit donc régulièrement de lotion à base de consoude. Au bout d'une semaine seulement, mon amie fut heureuse de me dire que la plaie s'était considérablement améliorée, si bien que le médecin avait renoncé à l'idée d'une amputation.

Voici une autre histoire vécue : un vendredi après-midi, une équipe de télévision filmait un programme sur les plantes médicinales dans mon jardin aromatique. Le présentateur remarqua un plant de consoude et voulut savoir à quoi servait cette plante. Je lui ai répondu : «À soigner les lésions cutanées et autres plaies, surtout les ulcères torpides, c'est-à-dire ceux qui guérissent très lentement.»

J'allais passer à autre chose quand je me souvins que j'avais moi-même une lésion ulcéreuse torpide sur le tibia droit. Elle était recouverte d'une croûte aux rebords surélevés. Elle n'empirait pas mais ne montrait pas non plus le moindre signe de cicatrisation. Cela faisait des semaines que cette plaie n'évoluait pour ainsi dire pas.

Devant les caméras, je retroussai alors la jambe de mon bleu de travail pour révéler la lésion. Je la frottai avec quelques feuilles fraîches de consoude que je venais d'écraser et de rouler en boule. La lésion ainsi frottée se mit à saigner. Toujours devant les caméras, je pris ensuite un peu de géranium astringent pour le frotter sur la plaie encore saignante. Ce traitement donna de bons résultats. Nous avons alors examiné d'autres plantes, mais à peine trois jours plus tard, la plaie commençait déjà à cicatriser.

Je n'aurais pas cru cette histoire si elle ne m'était arrivée à moi-même. Avec mon esprit scientifique, je ne saurais dire avec certitude si la cicatrisation était due plutôt à la consoude, à son application abrasive, au soleil, au géranium, au mélange de consoude et de géranium, ou tout simplement à ma bonne étoile. Mais vous pouvez parier que la prochaine fois qu'il m'arrivera d'avoir une lésion, quelle qu'elle soit, je retournerai dans mon jardin pour y chercher de la consoude et du géranium.

Les plantes au secours des petits bobos

Bon. Je vous ai raconté mes petites histoires et j'en ai tiré mes conclusions. Il me reste à préciser qu'à part la consoude, un certain nombre d'autres plantes peuvent également servir à traiter les plaies bénignes.

♣♣♣ **Consoude** ***(Symphytum officinale).*** La consoude est utilisée depuis très longtemps pour traiter lésions et plaies bénignes. Son efficacité vient de l'allantoïne, une substance complexe qu'elle contient et qui stimule la croissance de nouvelles cellules. De plus, l'allantoïne est anti-inflammatoire et elle stimule le système immunitaire. Les tanins astringents de la plante peuvent également être bénéfiques.

J'ignore si la consoude est à bannir ou à bénir. Certains la traînent dans la boue sous prétexte qu'elle contient des substances cancérigènes. Il s'agit de substances complexes appelées alkaloïdes pyrrolizidiniques, qui peuvent entraîner des lésions graves du foie quand la plante est ingérée. En revanche, d'autres font son éloge, en usage externe, pour sa capacité d'accélérer la guérison des lésions et coupures, notamment des incisions chirurgicales.

Je pense qu'il est judicieux d'utiliser la consoude par voie externe, et que cela présente très peu de danger. Je suis également d'avis qu'il faut absolument éviter d'ingérer cette la plante.

Vous pouvez utiliser les feuilles fraîches de consoude comme emplâtre, ou préparer une tisane concentrée que vous utiliserez comme lotion. Pour traiter les ulcères graves sur la jambe, je vous recommande d'utiliser un emplâtre de feuille ou de racine de consoude pendant les premiers jours suivant son apparition. Par la suite, vous pourrez utiliser une pommade à base de consoude, ou préparer une pâte à partir de cette même plante, que vous recouvrirez d'un bandage élastique afin de la maintenir bien en place.

♣♣♣ **Sang de dragon** ***(Croton lechleri).*** Voici l'un des nouveaux champions végétaux en provenance d'Amazonie. Disponible un peu partout en Amérique latine, cette plante reste difficile à trouver en France, mais elle pourrait devenir plus facilement disponible sous peu.

Le sang de dragon est à l'origine de deux médicaments faisant actuellement l'objet d'essais cliniques. L'un de mes amis recommande d'utiliser la plante entière plutôt que d'avoir recours à tel ou tel de ses constituants chimiques pris isolément.

♣♣♣ **Souci** ***(Calendula officinalis).*** Le calendula est efficace pour diminuer l'inflammation et accélérer la guérison des plaies. Les fleurs sont utilisées par voie externe en infusion, pommade et teinture. Le calendula contribue également à prévenir les infections dues aux staphylocoques.

Il y a un certain temps, on m'a donné un peu de pommade au calendula. Pour tester son efficacité, j'ai attaché un petit morceau d'écorce interne d'un arbre péruvien appelé «arbre à brûlure» sur ma cheville droite. Peu de temps après, j'avais une inflammation circulaire à l'endroit où l'écorce avait été en contact avec ma peau. Par la suite la brûlure, transformée en cloque, a commencé à s'infecter. C'est alors que j'ai mis de la pommade au calendula. Elle fut remarquablement efficace, car la zone de peau brûlée se cicatrisa parfaitement.

On trouve dans le commerce un certain nombre de crèmes et de pommades à base de calendula. Suivez les indications figurant sur la notice.

♣♣ **Camomille** ***(Matricaria recutita).*** La majorité d'entre nous considère la camomille comme une tisane assez agréable à boire, ce qui est effectivement le cas. En revanche, elle est également anti-inflammatoire, immunostimulante et antiseptique. Elle est très utilisée pour soigner les ulcères aux jambes.

La préparation la plus courante est un extrait de camomille, mais des compresses trempées dans une tisane concentrée feront également l'affaire. Pour préparer cette tisane, mettez dans une tasse une grosse poignée de fleurs fraîches de camomille ou plusieurs cuillerées à café de plante séchée que vous recouvrirez d'eau bouillante. Laissez la tisane refroidir, passez-la pour enlever le résidu végétal et appliquez-la à l'aide d'un linge stérile (un pansement élastique est une bonne idée).

Si vous souffrez de rhume des foins, soyez prudent en utilisant la camomille. Cette dernière appartient à la famille des ambroisies, et elle pourrait déclencher des réactions allergiques chez certaines personnes. La première fois que vous l'utiliserez, restez vigilant quant à votre réaction. Si la plante paraît bénéfique pour vous, n'hésitez pas à y avoir recours. En revanche, si elle semble provoquer ou aggraver des démangeaisons ou une irritation, renoncez à l'utiliser.

♣♣ **Ginkgo** ***(Ginkgo biloba).*** De nombreuses personnes utilisant des doses élevées de ginkgo par voie orale pour traiter leurs ulcères aux jambes signalent avoir obtenu de bons résultats, sans effets indésirables. C'est une plante à laquelle j'aurais recours moi aussi. Pour l'utiliser, achetez en magasin diététique des gélules ou des ampoules. (Les feuilles fraîches de la plante ne contiennent pas un taux suffisamment concentré des principes actifs du ginkgo pour pouvoir être utilisées.) Respectez toujours les indications inscrites sur l'étiquette. Ingéré en doses élevées, le ginkgo peut provoquer divers symptômes comme diarrhées, irritabilité et agitation.

♣♣ **Mauve sauvage** *(Sida cordifolia).* Les feuilles de cette plante vivace noueuse contiennent une fibre soluble dans l'eau appelée mucilage. Appliquée sous forme d'emplâtre, celui-ci contribue à apaiser les lésions. De plus, selon des recherches encore non publiées, cette plante semble être également un antiseptique à large spectre. Elle serait donc fort utile pour soigner les blessures.

♣♣ **Théier (*Melaleuca,* diverses espèces).** Je suis du nombre de ces herboristes, toujours plus nombreux, qui gardent en permanence de l'huile essentielle de melaleucas dans leur trousse de soins d'urgence. Je suis convaincu qu'il s'agit en effet d'un excellent antiseptique. On a pu démontrer que l'huile essentielle de melaleucas était efficace contre toutes sortes de bactéries.

Sachant que certaines personnes trouvent cette huile trop irritante pour l'épiderme, je suggère de la diluer en y ajoutant une ou deux cuillerée à soupe de n'importe quelle huile végétale. S'il s'avère qu'une telle préparation vous irrite la peau, cessez de l'utiliser. Évitez en outre d'ingérer l'huile essentielle de melaleucas, ou n'importe quelle autre huile essentielle. Ce sont des préparations extrêmement concentrées. Bon nombre d'entre elles, même en très faibles quantités, peuvent être toxiques.

♣ **Hydrocotyle ou Gotu kola** *(Centella asiatica).* Lors d'essais cliniques, l'hydrocotyle s'est avéré efficace pour traiter les ulcères de la peau, les blessures chirurgicales, la gangrène, les greffes de peau et diverses blessures cutanées d'origine traumatique. Cette plante agit en stimulant la croissance de tissu conjonctif tout neuf sous l'épiderme. Son principe actif semble être l'asiaticoside. Je vous suggère d'utiliser de préférence un extrait normalisé d'hydrocotyle vendu dans le commerce.

Pour appliquer cet extrait par voie externe, trempez un tampon de coton dans ce liquide avant d'en enduire la région du corps affectée. Vous pouvez également prendre l'hydrocotyle par voie orale : préparez alors une infusion en suivant les indications figurant sur l'emballage ou le flacon.

♣ **Thé vert (ou noir)** *(Camellia sinensis).* On retrouve dans le thé divers agents chimiques également présents dans le sang de dragon. Antiseptique et astringent, le thé contribue à stimuler la cicatrisation de l'épiderme. Vous pouvez boire une bonne tasse de thé et utiliser ensuite l'infusette encore humide que vous laisserez un moment sur la lésion.

Mal aigu des montagnes

J'ai fêté mon 65e anniversaire en escaladant le Machu Picchu, la célèbre montagne péruvienne culminant à plus de 2 000 mètres d'altitude. La veille, je venais de grimper au sommet de son voisin plus escarpé encore, le Huainu Picchu. Deux jours d'escalade sur de telles hauteurs, il n'en faut pas plus à certains pour ressentir les désagréments du mal aigu des montagnes, un trouble que les habitants des Andes appellent soroche.

Avant chacune de ces ascensions, sachant que je suis moi-même sensible aux symptômes peu agréables du mal aigu des montagnes — mal de tête, soif, faiblesse, palpitations et manque de souffle — j'ai fait ce que font depuis des milliers d'années tous les grimpeurs péruviens en buvant une tasse de thé de coca, ou *mate de coca.*

Au Pérou et en Bolivie, cette sorte de thé est parfaitement légale, mais elle est interdite sous nos latitudes. En effet, c'est à partir de la feuille de coca *(Erythroxylum coca)* qu'on fabrique la cocaïne. Cette dernière est un produit de transformation de la coca, et le thé de coca n'en contient qu'une très faible quantité. En revanche, cela suffit pour avoir un effet stimulant. C'est bien la raison pour laquelle de nombreux Péruviens boivent du thé de coca, comme beaucoup d'entre nous buvons du café. D'ailleurs, les hôtels de La Paz proposent le *mate de coca* comme rafraîchissement stimulant aux nouveaux arrivants venus des pays plats. De plus, ils savent bien que le thé de coca contribue à soulager le mal aigu des montagnes.

La feuille de coca fraîche, utilisée telle quelle, est le stimulant classique des populations indigènes des Andes. Lors d'un voyage en groupe au Pérou, 27 des 35 participants — dont moi-même — avons fait l'expérience de mâcher des feuilles de coca. Certains d'entre nous ont vraiment eu l'impression d'avoir reçu un coup de fouet. Plusieurs personnes ont également souligné que j'escaladais ces montagnes comme un vrai chamois.

Bien entendu, je me garderais de recommander d'essayer d'obtenir de la coca. Son association avec la cocaïne a nui durablement à sa légalité comme à sa réputation, et l'on serait fou de risquer la prison pour obtenir un peu de soulagement si l'on est sujet au mal aigu des montagnes. En revanche, dans tous les pays où la coca est légale, ce serait mon premier remède vert à trois étoiles.

Dans nos pays, pourquoi ne pas boire du Coca-Cola ou du Pepsi-Cola pour soulager le mal aigu des montagnes ? Voilà bien des années qu'il ne reste plus trace de cocaïne dans ces boissons, aujourd'hui fabriquées à partir de feuilles de coca décocaïnisées. En revanche, les feuilles de coca ne contiennent pas moins d'une douzaine de substances complexes très proches de la cocaïne, quoique entièrement légales quant à elles, et dont certaines contribuent à donner les mêmes résultats.

Pourquoi l'escalade nous met à plat

En fait, le mal aigu des montagnes n'a pas grand-chose à voir avec le changement d'altitude, mais bien plutôt avec la raréfaction de l'oxygène. Plus on monte haut, moins il y a d'oxygène dans l'air. À 2 500 mètres d'altitude, l'atmosphère contient moitié moins d'oxygène qu'au niveau de la mer. Lorsque l'ascension se fait lentement, à raison de quelques dizaines de mètres par jour, il est probable que l'organisme a le temps de s'y adapter sans que l'on éprouve trop de désagréments. En revanche, en cas d'ascension vigoureuse, quand on escalade rapidement une montagne, le corps se trouve privé d'oxygène et c'est alors que l'on ressent le mal aigu des montagnes.

La déshydratation est un élément clé de ce trouble. À une altitude élevée, le fluide quitte le sang pour passer dans les tissus du corps. Il en résulte un épaississement du sang et une déshydratation qui empêchent la distribution efficace des nutriments et de l'oxygène, ainsi que l'élimination des résidus toxiques. C'est alors que se produisent maux de tête, fatigue, très grande soif, et cette sorte de malaise général qui caractérise le mal aigu des montagnes.

Une précaution à prendre pour minimiser, voire éviter ce trouble, consiste à boire de grandes quantités de liquides non alcoolisés avant de commencer l'escalade, et de continuer à prendre des liquides en cours d'ascension. L'eau pure et le jus sont également efficaces. Dans les Andes, je prends beaucoup de potage aux légumes, tant pour veiller à ingérer une grande quantité de liquides que pour manger des légumes cuits (à l'état cru, les légumes peuvent être source de problèmes). Je bois également des infusions à base de plantes.

Les plantes au secours du mal aigu des montagnes

Voici quelques plantes qui peuvent contribuer à prévenir le mal aigu des montagnes.

♣♣ **Ail *(Allium sativum)* et oignon *(A. cepa).*** L'ail contient au moins neuf substances complexes qui aident à liquéfier le sang. Son action anticoagulante est utile dans la prévention des crises cardiaques, mais elle est également bénéfique aux personnes sujettes au mal aigu des montagnes. D'autres plantes capables d'exercer une activité anticoagulante sont les tomates, l'aneth et le fenouil (avec sept substances complexes ayant pour effet de liquéfier le sang), l'oignon, le piment rouge et les graines de soja (avec six), et le céleri, les carottes et le persil (chacun avec cinq). Vous pouvez les cuire tous ensemble dans une grande casserole d'eau, et vous obtiendrez alors ce que j'appelle mon «Potage anticoagulant». Pour prévenir le mal aigu des montagnes, dégustez ce potage de légumes juste avant votre prochaine sortie en montagne.

♣♣ **Clous de girofle *(Syzygium aromaticum).*** L'huile essentielle de giroflier contient une abondance d'eugénol, une substance complexe très efficace pour liquéfier le sang (anticoagulante). D'autres plantes contiennent beaucoup d'eugénol. Je les cite

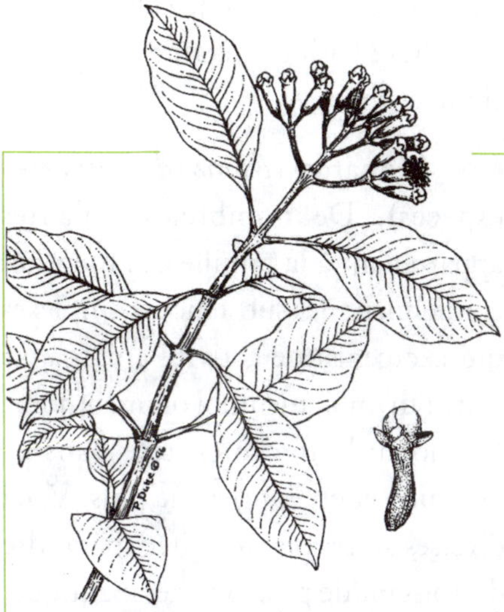

Clous de girofle

Les clous de girofle sont les boutons de fleurs séchés d'un arbre tropical à feuilles persistantes.

ici par ordre décroissant de pouvoir thérapeutique : poivre de la Jamaïque, pimenta racemosa, galanga, graine de carotte, basilic, cannelle, laurier et marjolaine.

Mélangez ensemble plusieurs de ces plantes anticoagulantes pour obtenir ma tisane préventive du mal des montagnes. Faites infuser les plantes suivantes dans une théière d'eau bouillante : clous de girofle, laurier, poivre de la Jamaïque, graines de céleri, cannelle et marjolaine, selon ce que vous avez sous la main et ce que vous aimez. Ajoutez une ou plusieurs des plantes suivantes de la famille des menthes : basilic, dictame blanc, sarriette et thym.

♣♣ **Monarde (*Monarda,* diverses espèces).** De nombreuses plantes appartenant à la famille des menthes contiennent des substances complexes qui exercent une activité anticoagulante : thymol, menthol ou menthone. La monarde figure en tête dans ce domaine et en contient le plus. Voici diverses autres plantes, citées par ordre décroissant de pouvoir thérapeutique, qui contiennent également ces ingrédients bénéfiques : thym, pycnanthème, bergamote sauvage, sarriette de montagne, dictame blanc, menthe citronnée, basilic et laurier de Californie.

♣♣ **Reishi *(Ganoderma lucidum).*** Les habitants des montagnes d'Asie se servent de ce champignon de la même manière que les Péruviens utilisent la feuille de coca. Selon divers rapports scientifiques, le reishi a permis d'atténuer sensiblement les symptômes de mal des montagnes chez des travailleurs chinois qui avaient dû gravir en trois jours plus de 4 500 mètres au Tibet. Selon une théorie, le reishi augmente la consommation d'oxygène par l'organisme.

♣ **Ginkgo *(Ginkgo biloba).*** Cette plante augmente le débit sanguin à travers tout le corps, surtout vers le cerveau. Dans le cadre d'expériences portant sur des animaux de laboratoire, des rats à qui l'on avait administré un extrait de ginkgo présentaient une augmentation sensible du débit sanguin vers le cerveau et une plus grande tolérance envers le manque d'oxygène. Avec de telles propriétés, cette plante devrait s'avérer un bon remède préventif et curatif pour le mal des montagnes. Commencez par en prendre entre 60 et 240 milligrammes d'extrait normalisé par jour, sans toutefois dépasser cette dose. En trop grande quantité, le ginkgo peut provoquer divers symptômes : diarrhée, irritabilité et agitation.

Mal des transports

Notre mot *nausée* provient du terme grec *naus* signifiant «navire». On retrouve cette même racine, naus, dans le mot nautique. Peut-être vous demandez-vous quel peut bien être le rapport de la *nausée* avec ce qui est *nautique,* mais, si vous avez déjà eu le mal de mer, pas besoin de vous faire un dessin. Dans la Grèce antique, les marins savaient surmonter non seulement le mal de mer, mais les tempêtes au grand large et les terrifiants monstres marins de la mythologie.

Le mal de mer est l'une des formes du mal des transports caractérisé par des nausées et des vertiges accompagnés d'un sentiment qu'il vaudrait mieux mourir. Beaucoup de gens l'éprouvent dès qu'il s'agit de monter à bord d'un bateau, d'une voiture, d'un train ou d'un avion.

On trouve en pharmacie un certain nombre de remèdes pour prévenir le mal des transports, notamment l'antihistamine appelée dimenhydrinate (Dramamine). Quant au dispositif transdermique adhésif Scopoderm, qui libère à travers l'épiderme une substance chimique appelée scopolamine, il peut provoquer des effets indésirables qui soulèvent quelques inquiétudes quant à son innocuité. Il a provoqué chez certains utilisateurs des hallucinations et des convulsions. D'autre part, le dimenhydrinate peut également causer des problèmes et rendre le sujet somnolent et comme drogué.

Les plantes au secours du mal des transports

Heureusement, il existe une solution phytothérapique naturelle infiniment supérieure aux remèdes chimiques pour traiter le mal des transports : il s'agit du gingembre. Ce n'est pas le seul remède efficace à base de plante, mais il est sans aucun doute le meilleur à ma connaissance.

♣♣♣ **Gingembre** ***(Zingiber officinale).*** Voici quelques années, un phyto-pharmacologue a procédé à des essais portant parallèlement sur le gingembre et le dimenhydrinate. Pour cela, il a mis au point un siège mouvant motorisé provoquant des nausées chez les sujets sensibles au mal des transports. Ce siège comportait une poignée qui permettait d'interrompre le mouvement à volonté.

Le phyto-pharmacologue a ensuite recruté un groupe de personnes sujettes au mal des transports. Il administra à la moitié d'entre elles une dose normale de dimenhydrinate, et à l'autre un peu moins d'un demi-gramme (soit environ une demi-cuillerée à café) de gingembre. Les participants allèrent tour à tour s'installer dans ce siège dont ils interrompaient le fonctionnement dès qu'ils ressentaient des nausées. Ceux qui prenaient du gingembre se sont révélés capables de supporter le mouvement deux fois plus longtemps que ceux qui prenaient du dimenhydrinate.

Peu après ces essais, d'autres chercheurs ont recruté 80 élèves officiers de l'école navale qui étaient sujets au mal de mer. Ils leur administrèrent à chacun un gramme de gingembre en poudre. Les scientifiques constatèrent ensuite chez les participants une diminution de 38 % du mal de mer et de 72 % des vomissements. Depuis ces travaux, tous les herboristes que je connais font l'éloge du gingembre pour traiter le mal des transports.

Pour prévenir le mal des transports, ingérez deux gélules de gingembre 30 minutes avant le départ, puis une ou davantage dès l'apparition des premiers symptômes, et ensuite toutes les quatre heures environ.

Comme j'utilise moi-même le gingembre, je puis vous affirmer qu'il est très efficace. Il m'arrive parfois de le manger cru, mais sans doute est-il plus agréable d'en mettre quelques cuillerées à café dans une tisane. Vous pouvez également acheter en magasin diététique des gélules de gingembre. Si vous préférez, pourquoi ne pas prendre une boisson gazeuse au gingembre (ginger ale) ? Dans ce dernier cas, vérifiez sur l'étiquette qu'elle contient bien cette plante. Aujourd'hui, la majorité de ces boissons n'ont plus qu'un arôme artificiel.

Essayez donc ma tisane stomachique, un autre remède à base de gingembre : hachez menu environ cinq centimètres de racine de gingembre et versez les morceaux dans une théière d'eau bouillante contenant également des fleurs de camomille, du fenouil, du zeste d'orange, de la menthe poivrée et/ou romaine. Laissez infuser dans l'équivalent de plusieurs tasses d'eau pendant 15 minutes. (Pensez aussi à y ajouter un peu de cannelle. À l'époque du roi Salomon, la tisane de camomille servait à prévenir la nausée.)

Si vous avez une centrifugeuse sous la main, pourquoi ne pas essayer ce jus magique au gingembre : deux pommes, une poire et environ cinq centimètres de racine de gingembre. Au cas où vous n'auriez qu'un mixer, voici un délice digestif : une tasse de morceaux d'ananas frais, un ou deux kiwis, une section d'environ cinq centimètres de racine de gingembre et quelques pincées de menthe.

♣ **Framboisier sauvage** ***(Rubus idaeus).*** La tisane de feuilles de framboisier est fréquemment recommandée pour soulager la nausée matinale chez les femmes enceintes. Certains herboristes la suggèrent également pour soigner le mal des transports. Je n'y vois aucun inconvénient : en effet, le gingembre et la tisane de framboisier font un cocktail très agréable.

Maladie d'Alzheimer

Il y a près d'une décennie, quatre personnes différentes m'ont contacté, dans un laps de temps très court, pour me demander de leur trouver du lycopode à massue. Elles avaient toutes entendu dire que l'huperzine, substance complexe dérivée de cette plante, pouvait contribuer à ralentir l'évolution de la maladie d'Alzheimer. Ces personnes avaient un ou une parent(e) souffrant de cette maladie, et elles tenaient désespérément à leur trouver un remède.

Je n'avais jamais entendu parler de cette espèce de lycopode *(Huperzia serrata)* pour traiter la maladie d'Alzheimer. J'ai donc entrepris d'aller creuser quelque peu et j'appris que Huperzia était un autre nom pour un certain nombre de mousses de la famille Lycopodium.

Substances complexes des mousses pour le cerveau

J'ai eu l'occasion de goûter à la mousse de lycopode, et j'ai ainsi pu constater qu'elle n'était guère appétissante. À mesure que je progressais dans mes recherches, je découvris que cette plante contenait effectivement de l'huperzine.

Les chercheurs ont constaté que l'huperzine inhibait la décomposition de l'acétylcholine, une substance chimique (neurotransmetteur) du cerveau qui joue un rôle essentiel dans la cognition et le raisonnement. Les patients atteints de maladie d'Alzheimer présentent souvent une carence en acétylcholine. Nous ignorons encore si cette carence est plutôt la cause de la maladie ou son résultat. En revanche, les scientifiques recherchent activement des traitements susceptibles d'empêcher la décomposition chimique de l'acétylcholine ou de fournir aux tissus du cerveau son précurseur, la choline. Il semblerait que tout ce qui est capable d'augmenter le taux d'acétylcholine dans le cerveau, et notamment un certain nombre de plantes, soit actuellement notre meilleure tactique pour traiter cette maladie.

La fuite des cerveaux

La maladie d'Alzheimer est la principale cause de détérioration des facultés mentales à mesure que les individus avancent en âge. En France, on évalue à 370 000 le nombre de sujets atteints de cette maladie. Ce trouble frappe quelque 5 % des personnes de plus de 65 ans, et environ 20 % de celles qui dépassent l'âge de 85 ans.

Jusqu'à une date très récente, il n'existait aucun traitement pour la maladie d'Alzheimer. Puis on a découvert une substance appelée tacrine (Cognex), qui ralentit l'évolution de la maladie en conservant l'acétylcholine du cerveau. Ce médicament a pour inconvénient d'être toxique pour le foie. Il présente donc un risque élevé de lésion hépatique. D'autres médicaments sont à l'étude mais, comme d'habitude, il s'agit de produits de synthèse. Les possibilités thérapeutiques de certaines plantes, notamment celles qui contiennent des substances complexes capables d'inhiber la décomposition de l'acétylcholine, demeurent encore trop peu étudiées.

Les plantes au secours de la maladie d'Alzheimer

Heureusement, non seulement le lycopode mais un certain nombre d'autres plantes semblent apporter une lueur d'espoir dans la prévention et le traitement de cette maladie si invalidante.

♣♣♣ **Monarde (*Monarda,* diverses espèces).** Elle contient une substance complexe bénéfique du nom de carvacrol, qui contribue à inhiber la décomposition de l'acétylcholine. La monarde est également une source de thymol, qui exerce la même action.

Il semblerait que certaines substances complexes de la monarde parviennent à traverser la barrière sang-cerveau. En temps normal, celle-ci empêche les substances nocives véhiculées par le sang de passer dans les tissus cervicaux. Toutefois, en raison de sa trop grande efficacité, la barrière sang-cerveau peut également empêcher parfois certains médicaments utiles de parvenir jusqu'au cerveau. Les substances complexes de la monarde semblent capables de passer outre. Cette plante pourrait donc avoir des effets bénéfiques même quand elle est utilisée sous forme de shampooing ou de lotion pour la peau.

Ceci dit, je serais prêt à parier ma chevelure (mais pas mon cerveau) qu'un shampooing à base de monarde serait pratiquement aussi efficace qu'un médicament à base de tacrine. Ce remède serait également plus sûr, plus respectueux du foie et beaucoup moins coûteux.

Vous ne trouverez dans le commerce aucun shampooing à base de monarde, mais il est facile d'en faire vous-même. Il suffit pour cela d'ajouter plusieurs compte-gouttes remplis de teinture de monarde à votre shampooing préféré à base de plantes.

♣♣♣ **Romarin *(Rosmarinus officinalis).*** Certaines recherches suggèrent que les lésions d'oxydation provoquées par les radicaux libres (molécules d'oxygène hautement réactives dans l'organisme) jouent également un rôle dans la maladie d'Alzheimer. Si tel est bien le cas, le romarin devrait être bénéfique. Il contient en effet environ deux douzaines d'antioxydants — substances ayant la propriété de contribuer à éponger les radicaux libres. Parmi ces antioxydants, il en est un, l'acide rosmarinique, qui est particulièrement puissant.

Le romarin contient également une demi-douzaine de substances complexes réputées capables d'inhiber la décomposition de l'acétylcholine. Il est intéressant de noter que les aromathérapeutes suggèrent souvent

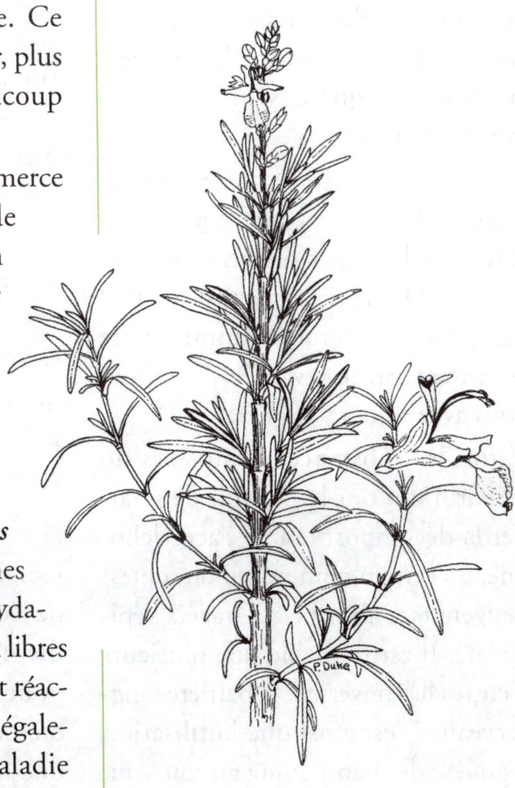

Romarin

Autrefois utilisé pour conserver la viande, le romarin a la réputation d'améliorer la mémoire.

d'utiliser de l'huile essentielle de romarin pour traiter la maladie d'Alzheimer. (Ils recommandent également dans ce but les huiles essentielles de mélisse, de fenouil et de sauge.)

Cette plante est utilisée depuis fort longtemps pour améliorer la mémoire. Je suis d'avis que le fait d'utiliser un shampooing au romarin, de boire de la tisane de romarin et de mettre du romarin dans l'eau du bain devrait être aussi efficace contre la maladie d'Alzheimer que des médicaments comme la tacrine.

Le bon côté de cette recommandation, c'est qu'il est agréable et sans danger d'utiliser le romarin sous toutes ces formes. Même si j'avais tort, le danger potentiel serait minime, voire inexistant. Si, en revanche j'ai raison, vous avez tout à y gagner.

Parmi les substances complexes du romarin qui ont le pouvoir de retarder la décomposition de l'acétylcholine, un certain nombre (sinon toutes) peuvent être absorbées à travers l'épiderme. Il est probable que plusieurs d'entre elles traversent la barrière sang-cerveau. C'est ainsi que l'utilisation régulière de shampooing au romarin, tout comme la tacrine, pourrait vraisemblablement contribuer à protéger l'acétylcholine du cerveau. Vous trouverez dans le commerce des shampooings à base de romarin. Vous pouvez très facilement en faire vous-même en ajoutant de la teinture de romarin à votre shampooing préféré à base de plantes.

♣♣ **Fenugrec** *(Trigonella foenum-graecum).* Je ne me doutais vraiment pas, en commandant un plat appelé alu methi dans un restaurant indien, que j'allais me régaler de feuilles de fenugrec à la vapeur. Ces dernières sont l'une des meilleures sources alimentaires de choline (jusqu'à 1,3 % sur la base du poids sec). Comme nous l'avons déjà vu, il est vraisemblable que la choline alimentaire puisse contribuer à prévenir et à soigner la maladie d'Alzheimer.

Les feuilles vertes de fenugrec sont également une bonne source de bêta-carotène, une substance antioxydante qui pourrait également contribuer à prévenir cette maladie ou du moins en ralentir l'évolution.

♣♣ **Féverole commune** *(Vicia faba).* Ces fèves contiennent une abondance de lécithine. Elles sont l'un des ingrédients clés de mon potage biblique pour nourrir le cerveau. De nombreuses espèces de fèves sont d'ailleurs une bonne source de lécithine et de choline. Elles devraient régulièrement figurer au menu non seulement des personnes qui souhaitent prévenir et traiter la maladie d'Alzheimer, mais de l'ensemble de la population.

Potage biblique pour nourrir le cerveau

Ce potage, qui ne contient que des plantes dont il est fait mention dans la Bible, vaut la peine d'être essayé par les personnes atteintes de maladie d'Alzheimer. Bon nombre de ses ingrédients sont une excellente source de choline, une substance complexe que de nombreux chercheurs considèrent comme bénéfique.

Les ingrédients suivants entrent dans sa composition : orge, cognassier lagenaria, fleurs et feuilles de pissenlit, féveroles communes, graines de lin, lentilles, grains de pavots, orties, noix moulues et blé concassé. (Pensez à porter des gants pour récolter les feuilles d'orties, mais sachez que ces dernières perdent leur pouvoir urticant une fois cuites.)

Assaisonnez ce potage à l'aide de mélisse, de romarin, de sarriette et de sauge. Ces plantes aromatiques aident le cerveau à conserver son acétylcholine, une autre substance complexe considérée comme bénéfique par les chercheurs.

Faites vos propres essais avec ces ingrédients pour créer un potage à votre goût. Il n'est pas indispensable d'utiliser simultanément tous les ingrédients mentionnés — d'ailleurs, vous ne les aurez probablement pas tous sous la main. Je vous suggère d'en dresser la liste et d'afficher cette dernière bien en évidence dans votre cuisine. Vous pouvez également intégrer le plus possible des ingrédients suggérés à d'autres potages de votre composition.

♣♣ **Ginkgo** ***(Ginkgo biloba).*** Des centaines de travaux scientifiques ont confirmé l'utilisation d'extrait normalisé de feuille de ginkgo pour toutes sortes de troubles liés au vieillissement, notamment les défaillances de la mémoire et les troubles circulatoires. Nous n'avons pas beaucoup de données concernant l'utilisation du ginkgo pour traiter la maladie d'Alzheimer, mais je ne serais pas surpris d'apprendre qu'il soit utile. Cela vaut probablement la peine d'essayer. Vous pouvez prendre de 60 à 240 milligrammes maximum d'extrait normalisé par jour. Attention, absorbé en doses trop élevées, le ginkgo peut provoquer des diarrhées, de l'agitation et un sentiment d'irritabilité.

♣♣ **Hydrocotyle ou Gotu kola** ***(Centella asiatica).*** Dans la tradition populaire, cette plante jouit d'une réputation séculaire pour son rôle bénéfique sur la mémoire et les facultés mentales. Je ne pense pas qu'elle aurait pu conserver cette réputation si cela ne se justifiait pas un peu.

♣♣ **Noix du Brésil** ***(Bertholettia excelsa).*** Les scientifiques, non contents de tester divers moyens d'inhiber la décomposition de l'acétylcholine, se sont également mis à la recherche de traitements pour augmenter le taux de choline, qui est un précurseur de l'acétylcholine.

La lécithine contient de la choline, et, à ma connaissance, les noix du Brésil sont la meilleure source alimentaire de lécithine (jusqu'à 10 % sur la base du poids sec). De nombreux autres végétaux et plantes comestibles contiennent également une bonne quantité de lécithine. Il s'agit, par ordre décroissant de pouvoir thérapeutique, des plantes suivantes : fleurs de pissenlit, graines de pavots, graines de soja et haricots mung.

D'autre part, un certain nombre de plantes, notamment les feuilles de fenugrec et la capselle bourse-à-pasteur, contiennent de la choline. On trouve également de petites quantités de choline dans le marrube, le ginseng, les doliques, les petits pois, les haricots mung, les cucurbitacées, les lentilles et l'angélique de Chine, également appelée *dang-quai*.

Les chercheurs ont fait des essais en administrant à des patients atteints de la maladie d'Alzheimer une alimentation riche en choline et en lécithine. Après des résultats préliminaires encourageants, des travaux plus récents n'ont cependant pas réussi à mettre en évidence une amélioration significative des facultés de mémoire. Quant à moi, je garde bon espoir qu'une alimentation riche en choline et en lécithine puisse être bénéfique aux personnes atteintes de la maladie d'Alzheimer.

♣♣ **Ortie** ***(Urtica dioica).*** Cette plante contient en quantité considérable le minéral appelé boron, qui peut multiplier par deux les taux d'œstrogène en circulation dans l'organisme. Divers travaux ont montré que cette hormone pouvait contribuer non seulement à améliorer la mémoire à court terme, mais également à remonter le moral de certains patients atteints de la maladie d'Alzheimer.

♣♣ **Pissenlit** ***(Taraxacum officinale).*** Les fleurs de cette plante sont l'une de nos meilleures sources de lécithine, ainsi qu'une assez bonne source de choline (il est d'ailleurs fréquent que ces deux substances complexes soient présentes ensembles dans les mêmes aliments). Chez les souris de laboratoire, la lécithine augmente le taux d'acétylcholine dans le cerveau. La preuve n'a pas encore été faite que ce traitement soit également efficace chez l'homme, mais cela me paraît prometteur. De plus, les pissenlits sont très nutritifs.

♣♣ **Sauge** ***(Salvia officinalis).*** Un herboriste du XVIIe siècle affirmait déjà que la sauge «aide à raffermir le cerveau ou la mémoire défaillants et (...) en peu de temps leur rend toute leur efficacité.» Des chercheurs ont confirmé que la sauge inhibait l'enzyme qui décompose l'acétylcholine, préservant ainsi cette substance complexe qui semble contribuer à prévenir et à traiter la maladie d'Alzheimer. Tout comme le romarin, la sauge est une excellente source d'antioxydants. Restez prudent, toutefois : la sauge contient une certaine quantité de thuyone, une substance complexe pouvant provoquer des convulsions si elle est ingérée en doses très élevées.

♣♣ **Saule (*Salix,* diverses espèces).** Certains travaux ont montré que les patients qui avaient pris beaucoup de médicaments anti-inflammatoires contre l'arthrite étaient moins sujets à la maladie d'Alzheimer. S'il est vrai que de tels médicaments contribuent à prévenir cette maladie, l'écorce de bouleau, qui est la source végétale d'aspirine, devrait également être favorable. Souvenez-vous cependant que si vous êtes allergique à l'aspirine, il est sans doute préférable que vous évitiez de prendre des plantes qui lui ressemblent.

♣ **Jardinage aromatique.** Si vous avez des antécédents familiaux de maladie d'Alzheimer ou si vous avez d'autres raisons de penser que vous y êtes prédisposé, envisagez de créer votre propre jardin aromatique. Ce dernier vous fournirait à longueur d'année diverses plantes prometteuses comme traitement de la maladie d'Alzheimer. Toutes ces plantes peuvent être cultivées, au moins comme plantes annuelles, quelle que soit la région où vous habitez. De plus, le jardinage nécessite réflexion, créativité et activité physique, qui contribuent toutes, selon moi, à préserver les facultés cérébrales. (Veuillez vous reporter aux pages 33 à 36 pour des instructions détaillées concernant la culture des plantes.)

Maladie de Parkinson

Un jour, à l'occasion d'une émission à la radio, j'ai pu évoquer un sujet qui me tient particulièrement à cœur : l'utilisation de nos aliments comme remèdes. J'ai signalé au passage que les féveroles communes étaient capables de traiter divers troubles, notamment la maladie de Parkinson. Peu après, je recevais la lettre suivante : «Veuillez me faire parvenir les recherches concernant la maladie de Parkinson. À l'heure actuelle, de plus en plus de gens sont diagnostiqués dès la trentaine. En ce qui me concerne, j'ai 43 ans et j'ai été diagnostiquée à l'âge de 36 ans. Merci de m'envoyer toutes les informations susceptibles de m'aider.»

J'ai fait parvenir à cette jeune femme des données sur la plante que je choisirais en premier lieu pour traiter la maladie de Parkinson : la féverole commune. Mais avant de parler plus en détail de cette fève savoureuse et versatile, j'aimerais vous entretenir un moment de la maladie de Parkinson.

Il s'agit en réalité d'un groupe de troubles neurologiques caractérisés par des tremblements et des secousses, un ralentissement des mouvements, la perte du contrôle musculaire et une rigidité des muscles. La maladie de Parkinson est la première affection des personnes âgées, la plupart ayant entre 40 et 75 ans Son incidence par habitant est environ de 15 pour 1 000 et on compte près de 8 000 cas nouveaux chaque année. Les hommes sont plus exposés que les femmes.

La maladie de Parkinson est un trouble grave. Toute personne qui en présente les symptômes doit être suivie par un médecin.

Les plantes au secours de la maladie de Parkinson

Si vous êtes actuellement suivi par un médecin pour traiter la maladie de Parkinson, consultez d'abord votre praticien avant de faire l'essai d'une quelconque des solutions naturelles mentionnées dans ce chapitre.

♣♣♣ **Féverole commune** ***(Vicia faba).*** Ces fèves sont l'une de nos meilleures sources naturelles d'une substance complexe appelée L-dopa, précurseur naturel de la dopamine dans le cerveau. Chez les sujets atteints de maladie de Parkinson, un déséquilibre se produit dans le cerveau entre deux substances chimiques, la dopamine et l'acétylcholine, généralement en raison d'une dégénérescence des cellules qui produisent la dopamine. Si votre cerveau produit moins de dopamine, le fait de prendre la L-dopa peut être bénéfique. Cette substance est un traitement souvent prescrit pour les Parkinsoniens.

L'ennui, avec la L-dopa, c'est qu'elle est très coûteuse sous forme de substance pharmaceutique. En revanche, les fèves sont bon marché. D'après mes calculs, une boîte de fèves d'environ 450 grammes suffit à fournir une dose de L-dopa suffisante pour exercer une action physiologique efficace sur la maladie de Parkinson. Au supermarché, une boîte de fèves de 450 grammes ne coûte qu'une dizaine de francs.

Plus intéressant encore, d'après les dernières nouvelles, les fèves germées contiendraient dix fois plus de L-dopa que les fèves non germées. J'ai eu beau discuter des mérites potentiels des féveroles avec des dizaines d'individus au cours de ces dernières années, je ne connais pas une seule personne atteinte de maladie de Parkinson qui ait pris au sérieux cette approche nutritionnelle.

Si vous souhaitez ajouter des fèves à votre alimentation habituelle, il est extrêmement important que vous en informiez votre médecin, en lui précisant vos raisons. (Peut-être serait-il même judicieux d'emporter un exemplaire de ce livre pour pouvoir le lui montrer.) Dans la plupart des cas, la maladie de Parkinson commence de manière progressive et fort discrète. Les médecins ne prescrivent généralement la L-dopa qu'à un stade passablement avancé de la maladie. Je suis d'avis que le fait de manger davantage de fèves dès l'apparition des premiers symptômes serait vraiment bénéfique. Si vous prenez déjà de la L-dopa, en revanche, ne commencez pas à manger de ces légumineuses sans en parler à votre médecin au préalable.

Non seulement les féveroles (et d'autres légumineuses) contiennent de la L-dopa, mais elles représentent également une bonne source de choline et de lécithine. Certaines recherches suggèrent que ces substances complexes pourraient avoir des effets positifs dans la prévention de le maladie de Parkinson, ou qu'elles pourraient au moins contribuer à en soulager certains symptômes.

Les féveroles communes sont également très riches en fibres, ce qui contribue à prévenir la constipation, problème courant chez les patients Parkinsoniens. En revanche, comme je l'ai déjà dit, il faudrait manger environ une livre de fèves cuisinées (ou 60 grammes de fèves germées) pour obtenir à partir de féveroles une dose physiologique de L-dopa.

Si vous optez pour les fèves, vous aurez également à affronter leur inconvénient bien connu : les gaz.

Certaines personnes digèrent mieux les légumineuses à mesure qu'elles en mangent davantage. J'ai un jour mangé au déjeuner une boîte de 450 grammes de fèves. Moins de deux heures plus tard, je constatais déjà les effets secondaires prévisibles. Le lendemain, j'en mangeai à nouveau une boîte. Je constatai à nouveau que j'avais certes des gaz, mais ces derniers se manifestèrent seulement quatre heures après le repas. Le troisième jour, après ma troisième boîte, ce fut comme si mes intestins s'y étaient habitués et je n'ai plus guère constaté de gaz. Ainsi donc, ô mes amis mangeurs de légumineuses, ne perdez pas espoir !

♣♣♣ **Doliques de Floride** ***(Mucuna).*** Tout comme les féveroles communes, les doliques de Floride contiennent une généreuse quantité de L-dopa, soit environ 50 000 parts par million. Toutefois, contrairement aux féveroles communes, les doliques de Floride ont effectivement fait l'objet d'essais cliniques pour traiter la maladie de Parkinson.

Des chercheurs ont utilisé une préparation à base de doliques de Floride appelée HP-O, dérivée du noyau interne de ces haricots. La préparation HP-O avait été normalisée de telle manière que chaque gramme contienne 33,33 milligrammes de L-dopa. Sur la base de ces essais, ils ont conclu que leur préparation était efficace. Malheureusement, d'après les informations dont je dispose, il s'agit d'une préparation encore expérimentale et non disponible actuellement. En revanche, ces bons vieux doliques de Floride sont, quant à eux, toujours disponibles. Comme les féveroles, ils contiennent une abondance de fibres.

♣♣ **Onagre** ***(Oenothera biennis).*** Chez 55 % des sujets qui en avaient pris l'équivalent de deux cuillerées à café par jour durant plusieurs mois, l'huile d'onagre améliorait les tremblements associés à la maladie de Parkinson. Cette huile contient de très faibles quantités de l'acide aminé, appelé tryptophane, qui augmente l'efficacité de la L-dopa. (Les graines d'onagre moulues en contiennent davantage encore.)

Pour traiter la maladie de Parkinson, il est recommandé de prendre deux grammes de tryptophane trois fois par jour, conjointement avec de la L-dopa. Malheureusement, il est difficile d'obtenir une telle dose, car il faudrait ingérer près de 100 grammes de graines trois fois par jour.

En ce qui me concerne, je suis d'avis que même des mesures diététiques modestes peuvent être bénéfiques. Si vous prenez chaque jour deux cuillerées à café d'huile d'onagre, ou si vous ajoutez des graines d'onagre moulues aux pains et gâteaux que vous préparez vous-même, cela sera toujours bon pour votre santé

♣ **Ginkgo** ***(Ginkgo biloba).*** Il est plus courant d'utiliser le ginkgo pour aider les patients à se remettre après un accident vasculaire cérébral et pour traiter la maladie d'Alzheimer. Cependant, je suis convaincu qu'il pourrait également être utile dans le traitement de la maladie de Parkinson, car il améliore la circulation sanguine à travers le cerveau, apportant une plus grande quantité de L-dopa là où l'organisme en a besoin. Je suggère de commencer par prendre chaque jour trois gélules de 300 à 500 milligrammes d'extrait de ginkgo normalisé titré à 25 % de flavonoïdes. Les gélules les plus courantes en France sont titrées à 0,5 % de flavonoïdes. (Ces données sont mentionnées sur l'étiquette du produit.) Tenez compte du fait qu'une dose quotidienne supérieure à 240 milligrammes (cette dose limite est fonction du titrage) peut causer des symptômes comme diarrhée, irritabilité et agitation. Si vous constatez l'un ou l'autre de ces symptômes, diminuez la dose.

♣ **Millepertuis** ***(Hypericum perforatum).*** Il est curieux de constater que les fumeurs courent un moins grand risque de contracter la maladie de Parkinson que le reste de la population.

Quelle en est la raison ? Il semblerait que la nicotine augmente l'afflux de dopamine dans le cerveau. Parallèlement, l'enzyme appelée monoamine-oxydase fait baisser le taux de dopamine. Par conséquent, comme le fait la nicotine, il serait logique que des médicaments qui inhibent la monoamine-oxydase (IMAO) aient pour résultat d'augmenter le taux de dopamine et de diminuer le risque de maladie de Parkinson.

Les IMAO constituent une catégorie majeure de médicaments antidépresseurs, et il est prouvé que le millepertuis est un IMAO végétal. Si j'avais la maladie de Parkinson, j'utiliserais de la teinture de millepertuis normalisée contenant 0,1 % d'hypéricine. J'en prendrais 20 à 30 gouttes trois fois par jour. Souvenez-vous que si vous prenez régulièrement un IMAO, qu'il soit pharmaceutique ou à base de plante, certaines interactions peuvent se produire avec divers aliments et médicaments. Il est prudent d'éviter les boissons alcoolisées, les aliments fumés ou conservés au vinaigre, ainsi que les remèdes contre rhume et rhume des foins, les amphétamines, les narcotiques, le tryptophane et la tyrosine. Évitez de prendre du millepertuis si vous êtes enceinte. Enfin, veillez à ne pas trop vous exposer au soleil, car cette plante peut rendre la peau plus sensible aux rayons ultraviolets.

♣ **Passiflore *(Passiflora incarnata)*.** Un grand nombre d'herboristes recommandent la passiflore pour traiter la maladie de Parkinson. Cette plante contient deux substances complexes réputées efficaces contre ce trouble, les alcaloïdes appelés harmine et harmaline. Si j'avais la maladie de Parkinson, je prendrais trois fois par jour entre 10 et 30 gouttes d'une teinture normalisée contenant 0,7 % de flavonoïdes. (Vous trouverez ces informations sur l'étiquette du produit.)

Maladies du cœur

Il y a quelques années, un médecin californien a provoqué une véritable stupeur dans le monde médical en se révélant être le premier chercheur capable de faire régresser les maladies cardiovasculaires. Plus étonnant encore, il réussit à obtenir ce résultat à l'aide d'une conjonction assez rudimentaire d'approches naturelles : exercice, yoga, méditation, groupes de soutien ainsi qu'une alimentation végétarienne très pauvre en matières grasses (10 % seulement des calories provenant de matières grasses).

J'aime beaucoup l'histoire que raconte ce médecin concernant un groupe de lapins, auxquels nous devons d'avoir ajouté un complément inattendu aux recherches sur les maladies du cœur. Ces animaux étaient tous génétiquement similaires. Ils bénéficiaient tous des mêmes aliments et des mêmes conditions d'exercice physique. Pourtant, l'un de ces groupes avait 60 % moins de crises cardiaques que les autres. À quoi pouvait bien tenir cette différence ? On a fini par s'apercevoir que les lapins jouissant d'une meilleure santé habitaient les cages inférieures. L'employé chargé de nourrir ces animaux était relativement de petite taille. Il caressait seulement les lapins logés le moins haut. Ainsi donc, l'amour est favorable à la vie. C'est bien ce que je pensais depuis toujours.

Éviter que les canalisations se bouchent

Dans les cardiopathies, et plus précisément dans les maladies des artères coronaires, les artères destinées à nourrir le cœur se bouchent. Cette affection est la première cause de décès dans bon nombre de pays industrialisés. La médecine traditionnelle n'a pas encore adopté l'approche naturelle, douce et sans danger, du médecin évoqué plus haut. En cas de cardiopathie grave, elle pratique ce qu'on appelle le pontage coronarien.

Un pontage coronarien n'est qu'une réparation temporaire. Le pontage (tronçon de veine greffé) a lui-même tendance à s'obstruer après quelques mois ou quelques années. Si les millions dépensés pour des pontages étaient consacrés plutôt aux thérapies naturelles et à des mesures préventives, peut-être que notre système de santé se porterait mieux.

Ces thérapies préventives visent à soigner l'hypertension artérielle et l'excès de cholestérol et à faire le maximum pour encourager les gens à renoncer au tabac, à perdre du poids, à faire davantage d'exercice, à gérer plus efficacement le stress et à préserver un entourage plus convivial.

Le pouvoir des légumes

L'une de mes approches préférées de la prévention — et de la guérison — d'une crise cardiaque est quelque chose que vous ne risquez pas de trouver dans un ouvrage médical. Il s'agit du potage de légumes. La plupart des gens parlent de minestrone, mais je préfère parler de médistrone, car c'est autant un médicament qu'un aliment. Je n'ai pas de recette à vous donner pour préparer ce potage. Il suffit de prendre pour base les ingrédients appropriés que je vais vous décrire, puis de les marier ensemble dans les proportions qui vous conviennent. L'essentiel est d'utiliser des légumes de saison et de préparer un potage un peu différent à chaque fois, de manière à ne jamais vous lasser de cette préparation bénéfique. Cela deviendra bientôt une habitude qui vous donnera un grand plaisir pendant tout le reste de votre vie.

Certains des légumes et plantes aromatiques que j'utilise dans la soupe de légumes, notamment l'ail, l'oignon, le gingembre et le piment rouge, exercent une action anticoagulante sur le sang, ce qui prévient du même coup les caillots responsables des crises cardiaques. L'ail et l'oignon contribuent également à faire baisser les taux de cholestérol et la tension artérielle.

D'autres légumes, en particulier les tomates, contiennent la substance complexe appelée acide gamma-aminobutyrique. J'ai commencé tout récemment à me passionner pour cette substance. Selon divers travaux scientifiques, l'acide gamma-aminobutyrique présent dans les tomates et dans nombreux autres légumes couramment utilisés dans les potages semblent diminuer la tension artérielle et contribuer à renforcer le muscle cardiaque. Pour préparer notre médistrone, nous commençons par des tomates auxquelles nous ajoutons d'autres plantes, épices et légumes qui contribuent à diminuer la tension artérielle, notamment l'oignon et l'ail déjà mentionnés, mais aussi du riz, du céleri et du safran.

Parmi divers autres légumes que vous pourriez également ajouter au médistrone et qui ont pour effet de diminuer le cholestérol, citons : l'artichaut, l'aubergine, la carotte, l'épinard, le haricot et l'orge.

En outre, mon médistrone contient des légumes riches en glutathione aux puissantes propriétés antioxydantes. Les antioxydants contribuent à prévenir les plaques athéromateuses qui sont à l'origine des troubles cardiaques quand elles s'accumulent sur les parois des artères coronariennes. Vous trouverez de généreuses quantités d'antioxydants dans les légumes suivants : asperge, brocoli, chou, chou-fleur, pomme de terre, pourpier et tomates. (On en trouve également dans certains fruits : avocat, orange, pamplemousse, pastèque et pêche, mais j'avoue que je n'en mettrais pas dans mon potage.)

Tous les légumes entrant dans la composition du médistrone sont pauvres en matières grasses. Ils contiennent peu, voire pas de cholestérol du tout. Ils peuvent par conséquent être utiles pour vous aider à perdre du poids, pour abaisser votre tension artérielle et votre taux de cholestérol. De plus, les légumes peuvent aussi être une bonne source d'exercice si vous les faites pousser vous-même !

Si vous craignez d'avoir des problèmes cardiaques, n'hésitez pas à prendre du médistrone une ou deux fois par semaine ou même plus souvent si cela vous fait plaisir. Vous pouvez en préparer une grande casserole en début de semaine, et mettre ensuite au congélateur des portions individuelles qui vous permettront d'en manger aussi souvent que vous le souhaiterez. J'estime que le simple fait de remplacer chaque semaine quelques repas à base de viande ou de fromage par du médistrone peut vous permettre de réduire votre risque de crise cardiaque d'environ 20 %.

D'autres bonnes raisons pour manger vos légumes

Ne vous contentez pas de médistrone. Les preuves scientifiques s'accumulent en faveur des fruits et légumes dans la prévention des maladies du cœur. Ces aliments porteurs de santé devraient systématiquement faire partie de chaque repas.

Les fruits et légumes sont notre principale source de ces antioxydants puissants que sont les vitamines C et E, les caroténoïdes précurseurs de la vitamine A et l'acide folique, une vitamine du groupe B. De nombreux travaux montrent qu'à mesure que l'alimentation s'enrichit en ces nutriments, le risque de crise cardiaque peut diminuer de 40 %. (Quant au risque de cancer, il baisse également d'environ 50 %.)

N'oubliez pas que les cinq portions quotidiennes généralement conseillées de légumes et de fruits représentent un minimum nécessaire à la santé. De nombreux nutrithérapeutes préconisent huit ou neuf portions par jour. C'est là un idéal difficile à atteindre, dans la mesure où seulement quelque 10 % de la population n'en inclut ne serait-ce que cinq portions par jour dans son alimentation habituelle…

Les plantes au secours des maladies du cœur

J'ai déjà mentionné le fait que l'ail, l'oignon, le gingembre et le piment rouge contribuent à prévenir et à traiter les maladies du cœur en diminuant la tension artérielle. J'ai également souligné que l'ail et l'oignon font baisser les taux de cholestérol et empêchent le sang de former des caillots. Si vous avez déjà quelque connaissance en phytothérapie, sans doute ces informations ne vous surprendront pas. En revanche, peut-être ignorez-vous qu'un grand nombre d'autres plantes peuvent également contribuer à prévenir et traiter les maladies du cœur.

♣♣♣ **Amarante (*Amaranthus*, diverses espèces)** et autres plantes contenant du calcium. Les feuilles d'amarante sont l'une des meilleures sources végétales de calcium (environ 5,3 % sur la base du poids sec). Divers travaux scientifiques suggèrent qu'il augmente la densité minérale des os, ce qui peut contribuer à prévenir l'ostéoporose. Mieux encore : le calcium diminue de manière significative le danger de crise cardiaque.

Il existe un certain nombre d'autres plantes riches en calcium : chénopode blanc, ortie, fèves, cresson, réglisse, marjolaine, sarriette, pousses de trèfle rouge et thym.

Non seulement l'amarante est une bonne source de calcium, mais elle contient également une grande quantité de fibres. Une étude effectuée sur une période de six ans et portant sur plus de 40 000 participants de sexe masculin a montré que les sujets qui prenaient le plus de fibres avaient un risque de crise cardiaque diminué des deux tiers. L'amarante se marie agréablement aux crudités, aux plats de légumes variés et au médistrone.

♣♣♣ **Saule (*Salix*, diverses espèces).** L'écorce de saule contient de la salicine, le précurseur végétal de l'aspirine. De nombreuses recherches montrent qu'une faible dose d'aspirine — de l'ordre d'un demi-cachet à un cachet entier par jour — peut réduire sensiblement le risque de crise cardiaque en empêchant les caillots qui en sont la cause.

L'organisme transforme l'aspirine en acide salicylique, mais il convertit également la salicine contenue dans l'écorce de saule en acide salicylique. Par conséquent, puisque l'aspirine pharmaceutique contribue à prévenir les crises cardiaques, l'aspirine végétale devrait avoir le même effet. Si vous êtes allergique à cette substance, il est probablement judicieux d'éviter également l'aspirine végétale.

C'est généralement l'écorce du saule blanc (*S. alba*) qui est utilisée. D'autres espèces contiennent davantage de salicine, notamment le saule fragile *(S. fragilis)* et l'osier rouge *(S. purpurea)*. Si le saule blanc est la seule espèce que vous parvenez à trouver dans votre magasin diététique ou en pharmacie, il fera parfaitement l'affaire.

La quantité de salicine contenue dans une demie à une cuillerée à café d'écorce de saule blanc est d'environ 100 000 parts par million, soit environ 100 milligrammes. Une fois convertie en acide salicylique, cette quantité devrait suffire pour assurer à votre cœur la même protection que l'aspirine.

Je vous suggère de préparer une infusion à partir d'à peu près une cuillerée à café d'écorce de saule par tasse d'eau bouillante. Laissez infuser durant 15 minutes avant de passer ce liquide. Vous pouvez en boire une tasse par jour, ou une tasse tous les deux jours.

♣♣ **Angélique *(Angelica archangelica)*.** Les médecins prescrivent fréquemment des inhibiteurs calciques (on parle aussi d'antagonistes du calcium) comme le vérapamil (Arpamyl, Isoptine) dans le but de prévenir une crise cardiaque. Cette catégorie de médicaments a pour effet de contribuer à diminuer la tension artérielle.

L'angélique contient 15 substances complexes distinctes qui agissent comme inhibiteurs calciques. Si vous prenez déjà un antagoniste du calcium qui vous a été prescrit par votre médecin, je tiens à souligner qu'il ne saurait être question d'abandonner votre médicament pour le remplacer par de l'angélique. Pourtant, cela ne m'étonnerait pas que le fait d'ajouter cette plante à vos autres remèdes augmente l'efficacité globale de vos médicaments. Si vous souhaitez en faire l'essai, parlez-en d'abord avec votre médecin.

En ce qui me concerne, je me prépare le mélange suivant que j'ai baptisé «Angélade» : pour cela, je fais du jus de tiges d'angélique, d'ail, de carottes, de céleri et de fenouil, auquel j'ajoute encore du panais et du persil, avec un peu d'eau et quelques épices pour en améliorer le goût. On obtient ainsi une boisson très savoureuse dont tous les ingrédients sont de bonnes sources d'inhibiteurs calciques, d'antioxydants ou de substances complexes ayant pour effet d'abaisser le taux de cholestérol ou la tension artérielle, si bien que l'effet global de cette potion est de prévenir une crise cardiaque d'une manière ou d'une autre.

♣♣ **Aubépine (*Crataegus*, diverses espèces).** L'aubépine jouit d'une réputation solide et justifiée en tant que tonicardiaque léger. Elle est particulièrement utile pour traiter la fatigue du cœur appelée insuffisance cardiaque congestive (ou œdémateuse). Les recherches indiquent toutefois que cette plante contribue également à prévenir les crises cardiaques. Elle améliore la circulation sanguine à travers le cœur en dilatant les artères coronaires. D'autre part, elle augmente l'aptitude du cœur à supporter le manque d'oxygène dû à la diminution de l'apport sanguin à travers les artères coronaires obstruées.

L'aubépine contribue également à régulariser le rythme cardiaque. Elle diminue ce que l'on appelle les résistances vasculaires périphériques. Cela signifie qu'elle facilite la circulation sanguine, réduisant ainsi l'effort à fournir par le muscle cardiaque et contribuant à faire baisser la tension artérielle.

Dans le cadre d'une étude, des patients atteints de maladie cardiovasculaire qui avaient pris chaque jour, durant deux mois, entre 600 et 900 milligrammes d'aubépine, ont signalé qu'ils ressentaient une amélioration considérable.

L'aubépine est un puissant remède pour le cœur. Si vous souhaitez en prendre pour prévenir une éventuelle crise cardiaque, parlez-en d'abord avec votre médecin et consultez un naturopathe pour obtenir un extrait normalisé. Les naturopathes ne préconisent pas d'utiliser la plante telle quelle pour traiter une maladie cardiovasculaire.

♣♣ **Pourpier** *(Portulaca oleracea).* Je recommande chaque fois que possible cette plante savoureuse, proche de l'épinard et si bénéfique pour la santé. Les feuilles de ce légume facile à cultiver sont la meilleure source de substances complexes utiles appelées acides gras de type oméga-3. Ces derniers contribuent à prévenir les caillots sanguins à l'origine des crises cardiaques. En outre, le pourpier est extrêmement riche en substances antioxydantes, qui contribuent également à prévenir les crises cardiaques ainsi que le cancer.

Enfin, ces légumes verts contiennent du calcium et du magnésium en égales proportions. J'ai déjà souligné que le calcium est bénéfique pour le cœur, mais que son efficacité protectrice est à son maximum quand il est ingéré en même quantité que le magnésium. Voilà une excellente raison de manger beaucoup de feuilles fraîches de pourpier. J'en mange cru en salade, ou je le prépare à la vapeur à la manière des épinards.

♣♣ **Raisin** *(Vitis vinifera).* Une trentaine de recherches scientifiques à long terme ont abouti à la même conclusion : les personnes qui boivent du vin ou de l'alcool avec modération — à raison de un ou deux verres par jour — diminuent de 25 à 40 % leur risque de crise cardiaque. En revanche, on n'en connaît pas encore la raison. Certains chercheurs affirment que l'alcool exerce en soi un effet protecteur sur le muscle cardiaque, probablement en abaissant le «mauvais» cholestérol. Ils ajoutent que n'importe quel type d'alcool est utile, qu'il s'agisse de bière, de vin ou d'alcool distillé.

D'autres affirment que le vin rouge a quelque chose en plus. Je serais tenté de leur donner raison. Les complexes phénoliques, des substances chimiques présentes dans la peau du raisin, donnent au vin rouge sa couleur. Elles protègent également l'organisme contre le cholestérol, mieux encore que la puissante vitamine E.

En revanche, il n'est pas indispensable de boire du vin rouge pour obtenir ces substances complexes. En effet, on les trouve également dans le raisin rouge, le jus de raisin rouge et de nombreux autres fruits et légumes, notamment les airelles, les mûres, les myrtilles, l'ail et l'oignon.

Rien ne vous empêche de boire chaque jour un ou deux verres de vin rouge pour profiter des avantages de ces substances. Souvenez-vous simplement que le fait de boire plus de deux verres d'alcool par jour est dangereux pour le cœur et pour la santé en général.

♣♣ **Romarin** *(Rosmarinus officinalis)*. Le romarin est l'une des meilleures sources végétales d'antioxydants. C'est la raison pour laquelle il est si efficace pour conserver les aliments. Les antioxydants qu'il contient empêchent la graisse des viandes de rancir. Ils en feront de même, si j'ose dire, pour votre cœur.

Le romarin permet de préparer une infusion de goût très agréable. Vous pouvez également l'utiliser abondamment dans vos préparations culinaires.

♣ **Cacahuète** *(Arachis hypogaea)*. N'ôtez pas la fine pellicule rouge et parcheminée qui recouvre vos cacahuètes, car c'est là que se trouvent les proantocyanidines oligomériques, des substances complexes protectrices du cœur. Ces antioxydants puissants contribuent à prévenir non seulement les crises cardiaques, mais également le cancer et les accidents vasculaires cérébraux.

Puisque le contenu des plantes en proantocyanidines oligomériques n'a pas encore été bien répertorié, je ne suis pas en mesure de vous dire quelles en sont les meilleures sources. Personnellement, j'ai du plaisir à trouver cette substance dans les peaux des cacahuètes, les raisins noirs et le vin rouge.

♣ **Chicorée sauvage** *(Cichorium intybus)*. Des chercheurs ont découvert que la racine de chicorée présente deux avantages pour la santé du cœur. Elle ralentit le rythme cardiaque quand il est trop rapide, et elle exerce également un léger effet tonicardiaque, assez semblable à celui de la digitale, le médicament souvent prescrit. De plus, son effet est suffisamment doux pour qu'elle ne présente aucun danger.

Divers succédanés du café que l'on trouve dans le commerce contiennent de la chicorée torréfiée. Vous pourriez les essayer pour voir si vous en aimez le goût. Il suffit de suivre les indications figurant sur l'emballage.

♣ **Olivier** *(Olea europea)*. L'huile d'olive ingérée régulièrement chaque jour pourrait exercer un effet protecteur significatif contre la maladie cardiovasculaire. Il est certain qu'elle joue un rôle central dans le régime particulièrement sain pour le cœur des pays méditerranéens. Dans les régions où l'huile d'olive mono-insaturée est la principale source de matière grasse, les crises cardiaques sont relativement rares, même quand la consommation globale de ces matières grasses est par ailleurs plutôt élevée.

Si vous ne l'avez déjà fait, songez à remplacer les autres huiles que vous utilisez en cuisine par de l'huile d'olive.

Mauvaise haleine

Un jour, un herboriste de mes amis, admirateur de la littérature et de la culture persanes, m'a décrit une réception très huppée à laquelle il avait participé.

Sur un grand plateau rond, au centre de la table, étaient posés quatre grands saladiers remplis de plantes aromatiques fraîches : coriandre, persil, menthe poivrée et estragon. Entre deux services, les invités en remplissaient des galettes de pain pita qu'ils mastiquaient ensuite pour se nettoyer la bouche. Ce n'est sûrement pas un hasard si toutes ces plantes aromatiques jouissent également d'une réputation bien établie comme désodorisants de l'haleine. D'ailleurs, la coutume ancienne qui consistait à terminer un repas en mâchant un brin de menthe stomachique et rafraîchissante de l'haleine trouve son équivalent moderne dans les bonbons à la menthe.

Quand ce mémorable banquet prit fin, plusieurs centaines de grammes de plantes aromatiques fraîches avaient été ingérées dans ces sandwiches-pita-phytochimiques à la mode orientale. Ce qui nous amène à mon premier conseil à base de plantes pour cette rubrique : si vous voulez avoir l'haleine fraîche en sortant d'un bon restaurant, réservez pour la fin le persil qui décore si joliment votre assiette et mâchez-le juste avant de partir.

Notions de base concernant la mauvaise haleine

J'ai toujours dit qu'il vaut mieux avoir mauvaise haleine que plus d'haleine du tout. En revanche, j'aurais plutôt tendance à être hypocondriaque quand il s'agit d'halitose. Je suis d'ailleurs loin d'être le seul dans ce cas. Essayez donc de réunir tous ceux qui sont persuadés d'avoir toujours une haleine agréable, vous pourrez les compter sur les doigts d'une main. D'ailleurs, les ménages français dépensent des sommes conséquentes pour acheter des produits d'hygiène spécialisée, notamment buccale.

La plupart du temps, la mauvaise haleine provient de bactéries dans la bouche. Ces dernières sécrètent divers déchets dont l'odeur — osons le dire — est plutôt nauséabonde. Pendant la journée, la salive, qui contient une abondance d'oxygène, joue le rôle de bain de bouche naturel, ce qui suffit généralement à éviter les odeurs désagréables dues aux bactéries buccales. La nuit, en revanche, le processus de salivation se ralentit et le milieu chimique de la bouche passe de légèrement acide à légèrement alcalin, ce qui encourage la prolifération des bactéries responsables des odeurs déplaisantes. Au matin, vous vous éveillez avec ce que les spots publicitaires qualifient d'«haleine matinale». Un bain de bouche à base de plantes peut être tout aussi efficace, voire plus encore, que n'importe quel produit du commerce. Vous en trouverez la recette à la page suivante.

Chez le tiers au moins des personnes qui se plaignent d'avoir mauvaise haleine, la cause en est la gingivite (aussi appelée parodontolyse ou maladie périodontique). Les bactéries s'infiltrent à l'intérieur de la gencive, sous les collets dentaires, là où même les meilleures brosses à dents ne sauraient être efficaces. À mesure qu'elles se multiplient, les bactéries détruisent les tissus gingivaux. En l'absence de traitement, la gingivite finit par faire tomber des dents. Dans l'intervalle, les bactéries sécrètent les déchets à l'origine de la mauvaise haleine.

Le fil dentaire peut contribuer à maîtriser la gingivite. Il en va de même d'un bain de bouche contenant des plantes judicieusement choisies. Mais l'halitose chronique pourrait être le signe d'un certain nombre d'autres troubles. Parfois, il s'agit de maladies graves comme la cirrhose du foie, le diabète, une insuffisance rénale ou un cancer des voies respiratoires supérieures, par exemple. Si vous ne parvenez pas à vous débarrasser de votre mauvaise haleine, parlez-en à votre médecin.

Les plantes au secours de la mauvaise haleine

Dans la plupart des cas, la mauvaise haleine n'est qu'un inconvénient passager. Diverses plantes pourront vous aider à en venir à bout.

♣♣♣ **Cardamome (*Elettaria cardamomum*).** Selon mes bases de données, la cardamome est la meilleure source de cinéole, une substance complexe dotée d'un pouvoir antiseptique très puissant, capable également d'anéantir les bactéries responsables d'une haleine fétide. Si vous utilisez cette plante aromatique avant un rendez-vous amoureux, elle pourrait avoir d'autres avantages. Dans les pays arabes, elle est en effet considérée comme aphrodisiaque. Si mon «Halitosade» ne vous plaît pas, vous pourriez tout aussi bien mâcher quelques graines de cardamome. En ce qui me concerne, j'ai pris l'habitude de les mastiquer un certain temps avant de les recracher. J'en ajoute également à diverses tisanes et liqueurs.

Halitosade

Pour préparer l'halitosade, mon remède vert pour rafraîchir l'haleine fétide qui remplace avantageusement les bains de bouche du commerce, faites macérer dans de la vodka les plantes de votre choix parmi celles citées dans ce chapitre. Les proportions n'ont aucune importance. Utilisez un bocal à large ouverture avec un couvercle qui se visse. Ajoutez une bonne centaine de grammes de plantes, ou même davantage, par demi-litre de vodka.

La formule que je préfère contient de l'eucalyptus, du romarin et de la menthe romaine, ainsi que diverses autres plantes que j'ai sous la main. Je n'utilise généralement pas la cardamome en raison de son prix élevé, mais il est vrai qu'elle a très bon goût.

Pour mon usage personnel, je laisse ces plantes macérer indéfiniment dans la vodka. Mais quand j'ai l'occasion de préparer ce bain de bouche pour quelqu'un d'autre, il m'arrive d'avoir l'élégance de passer le mélange après une macération assez prolongée, pour que le liquide obtenu soit transparent et limpide. Le choix vous appartient, mais en ce qui me concerne, cela me fait plaisir de voir toutes ces plantes qui flottent dans mon bocal d'halitosade.

♣♣♣ **Eucalyptus *(Eucalyptus globulus).*** Les bains de bouche que l'on trouve dans le commerce contiennent de l'alcool, qui contribue à détruire les bactéries responsables des odeurs désagréables. Ils sont souvent à base d'eucalyptol, une substance complexe dérivée de l'huile essentielle d'eucalyptus et qui contient beaucoup de cinéole.

Plutôt que d'acheter n'importe lequel de ces produits relativement coûteux, vous pouvez tout simplement préparer une petite quantité de mon incomparable halitosade, selon la recette ci-dessus, à partir de quelques feuilles d'eucalyptus écrasées. Mais peut-être n'avez-vous pas d'eucalyptus ? Pas de problème.

Beaucoup d'autres plantes sont également riches en cinéole. Aucune d'entre elles (à l'exception de la cardamome) ne contient de loin autant de cinéole que l'eucalyptus, mais n'importe laquelle de ces plantes contribuerait pourtant à rafraîchir l'haleine : menthe romaine, romarin, armoise annuelle, gingembre, muscade, lavande, monarde, menthe poivrée, tanaisie, achillée millefeuille, cannelle, basilic, curcuma, hysope, estragon, fenouil ou verveine odorante.

♣♣♣ **Persil *(Petroselinum crispum)*** et autres plantes contenant beaucoup de chlorophylle. Ma cousine souffre d'hypertension artérielle. Elle m'a récemment téléphoné pour savoir si j'avais quoi que ce soit à lui recommander. Je lui ai conseillé de manger de l'ail pour faire baisser sa tension artérielle, ainsi que du persil pour qu'elle n'ait pas mauvaise haleine. Le persil vert vif est une excellente source de chlorophylle, le pigment vert végétal agissant comme un puissant désodorisant de l'haleine. Mastiquez un peu de persil après les repas, après un café ou chaque fois que vous aurez mangé ou bu quelque chose qui pourrait vous donner mauvaise haleine.

Il est d'ailleurs judicieux de conserver au réfrigérateur des pousses fraîches de persil et d'autres plantes contenant une abondance de chlorophylle, comme le basilic ou les feuilles de coriandre. Vous pouvez en mâcher aussi souvent que nécessaire.

♣♣ **Aneth odorant** ***(Anethum graveolens).*** Comme le persil, l'aneth est très riche en chlorophylle. Vous pouvez vous préparer après les repas une tisane d'aneth à partir d'une ou deux cuillerées à café de feuilles ou de graines écrasées par tasse d'eau bouillante, ou tout simplement mâcher quelques graines d'aneth pour vous rafraîchir l'haleine. (Si vous êtes enceinte, toutefois, l'utilisation de l'aneth en quantités médicinales pourrait causer des problèmes ; réservez cette plante à une utilisation occasionnelle et modérée.)

♣♣ **Anis** ***(Pimpinella anisum).*** Les graines d'anis, dont le goût rappelle celui de la réglisse, sont utilisées depuis des milliers d'années pour rafraîchir l'haleine. Cela ne m'étonne pas, car elles sont vraiment efficaces. Faites bouillir pendant quelques minutes plusieurs cuillerées à café de graines d'anis dans l'équivalent d'une tasse d'eau. Passez ce liquide avant de l'utiliser comme boisson ou pour vous en rincer la bouche.

♣♣ **Monarde écarlate** ***(Monarda fistulosa).*** Si vous aimez le goût du thym, vous aimerez également celui de la monarde écarlate, soit pure, soit mélangée à d'autres plantes préparées en tisane. Elle contient quelques-unes des mêmes substances complexes antiseptiques que l'on trouve dans les désodorisants pour l'haleine vendus dans le commerce. Utilisez deux cuillerées à café de monarde écarlate par tasse d'eau bouillante et laissez infuser dix minutes.

♣♣ **Coriandre** ***(Coriandrum sativum).*** La coriandre est un remède populaire cantonais pour l'haleine fétide. Versez deux tasses d'eau sur une centaine de grammes de feuilles fraîches de coriandre (également appelée persil de Chine), et laissez ensuite la casserole sur le feu pendant quelques minutes. Passez le liquide que vous pourrez soit boire, soit utiliser comme bain de bouche.

♣♣ **Menthe poivrée** ***(Mentha piperita).*** La tisane de menthe poivrée est fortement recommandée pour traiter l'halitose. Cela se justifie amplement.

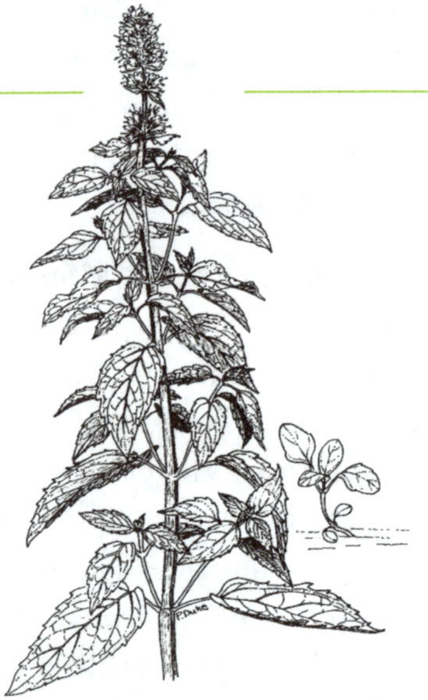

Menthe poivrée

Cette plante de la famille des menthes est cultivée à des fins commerciales depuis fort longtemps pour donner du goût à toutes sortes de préparations, allant des bonbons au dentifrice en passant par diverses liqueurs

L'huile essentielle de menthe poivrée est en effet un antiseptique puissant mais, en revanche, elle est toxique et ne doit pas être ingérée.

♣♣ **Sauge** ***(Salvia officinalis).*** Un herboriste recommande de se gargariser plusieurs fois par jour avec de la tisane de sauge tiède pour soigner les aphtes et remédier à l'haleine fétide. La sauge possède en effet des propriétés désodorisantes de l'haleine semblables à celles du persil et de la menthe poivrée.

♣ **Clous de girofle** ***(Syzygium aromaticum).*** Dans certaines cultures orientales, il y a bien longtemps, on demandait aux gens de mâcher quelques clous de girofle pour se rafraîchir l'haleine avant d'approcher leur monarque. L'huile essentielle puissamment aromatique de cette plante exerce en effet une action antibactérienne. Pour obtenir un bain de bouche au goût agréable, ajoutez plusieurs cuillerées à soupe de clous de girofle à un demi-litre de vodka. Laissez macérer plusieurs jours. Vous pouvez également préparer une tisane à l'aide d'une ou deux cuillerées à café de clous de girofle séchés.

Maux de dents

Cela fait plusieurs milliers d'années que les indiens Choco vivent à l'est du Panama et en Colombie voisine. Mon travail m'a amené à collaborer avec eux de manière très étroite.

Dès 1960, des indiens Choco m'avaient parlé d'une plante du genre *Piper*, proche cousine du poivre noir, qu'ils utilisent comme remède pour soigner les maux de dents. Ils m'en donnèrent une branchette et quand j'y plantai les dents, ma bouche devint momentanément insensible.

Vous ne trouverez nulle part cette plante des indiens Choco. En revanche, il est probable qu'une autre plante tropicale, souvent utilisée pour soigner les maux de dents, soit présente au beau milieu de l'étagère à épices de votre cuisine. Il s'agit des clous de girofle, qui sont en réalité les fleurs encore en bouton d'un arbre tropical. L'huile essentielle de giroflier contient une grande quantité d'eugénol, un agent chimique anesthésique et antiseptique. Les clous de girofle contiennent 5 à 20 fois plus d'eugénol que diverses autres sources de cette substance citées dans mes bases de données. De nombreux dentistes s'en servent d'ailleurs comme antalgique et anesthésique dentaire, surtout dans le traitement des canaux radiculaires.

Sans doute est-il superflu de décrire les maux de dents. Il m'est arrivé assez souvent d'en souffrir. Aujourd'hui encore, j'ai une tendance stupide à remettre toujours à plus tard une visite chez le dentiste. Mais je ne suis pas le seul...

Selon les statistiques, environ 16 % des Français se font soigner pour des caries. Voilà qui représente chaque année plusieurs millions de maux de dents. Tout mal de dent rebelle doit être signalé à un dentiste. Fort heureusement, en attendant votre rendez-vous, un certain nombre de plantes bénéfiques pourront vous aider à soulager la douleur.

Les plantes au secours des maux de dents

La médecine dentaire connaît depuis longtemps l'utilisation des huiles essentielles de plantes pour soulager les maux de dents. Dès 1946, on pouvait lire dans une revue scientifique que les huiles essentielles de plantes «sont le principe actif essentiel entrant dans la composition de diverses pré-

Sagesse de la jungle

Revenons à cette plante apparentée au poivre dont les indiens Choco se servent pour insensibiliser la douleur provoquée par les maux de dents.

Il m'est arrivé des années plus tard de retrouver cette plante, lors d'un séjour au Pérou. Mon guide m'a montré la plante en répétant qu'elle soulageait les maux de dents. Après en avoir arraché un plant avec ses racines, il a gratté ces dernières pour en ôter la terre puis il m'a invité à croquer. Comme la première fois, cette plante a instantanément rendu ma bouche insensible.

Les fruits et racines de certaines espèces de plantes de la famille du poivre sont une source connue de substances complexes anesthésiques. Même le poivre noir en contient une certaine quantité.

Les peuples qui vivent depuis des milliers d'années dans les forêts tropicales du monde entier connaissent des plantes extraordinairement efficaces pour soulager les maux de dents. C'est d'ailleurs là ce qui m'a amené à rédiger ce livre : démontrer que les remèdes populaires traditionnels possèdent une valeur scientifique incontestable.

Les sceptiques du monde scientifique m'objecteront que de tels «remèdes de bonne femme» ne sauraient rivaliser avec des expériences scientifiques mises en place selon un protocole précis. En revanche, la science repose sur une observation attentive, et c'est précisément ce que font les ethnies traditionnelles depuis la nuit des temps : observer l'univers qui les entoure et en faire un bon usage empirique.

De manière générale, les ethnies traditionnelles ont réussi à sélectionner les remèdes bénéfiques en rejetant ceux qui n'offraient aucun avantage, identifiant ainsi au cours des siècles ce que nous qualifions aujourd'hui de «remèdes empiriques traditionnels». La plupart d'entre eux reposent sur des milliers d'années d'expérience pratique, et rares sont ceux qui provoquent des effets indésirables.

Voilà bien là une chose que nous ne saurions affirmer de notre arsenal pharmaceutique moderne, dont seule une poignée de produits est connue depuis plus d'une centaine d'années. Trop souvent, les remèdes de synthèse finissent par se révéler dangereux, témoin la grande quantité de produits pharmaceutiques que sont retirés de la vente en raison de leurs effets indésirables.

parations destinées à soulager les maux de dents. L'huile essentielle de giroflier et l'eugénol en sont incontestablement les principales...»

♣♣♣ **Clous de girofle** ***(Syzygium aromaticum).*** L'huile essentielle de giroflier est un bon antiseptique et un excellent anesthésique local pour soigner les maux de dents. Un comité scientifique a relevé que sur 12 ingrédients entrant dans la composition de nombreux produits pharmaceutiques destinés à soigner les maux de dents, l'huile essentielle de giroflier était la seule à pouvoir être considérée comme «sûre et efficace pour une utilisation à court terme».

Vous pouvez acheter diverses préparations en vente libre à base d'huile essentielle de giroflier et les utiliser pour insensibiliser une dent douloureuse. L'huile doit être mise directement en contact avec la dent, sans être ingérée.

♣♣ **Gingembre *(Zingiber officinale).*** Il semblerait qu'une compresse à base de cette épice forte puisse soulager les maux de dents. En ce qui me concerne, je rendrais une telle compresse plus forte encore en y ajoutant du piment rouge. Le gingembre et le piment rouge semblent avoir le même effet que les emplâtres à base de moutarde de nos grands-mères. Ils agissent comme révulsifs, c'est-à-dire que l'irritation superficielle provoquée par le gingembre ou le piment rouge contribue à atténuer la douleur.

Mélangez l'épice (ou les épices) de votre choix avec une quantité d'eau juste suffisante pour obtenir une pâte assez épaisse dans laquelle vous tremperez ensuite un tampon de coton. Essorez ce dernier et appliquez-le directement sur la dent, sans le mettre en contact avec la gencive. Si vous ne supportez pas ce traitement plutôt draconien, rincez-vous la bouche et choisissez un autre remède.

♣♣ **Piment rouge (*Capsicum,* diverses espèces).** En 1992, au moment même où le reste du monde célébrait le voyage de Christophe Colomb, je fêtais de mon côté l'introduction du piment rouge dans les autres pays du monde. C'est en effet grâce à une tribu indienne des Caraïbes que le célèbre navigateur avait découvert cette épice.

Quand on applique du piment rouge sur la peau, son principe actif, la capsaïcine, provoque momentanément une impression de brûlure, tout en inhibant l'action de la substance P, l'agent chimique du corps qui transmet les signaux douloureux. De plus, le piment rouge est une assez bonne source de salicylates, des agents chimiques proches de l'aspirine qui peuvent soulager la douleur. Pas étonnant que cette plante soit un vieux remède populaire pour soigner les maux de dents. Pour soulager une dent douloureuse avec du piment rouge, faites une compresse à l'aide d'un tampon de coton, comme décrit ci-dessus à propos du gingembre.

♣♣ **Saule (*Salix,* diverses espèces).** Quand j'ai mal aux dents, il m'arrive parfois de mâcher quelques morceaux d'écorce de saule avant de mettre cet emplâtre improvisé sur la dent douloureuse, ce qui a pour effet d'endormir momentanément la douleur. L'écorce de saule contient de la salicine, dont la composition chimique rappelle celle de l'aspirine. Elle possède un grand pouvoir analgésique. Vous pouvez également boire une tisane réalisée à partir de cette plante ou la prendre sous forme de teinture pour atténuer la douleur. (Si vous êtes allergique à l'aspirine, toutefois, sans doute vaut-il mieux éviter d'avoir recours aux plantes qui lui ressemblent.)

♣♣♣ **Clavalier d'Amérique** ***(Zanthoxylum americanum).*** Le nom anglais de cette plante — toothache tree (arbre aux maux de dents) — rappelle qu'il est un ancien remède populaire pour soigner les maux de dents. Je vous suggère d'en mâcher l'écorce ou de préparer une tisane à base d'écorce ou de baies de clavalier. Vous ne trouverez pas cette plante dans la nature, mais éventuellement sous forme séchée dans une boutique spécialisée.

♣ **Rhubarbe** ***(Rheum officinale).*** En Chine, où cette plante s'appelle *da huang*, la racine de rhubarbe est utilisée pour soigner les maux de dents. Dans ce but, les Chinois préparent un remède en faisant d'abord frire la racine, puis en la laissant macérer dans l'alcool de manière à obtenir une teinture. Ensuite, à l'aide d'un tampon de coton, ils appliquent cette dernière sur la dent douloureuse pendant cinq minutes.

C'est le remède que je choisirais si j'étais dans l'impossibilité de me procurer les plantes plus efficaces déjà mentionnées plus haut. La rhubarbe contient au moins six substances chimiques complexes analgésiques.

♣ **Sésame** ***(Sesamum indicum).*** Ce remède traditionnel chinois pour soigner les maux de dents, qui remonte au IVe siècle de notre ère, m'a été révélé par un professeur de pharmacognosie (l'étude des médicaments d'origine naturelle) : faites bouillir des graines de sésame (pour une part) avec de l'eau (pour deux parts), jusqu'à ce qu'il ne reste plus que la moitié du liquide. La décoction ainsi obtenue, quand on l'applique directement sur la dent, est extrêmement efficace pour soulager les maux de dents et la gingivite. Il n'y a rien d'étonnant à cela, car le sésame contient au moins sept substances complexes dotées d'un pouvoir antalgique.

Maux de dos

Mon épouse et moi-même sommes tous deux sujets à des problèmes de dos. Ma femme illustre la manière dont les troubles dorsaux semblent souvent se transmettre de manière héréditaire. Ses deux sœurs présentent la même déformation qui leur cause des problèmes dans la même région du dos, notamment après une station prolongée devant l'évier. Leur mère avait exactement la même chose.

Quant à moi, c'est sur Noël que je rejette le blâme, car cette fête m'a valu le pire problème de dos de toute mon existence. Je venais d'acheter un grand sapin sur pied dans une pépinière. Comme j'avais l'intention de le replanter plus tard dans mon jardin, je demandais d'avoir une bonne quantité de terre autour des racines. Alors que je soulevais le sapin pour le mettre dans le coffre de ma voiture, j'entendis soudain une sorte de craquement de mauvais augure.

Immédiatement, j'eus des douleurs atroces, qui empirèrent tout au long du trajet jusqu'à la maison. Je ne pouvais rester ni couché, ni assis, ni debout, sans éprouver de vives douleurs. J'avais le plus grand mal à dormir. Il fallait que je m'installe en biais sur un canapé, soutenu par trois oreillers sous mon flanc gauche. Le lendemain, c'était Noël ; impossible de trouver mieux ce jour-là qu'un chiropracteur. Ce dernier, après m'avoir demandé une somme exorbitante pour une radiographie, refusa de faire la moindre manipulation complexe et me conseilla de consulter un orthopédiste.

Une semaine plus tard, l'orthopédiste que je venais consulter me recommandait à son tour d'aller voir un chirurgien. Comme je pouvais m'y attendre, il insista en affirmant que seule la chirurgie m'apporterait un soulagement. Il souligna que c'était ma seule chance, au vu de mes radios. C'est ainsi que (deux mois plus tard) je finis par subir une opération, bientôt suivie de physiothérapie. J'ai également fait appel à diverses plantes thérapeutiques, et me suis prêté à des séances d'acupuncture. Avec le recul, j'ai d'ailleurs bien l'impression que les traitements parallèles m'ont apporté davantage de soulagement que les médecins.

Mal de dos, mal du siècle

On dirait presque que, de quelque côté qu'on regarde, tout le monde a des problèmes de dos. Rien là de bien surprenant dans la mesure où les dorsalgies sont l'un des principaux problèmes de santé de nos sociétés modernes. Les statistiques varient, mais on estime à environ deux millions de personnes le nombre de Français qui ont chaque année de graves problèmes de dos.

Environ deux Français sur dix éprouvent à un moment donné de leur existence des douleurs dorsales suffisamment graves pour nécessiter une intervention médicale, pouvant aller d'une ordonnance pour de l'aspirine à une opération chirurgicale. Simultanément, un tiers environ de la population continue à soigner des maux de dos antérieurs en prenant des médicaments, en faisant des exercices ou en modifiant son mode de vie de diverses autres manières pendant toute la période de convalescence, afin d'éviter une rechute.

Les maux de dos coûtent chaque année une véritable fortune — des milliards pour les traitements médicaux et des milliards en perte de salaire et de productivité.

Méfiez-vous de la chirurgie

Autrefois, les médecins traitaient les maux de dos en prescrivant du repos, en administrant des médicaments sur une longue durée et en recourant à la chirurgie. Aujourd'hui, ils préconisent généralement la prise de médicaments sur une courte période, de l'exercice. De plus en plus souvent, ils conseillent diverses formes de thérapies parallèles comme, entre autres, la chiropraxie ou le yoga.

Je constate avec plaisir que la chirurgie n'a plus la cote. Dans mon cas, l'opération que j'ai subie n'a servi à rien. Malgré les conseils de mes amis, je n'ai même pas cherché à obtenir l'avis d'un deuxième praticien. Pourquoi ? Eh bien, parce que je suis trop paresseux pour vouloir m'opposer au programme de traitement proposé par l'hôpital. De plus, j'étais vraiment pressé de mettre fin à ces douloureux maux de dos.

Pour mon cas personnel, j'ignorerai toujours si la chirurgie a vraiment servi à quelque chose. J'ai appris que l'opération de fusion cervicale que j'avais endurée est l'une de ces interventions qui sont pratiquées bien trop souvent. J'ai aussi compris que de mauvaises radios ne sont pas nécessairement synonymes de dorsalgie, pas plus que des radios parfaites n'indiquent un dos

Bougez, c'est le meilleur remède

L'une des pires choses que vous puissiez faire si vous avez des maux de dos serait de renoncer à faire de l'exercice. Selon diverses statistiques, 80 à 90 % des problèmes de dos sont à mettre sur le compte d'une faiblesse musculaire. Les médecins ont eux aussi adopté ce point de vue, et ils recommandent aujourd'hui de bouger plutôt que de se reposer.

Par expérience, j'atteste que cette approche est vraiment efficace. Je fais religieusement chaque matin mes exercices dorsaux avant de prendre ma douche. Je les répète avant et après diverses activités dont je sais qu'elles peuvent déclencher des douleurs dorsales : tondre ma pelouse (près d'un demi-hectare), station debout prolongée quand il faut faire la queue quelque part ou à l'occasion d'une réception, et chaque fois que je dois déplacer un objet lourd. Je pratique régulièrement le vélo d'appartement, la natation chaque fois que j'en ai la possibilité, et je fais chaque jour près de deux kilomètres de marche.

À la suite d'un programme de musculation dorsale qui fait appel à une série d'exercices pour renforcer la musculature dorsale et acquérir davantage de souplesse, environ 80 % des participants signalaient une amélioration. Le tiers des sujets n'avait plus du tout mal au dos. Renseignez-vous dans les éventuelles cliniques du dos et autres clubs sportifs susceptibles d'offrir le même genre de programme. N'est-il pas intéressant de noter qu'un tiers des problèmes dorsaux sont guérissables par ce moyen sans qu'il soit nécessaire d'utiliser le moindre médicament ?

exempt de douleur. J'ai découvert que 80 % des personnes ayant des douleurs semblables à la mienne finissent par guérir en quatre mois sans avoir à passer sur la table d'opération.

En revanche, une douleur constante devient vite insupportable et elle finit par vous pousser à bout. Voici ce que je vous conseille : si un médecin vous dit que vous devez vous faire opérer du dos, obtenez d'abord l'avis de plusieurs autres spécialistes avant de vous soumettre au bistouri. C'est d'ailleurs ce que j'aurais dû faire moi-même, mais tout cela s'est passé il y a bien longtemps.

Dans l'intervalle, que pouvez-vous faire pour soulager la douleur ? Tout de suite après vous être fait mal au dos, ou dès les premiers signes de récidive de vos vieilles douleurs dorsales, les médecins recommandent de prendre des médicaments analgésiques et anti-inflammatoires tels que l'aspirine ou d'autres anti-inflammatoires non-stéroïdiens. En cas de douleurs particulièrement pénibles, des médicaments plus forts pourraient être nécessaires, notamment la codéine ou d'autres médicaments narcotiques. Si vous avez vraiment très mal, je vous suggère de prendre tout ce que vous prescrit votre médecin. Depuis une date récente, les médecins ordonnent plus volontiers de la morphine à libération prolongée, qui provient d'ailleurs d'une source végétale : le pavot somnifère.

Les plantes au secours des maux de dos

Quand les douleurs restent supportables, ou quand elle deviennent chroniques, un certain nombre de remèdes naturels à base de plantes peuvent se révéler bénéfiques.

♣♣♣ **Piment rouge (*Capsicum,* diverses espèces).** Le piment rouge contient une merveilleuse substance chimique à l'action analgésique — la capsaïcine. Celle-ci est dotée d'un pouvoir thérapeutique si puissant que même une très petite quantité suffit pour délivrer le principe actif quand elle est présente dans certains antalgiques pharmaceutiques.

J'ignore encore (d'ailleurs, cela m'est égal) si l'efficacité du piment rouge est due à l'aptitude de la capsaïcine à inhiber les signaux douloureux, au fait qu'elle incite l'organisme à libérer des endorphines (les substances analgésiques qu'il produit naturellement), aux salicylates qu'elle contient ou à une conjonction de ces trois actions bénéfiques. Tout ce que je sais, c'est qu'elle est vraiment efficace.

Vous pouvez écraser un piment rouge frais et l'utiliser directement en friction sur la partie du corps douloureuse. Une autre solution est de mélanger du piment rouge avec n'importe quelle crème pour la peau de couleur blanche — une crème de beauté fera l'affaire — jusqu'à ce qu'elle devienne rose.

Prenez la précaution de bien vous laver les mains ensuite, pour ne pas risquer de vous en mettre dans les yeux. De plus, comme certaines personnes sont relativement sensibles à la capsaïcine, il est préférable d'en faire l'essai sur un petit bout de peau, de manière à s'assurer qu'elle ne provoque aucun effet désagréable. Cessez de l'employer au moindre signe d'irritation de l'épiderme.

♣♣♣ **Saule (*Salix,* diverses espèces) et autres formes d'aspirine naturelle.** Je n'hésite pas à prendre de l'aspirine quand il le faut, puisque ce remède fut initialement dérivé d'une source végétale. Au départ, il provenait de substances complexes appelées salicylates qui sont naturellement présentes dans l'écorce de saule, dans la reine-des-prés et la gaulthérie. N'importe laquelle de ces plantes peut être utilisée comme infusion analgésique.

De nombreuses plantes sont une bonne source de salicylates. Elles contiennent également du salicylate de méthyle, une substance complexe semblable à l'aspirine et dotée d'une odeur particulièrement agréable. L'une d'entre elles est la gaulthérie. Une autre est l'écorce de bouleau, traditionnellement utilisée par les Indiens d'Amérique pour préparer une tisane qu'ils buvaient ou utilisaient en application externe pour traiter les douleurs lombaires. Il m'est arrivé de préparer de telles tisanes en jetant une poignée de gaulthérie ou d'écorce de bouleau dans une casserole contenant une ou deux tasses d'eau bouillante, et de laisser mijoter cette préparation à petit feu durant une dizaine de minutes. (Souvenez-vous toutefois que si vous êtes allergique à l'aspirine, sans doute vaut-il mieux éviter d'avoir recours aux plantes qui lui ressemblent.)

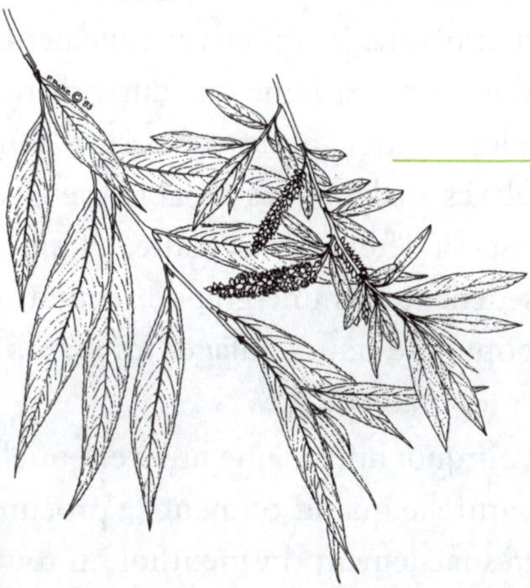

Saule blanc

La salicine contenue dans le saule est une forme d'aspirine végétale. Elle était déjà utilisée pour soulager la douleur dès le Ve siècle ans avant notre ère.

L'huile essentielle de gaulthérie contient une abondance de salicylate de méthyle. Elle est également un bon analgésique pour usage externe. Elle peut être utilisée en friction à l'occasion d'un massage. (Veuillez toutefois à conserver cette huile essentielle hors de portée des enfants ; malgré son odeur appétissante, elle peut être mortelle quand elle est ingérée, même à très faible dose.)

♣♣ **Menthe poivrée (Mentha *piperita*).** Le menthol et le camphre sont des substances complexes que l'on retrouve dans un grand nombre de médicaments en vente libre pour soigner les maux de dos. L'action de ces agents chimiques contribue à soulager la raideur musculaire qui vient souvent aggraver les dorsalgies. Le menthol est un principe actif naturel de diverses plantes de la famille des menthes, notamment la menthe poivrée et la menthe romaine, mais les huiles essentielles de toutes les autres menthes en contiennent également.

Le camphre est présent dans la lavande aspic, l'hysope et la coriandre.

♣ **Huiles essentielles diverses.** Dans bien des cas, un traitement à base d'huiles essentielles suffit pour soulager les douloureux spasmes musculaires qui contribuent aux douleurs dorsales. Un certain nombre de ces huiles essentielles, notamment celles de sauge, de romarin, de thym, de monarde et de dictame blanc, contiennent une abondance de thymol et de carvacrol. Ces substances complexes favorisent la détente des muscles.

Pour utiliser l'une ou l'autre de ces huiles essentielles, ajoutez quelques gouttes à une ou deux cuillerées à soupe de n'importe quelle huile végétale et massez ce mélange d'huiles directement sur la région douloureuse. Un autre excellent remède est de vous faire couler un bain chaud auquel vous ajouterez quelques gouttes de l'huile essentielle de votre choix. Restez immergé un bon moment et respirez la vapeur aromatique qui s'en dégage. (N'oubliez pas, cependant, que les huiles essentielles ne doivent pas être ingérées. En effet, elles sont extrêmement concentrées et il suffit parfois d'une très petite quantité, de l'ordre d'une seule cuillerée à café, pour qu'elles soient mortelles.)

Le bornéol et l'acétate de bornyle sont deux substances complexes qui exercent une puissante action favorable à la détente musculaire. Elles peuvent soulager les spasmes qui aggravent les douleurs dorsales. Parmi les plantes contenant ces agents chimiques en abondance, on peut citer la cardamome, la sauge et le romarin. Je dois en outre préciser que le bornéol est efficace même à des concentrations très faibles, ce qui le rend plus puissant encore que le menthol, le camphre, le thymol et le carvacrol.

Il existe un certain nombre d'autres huiles essentielles que vous devriez connaître. Pour soulager les dorsalgies, les aromathérapeutes suggèrent souvent d'utiliser les huiles aromatiques de bouleau, de lavande, de poivre noir, de sauge sclarée, de gingembre et de marjolaine. Je n'aurais aucune hésitation à utiliser l'une ou l'autre d'entre elles. Contenant des substances complexes analgésiques capables de favoriser la détente musculaire, elles possèdent toutes une grande réputation populaire pour soulager les crampes et les maux de dos.

Pourquoi utiliser une huile essentielle naturelle quand on peut se procurer très facilement du menthol ou toute autre substance chimique de synthèse ? Voilà la raison : à mon avis, l'huile aromatique obtenue à partir de la plante entière aura fort probablement une efficacité bien supérieure. La nature a mis au point ces huiles essentielles pour protéger les plantes des insectes nuisibles et autres menaces présentes autour d'elles. Le fait que les huiles essentielles aromatiques se soient développées au fil du temps sous forme de mélange chimique complexe suggère que leurs agents chimiques exercent en synergie.

Maux de gorge

Mon gendre est venu un jour nous rendre visite, affligé d'un grave mal de gorge. Comme les bonbons en vente libre qu'il suçait ne lui apportaient guère de soulagement, je lui ai fourni des gélules d'orme qui ont suffi à le remettre sur pied. (Dans le cas contraire, je l'aurais encouragé à prendre également de la réglisse, car j'en ajoute moi-même à mes tisanes chaque fois que je dois soigner un mal de gorge.)

On trouve tout près de chez moi des ormes, mais il est rare que j'aille en récolter l'écorce. Il est plus facile en effet d'acheter le produit tout prêt.

Le mal de gorge est l'un des premiers symptômes de grippe. (De nombreux conseils figurant à la rubrique consacrée aux refroidissements et à la grippe, page 469, s'appliquent également à ce chapitre.) En revanche, il peut arriver qu'un mal de gorge provienne de l'exposition à des produits chimiques irritants, ou d'une bactérie de type streptococcique. Si votre mal de gorge s'accompagne de fièvre sans aucun autre symptôme, il pourrait s'agir d'une angine streptococcique. Je ne saurais trop vous recommander d'aller consulter un médecin.

Les plantes au secours des maux de gorge

La plupart des remèdes en vente libre pour soigner le mal de gorge sont des pastilles anesthésiques qui endorment les cellules nerveuses de la gorge, si bien qu'on ne ressent plus la douleur. Je préfère pour ma part les solutions parallèles à base de plantes, qui apaisent les tissus enflammés. Voici un certain nombre de plantes bénéfiques.

♣♣♣ **Orme** *(Ulmus rubra).* Cet adoucissant polyvalent exerce son action bénéfique aussi bien sur la gorge que sur les voies respiratoires et les voies digestives. D'autre part, comme la plupart des plantes ligneuses (sinon toutes), l'orme contient des substances complexes appelées proanthocyanidines oligomériques qui exercent une action antiseptique et antiallergique.

♣♣♣ **Chèvrefeuille** *(Lonicera japonica).* En Chine, les fleurs de chèvrefeuille sont souvent utilisées pour soigner divers troubles respiratoires comme maux de gorge, rhume, grippe, amygdalite, bronchite et pneumonie. Dans une étude portant sur 425 étudiants souffrant d'angine streptococcique, des résultats très concluants ont été obtenus en leur pulvérisant au fond de la gorge une poudre à base de fleurs de chèvrefeuille séchées, de racines d'une plante proche de la mûre et d'une petite quantité de bornéol. (Ce dernier n'est qu'une substance complexe antiseptique parmi plus de 20 que l'on a pu identifier dans les fleurs de chèvrefeuille.)

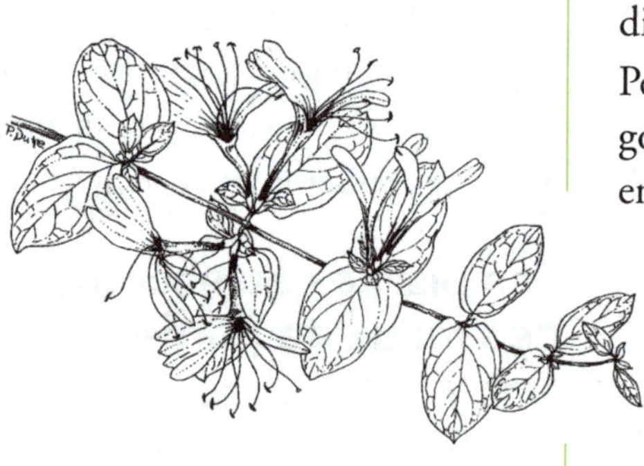

Chèvrefeuille

Les fleurs de cette plante, qui contiennent environ deux douzaines de substances antiseptiques, sont fréquemment utilisées pour soigner divers problèmes respiratoires.

Je ne pense pas qu'il soit indispensable d'utiliser des fleurs de chèvrefeuille séchées en poudre pour recueillir tous les bienfaits de cette plante. Les extraits de fleurs de chèvrefeuille exercent une action puissante contre un grand nombre des micro-organismes responsables des maux de gorge et de divers troubles respiratoires.

Personnellement, quand j'ai mal à la gorge, j'aime utiliser le chèvrefeuille en conjonction avec les fleurs de forsythia. Il m'arrive souvent, surtout l'hiver, de les mélanger à de la citronnade chaude, sucrée avec de la réglisse.

♣♣♣ **Eucalyptus** *(Eucalyptus globulus).* Cette plante est bénéfique de deux façons différentes. Son huile essentielle exerce une action rafraîchissante sur les tissus enflammés, et les tanins que contient l'eucalyptus ont également une action astringente et adoucissante. Je suggère d'utiliser quelques cuillerées à café de feuilles d'eucalyptus écrasées par tasse d'eau bouillante pour vous préparer une tisane adoucissante.

♣♣♣ **Réglisse** *(Glycyrrhiza glabra).* Depuis des siècles, la réglisse est très appréciée comme traitement des maux de gorge. Son efficacité est attestée par de nombreuses publications scientifiques.

Amenez à ébullition trois tasses d'eau et cinq à sept cuillerées à café de tronçons de racine. Laissez mijoter à petit feu jusqu'à ce que la moitié de l'eau se soit évaporée.

Non seulement la réglisse apaise une gorge enflammée, mais elle exerce un effet expectorant qui peut contribuer à soigner le rhume et divers autres troubles respiratoires. (Comme la plupart des édulcorants sans valeur nutritive, la réglisse a une saveur quelque peu âpre qui ne plaît pas à tout le monde.)

♣♣ **Ail** *(Allium sativum).* L'ail est un remède naturopathique très apprécié pour soigner les troubles des voies respiratoires supérieures, car il est à la fois antiviral (efficace contre le rhume) et bactéricide (contre l'angine streptococcique). Mettez de l'ail frais dans du thé pour vous en gargariser.

♣♣ **Campanule à grandes fleurs** *(Platycodon grandiflorum).* Les Chinois ont un grand respect pour les racines de cette plante qu'ils utilisent pour soigner la toux et les maux de gorge. Plusieurs spécialités pharmaceutiques japonaises pour traiter la bronchite contiennent de l'extrait de racine de cette plante, et des recherches pharmaceutiques ont confirmé son activité antitussive et expectorante. (Accessoirement, la campanule à grandes fleurs est également une belle plante d'ornement. Vous pourrez ingérer la plante soit en tisane, soit sous forme de teinture.

♣♣ **Gaulthérie** *(Gaultheria procumbens).* La gaulthérie a un goût rafraîchissant et adoucissant. Elle contient du salicylate de méthyle, une forme végétale de l'aspirine qui peut contribuer à soigner la douleur des maux de gorge. Utilisez-la en gargarisme pour rafraîchir rapidement les tissus enflammés de la gorge, et en tisane pour soulager la douleur. Je suggère de mettre 15 à 25 feuilles dans une tasse d'eau bouillante, que ce soit pour une tisane ou un gargarisme.

♣♣ **Gingembre** *(Zingiber officinale).* Voici une autre plante à gargarisme pour soigner les maux de gorge. Préparez une boisson à base de jus de citron, de vinaigre et de miel, à laquelle vous ajouterez du gingembre.

♣♣ **Guimauve** ***(Althaea officinalis).*** Cette plante est utilisée depuis des milliers d'années pour traiter les maux de gorge, l'irritation de la bouche et divers autres troubles comme les toux sèches. Elle contient une fibre hydrosoluble adoucissante (le mucilage), très efficace pour soulager les douleurs de la gorge. Les recherches montrent que cette plante exerce également une action anti-inflammatoire.

Je vous suggère de préparer une tisane en faisant infuser trois cuillerées à café de racine concassée par tasse d'eau bouillante.

♣♣ **Grand boucage** ***(Pimpinella major).*** La racine de boucage est bénéfique pour traiter les maux de gorge et les infections des voies respiratoires supérieures. Je vous suggère de laisser mijoter à petit feu durant une vingtaine de minutes trois à six cuillerées à café de grand boucage par tasse d'eau bouillante. Laissez refroidir cette préparation à laquelle vous pouvez ajouter un peu de réglisse avant de la boire.

♣ **Aigremoine** ***(Agrimonia eupatoria).*** Elle adoucit les muqueuses enflammées de la bouche et de la gorge. Préparez une tisane avec deux à trois cuillerées à café de plante séchée par tasse d'eau bouillante.

♣ **Anis** ***(Pimpinella anisum).*** Le goût de l'anis rappelle celui de la réglisse, et l'anis est d'ailleurs utilisé comme aromatisant dans de nombreux produits «à la réglisse». Cette plante n'a pas les mêmes propriétés adoucissantes pour la gorge que la réglisse authentique, mais elle est efficace pour traiter les troubles respiratoires. L'anis contribue en effet à disperser la congestion bronchique. Vous pourriez vous préparer une tisane en versant une tasse d'eau bouillante sur une ou deux cuillerées à café d'anis écrasé, que vous laisserez ensuite infuser pendant 10 à 15 minutes. Passez la tisane avant de la boire. Vous pouvez en prendre jusqu'à deux tasses par jour.

♣ **Myrrhe** ***(Commiphora, diverses espèces).*** Elle est également conseillée

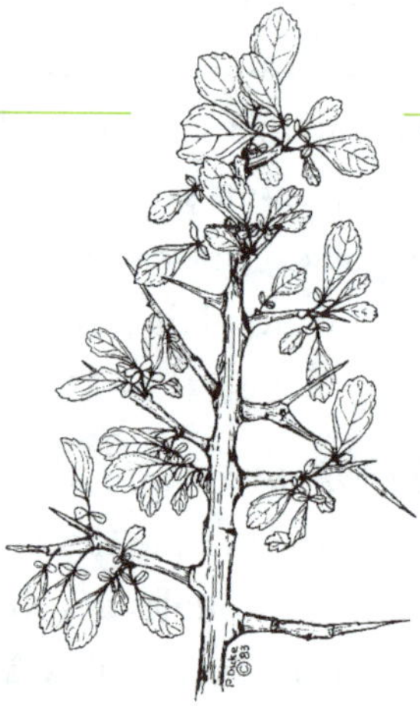

Myrrhe

Les Égyptiens ajoutaient une résine naturelle à base de myrrhe à leurs parfums.

dans le traitement des maux de gorge. La teinture diluée peut être utilisée comme bain de bouche.

♣ **Plantain (*Plantago,* diverses espèces).** Le plantain est souvent utilisé par voie externe en tant qu'adoucissant pour divers problèmes de peau. Il est conseillé pour soigner les maux de gorge et l'inflammation des muqueuses de la bouche. Cette plante exerce une action bactéricide, qui risque toutefois de s'atténuer — voire de disparaître — sous l'effet de la chaleur. Prenez donc trois à quatre cuillerées à café de plantain dans un peu de jus ou d'eau froide. Le plantain contient également de l'allantoïne. Cette substance chimique stimule la guérison des cellules cutanées après une blessure et, j'en suis persuadé, elle exerce le même effet sur les cellules de la gorge.

♣ **Renouée des oiseaux *(Polygonum aviculare).*** Cette plante est astringente. Pour soigner les maux de gorge et les troubles respiratoires légers, préparez une tisane avec deux à trois cuillerées à café de plante séchée par tasse d'eau bouillante.

Maux de tête

Il arrive à tout le monde d'avoir de temps à autre mal à la tête, mais, selon les statistiques, près de 7 % de la population se plaint d'avoir ce problème au moins une fois par semaine. Voilà qui représente une quantité phénoménale de souffrance collective.

La très grande majorité des maux de tête, de l'ordre de 90 %, sont des céphalées dues à la tension nerveuse. Ils commencent dans la nuque ou à l'arrière du crâne en irradiant peu à peu plus loin et s'accompagnent d'une douleur sourde.

Les 10 % restants, qui comprennent également les migraines, les céphalées «en grappe» et les maux de têtes provoqués par le syndrome de privation de caféine, sont dus à l'ouverture et à la fermeture (dilatation et constriction) des vaisseaux sanguins du crâne qui déclenchent les influx nerveux douloureux. La migraine classique est un mal de tête grave et lancinant, généralement d'un seul côté du crâne et souvent précédé de troubles de la vue. Elle s'accompagne fréquemment de nausées et de vomissements.

La migraine est une source d'immense détresse pour 3 millions de Français. Pour des raisons inconnues, les femmes sont environ trois fois plus sujettes à ce trouble que les hommes. Souvent, c'est juste avant les règles ou pendant la grossesse que les femmes ont la migraine. Pour environ 75 % de ces dernières, les migraines finissent par disparaître après la ménopause.

Les plantes au secours des maux de tête

Aucune thérapie naturelle prise isolément — ni d'ailleurs aucun remède pharmaceutique à lui tout seul — ne permet de soigner tous les types de maux de tête. Il existe toutefois un certain nombre de plantes qui peuvent contribuer à soulager les différentes sortes de céphalées.

♣♣♣ **Laurier sauce** ***(Laurus nobilis).*** Le laurier contient des substances complexes appelées parthénolides, extrêmement utiles pour prévenir la migraine. Même si le mécanisme de ce type de céphalée n'est pas encore bien connu, il semblerait que la sécrétion de sérotonine (un neurotransmetteur) par les cellules sanguines appelées plaquettes joue un rôle de cause à effet. Les parthénolides inhibent la sécrétion de sérotonine par les plaquettes.

Si j'avais souvent la migraine, je me ferais une infusion de feuilles de laurier et de matricaire, ma plante préférée pour traiter ce trouble.

♣♣♣ **Matricaire** ***(Tanacetum parthenium).*** Voilà plus de dix ans déjà que la matricaire (aussi appelée grande camomille) a aidé ma belle-sœur à vaincre ses migraines. Cette plante a également rendu service à la sœur de ma secrétaire. Je considère la matricaire comme l'une des plantes les plus intéressantes de l'ensemble de la phytothérapie moderne.

D'après ma propre expérience, d'ailleurs confirmée par les publications médicales, la matricaire est efficace pour environ le tiers des patients qui en font usage régulièrement sur une période prolongée. Le cas de ma belle-sœur est caractéristique. Avant d'avoir recours à cette plante, elle avait en moyenne une migraine par semaine et dépensait des sommes astronomiques pour essayer d'en atténuer la douleur.

Je tiens beaucoup à promouvoir cette thérapie parallèle à base de matricaire. Je ne suis d'ailleurs pas le seul. Différents travaux s'accordent à dire qu'une prise régulière de cette plante suffit à prévenir la migraine. Mieux encore, certaines personnes pour qui les traitements habituels s'étaient soldés par un échec complet ont adopté la grande camomille avec de bons résultats.

Les adeptes de la matricaire utilisent souvent les feuilles fraîches, mangeant généralement jusqu'à quatre feuilles par jour en prévention de la migraine. Rien ne vous empêche d'essayer cette méthode si vous avez sous la main la plante fraîche, mais ne vous attendez pas à une saveur particulièrement agréable. De plus, quelque 10 à 18 % des mangeurs de feuilles fraîches de grande camomille finissent par avoir des aphtes, parfois même une inflammation de la bouche et de la langue. Heureusement, il n'est pas indispensable d'en manger les feuilles pour bénéficier pleinement de cette plante. Peut-être parviendrez-vous à en éviter les effets indésirables en vous préparant une tisane à l'aide de deux à huit feuilles fraîches. Versez dessus de l'eau bouillante et laissez infuser. Ne les faites pas bouillir, car l'ébullition pourrait décomposer les parthénolides.

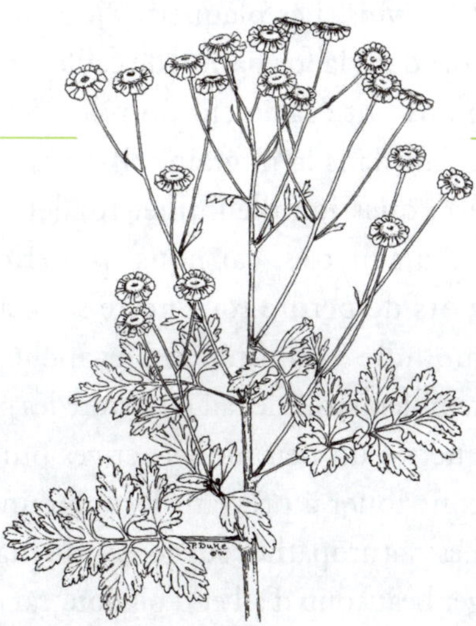

Matricaire

Le matricaire (également appelée grande camomille), proche du pissenlit et du souci, est surtout connue pour une action préventive et même curative des migraines et d'autres formes de maux de tête.

Vous pouvez également prendre cette plante sous forme de gélules, ce qui est d'ailleurs la forme la plus commode. En fonction du pouvoir thérapeutique de la plante, la posologie peut varier d'une gélule par jour de feuille fraîche pulvérisée (soit 60 milligrammes) à six gélules par jour (soit au total quelque 380 milligrammes), ou deux gélules de 25 milligrammes de feuille en poudre cryobroyée. De nombreux magasins diététiques et autres boutiques spécialisées en plantes vendent des gélules de matricaire. N'hésitez pas à parler à votre médecin si vous avez du mal à déterminer la posologie adéquate.

Un seul conseil de prudence : les femmes enceintes ne doivent pas prendre de matricaire, car il existe un risque minime de fausse couche. Quant aux mères allaitantes, il est préférable pour elles d'éviter cette plante qui pourrait passer dans le lait maternel. Enfin, les utilisateurs de longue durée signalent parfois une légère action tranquillisante ou sédative, qui n'est pas forcément appréciée.

♣♣♣ **Saule (*Salix*, diverses espèces).** C'est un analgésique efficace pour soulager les maux de tête et tous les autres troubles habituellement traités à l'aide d'aspirine, le produit pharmaceutique dérivé du saule.

Quand les herboristes mentionnent l'écorce de saule en tant que précurseur végétal de l'aspirine, ils parlent généralement du saule blanc (*S. alba*). Cette espèce ne contient toutefois qu'une faible concentration de salicine, l'agent chimique semblable à l'aspirine contenu dans l'écorce. Si vous souhaitez vous préparer une tisane dotée d'une activité thérapeutique plus forte pour soulager vos maux de tête, il existe d'autres espèces de saule dont le pouvoir thérapeutique est supérieur, notamment *S. daphnoides, S. fragilis* et *S. purpurea*.

Je vous recommande de prendre 60 à 120 milligrammes de salicine pour traiter un mal de tête, c'est-à-dire une cuillerée à café d'écorce riche en salicine ou 1 à 1 1/2 cuillerée à café de saule blanc. Plus de 86 % de la salicine du saule est absorbée dans le tractus alimentaire, ce qui fournit pour plusieurs heures un niveau sanguin adéquat de cette substance phytochimique.

Si vous êtes allergique à l'aspirine, sans doute vaut-il mieux éviter d'avoir recours à des plantes qui lui ressemblent. Sachez d'autre part que si l'aspirine provoque chez vous des maux d'estomac, il pourrait en être de même de l'écorce de saule (quoique cela ne soit pas toujours le cas). En règle générale cependant, l'écorce de saule agit en douceur. Elle ne provoque pas les mêmes troubles gastriques que l'aspirine, qui est une substance chimique isolée et concentrée.

♣♣ **Ail *(Allium sativum)* et oignon *(A. cepa)*.** Les plaquettes jouant un rôle dans la formation de caillots sanguins ont également un rôle déclencheur dans la migraine. Il ne saurait être question d'éliminer totalement les plaquettes, car nous risquerions alors de perdre tout notre sang à la moindre coupure. En revanche, il semblerait que le fait de rendre les plaquettes un peu moins actives puisse contribuer à prévenir les migraines. Les naturopathes suggèrent de manger beaucoup d'ail et d'oignon, car ces plantes fluidifient le sang, ce qui a pour effet d'interférer quelque peu avec l'activité des plaquettes. (C'est également la raison pour laquelle l'ail et l'oignon sont recommandés en prévention des crises cardiaques.)

♣♣ **Gingembre** *(Zingiber officinale).* Dans les pays asiatiques, le gingembre est souvent utilisé pour prévenir la migraine. Je ne connais aucune étude scientifique approfondie dans ce domaine, mais j'ai entendu parler d'une anecdote fascinante : une femme de 42 ans, qui était sujette à de fréquentes migraines, finit par cesser de prendre tous ses remèdes, qu'elle remplaça par 500 à 600 milligrammes de gingembre en poudre mélangé dans de l'eau dès qu'elle ressentait les premiers signes de troubles de la vue habituellement associés à ses migraines. Puis elle continua à prendre la même dose toutes les quatre heures, pendant quatre jours. La migraine, qui se déclarait tout de même dans la demi-heure suivante, était bien moins douloureuse. Par la suite, elle remplaça le gingembre en poudre par du gingembre frais. Les migraines ne se produisirent plus alors que très rarement.

Sachant à quel point le gingembre est bénéfique pour soulager tant de troubles divers, je serais d'avis qu'il vaut la peine d'être essayé. Si vous utilisez du gingembre en poudre, commencez par 500 milligrammes de plante en poudre sous forme de gélules. Si vous préférez le gingembre frais, la quantité équivalente correspond à cinq grammes (soit environ 2 cuillerées à café et demie) de rhizome frais râpé.

Pour en améliorer l'efficacité, vous pourriez conjuguer le gingembre avec une autre plante. Dans ce but, les naturopathes suggèrent parfois le curcuma, qui exerce une action anti-inflammatoire et partage avec le gingembre un grand nombre de caractéristiques médicinales. Si j'étais sujet à la migraine, je prendrais probablement, chaque fois que nécessaire, une ou deux cuillerées à café de chacune de ces plantes dans un verre de citronnade.

♣♣ **Ginkgo** ***(Ginkgo biloba).*** Une étude médicale a constaté que les maux de tête disparaissent souvent quand le débit sanguin vers le cerveau augmente. Tel est précisément l'effet du ginkgo, qui améliore l'irrigation cervicale. Si j'avais souvent des maux de tête, j'utiliserais probablement cette plante. Je vous suggère de prendre trois fois par jour, pendant un jour ou deux, 30 gouttes d'extrait normalisé contenant au moins 0,5 % de flavonoïdes (glycosides). Si vous préférez, vous pouvez également opter pour les gélules de ginkgo ; suivez alors les indications figurant sur la notice. Vous pouvez en prendre 60 à 240 milligrammes par jour, sans toutefois dépasser cette dose. En effet, ingéré en trop grande quantité, le ginkgo peut provoquer diarrhée, irritabilité et agitation.

♣♣ **Onagre *(Oenothera biennis)*.** Cette plante est l'une des plus riches en phénylalanine, une substance complexe analgésique. Les nutrithérapeutes recommandent généralement aux personnes sujettes à des maux de tête chroniques de prendre chaque jour six à huit gélules d'huile d'onagre.

Les graines de tournesol contiennent également une bonne quantité de phénylalanine, avec 4,8 % sur la base du poids sec. Parmi diverses autres plantes riches en phénylalanine, par ordre décroissant de pouvoir thérapeutique, on peut citer le cresson, les germes de soja, les graines de soja, la cytise, les lupins, les feuilles d'amarante, les arachides, les lentilles, les haricots baguettes, les épinards, la caroube et la courge.

♣♣ **Piment rouge (*Capsicum*, diverses espèces).** L'ingrédient corsé du piment rouge, appelé capsaïcine, est également un merveilleux analgésique. Huit études ont, à ma connaissance, démontré qu'une application externe de capsaïcine inhibait la substance P, un agent chimique que les chercheurs soupçonnent de jouer un rôle clé dans la transmission des signaux douloureux.

Pris par voie orale, le piment rouge semble prometteur pour traiter les maux de tête. D'après certaines recherches, c'est la meilleure source comestible de salicylates, les précurseurs de l'aspirine.

Divers travaux ont montré que la capsaïcine contribuait à prévenir les céphalées en grappe, comparables à la migraine, bien qu'encore plus douloureuses. Dans une étude portant sur 12 personnes affligées de ce type de maux de tête, 6 participants (c'est-à-dire la moitié) qui avaient inhalé un gramme de capsaïcine directement par le nez trois fois par jour pendant plusieurs jours ont obtenu un soulagement complet, 4 ont signalé un soulagement partiel et 2 seulement n'ont obtenu aucune amélioration. Plusieurs autres études ont donné des résultats similaires.

Si je souffrais de migraine ou de céphalées en grappe, j'utiliserais du piment rouge pour trouver un soulagement. Mais nul besoin de l'inhaler, il suffit de le prendre sous forme de gélules.

♣ **Citronnelle *(Melissa officinalis)*.** Cette plante, également appelée mélisse, peut être efficace pour traiter la migraine.

La dose préconisée est une tisane obtenue à partir d'une à deux cuillerées à café de plante séchée par tasse d'eau bouillante, que l'on laisse ensuite infuser et refroidir. Si j'avais mal à la tête, j'ajouterais à ma tisane de mélisse de la matricaire, du gingembre et du curcuma.

♣ **Curcuma** *(Curcuma longa).* Comme je viens de le dire, il vaut la peine d'essayer cette plante anti-inflammatoire, surtout quand on l'utilise conjointement avec une autre plante, comme par exemple le gingembre.

♣ **Menthe poivrée** *(Mentha piperita).* Mélangée à une petite quantité d'alcool et frictionnée sur les tempes, l'huile essentielle de menthe poivrée contribue à soulager les maux de tête. En ce qui me concerne, je mélangerais mon huile essentielle de menthe avec de l'huile de lavande, en y ajoutant également une petite quantité d'huile essentielle de romarin et d'eucalyptus. Je suis persuadé que toutes ces huiles aromatiques, dotées d'un grand pouvoir thérapeutique, peuvent exercer un effet synergique harmonieux. Souvenez-vous toutefois que toutes les huiles essentielles doivent être réservées à l'usage externe.

♣ **Pourpier** *(Portulaca oleracea)* **et autres plantes comestibles contenant du magnésium.** Les nutrithérapeutes suggèrent aux personnes souffrant de maux de tête de prendre chaque jour 600 milligrammes de magnésium. (L'apport journalier recommandé est de 400 milligrammes.) Je m'intéresse tout particulièrement à la corrélation entre le magnésium et les maux de tête, car on a pu constater que les personnes sujettes à de fréquents maux de tête imputables à la migraine ou à la tension nerveuse présentaient généralement une carence en magnésium. En outre, d'après diverses analyses, il apparaît que 9 personnes sur 10 présentent un déficit en minéraux essentiels, notamment en magnésium. Se pourrait-il qu'il existe un rapport de cause à effet avec les maux de tête ? C'est bien possible. Quoi qu'il en soit, il est certain que cela ne saurait faire de mal d'augmenter votre dose quotidienne de ce minéral essentiel dans votre alimentation.

En dehors des plantes à feuilles vertes comme le pourpier, les légumineuses et les céréales complètes sont également de bonnes sources alimentaires de magnésium. Le pourpier est incontestablement le meilleur, avec près de 2 % de magnésium sur la base du poids sec, mais les haricots verts, les graines de pavot, l'avoine, les doliques et les épinards le suivent de près.

♣ **Tanaisie** *(Tanacetum vulgare).* Comme la matricaire, la tanaisie contient des parthénolides qui pourraient contribuer à prévenir la migraine. (Les femmes enceintes ne doivent toutefois pas utiliser cette plante, car elle pourrait provoquer une fausse couche.)

♣ **Thym** ***(Thymus vulgaris).*** Buvez de la tisane de thym, à raison d'une cuillerée à café de plante séchée par tasse d'eau bouillante. Je vous recommande également d'utiliser le thym en compresses pour soulager les douleurs musculaires dans la nuque, les épaules et le dos, car ces dernières peuvent contribuer aux maux de tête imputables à la tension nerveuse.

♣ **Plantes diverses.** La sagesse populaire propose presque trop de plantes comestibles traditionnellement utilisées pour soulager les maux de tête. Pour un grand nombre d'entre elles, on a pu démontrer qu'elles contiennent effectivement des substances complexes analgésiques. Parmi les tisanes que je préfère pour soulager la douleur, je vous conseille d'essayer un mélange de cannelle, de lemon-grass, de menthe poivrée et de romarin.

Un certain nombre d'autres plantes peuvent probablement être bénéfiques : achillée millefeuille, basilic, carvi, coriandre, ginseng, lavande, menthe, pouliot, graines de pavot, plantain, poivre noir, romarin, rue et thé.

Maux d'oreille

Je me trouvais par une magnifique journée de printemps au bord d'un lac en montagne. Partout, il y avait des molènes (également appelées bouillon-blanc et cierge de Notre-Dame), un remède empirique traditionnel pour soigner les maux d'oreille. Les feuilles veloutées de cette plante étaient pleinement épanouies et les grandes tiges avaient encore leur tête fleurie de l'an passé. Un herboriste de mes amis fabrique une pommade à base de fleurs de molène et d'hydrastis pour soigner les maux d'oreille. Je l'ai conseillée à pas mal de gens. Plus de la moitié d'entre eux en ont été très satisfaits. Certains la trouvèrent même plus efficace que les antibiotiques. Avec tout ce que je sais de la molène et de l'hydrastis, cela ne m'a guère surpris.

Les maux d'oreille peuvent avoir des causes diverses. Chez les enfants, la forme de loin la plus courante est provoquée par une infection qui envahit l'oreille moyenne, entraînant alors ce que les médecins appellent une otite moyenne. Mais les maux d'oreilles peuvent également résulter d'un excès de cérumen, d'une perforation du tympan ou d'autres troubles liés au crâne et à la nuque. Il existe également une infection de l'oreille externe appelée otite externe.

L'infection elle-même peut être bactérienne, virale ou due à une mycose. D'après les statistiques, 80 % des enfants ont au moins une otite moyenne au cours de leurs cinq premières années d'existence. Il semblerait que l'allaitement offre une certaine protection. Par comparaison aux bébés nourris au biberon, ceux qui ont été allaités sont moins sujets aux otites. Plus longtemps un nourrisson a reçu le lait maternel, plus le risque diminue.

Les pédiatres ont longtemps prescrit des antibiotiques pour soigner des otites. Depuis peu, les médecins évitent dans la mesure du possible de délivrer exagérément ce type de médicament.

L'aspirine, source de problèmes

Le traitement des otites commence par le soulagement de la douleur. Il se poursuit par la recherche de la cause du problème. Les médecins traitent la douleur à l'aide de paracétamol (ou d'aspirine chez l'adulte). Ils prescrivent ensuite des antibiotiques et des médicaments décongestionnants pour traiter l'infection elle-même.

Il existe également un certain nombre de plantes bénéfiques auxquelles les adultes pourront avoir recours pour soulager la douleur avant même d'aller consulter le médecin. Chez l'adulte, je suggérerais une tisane d'écorce de saule et de gaulthérie. Ces plantes contiennent de la salicine et des salicylates qui sont les précurseurs naturels de l'aspirine pharmaceutique. (Si vous êtes allergique à l'aspirine, cependant, sans doute est-il préférable d'éviter aussi les plantes qui lui ressemblent.).

Après avoir soulagé la douleur, il s'agit à présent de chercher la cause du problème. Un médecin saura dire en examinant l'oreille douloureuse s'il s'agit d'une otite interne ou externe.

Les plantes au secours des maux d'oreille

Un certain nombre de plantes peuvent contribuer à soulager la douleur des otites, voire en traiter la cause.

♣ Ail *(Allium sativum)*. L'ail et ses extraits exercent une action antibiotique et renforcent le système immu-

Gouttes auriculaires – prudence

Mise en garde : L'huile essentielle de plusieurs des plantes décrites dans ce chapitre peut être instillée dans l'oreille pour contribuer à guérir les infections à l'origine des otites. Mais si un médecin a diagnostiqué une perforation du tympan ou si vous avez la moindre raison de penser que tel est bien le cas, n'utilisez aucune sorte de gouttes auriculaires.

nitaire. Diverses études scientifiques ont montré qu'en faisant couler de l'huile essentielle de cette plante directement à l'intérieur de l'oreille, il était possible de soigner les infections mycosiques au moins aussi efficacement, voire plus encore, qu'à l'aide de remèdes pharmaceutiques.

Pris par voie orale, l'ail peut contribuer à guérir une otite. Si vous souffrez de maux d'oreille, je vous suggère d'augmenter la quantité d'ail que vous utilisez en cuisine.

♣ **Échinacée (*Echinacea,* diverses espèces).** L'échinacée exerce, comme l'ail, une double action, antibiotique et immunostimulante. Préparez-vous une tisane à l'aide d'une cuillerée à café de plante séchée, ou mélangez le contenu d'un compte-gouttes de teinture d'échinacée avec du jus ou de la tisane. Prenez de l'échinacée trois fois par jour sous l'une ou l'autre de ces deux formes. Pour ma part, j'utilise l'échinacée pour soigner toutes sortes d'infections. J'y aurais probablement recours si j'avais une otite. (L'échinacée peut avoir pour effet de causer une sensation de picotements sur la langue ou de rendre les papilles momentanément insensibles, mais c'est sans aucun danger.)

♣ **Éphédra *(Ephedra sinica).*** Cette plante, également appelée *ma huang* ou éphédra de Chine, contient deux décongestionnants puissants, l'éphédrine et la pseudoéphédrine. Ces derniers contribuent à drainer le fluide dans l'oreille moyenne, qui joue un rôle dans les otites moyennes. La pseudoéphédrine est le principe actif de nombreux décongestionnants en vente libre. L'un de ces produits, Sudafed, a même été baptisé d'après cette substance complexe. Dans le cadre d'une étude portant sur des aviateurs souffrant d'otites à répétition, 70 % de ceux qui prenaient de la pseudoéphédrine ont constaté un soulagement.

Veillez à respecter la posologie conseillée si vous avez recours à cette plante. Les adultes ne devraient pas utiliser plus d'une cuillerée à café de plante séchée pour préparer une tisane, ni prendre plus d'une cuillerée à café de teinture. Bien que la plante puisse être ingérée jusqu'à trois fois par jour, restez prudent, car l'éphédra est un stimulant capable de provoquer des insomnies ou de faire augmenter la tension artérielle. Certaines personnes sont mortes d'une surdose de cette plante qu'elles avaient ingérée en excès dans l'espoir d'y trouver l'euphorie.

L'éphédra pourrait être très utile pour soigner certains troubles chez les enfants, mais en raison de la controverse qui entoure cette plante, prenez la précaution de consulter votre pédiatre avant de l'utiliser. Il convient d'administrer à un enfant moins de la moitié de la dose prévue pour un adulte.

♣ **Forsythia** ***(Forsythia suspensa)*****, gentiane** ***(Gentiana officinalis)*** **et chèvrefeuille** ***(Lonicera japonica).*** Chacune de ces trois plantes exerce une activité antibiotique. Pour traiter les otites chez l'enfant, les praticiens de médecine chinoise traditionnelle les prescrivent souvent sous forme de poudre à mélanger à de la compote de pomme. J'ai moi-même obtenu de si bons résultats avec cette méthode dans le traitement des rhumes et de la grippe que je n'hésiterais pas à l'appliquer pour soigner une otite. Ces plantes sont également faciles à utiliser en tisane.

♣ **Hydrastis** ***(Hydrastis canadensis).*** Voici un autre antibiotique naturel puissant. Certains naturopathes suggèrent d'utiliser un mélange d'échinacée, d'hydrastis et de racine de réglisse (cette dernière pour en améliorer le goût). Vous pourrez préparer une tisane soit à partir d'une cuillerée à café de chaque plante, soit avec le contenu d'un compte-gouttes de chaque teinture par tasse d'eau bouillante. Dégustez une tasse de cette préparation trois fois par jour.

Bien que je n'aie aucune preuve que ce mélange soit supérieur à l'échinacée ou à l'hydrastis utilisées isolément, je suis d'avis que l'association de ces deux plantes est probablement plus efficace.

♣ **Menthe poivrée** ***(Mentha piperita).*** Un certain nombre d'herboristes suggèrent d'utiliser les plantes de la famille des menthes, qui ont des propriétés antiseptiques, pour soulager les maux d'oreille. Sur ce plan, il me semble que la menthe poivrée est la plus prometteuse, en raison du menthol qu'elle contient. Je vous suggère d'en faire une tisane.

♣ **Molène bouillon-blanc** ***(Verbascum thapsus).*** Beaucoup de gens apprécient particulièrement les fleurs de molène, et j'en suis venu à la conclusion qu'ils ont probablement raison. Je vous suggère de mettre quelques gouttes d'huile essentielle de fleurs de molène dans l'oreille douloureuse.

♣ **Théier (*Melaleuca,* diverses espèces).** Les aromathérapeutes et de nombreux herboristes considèrent l'huile essentielle de melaleucas comme un bon antiseptique pour application externe. Pour obtenir une préparation auriculaire, vous pourriez mélanger quelques gouttes d'huile essentielle de melaleucas dans de l'huile végétale. Évitez toutefois d'utiliser ces gouttes si le tympan est perforé. N'ingérez pas d'huile essentielle de melaleucas, ni aucune autre huile essentielle. Elles sont en effet extrêmement concentrées et bon nombre d'entre elles peuvent être toxiques, même en très petite quantité. J'ai également eu vent d'une anecdote concernant certains problèmes causés par l'huile essentielle de melaleucas dans l'oreille. Soyez donc prudent, et cessez d'utiliser cette huile aromatique dès que vous ressentez la moindre irritation cutanée.

Ménopause

« Je suis une femme ménopausée de 59 ans. Depuis lors, ma peau est devenue excessivement fine et j'ai également perdu beaucoup de cheveux. J'aimerais savoir s'il existe des solutions naturelles pour remplacer l'hormonothérapie de substitution. J'ai en effet beaucoup de craintes au sujet de cette dernière, et je n'en veux pas. Il me semble qu'elle comporte trop de risques.»

La grande question des hormones

J'ai moi aussi des doutes quant à l'hormonothérapie de substitution. Même s'il est évident que les œstrogènes, qui sont l'hormone sexuelle féminine, soulagent les bouffées de chaleur, la sécheresse vaginale et divers autres désagréments liés à la ménopause, un certain nombre de travaux scientifiques montrent qu'elles peuvent aussi exposer la femme à un risque accru de cancer du sein. (En revanche, les chercheurs ont découvert que le fait d'inclure de la progestérone dans le programme thérapeutique pouvait diminuer ce risque.)

Voici l'avertissement qu'un professeur de médecine donne à ses amies quand elles envisagent une hormonothérapie de substitution : «Mieux vaut éviter totalement l'hormonothérapie substitutive aux œstrogènes si vous êtes exposée à un risque accru de cancer du sein ou du système de reproduction, notamment si vous avez des antécédents personnels ou familiaux. Si vous deviez opter pour une hormonothérapie substitutive, prenez une faible dose d'œstrogènes (1,25 milligrammes par jour au maximum) que vous associerez toujours avec une dose concomitante de progestérone pendant au moins une partie du cycle menstruel.» Voilà qui me paraît de bon conseil. Ce médecin n'est d'ailleurs pas le seul à préconiser cette approche, également adoptée par plus d'un gynécologue.

Je connais un naturopathe qui s'oppose tout à fait à l'hormonothérapie de substitution. Il recommande plutôt de manger beaucoup de légumes et de fèves contenant une abondance de phyto-œstrogènes, qui sont des substances complexes précurseurs des œstrogènes. Il assortit cette recommandation du commentaire suivant : «Si l'on additionne les divers avertissements, mises en garde, contre-indications et effets indésirables, le total s'élève à plus de 100.» Mon ami ajoute qu'il est stupéfait que n'importe quel médecin puisse conseiller cette thérapie. Et pourtant, la très grande majorité des médecins continue à prescrire une hormonothérapie de substitution. Pour quelle raison ? Essentiellement parce que cette approche thérapeutique permet également de diminuer le risque de maladie cardiovasculaire et d'ostéoporose, risque plus élevé pour beaucoup de femmes que celui de cancer du sein. En revanche, à mon humble avis, il existe de meilleurs moyens que l'hormonothérapie substitutive pour réduire ces risques.

Beaucoup de médecins, en revanche, ne seraient pas d'accord avec moi. Il s'agit là d'une décision que vous aurez à prendre seule. Je vous suggère de bien vous renseigner, surtout en ce qui concerne les avantages et inconvénients de chaque méthode, en parlant à votre gynécologue. (Veuillez vous reporter à la page 340 pour des détails supplémentaires concernant les maladies cardiovasculaires et à la page 407 pour l'ostéoporose.)

Chaque fois qu'il existe une alternative pour éviter de prendre des médicaments dangereux, il est prudent d'avoir d'abord recours à ces approches plus sûres avant d'opter pour une thérapie agressive et coûteuse. Je doute que les grandes sociétés pharmaceutiques tiennent beaucoup, pour de basses raisons économiques, à prouver que les approches naturelles de la ménopause (ou de n'importe quel autre trouble) soient plus sûres et plus efficaces que les médicaments de synthèse. Quant à moi, je suis persuadé que les approches naturelles sont meilleures, et je ne suis pas seul à le penser. Malheureusement, rares sont les médecins qui partagent cet avis.

Désagréments de la maturité

La ménopause correspond à la fin des règles. Pour la plupart des femmes, elle se produit vers la fin de la quarantaine ou le début de la cinquantaine. Parfois cela survient rapidement, mais le plus souvent, il faut quelques années jusqu'à la cessation complète des règles.

Plus la ménopause avance, plus la production d'œstrogènes diminue, ce qui s'accompagne souvent d'un certain nombre de désagréments : anxiété, sensibilité des seins, dépression, peau sèche, maux de tête, bouffées de chaleur, incontinence, insomnie, irritabilité, nervosité, transpiration nocturne et sécheresse vaginale.

Parmi cette liste, les bouffées de chaleur sont le symptôme le plus courant. Elles affectent quelque 85 % des femmes pendant la ménopause. Elles surviennent généralement sans prévenir, mais certaines femmes s'aperçoivent que le stress affectif, l'exercice, l'alcool et certains aliments peuvent également les déclencher.

Merveilleuses substances phytochimiques

J'aimerais vous rappeler tout d'abord qu'en tant que botaniste, il n'entre pas dans mes attributions de prescrire quoi que ce soit. En revanche, j'estime qu'une de mes prérogatives est de faire connaître les recherches concernant certaines approches de la ménopause, tant nutritionnelles que basées sur les plantes.

Avant de parler de plantes spécifiques qui peuvent être utiles, permettez-moi de relever d'abord une chose importante concernant l'alimentation.

Les bouffées de chaleur et autres symptômes de ménopause sont rares chez les femmes végétariennes, en particulier parmi celles qui mangent beaucoup de légumineuses comme les doliques, les haricots mung et les graines de soja.

Pourquoi ? Parce que les haricots secs et de nombreuses autres plantes exercent une faible activité œstrogénique grâce à leurs phyto-œstrogènes. On recense parmi ces substances complexes des lignanes, des phytostérols et des saponines.

Les phyto-œstrogènes ont la même action que les œstrogènes chez les femmes dont l'organisme ne produit plus autant d'hormones sexuelles. De plus, ils semblent également diminuer le risque de cancers liés aux œstrogènes comme le cancer du sein. Diverses expériences portant sur l'animal montrent que les phyto-œstrogènes sont extrêmement efficaces pour prévenir les tumeurs des tissus mammaires.

Le facteur soja

Il y a encore quelques années, on pensait que les femmes asiatiques étaient peu sujettes au cancer du sein simplement parce qu'elles ont une alimentation pauvre en graisse. Aujourd'hui, il semble s'avérer que la grande quantité de légumineuses qu'elles mangent, comme par exemple le soja, y est aussi pour quelque chose. Comment se peut-il que les phyto-œstrogènes aient une action préventive des symptômes de la ménopause, tout en prévenant également les troubles liés aux œstrogènes ?

Les phyto-œstrogènes sont plus faibles que les œstrogènes propres à l'organisme. Chez les femmes préménopausées, les phyto-œstrogènes entrent en concurrence avec les œstrogènes, ce qui a pour conséquence d'atténuer l'effet global des œstrogènes. En revanche, à mesure que la production d'œstrogènes diminue chez la femme, les phyto-œstrogènes complètent cette hormone. Autrement dit, quand une femme a trop d'œstrogènes biologiques, les phyto-œstrogènes diminuent le fardeau. Si elle en a trop peu, les phyto-œstrogènes font l'appoint.

D'après ce que je sais, les phyto-œstrogènes utilisés avec modération ne sauraient nuire. Une tasse de graines de soja (soit environ 200 grammes) fournit environ 300 milligrammes de la catégorie de phyto-œstrogènes la plus importante : les isoflavones. Une telle quantité fournirait à peu près l'équivalent d'un comprimé de Prémarin, l'hormone synthétique couramment prescrite dans le cadre d'une hormonothérapie de substitution.

Divers travaux scientifiques montrent que les femmes qui mangent régulièrement des aliments à base de soja ont rarement des bouffées de chaleur, et que la muqueuse de leur vagin contient davantage de cellules. Ces cellules supplémentaires permettent de compenser la sécheresse et l'irritation vaginales si courantes chez les femmes ménopausées.

Les graines de soja ne sont pas les seules fèves à contenir une abondance d'isoflavones. La plupart des haricots secs et beaucoup d'autres légumineuses en contiennent des quantités appréciables. À mon avis, vous ne risquez pas grand-chose en adoptant une alimentation comprenant toutes sortes de fèves, sauf si vous y êtes allergique ou si les gaz qu'elles peuvent provoquer sont un inconvénient majeur pour vous. (En ce qui me concerne, je n'en suis guère incommodé, mais reportez-vous à la page 225, où vous trouverez certains trucs et astuces pour diminuer les flatulences provoquées par les haricots secs.)

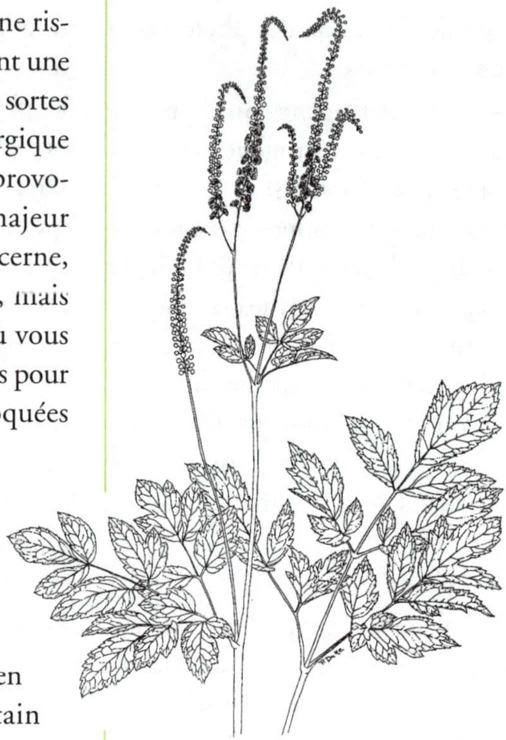

Cimifuga ou herbe aux punaises

Aux États-Unis, cette plante, qui poussait à l'état sauvage dans la vallée du fleuve Ohio, était utilisée par les femmes indiennes pour traiter les troubles gynécologiques et pour faciliter l'accouchement.

Les plantes au secours des troubles de la ménopause

Conjointement avec une alimentation végétarienne riche en phyto-œstrogènes, un certain nombre de plantes spécifiques peuvent contribuer à soulager de nombreux symptômes liés à la ménopause. Voici celles que je préconise.

♣♣ **Cimifuga** ***(Cimifuga racemosa).*** Cette plante, depuis longtemps recommandée pour les troubles féminins, contient des substances œstrogéniques qui contribuent à soulager les désagréments de la ménopause, en particulier les bouffées de chaleur. Dans le cadre d'une étude scientifique portant sur 110 femmes en début de ménopause, la moitié des participantes a reçu un extrait de racine de cimifuga, tandis que l'autre moitié recevait une préparation inerte (un placebo). Après huit semaines, les analyses sanguines ont mis en évidence une activité œstrogénique très nette chez les femmes qui avaient pris cette plante.

Dans une autre étude, des femmes qui se plaignaient de sécheresse vaginale liée à la ménopause ont obtenu le même soulagement, qu'elles aient pris des œstrogènes de synthèse ou une préparation à base d'aristoloche serpentaire.

♣♣ **Réglisse** *(Glycyrrhiza glabra).* Parmi les substances complexes que contient la réglisse figurent des œstrogènes naturels. Tout comme les isoflavones du soja, l'acide glycyrrhizique, principe actif de la réglisse, semble diminuer le taux d'œstrogènes chez la femme lorsqu'il est trop élevé, et l'augmenter quand il est trop bas.

Se pourrait-il que des bonbons à la réglisse puissent aider les femmes à mieux supporter les désagréments de la ménopause ? Peut-être, mais lisez soigneusement l'emballage. La plupart des bonbons dits à la réglisse contiennent non seulement de l'extrait de réglisse mais également de l'anis, ce dernier contenant une substance chimique (l'anéthole) moins œstrogénique. En revanche, on trouve dans beaucoup de magasins diététiques des bonbons à base de réglisse pure.

La réglisse et ses extraits ne présentent aucun danger quand les quantités ingérées restent modérées, mais sa prise sur une longue période ou en grandes quantités peut provoquer divers symptômes comme maux de tête, léthargie, rétention d'eau et de sodium, perte excessive de potassium et hypertension artérielle. La dose quotidienne de réglisse dénuée de toxicité est réputée être de cinq grammes, dans la mesure où vous utilisez des bonbons à la réglisse pure. Il est certes difficile de s'arrêter de manger quelque chose de si bon, mais sachez être raisonnable.

♣ **Alfalfa** *(Medicago sativa).* L'alfalfa exerce une activité œstrogénique démontrable. Ses feuilles permettent de préparer une tisane de goût agréable. En revanche, si vous êtes atteint de lupus ou si vous avez une prédisposition héréditaire, évitez les graines germées de luzerne. Certaines indications semblent prouver qu'elles pourraient déclencher cette maladie cutanée.

♣ **Angélique de Chine** *(Angelica sinensis).* L'angélique chinoise, également appelée dang quai, jouit d'une réputation immémoriale en tant que tonique pour la femme. Elle soulagerait tant les bouffées de chaleur que la sécheresse et l'irritation vaginales, aidant donc les femmes à mieux vivre leur ménopause. Si ces affirmations n'ont pu être confirmées scientifiquement, il est vrai que cette plante est utilisée depuis des siècles. Je n'hésiterais pas à la recommander à mes amies.

♣ **Fraise (*Fragaria,* diverses espèces) et autres aliments contenant du boron.** L'activité des œstrogènes va au-delà de l'hormone en elle-même. Le fait de prendre ne serait-ce que trois milligrammes de boron peut doubler les taux d'œstrogènes en circulation dans le sang. Je recommande par conséquent aux femmes ménopausées, ainsi qu'à celles qui s'apprêtent à traverser cette période difficile, de manger une nourriture contenant ce minéral en abondance.

Les aliments qui contiennent le plus de boron, par ordre décroissant de pouvoir thérapeutique, sont : fraises, pêches, chou, tomates, pissenlit, pommes, asperges, figues, graines de pavot, brocoli, poires, cerises, betteraves, abricots, groseilles, persil, aneth et graines de cumin.

Si vous utilisez toutes les plantes aromatiques et comestibles qui contiennent des œstrogènes et du boron, vous pourrez vous préparer des crudités et des plats de légumes assez originaux.

♣ **Gattilier (ou agneau chaste)** *(Vitex agnus-castus).* Ce végétal a été ratifié comme plante normalisante des hormones sexuelles féminines. Elle est censée être particulièrement bénéfique pendant la ménopause.

Sa composition biochimique est compliquée, mais on peut dire en simplifiant que le gattilier normalise les hormones jouant un rôle dans le cycle menstruel féminin : il augmente la production des hormones de lutéinisation (ou gonadotrophines B) et bloque la folliculostimuline (ou gonadotrophine A). Autant dire qu'il exerce un effet œstrogénique bénéfique.

♣ **Trèfle rouge** *(Trifolium pratense).* Cette plante contient 1 à 2,5 % d'isoflavones. Au cours d'une étude, on a constaté que des femmes ménopausées qui avaient ingéré pendant deux semaines du trèfle rouge, ainsi que des graines de lin et de soja, présentaient des taux d'œstrogènes assez élevés. Ces taux s'abaissaient à nouveau quand elles abandonnaient cette alimentation particulière. Certaines espèces de trèfle contiennent tellement d'œstrogènes qu'elles provoquent des avortements spontanés chez les femelles d'un troupeau qui en ont trop brouté. Le trèfle rouge permet de préparer une tisane de goût agréable.

♣ **Plantes diverses.** Un certain nombre d'autres plantes contenant des phyto-œstrogènes pourraient se révéler utiles pour soulager les désagréments de la ménopause. Il s'agit notamment des aliments suivants : chamaelirium jaune, dattes, fenouil, grenade, igname sauvage du Mexique, immortelle de Virginie, passiflore, pommes, sabot de Vénus, salsepareille, sassafras, sureau noir et tiges de céleri.

Nausées

Un jour, une collègue me parla d'une de ses amies souvent affligée de nausées. Elle me demanda ce que je lui recommanderais pour la soulager. Je lui conseillai immédiatement le gingembre.

Six mois plus tard, elle me dit en passant que le gingembre s'était révélé utile. Il me fallut quelque temps pour comprendre qu'en réalité, elle ne m'avait pas demandé de l'aide pour une amie. Elle avait subi une chimiothérapie. Suivant ma recommandation, elle avait eu recours à cette plante pour soulager les nausées causées par son traitement. Le gingembre, en effet, est remarquablement efficace pour traiter ce problème.

Cet événement se produisit plusieurs années avant que je prenne connaissance des publications démontrant l'utilité du gingembre pour soulager les nausées provoquées par la chimiothérapie. (Les patients en cours de chimiothérapie ne doivent pas prendre de gingembre, toutefois, si leur sang ne se coagule pas bien.)

La nausée, comme vous le savez certainement, est cette sensation abdominale qui donne l'impression d'être sur le point de vomir. En vomissant, nous rejetons notre dernier repas ainsi qu'une bonne quantité d'acide gastrique, et c'est pour cette raison qu'on éprouve une impression de brûlure dans la poitrine et la gorge.

Nausées et vomissements peuvent avoir des causes diverses : infections du tractus digestif (gastro-entérite), troubles de l'oreille interne, excès d'alcool ou de nourriture, parasites intestinaux, nausées matinales chez la femme enceinte, mal des transports, stress affectif et surcharge toxique du foie.

Les plantes au secours des nausées

Bien souvent, il suffit de vomir un bon coup pour soulager la nausée. L'effet est immédiat. Dans d'autres cas, en revanche, la nausée persiste même lorsque l'estomac est vide. On continue alors d'essayer de vomir sans pouvoir expulser qui que ce soit : on parle dans ce cas de nausées improductives. Les remèdes à base de plantes figurant dans ce chapitre peuvent être utiles pour y remédier.

♣♣♣ **Gingembre** ***(Zingiber officinale).*** Une étude scientifique a montré que le gingembre paraissait aussi efficace que les médicaments sur ordonnance à base de métoclopramide (Anausin, Primpéran) pour diminuer les nausées et vomissements causés par le traitement chimiothérapique du cancer. Voilà une utilisation du gingembre dont vous devriez discuter avec votre médecin. Toutefois, si ce dernier vous dit que le taux de coagulation de votre sang est trop faible, ne prenez pas cette plante pendant votre traitement chimiothérapique.

Bien entendu, le gingembre contribue également à soulager les nausées quand ces dernières proviennent de causes moins graves. Je parle en détail de ses propriétés antiémétiques dans les chapitres consacrés aux nausées matinales et au mal des transports, mais il suffit de souligner que le gingembre est la plante préconisée en premier lieu par beaucoup de bons herboristes pour soulager nausées et vomissements.

Le gingembre en poudre permet de préparer une tisane de goût agréable. Cependant, quand on est en proie à la nausée, rien ne semble aussi efficace qu'une boisson gazeuse au gingembre (*ginger ale*). Vérifiez simplement l'étiquette au moment de l'achat pour vous assurer que la boisson contient bien du gingembre authentique, car bon nombre d'entre elles sont à base de parfums artificiels.

♣ **Cannelle (*Cinnamomum*, diverses espèces).** Quand mon épouse a envie de vomir, elle se prépare une tisane à la cannelle qui lui apporte un soulagement — ce qui ne m'étonne pas. En effet, la cannelle contient des catéchines qui contribuent à soulager la nausée.

On trouve aussi des catéchines dans l'agripaume, l'aigremoine, l'aubépine, le chêne, le chêne rouge d'Amérique, l'églantine, les fraises, le houblon, les myrtilles, les olives, l'orge, les noix de

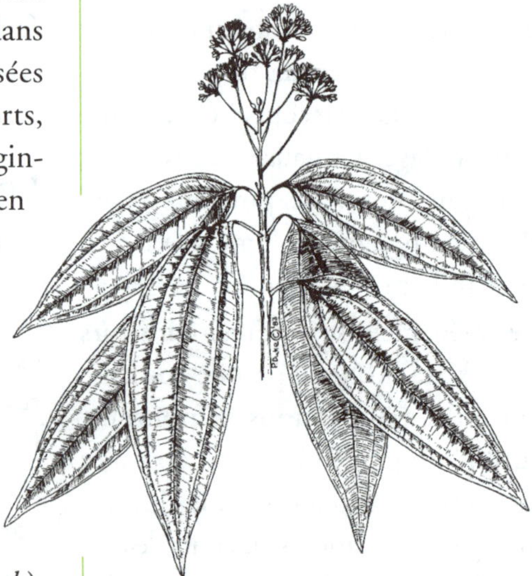

Cannelle

Cultivée traditionnellement dans le sud de l'Asie, la cannelle était utilisée pour soigner la fièvre et la diarrhée longtemps avant de se répandre un peu partout comme épice culinaire

pécan, les poires, la sauge, le saule blanc, le thé et les fruits du margousier..

♣ **Menthe poivrée *(Mentha piperita).*** La tisane de menthe poivrée est un puissant antispasmodique. Elle fait cesser les spasmes du tractus digestif, en particulier ceux qui jouent un rôle dans les vomissements. (En revanche, si vous êtes enceinte, mieux vaut éviter d'en boire trop car certains herboristes ont remarqué que de grandes quantités de tisane de menthe peuvent provoquer des fausses couches.)

♣ **Huiles essentielles diverses.** L'aromathérapie peut également soulager tous ces problèmes. Les huiles essentielles de menthe poivrée et de bois de rose sont parfois suggérées pour traiter la nausée. Quant aux vomissements, on recommande les huiles essentielles de poivre noir, de lavande, de menthe poivrée et de rose. Versez une ou deux gouttes de l'huile (ou des huiles) essentielle(s) de votre choix dans une cuillerée à soupe d'huile végétale. Massez votre poitrine avec ce mélange de manière à pouvoir facilement en inhaler l'arôme. Souvenez-vous, toutefois, que les huiles essentielles sont à réserver à l'usage externe.

♣ **Plantes carminatives.** Ce terme signifie «apaisant gastrique». Les plantes carminatives sont essentiellement utilisées pour soigner l'indigestion et la colique des nourrissons. De nombreux herboristes les recommandent également pour la nausée.

Les plantes carminatives que je préfère comprennent l'aneth, la camomille, le fenouil, la mélisse et n'importe quelle plante de la famille des menthes. Je suggère de préparer une tisane avec quelques cuillerées à café d'une ou de plusieurs de ces plantes.

Nausées matinales

Il y a quelque temps, l'une de mes nièces m'a téléphoné pour demander ce que je lui recommanderais pour soulager ses nausées matinales. Elle était enceinte et avait du mal à ne pas vomir ses repas. Je me voyais donc une fois de plus confronté à mon problème habituel : je suis botaniste et non pas médecin. Et si j'avais le malheur de me tromper ? Je m'en serais voulu éternellement d'avoir suggéré à ma nièce quoi que ce soit qui puisse se révéler dangereux pour elle ou son bébé.

J'avais un jour proposé à ma fille d'avoir recours au gingembre pour soulager ses nausées matinales, et j'étais à présent sur le point de faire la même chose pour ma nièce. Ma seule hésitation tenait à l'avertissement d'un pharmacologue qui laissait entendre que le gingembre pourrait favoriser une fausse couche. J'avais pourtant du mal à imaginer qu'une ou deux tasses d'infusion de gingembre puissent provoquer un tel résultat. Voilà donc pourquoi, avec la même mise en garde prudente que j'avais déjà donnée à ma fille — en faire un usage modéré — je finis par suggérer cette plante à ma nièce. Cette dernière me téléphona quelque temps après pour me dire à quel point le gingembre lui avait été utile, sans effets indésirables particuliers.

Tant que je n'aurai aucune preuve que l'avertissement de ce pharmacologue était vraiment fondé, j'ai bien l'intention de continuer à conseiller le gingembre. Jusqu'à nouvel ordre, je n'ai jamais rien trouvé encore de plus sûr ni de plus efficace pour soulager les nausées matinales.

Peu après cette conversation avec ma nièce, j'ai su grâce à une étude scientifique pourquoi ce pharmacologue s'inquiétait du danger de fausse couche. En effet, une très petite quantité de gingembre (de l'ordre de moins d'un gramme) suffit pour prévenir les nausées matinales chez la femme enceinte. En revanche, les Chinois qui utilisent cette plante pour provoquer les règles (voire l'avortement) se servent à cette fin de quantités bien plus importantes — de l'ordre de 20 à 28 grammes.

On peut dire très approximativement qu'une tasse de tisane de gingembre concentrée contient environ 250 milligrammes de cette plante, soit à peu près 1/80e de la quantité nécessaire pour déclencher une fausse couche. Un plat de cuisine chinoise fortement épicé pourrait en contenir 500 milligrammes (soit 1/40e de la quantité pouvant provoquer une fausse couche), et un verre de boisson gazeuse au gingembre (ginger ale) de 225 ml pourrait en contenir 1 000 milligrammes, soit 1/20e de la dose utilisée pour provoquer les règles. Il faudrait donc ingérer une quantité phénoménale de gingembre pour avoir une bonne raison de s'inquiéter.

Désagréments de la nausée

On englobe dans ce terme de nausée matinale tous les symptômes désagréables — nausées, vertiges et malaise général — que ressent la femme enceinte en se levant le matin, et parfois même durant une bonne partie de la journée. D'après les statistiques, 50 % des femmes enceintes souffrent de nausées matinales, surtout pendant le premier trimestre de leur grossesse. Mais certaines femmes continuent à éprouver des nausées beaucoup plus longtemps.

Les chercheurs ne savent pas encore très bien pour quelle raison ces nausées se produisent. Diverses croyances populaires affirment que c'est la méthode mise au point par la nature pour évacuer les toxines de l'organisme de la future maman. Je n'irais pas aussi loin, mais je me garderais bien de suggérer à ma fille ou à n'importe quelle autre femme de prendre des médicaments pharmaceutiques pour y remédier. Si vous êtes enceinte, parlez à votre médecin de ces remèdes parallèles très doux à base de plantes avant de recourir à des médicaments.

Les plantes au secours des nausées matinales

Si vous pensez comme moi que les aliments sont nos meilleurs remèdes, vous pourriez envisager de manger pour soulager vos nausées. De nombreuses femmes enceintes signalent que leurs nausées matinales s'atténuent quand elles grignotent quelques biscottes ou un peu de pain grillé immédiatement après s'être levées le matin. De même, les choses s'améliorent quand elles fractionnent leur alimentation en prenant plusieurs repas légers tout au long de la journée. Voici en outre un certain nombre de plantes utiles.

♣♣♣ **Gingembre** ***(Zingiber officinale).*** Dans un article que j'ai publié un jour, je citais seulement le gingembre pour soigner les nausées matinales. Beaucoup de femmes m'ont confirmé depuis lors que cette plante était vraiment efficace.

Je n'ai connaissance d'aucune étude scientifique qui ait démontré que le gingembre contribuait à soulager les nausées matinales, mais de nombreuses recherches ont montré que cette plante était utile pour traiter le mal des transports, un trouble gastrique très proche. Une étude très sérieuse a notamment montré que le gingembre était bien supérieur à la Dramamine (dimenhydrinate), souvent prescrite pour traiter les nausées provoquées par le mouvement.

Divers travaux ont également confirmé que le gingembre soulageait les vertiges. Le présent chapitre énumère divers autres remèdes susceptibles de soulager les nausées matinales, mais, à mon avis, le gingembre est le meilleur. Je vous suggère de boire une à deux tasses de tisane de cette plante par jour.

♣♣ **Menthe poivrée** ***(Mentha piperita)*** **et autres plantes de la famille**

des menthes. La menthe poivrée doit sa valeur médicinale au menthol, une substance stomachique rafraîchissante et anesthésique. Les Éclectiques, un groupe de praticiens américains de la fin du XIXe siècle, recommandaient les vapeurs de menthol pour soulager les nausées matinales. Les Romains mâchaient des brins de menthe pour apaiser leur estomac malmené après un copieux banquet, ce qui est d'ailleurs à l'origine de nos bonbons à la menthe (lesquels, malgré leur appellation, ne contiennent pas de menthe poivrée authentique).

Il ne fait pas de doute que la menthe poivrée soit efficace pour soulager les ennuis gastriques. Toutefois, elle n'est pas notre meilleure source de menthol. La menthe sauvage vient en tête de liste, suivie par le pycnanthème (qui ne doit pas être utilisé durant la grossesse), la menthe aquatique et le pycnanthème de Virginie.

Mieux vaut éviter toutefois de boire de grandes quantités de tisane de menthe, car certains ouvrages spécialisés mettent en garde contre le danger de fausse couche quand elle est ingérée en trop grandes quantités. Si ma nièce optait pour la tisane de menthe poivrée, je lui conseillerais de ne pas en boire plus d'une ou deux tasses à la fois.

♣ **Chou** ***(Brassica oleracea).*** Le chou, cru ou cuit, en jus, et même sous forme de choucroute, est un vieux remède empirique traditionnel pour soulager les ennuis gastriques. Le jus de choucroute en particulier a la réputation d'apaiser l'intestin surmené qui contribue aux nausées matinales.

♣ **Framboisier sauvage** ***(Rubus idaeus).*** La tisane de feuilles de framboisier est souvent recommandée pour apaiser les nausées matinales chez la femme enceinte. Cette utilisation n'a pas encore fait l'objet des recherches approfondies qu'elle mérite. Je suis néanmoins convaincu que la sagesse populaire est le plus souvent fondée, et cette tisane jouit également d'une réputation ancestrale pour traiter les troubles féminins, depuis les douleurs menstruelles jusqu'aux nausées matinales, en passant par les maux de l'accouchement.

La feuille de framboisier est censée contenir une substance complexe, facile à extraire par l'addition d'eau chaude, qui a pour effet de détendre les muscles lisses de l'utérus. Je vous suggère d'en boire jusqu'à trois tasses par jour. Vous pouvez également la mélanger à du gingembre, de la menthe et un peu de citron pour obtenir une tisane antiémétique très agréable.

Marrube noir (ou ballote fétide) ***(Ballota nigra).*** Cette plante jouit d'une bonne réputation pour le traitement de la nausée due au mal des transports. Je suis persuadé qu'elle est également utile pour traiter les vomissements imputables à la grossesse ou à la nervosité.

Vous pouvez utiliser le marrube noir soit seul, soit en le mélangeant comme suit : marrube noir (pour une part), camomille (une part) et reine-des-prés (deux parts). Cette dernière contient une substance complexe semblable à l'aspirine. Par conséquent, s'il suffit d'une faible quantité d'aspirine pour que vous ayez des ennuis gastriques, vous pourriez remplacer cette plante par du gingembre, voire par des zestes d'agrumes. Buvez une ou deux tasses de cette préparation par jour.

Pêcher ***(Prunus persica).*** En Chine, on utilise les feuilles tandis qu'en Europe, c'est l'écorce du pêcher qui sert à préparer une tisane pour soulager les nausées matinales. Les feuilles contiennent une substance complexe, le benzaldéhyde, qui devrait être bénéfique pour soulager ce trouble. Si vous optez pour l'écorce, n'en prenez pas plus d'une cuillerée à café.

Agrumes. Un petit zeste de pamplemousse, d'orange ou de mandarine ajouté à une tisane, dit-on, peut contribuer à soulager les nausées matinales.

Jus. Si vous avez une centrifugeuse, vous pourriez facilement vous préparer l'un des cocktails suivants : gingembre, kiwi, menthe et ananas ; pomme, carotte et gingembre ; ou encore pomme, fenouil, gingembre et menthe romaine ou poivrée. Les constituants chimiques de ces plantes me laissent à penser qu'elles sont toutes bénéfiques pour soulager les nausées matinales. Pouvez-vous imaginer meilleur remède que de boire au petit déjeuner un jus frais délicieux, savoureux et vitaminé ?

Odeur corporelle

Le fonctionnement chimique de nos aisselles a quelque chose de fascinant. Chez l'être humain, l'odeur corporelle est due essentiellement aux émanations des glandes sudoripares apocrines, dont la plupart se situent dans la région axillaire. Ces glandes spécialisées sont déjà présentes dès la naissance, mais elles ne font pas grand-chose jusqu'à la puberté. À ce moment, elles commencent à sécréter une substance laiteuse dénuée d'odeur. Si nous ne lavons pas régulièrement cette partie du corps — environ toutes les six heures —, des bactéries ne tardent pas à coloniser ces sécrétions apocrines. Et peu de temps après, nous nous apercevons (ou non, selon le cas) que nous avons... devinez quoi ?

Chez l'homme, les glandes apocrines sont plus nombreuses et plus volumineuses que chez la femme et, par conséquent, le mâle de notre espèce a généralement une odeur corporelle plus prononcée. Pourtant, je serais prêt à parier que les femmes dépensent davantage d'argent en déodorants.

L'odeur corporelle ne provient pas seulement d'une hygiène insuffisante. Elle est parfois causée par une carence en zinc ou par divers troubles tels que le diabète, certaines maladies hépatiques, la constipation chronique et certains parasites. Les végétariens prétendent d'autre part que les mangeurs de viande ont une odeur corporelle plus prononcée.

Le bain et la douche sont probablement les meilleures mesures pour maîtriser l'odeur corporelle, mais si vous ne vous sentez pas acceptable en société sans vous être aspergé de déodorant, il n'est pas indispensable pour autant d'avoir recours à des flacons à bille ou à la panoplie d'atomiseurs vendus dans le commerce.

Les plantes au secours des odeurs corporelles

Les plantes ont une longue et illustre histoire en tant que déodorants. Nous ne saurions être surpris d'apprendre que les plus fréquemment utilisées ont une action antibactérienne contre les micro-organismes responsables de l'odeur nauséabonde de nos sécrétions apocrines. Voici un certain nombre de suggestions utiles.

♣♣♣ **Coriandre (*Coriandrum sativum*), réglisse *(Glycyrrhiza glabra)* et autres plantes aromatiques.** La

Un étonnant arbuste amazonien

Il y a quelques années, j'entendis parler de l'arbuste tropical que les Amazoniens appellent *picho huayo.* On m'a raconté alors que les chasseurs se frictionnaient tout le corps à l'aide des baies de cet arbuste, car ils étaient persuadés que cette précaution empêchait le gibier de les sentir. En clair, le *picho huayo* masquait leur odeur corporelle. Toutefois, il ne s'agit pas vraiment d'un déodorant mais seulement d'une sorte de voile aromatique.

Depuis, j'ai questionné plusieurs guides amazoniens à propos du *picho huayo*. Ils m'ont également précisé qu'ils s'en servent non seulement pour chasser les animaux sauvages, mais aussi pour courtiser les femmes. Cette plante aurait pour effet de rendre l'homme plus attrayant aux yeux du beau sexe.

Un taxinomiste (spécialiste de la classification des plantes) m'a affirmé avoir utilisé la plante dans ce but avec un succès notable. Il ajouta même en me faisant un clin d'œil : «Quant à l'efficacité de cette plante, j'en possède de bonnes preuves empiriques.» Le picho huayo pourrait bien être une mine d'or si quelque homme d'affaires entreprenant, doué d'un flair particulier pour les choses de l'amour, s'avisait un jour de s'y intéresser.

Pour ceux qui souhaiteraient utiliser le *picho huayo* pour se rendre plus désirables envers les membres de l'autre sexe, je regrette de vous le dire, mais cette plante n'est pas encore commercialisée sous nos latitudes.

coriandre et la réglisse contiennent chacune 20 substances chimiques dotées d'une action bactéricide. On en dénombre 19 dans l'origan et le romarin, 17 dans le gingembre, 15 dans la muscade, 11 dans la cannelle et le cumin et 10 dans le laurier. (Le poivre noir en contient 14 et l'ail 13, mais il ne me viendrait pas à l'esprit de m'en frictionner les aisselles.)

Examinons maintenant la proportion de substances antibactériennes dont sont constituées diverses plantes — par opposition au nombre de ces substances —, et nous pourrons constater que la réglisse (sur la base du poids sec) contient 33 % de substances complexes bactéricides, le thym 21,3 %, l'origan 8,8 %, le romarin 4,8 %, la coriandre 2,2 % et le fenouil 1,5 %.

Chacune des plantes mentionnées jusqu'ici est vraisemblablement dotée d'une certaine efficacité contre les bactéries responsables des odeurs corporelles. Une méthode possible pour utiliser ces plantes déodorantes consisterait à les réduire en poudre et à se frictionner ensuite sous les bras.

Cette approche, pour efficace qu'elle soit, risque malheureusement aussi de tacher les vêtements. Je vous suggère donc plutôt de préparer une tisane bien concentrée avec la plante (ou les plantes) de votre choix, d'y tremper un linge et d'appliquer ce linge mouillé en guise de compresse pendant quelques minutes. Ajoutez une généreuse quantité de sauge, et si un certain nombre de sources relativement fiables sont dans le vrai, il se pourrait bien que votre tisane exerce également une action antiperspirante.

D'ailleurs, pourquoi ne pas utiliser ces plantes dans votre bain ? Remplissez-en un sac en tissu sur lequel vous laisserez ensuite couler l'eau chaude du bain.

Une autre méthode consiste à acheter les huiles essentielles de ces plantes, à les diluer dans de l'huile végétale (commencez par une ou deux gouttes d'huiles essentielle par cuillerée à soupe d'huile végétale) et à utiliser le mélange obtenu comme lotion de massage pour les aisselles. Souvenez-vous simplement que les huiles essentielles ne doivent pas être ingérées, car même une très faible quantité pourrait être toxique.

Je vous suggère de préparer une teinture antiperspirante à base de sauge en faisant tremper une demi-tasse de sauge séchée en poudre dans 1 tasse 1/4 de vodka. Laissez macérer ce mélange durant deux semaines, en le secouant deux fois par jour. Passez ensuite le résidu végétal de sauge avant de transvaser le liquide restant dans un flacon propre. Cette lotion peut être appliquée trois ou quatre fois par jour. Il peut arriver toutefois que l'alcool dessèche la peau. Si tel était le cas, cessez d'utiliser cette lotion dès les premiers signes d'irritation. (Vous pouvez également ingérer cette préparation, car il s'agit bel et bien d'une sorte de liqueur de sauge.)

♣ **Bicarbonate de soude et Maïzena.** Appliquez dans les régions du corps où persiste une odeur désagréable un mélange de ces deux poudres. Leur action desséchante est utile. Comme peut en témoigner quiconque a déjà laissé dans le réfrigérateur un paquet de bicarbonate de soude ouvert pour venir à bout des odeurs déplaisantes, ce produit exerce une action désodorisante. Je sais bien que le bicarbonate de soude n'est pas une plante, mais il s'agit d'une approche tellement naturelle de ce problème que je m'en serais voulu de ne pas la mentionner.

♣ **Jus de navet.** Voici une anecdote que je trouve fascinante : après avoir entendu un collègue japonais lui parler d'utiliser le jus de navet ou de radis daikon pour maîtriser les odeurs corporelles, un médecin a préparé un jus avec quelques navets et s'en est vigou-

Le bon côté de l'odeur corporelle

On peut dire que l'odeur corporelle est à double tranchant.

Sur le plan social et cosmétique, nous considérons qu'une odeur corporelle prononcée est indésirable. Nous prenons régulièrement des douches et des bains pour nous en débarrasser, et nous dépensons une petite fortune en produits destinés à la masquer. Pourtant, il s'avère que l'odeur corporelle contient également des phéromones, ces substances chimiques mystérieuses dont les arômes subtils ont pour but d'attirer le sexe opposé.

Les chercheurs savent depuis longtemps que les phéromones jouent un rôle essentiel dans l'accouplement chez les animaux. Jusqu'à une date récente, les connaissances médicales classiques semblaient néanmoins indiquer que ces agents chimiques n'avaient pas d'effet sur nous autres humains. Aujourd'hui, divers travaux scientifiques ont démontré que les phéromones jouent un rôle subtil mais très réel dans le mécanisme de l'attraction sexuelle dans l'espèce humaine.

Je dois dire que ma chère et tendre épouse aurait plutôt tendance à me demander d'aller prendre une douche qu'à venir très souvent se blottir sous mon aisselle, mais qui sait ? Peut-être nos effluves corporelles expliquent-elles en partie notre attraction mutuelle initiale. En tout cas, cette idée n'est pas pour me déplaire.

reusement frotté l'équivalent d'une cuillerée à café sous les aisselles. Voici sa conclusion : «Le jus de navet ne stoppe pas la transpiration, mais il empêche l'odeur corporelle de survenir pendant une période pouvant aller jusqu'à dix heures.» Voilà qui semble trop beau pour être vrai, mais j'ai bien l'intention d'essayer cette suggestion la prochaine fois que je resterai seul chez moi pendant deux ou trois jours avec une bonne provision de navets.

♣ **Légumes contenant du zinc.** Une carence en zinc peut accentuer notre odeur corporelle. Les aliments industriels ne sont pas une bonne source de zinc, ce dernier étant souvent éliminé au cours de la préparation, mais les aliments complets en contiennent une quantité appréciable. Parmi les meilleurs sources de zinc, on peut citer : épinards, persil, feuilles vertes des crucifères, choux de Bruxelles, concombres, haricots verts, endives, asperges et pruneaux. Les épinards sont les plus riches, et les autres aliments sont énumérés par ordre décroissant de la quantité de zinc qu'ils contiennent. Vous pourriez préparer un cocktail déodorant soit avec le jus d'un seul d'entre eux, soit en mélangeant divers jus entre eux. (En revanche, je n'utiliserais pas les pruneaux dans ce cas.)

♣ **Vinaigre.** Un médecin recommande d'utiliser le vinaigre de cidre pour remplacer les déodorants du commerce. Ce conseil me paraît judicieux, dans la mesure où le vinaigre a des propriétés antiseptiques. En ce qui me concerne, je fais également macérer dans le vinaigre destiné à cet usage certaines plantes aromatiques, notamment la sauge.

Œdème

Une journaliste m'a un jour passé un coup de fil pour m'appeler à l'aide. Elle me demandait si le concombre était ou non bénéfique pour soulager l'enflure de diverses parties du corps, notamment des paupières. Son patron exigeait une preuve.

L'œdème est une enflure locale provoquée par une accumulation anormale de fluides entre les cellules. Ce trouble résulte généralement d'une infection ou d'une blessure, voire d'un déplacement de fluides ou de rétention d'eau. Dans le jargon médical, le terme qui désigne toute enflure est l'œdème, emprunté au grec *oidêma* qui signifie tumeur. Tout médicament ou emplâtre qui a pour effet d'atténuer l'enflure est qualifié d'anti-œdémateux.

Je savais déjà que la sagesse populaire attribue depuis bien longtemps au concombre des vertus anti-œdémateuses, mais cette information n'était pas suffisante pour mon interlocutrice. Elle voulait des preuves scientifiques. J'ai donc entrepris des recherches, et c'est ainsi que j'ai découvert qu'en effet, le concombre contient au moins deux substances complexes anti-œdémateuses : l'acide ascorbique et l'acide caféique. On y trouve en outre un agent chimique proche de la vitamine A, qui pourrait également être bénéfique.

Comme vous pouvez vous en douter, dès que j'eus commencé d'explorer ce domaine, je fus fasciné par toutes les substances anti-œdémateuses que je découvris et dont je fournis ensuite une liste à cette journaliste : essentiellement gingembre, ananas et curcuma. Mais pour elle, une seule chose avait de l'importance : la confirmation de l'efficacité du concombre, que je lui fournis également, bien qu'il soit bien moins riche en substances anti-œdémiques que certaines autres plantes.

En revanche, grâce à cette recherche, je puis aujourd'hui vous offrir le conseil suivant : s'il vous arrivait un jour d'avoir les paupières enflées, coupez deux tranches de concombre, allongez-vous et recouvrez chacune de vos paupières d'une rondelle verte bien fraîche. Il se pourrait que cela vous apporte un soulagement.

Les plantes au secours de l'œdème

Laissons de côté les rondelles de concombre, car un certain nombre d'autres plantes peuvent également soulager l'œdème.

♣♣♣ **Gingembre** ***(Zingiber officinale).*** Depuis des siècles, des médecins indiens recommandent traditionnellement le gingembre, notamment pour soulager l'enflure causée par l'arthrite. Plus récemment, divers chercheurs ont démontré que les enzymes protéolytiques qui aident à digérer les protéines avaient également une action anti-inflammatoire. D'après un rapport, la zingibaïne, qui est l'un des principaux agents chimiques actifs du gingembre, est également l'une des enzymes protéolytiques les plus puissantes produites par la nature. Un seul gramme de zingibaïne peut attendrir jusqu'à dix kilos de viande.

Un chercheur a signalé le cas d'une femme souffrant de polyarthrite chronique évolutive qui n'avait obtenu aucun soulagement en prenant des corticostéroïdes, des substances fréquemment prescrites pour soigner la douleur et l'enflure liés à ce trouble. Elle ingéra chaque jour 50 grammes de gingembre (soit environ 25 cuillerées à café). Au bout de 30 jours de ce traitement, son enflure se réduisit considérablement et elle eut même un léger soulagement de ses douleurs. «Le gingembre, conclut ce chercheur, a permis d'obtenir un meilleur traitement de l'enflure, de la douleur et de la raideur que les médicaments anti-inflammatoires non-stéroïdiens.»

Bien entendu, il n'est pas si facile de manger chaque jour 50 grammes de gingembre (si vous êtes enceinte, il vous est d'ailleurs formellement déconseillé d'en prendre de telles quantités). En revanche, à la lumière de l'utilisation traditionnelle du gingembre pour traiter l'enflure due à l'arthrite, et connaissant l'action protéolytique de cette plante, je serais tenté d'ajouter foi à ce rapport.

Il m'est arrivé parfois de manger une cinquantaine de grammes de gingembre confit. Cette confiserie au goût corsé et légèrement piquant est vendue dans de nombreuses épiceries fines et autres magasins spécialisés. Sans doute n'auriez-vous pas trop de mal à obtenir la dose de gingembre recommandée en la prenant sous cette forme. Sachez qu'il est également vendu en gélules.

♣♣ **Ananas** ***(Ananas comosus).*** Ce fruit contient une enzyme protéolytique, la broméline. Celle-ci inhibe la production de kinines, les substances complexes résultant du processus inflammatoire, qui ont pour effet d'augmenter l'enflure et de générer des douleur. Pour atténuer tout œdème, surtout par suite d'incisions chirurgicales ou de blessures traumatiques, il est recommandé de prendre cette substance sous sa forme pure, vendue en magasin diététique et en pharmacie.

Prenez trois fois par jour, à jeun, une dose de 400 à 500 milligrammes de broméline. Personnellement, j'adore l'ananas et je recommanderais simplement de manger davantage de ce fruit délicieux.

♣♣ **Curcuma** ***(Curcuma longa).*** Certains médecins indiens appliquent sur les régions du corps affectées un emplâtre obtenu à partir de curcuma (pour deux parts) et de sel (pour une part). Ils ajoutent parfois du gingembre à ce mélange. Aujourd'hui, la science moderne confirme cette pratique ancestrale. Quand des chercheurs ont administré de l'huile de curcuma à des animaux de laboratoire, ils se sont aperçus qu'elle exerçait une activité anti-inflammatoire, anti-œdémateuse et anti-arthritique.

La curcumine, le constituant chimique le plus actif du curcuma, serait l'un des agents anti-œdémateux et anti-inflammatoires les plus puissants jamais produits par la nature. Il est recommandé de prendre trois fois par jour 400 milligrammes de curcumine pure. Une fois de plus, je préfère pour ma part utiliser la plante entière. Je vous suggère donc tout simplement de manger du curry plus souvent et d'y ajouter une bonne dose de curcuma.

♣ **Aloès** ***(Aloe vera).*** Les Antillais appliquent du gel d'aloès pour soigner l'œdème provoqué par la rétention d'eau. Aux Bahamas, les gens boivent le jus d'aloès dans le même but. Les Antillais font également chauffer les feuilles charnues d'aloès préalablement incisées. Ils utilisent ensuite l'intérieur chaud de la feuille en cataplasme pour soigner les bleus et les régions du corps enflées.

L'aloès contient une enzyme, la bradykinine, qui contribue à atténuer l'enflure et à soulager la douleur. Il possède également une antihistamine, le lactate de magnésium, qui pourrait contribuer à atténuer les démangeaisons parfois provoquées par l'œdème.

Arnica ***(Arnica montana).*** Cette plante, également appelée herbe aux chutes ou plantain des Alpes, est très utilisée par les médecins homéopathes pour soigner l'enflure occasionnée par les blessures sportives.

En doses plus élevées — bien supérieures à celles que préconisent les homéopathes — cette plante est vivement recommandée pour soigner rapidement divers problèmes tels que rétention d'eau, ecchymoses, dislocations, entorses ainsi que les troubles musculaires et articulaires rhumatismaux. Je vous suggère d'utiliser deux cuillerées à café de plante séchée par tasse d'eau bouillante pour préparer une tisane que l'on appliquera sur la zone enflée. Vous pouvez également diluer une teinture (à raison d'une part de teinture pour trois à dix parts d'eau) que vous utiliserez en compresse.

Bidens ***(Bidens pilosa).*** Cette plante appartenant à la même famille botanique que la matricaire est très utilisée à Taiwan depuis des temps immémoriaux pour soigner toutes sortes de maladies allant de la grippe à l'hépatite. Dans une étude portant sur des animaux de laboratoire, les chercheurs ont montré que cette plante avait une activité anti-œdémateuse et anti-inflammatoire significative. Il est certain que d'autres études devront encore être effectuées concernant cette plante, mais tout cela m'intrigue, et j'attends avec impatience de lire d'autres rapports confirmant son efficacité.

Griffe de chat ou uncaria **(*Uncaria,* diverses espèces).** Cette plante amazonienne, également appe-

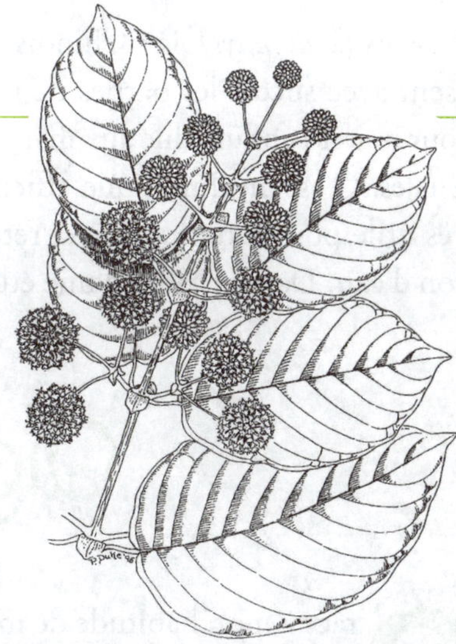

Griffe de chat ou Uncaria

Cette plante d'Amazonie, découverte depuis peu, contient des substances pouvant contribuer à soulager l'enflure et l'inflammation.

lée *uña de gato* commence à être reconnue. Deux chercheurs m'ont fait parvenir un rapport dans lequel ils étudient un certain nombre de substances complexes (les glycosides de l'acide quinovique) qui exercent une activité anti-inflammatoire systémique. Ils suggèrent que l'extrait de griffe de chat serait plus efficace pour soulager l'œdème que l'indométacine (Indocid), médicament anti-inflammatoire non-stéroïdien couramment prescrit dans ce but.

En ce qui me concerne, je n'ai pas obtenu de résultats sensationnels avec cette plante. Rien ne vous empêche d'en faire l'essai et de voir ce qu'elle peut faire pour vous.

♣ **Maïs *(Zea mays).*** Les Chinois utilisent avec succès les barbes de maïs pour traiter l'enflure due aux maladies rénales. C'est un diurétique efficace, très utile pour lutter contre la rétention d'eau. Dans le cadre d'une étude portant sur 12 personnes souffrant de maladie rénale, la rétention d'eau disparut complètement chez 9 des participants, et pratiquement chez 2 autres d'entre eux. Chaque sujet recevait deux fois par jour environ 60 grammes de barbe de maïs séchée.

♣ **Pissenlit *(Taraxacum officinale).*** Ce diurétique puissant est capable d'évacuer une partie du fluide excédentaire à l'origine de l'œdème. Vous pouvez manger les racines fraîches de la plante, ses fleurs et ses feuilles, ou les utiliser en tisane. Le pissenlit est également vendu sous forme de gélules.

♣ **Rosier multiflore *(Rosa multiflora).*** Dans les livres de référence de pharmacologie chinoise, cette plante figure comme un bon traitement de l'œdème. Préparez-vous une tisane avec deux à trois cuillerées à café de plante sèche par tasse d'eau bouillante.

Oignons

Grâce à mon habitude de marcher pieds nus le plus souvent possible, j'ai réussi à éviter complètement certains troubles comme les cors aux pieds et les oignons, autant de maux dont les gens qui portent des chaussures sont souvent affligés. Je dois d'ailleurs ajouter que je n'ai jamais eu aucun problème aux pieds, en dehors de quelques légers désagréments liés à la goutte et de quelques petits problèmes de pied d'athlète.

Un oignon est une déformation du gros orteil. La base de la première phalange de ce dernier fait saillie vers l'extérieur, forçant donc le reste de l'orteil à se replier vers l'intérieur et parfois même à chevaucher les autres doigts. L'oignon lui-même est la protubérance à la base du gros orteil.

Ce problème provient parfois d'une faiblesse héréditaire appelée *hallux valgus*. (*hallux* signifie gros orteil et *valgus* veut dire recourbé.) Le plus souvent, surtout chez les femmes, il provient d'une compression du pied dans des escarpins pointus à hauts talons. À la longue, le frottement de l'oignon contre la chaussure finit par produire une épaisse callosité.

Les plantes au secours des oignons

Le meilleur conseil que je puisse vous donner, si vous avez un oignon, est de porter des chaussures suffisamment larges à l'avant pour éviter tout frottement de l'oignon contre la chaussure. Les coussinets spéciaux que l'on trouve dans le commerce sont également utiles. Sans doute votre podologue vous recommandera-t-il ces mesures de bon sens, mais il existe également un certain nombre de plantes qui peuvent soulager les oignons. En voici une petite sélection.

♣♣ **Ananas** ***(Ananas comosus).*** Pour les troubles inflammatoires des articulations comme les oignons, les naturopathes suggèrent de prendre de la bromélaïne, une enzyme protéolytique (capable de dissoudre les protéines) présente dans l'ananas. Je préfère généralement utiliser la plante entière, mais il est parfaitement possible de trouver dans le commerce de la bromélaïne pure. Il est recommandé d'en prendre trois fois par jour 250 à 750 milligrammes. D'après les travaux dont j'ai pu prendre connaissance, la bromélaïne est dénuée de toute toxicité. Des recherches scientifiques portant sur des sujets humains ont permis de constater que des doses pouvant aller jusqu'à 2 000 milligrammes n'avaient entraîné aucun effet indésirable.

Libre à vous d'opter pour des produits du commerce à base de bromélaïne. Pour ma part, j'adore l'ananas et je préfère obtenir ma dose de bromélaïne à partir de sa source naturelle. Si j'avais un oignon, je me préparerais souvent des salades de fruits avec beaucoup d'ananas. J'ajouterais également de la papaye, qui contient elle aussi une enzyme protéolytique puissante (la papaïne), ainsi qu'une généreuse quantité de gingembre en raison de sa richesse en substances complexes protéolytiques et en agents anti-inflammatoires.

♣♣ **Curcuma** *(Curcuma longa).* Diverses recherches ont montré que le curcuma, tout comme le piment rouge, privait les terminaisons nerveuses de substance P, l'une des substances complexes qui ont pour effet d'engendrer la douleur. Il serait vraisemblablement bénéfique d'appliquer deux fois par jour, à même l'oignon, une cuillerée à café environ de curcuma fraîchement râpé. D'autres travaux ont montré que si le curcuma est ingéré, la substance complexe appelée curcumine qu'il contient exerce un puissant effet anti-inflammatoire. Voilà donc une raison de plus de penser qu'il pourrait être utile pour soulager la douleur d'un oignon.

La dose habituelle de curcumine est de 400 milligrammes trois fois par jour, c'est-à-dire l'équivalent d'environ six à huit cuillerées à café de curcuma. Une telle quantité représente considérablement plus de curcuma que ce que l'on utilise habituellement pour préparer un curry. Si vous voulez obtenir un effet anti-inflammatoire grâce à cette plante, il vous faudra prendre des gélules.

♣♣ **Piment rouge (*Capsicum,* diverses espèces).** La capsaïcine, l'ingrédient fort et corsé du piment rouge, est également un excellent antalgique. Appliquée à même la peau à l'endroit douloureux, la capsaïcine empêche certains nerfs de transmettre les signaux douloureux en les privant de substance P, l'un des agents chimiques complexes qui jouent un rôle dans l'apparition de la douleur. De nombreux travaux ont montré que les pommades contenant 0,025 % de capsaïcine soulagent toutes sortes de douleurs après quelques semaines de traitement.

Si j'avais un oignon douloureux, j'aurais recours à cette plante. Chez moi, je mordrais dans la pointe d'un piment rouge frais que je mastiquerais ensuite. J'utiliserais le reste de la plante fraîche pour frictionner l'oignon.

Après avoir utilisé tout produit à base de capsaïcine, prenez toujours bien soin de vous lavez les mains : mieux vaut éviter de s'en mettre dans les yeux. De plus, comme certaines personnes sont plutôt sensibles à cette substance, il est préférable d'en faire l'essai sur un petit bout de peau avant de l'utiliser sur des régions plus étendues. Cessez de l'employer au moindre signe d'irritation de l'épiderme.

♣♣ **Saule (*Salix,* diverses espèces).** Le saule est la forme végétale de l'aspirine, en raison de la substance complexe appelée salicine qui y est présente. Un autre agent complexe proche de la salicine, l'acide salicylique, élimine les callosités et les verrues. L'acide salicylique est également un principe actif de nombreuses préparations en vente libre pour soigner les oignons et les cors. Les salicylates sont absorbés à travers l'épiderme. Si j'avais un oignon calleux, j'y appliquerais de l'écorce de saule fraîche que j'enroulerais autour de l'oignon de telle manière que la partie interne de l'écorce soit en contact avec ce dernier. J'ajouterais également un peu d'écorce de saule séchée aux tisanes que je bois quotidiennement. Si vous êtes allergique à l'aspirine, cependant, sans doute vaut-il mieux éviter d'avoir recours aux plantes qui lui ressemblent.

♣♣ **Souci** ***(Calendula officinalis).*** Cette plante, mieux connue pour son efficacité en cas d'ecchymoses, de coupures et d'inflammation, est parfois également recommandée pour traiter les oignons. J'utiliserais une pommade au souci du commerce ou une teinture de calendula que j'appliquerais directement sur l'oignon, à raison de deux ou trois fois par jour pendant une semaine environ. D'ici là, vous serez en mesure de dire si ce remède vous est vraiment utile.

♣ **Arnica** ***(Arnica montana).*** Les fleurs de cette plante (également appelée bétoine des montagnes) sont utiles pour soigner les troubles musculaires et articulaires. On peut donc en conclure légitimement que cette plante pourrait également être bénéfique dans le traitement des oignons. Pour préparer une infusion, utilisez une à deux cuillerées à café de plante séchée par tasse d'eau bouillante et laissez infuser pendant dix minutes. N'en buvez pas plus de deux tasses par jour, pendant trois jours au maximum. Si vous souhaitez utiliser cette plante à plus long terme, je vous conseille d'adopter une pommade à l'arnica. C'est d'ailleurs ce que recommandent les homéopathes pour soigner toutes sortes de blessures musculaires, articulaires et sportives. Les pommades à l'arnica sont en vente en pharmacie. Suivez les indications figurant sur l'emballage.

♣ **Camomille** ***(Matricaria recutita).*** Pour traiter la bursite, les aromathérapeutes suggèrent parfois les huiles essentielles de camomille, de cyprès et de genévrier. J'ai de bonnes raisons de penser qu'elles pourraient également être utiles pour soigner un oignon. Parmi ces trois huiles aromatiques, je choisirais de préférence celle de camomille. Elle exerce en effet une activité anti-inflammatoire amplement démontrée qui pourrait contribuer à maîtriser le problème des oignons. Après avoir bu votre tisane de camomille, utilisez l'infusette en l'appliquant directement sur la zone sensible.

Si vous souffrez de rhume des foins, toutefois, faites preuve de prudence en utilisant la camomille. Elle appartient en effet à la famille des ambroisies et elle pourrait déclencher des réactions allergiques chez certaines personnes. La première fois que vous l'utilisez, observez attentivement vos réactions. N'hésitez pas à en prendre régulièrement si elle semble vous apporter un soulagement, mais si vous constatez qu'elle semble provoquer ou aggraver irritation et démangeaisons, renoncez à l'employer.

♣ **Clous de girofle** *(Syzygium aromaticum).* L'huile essentielle de giroflier est constituée presque uniquement d'eugénol, un anesthésique puissant souvent utilisé par les dentistes pour traiter les maux de dents. Si j'avais un oignon, sans doute aurais-je recours à de l'huile essentielle de giroflier. J'en verserais alors quelques gouttes sur une bande élastique en coton que je mettrais ensuite à même l'oignon, en renouvelant le bandage une ou deux fois par jour. Si ce remède devait irriter l'épiderme, cessez de l'utiliser.

♣ **Droséra (ou rosée du soleil) (*Drosera,* diverses espèces).** Cette plante est utilisée depuis des temps immémoriaux pour soigner oignons, cors et verrues. Il y a une quinzaine d'années, les chercheurs en ont finalement découvert la raison : elle exerce une activité protéolytique. Pour l'utiliser, écrasez la plante fraîche et appliquez une ou deux fois par jour, pendant environ une semaine, cet emplâtre improvisé à même l'oignon. Sachez toutefois que le droséra est répertorié parmi les espèces protégées : évitez par conséquent d'en cueillir, sauf bien sûr si vous en faites pousser dans votre jardin.

♣ **Gingembre** *(Zingiber officinale).* Il est également un anti-inflammatoire et un analgésique efficace qui pourrait contribuer à soulager l'inconfort causé par les oignons. Les chercheurs ont administré entre trois et sept grammes (soit 1 cuillerée à café 1/2 à 3 cuillerées 1/2) de gingembre en poudre par jour à 28 personnes souffrant d'articulations douloureuses et enflammées. Plus des trois quarts d'entre eux ont éprouvé un soulagement marqué des douleurs et de l'enflure. Après une période pouvant aller jusqu'à 30 mois, aucun des sujets n'a signalé d'effets indésirables après avoir ingéré régulièrement une telle dose de gingembre.

Pour soigner les oignons, je vous conseille de préparer une tisane de gingembre à partir d'une cuillerée à café de gingembre frais râpé par tasse d'eau bouillante. Je boirais cette tisane chaque jour et j'appliquerais également, une ou deux fois par jour, du gingembre frais râpé directement sur l'orteil sensible.

Orgelets

Quand on sait à quel point les orgelets sont courants, il est étonnant de constater que les publications consacrées aux plantes ne s'en préoccupent guère. J'ai vérifié mes 20 livres de botanique préférés, pas un seul d'entre eux n'en fait mention ! Je suppose donc que je vais créer un précédent dans ce domaine. Il est d'ailleurs grand temps que quelqu'un se préoccupe de ce trouble, car il existe un certain nombre de plantes très bénéfiques pour soigner l'orgelet.

Un orgelet est une infection bactérienne (généralement causée par des staphylocoques) située sur le follicule pileux d'un cil. Cette infection provoque la formation d'une pustule remplie de pus, soit à l'intérieur de la paupière, soit à l'extérieur. Cette pustule grossit pendant une semaine et finit ensuite par diminuer . Pendant le processus de cicatrisation, il peut aussi arriver qu'elle éclate spontanément.

Il convient d'éviter de presser un orgelet comme s'il s'agissait d'un bouton d'acné, car l'infection pourrait alors s'étendre. Certaines personnes ne connaissent pas ce trouble. Chez les autres en revanche, il a tendance à récidiver.

Les médecins recommandent souvent de maintenir un tissu chaud et humide contre l'œil affecté pour résorber la pustule. En outre, ils prescrivent volontiers des antibiotiques pour lutter contre les bactéries à l'origine de l'orgelet.

Les plantes au secours des orgelets

Les herboristes ont recours à diverses plantes antibiotiques, conjointement avec d'autres espèces végétales destinées à renforcer le système immunitaire et à le rendre mieux à même de lutter contre l'infection.

☘☘☘ **Échinacée (*Echinacea*, diverses espèces).** Parmi toutes les plantes immunostimulantes, l'échinacée est l'une de celles que je préfère. Elle était souvent utilisée pour traiter les infections avant l'introduction des antibiotiques. À juste titre : la recherche a clairement démontré ses propriétés immunostimulantes.

En outre, cette plante exerce une activité bactéricide. Selon un phyto-pharmacologue, 6 milligrammes du principe actif de l'échinacée (les échinacosides) suffiraient à fournir l'équivalent antibiotique d'une unité de pénicilline. (Une dose normalisée de pénicilline représente environ 180 unités.)

Il est préférable de prendre cette plante par voie orale soit sous forme de tisane, soit en gélules, plutôt que de l'utiliser par voie externe sous forme de compresses. (L'échinacée peut causer une sensation de picotements sur la langue ou rendre les papilles momentanément insensibles, mais elle est sans aucun danger.)

♣♣♣ **Hydrastis** ***(Hydrastis canadensis).*** Tout comme l'échinacée, l'hydrastis est à la fois immunostimulante et antibiotique. Dans le cadre d'une étude, on a pu démontrer que la berbérine, l'un des principes actifs de cette plante, était plus efficace pour lutter contre les infections dues à des staphylocoques (comme l'orgelet) que le chloramphénicol (Cébédexacol), pourtant un puissant antibiotique pharmaceutique.

En outre, la berbérine n'est qu'une substance complexe parmi un grand nombre d'autres que l'on trouve dans l'hydrastis et ses cousins du règne végétal, l'épine-vinette, la coptide, le mahonia à feuilles de houx et la xanthorrize. Vous pouvez prendre l'hydrastis par voie orale, sous forme de tisane ou de gélules. Elle peut également apporter un soulagement quand on l'utilise en compresse.

♣♣♣ **Pomme de terre** ***(Solanum tuberosum).*** Pour soigner un orgelet, remplissez un morceau de tissu propre de chair râpée d'une pomme de terre et placez cette compresse à même l'orgelet. Renouvelez une ou deux fois le contenu de la compresse à l'aide de chair râpée fraîche. Au bout d'une heure ou deux, l'enflure aura diminué et l'orgelet se sera considérablement amélioré. Le soir venu, il aura presque disparu.

♣♣♣ **Thym** ***(Thymus vulgaris).*** Si j'avais un orgelet, je prendrais de l'échinacée et de l'hydrastis, mais j'ajouterais probablement de la tisane de thym concentrée que j'appliquerais sur la pustule à l'aide d'un coton-tige ou d'une compresse.

Le thym contient une abondance de thymol, un antiseptique puissant. En outre, cette plante possède plus d'une douzaine d'autres substances complexes antiseptiques.

♣ **Ail** ***(Allium sativum).*** Les naturopathes semblent recommander l'ail pour pratiquement n'importe quelle infection. Je suis tout à fait d'accord avec eux, car il s'agit d'un antibiotique puissant. Je suggère de manger une douzaine de gousses d'ail haché menu.

♣ **Camomille** ***(Matricaria recutita).*** Sachant à quel point les fleurs de cette plante ressemblent à des yeux, il n'est pas étonnant que les anciens herboristes suggéraient des bains oculaires à la camomille contre les orgelets. Ils basaient alors volontiers leurs traitements sur la ressemblance physique d'une plante avec telle ou telle partie du corps.

Mais ne voilà-t-il pas, ô surprise, que les scientifiques modernes se sont aperçus que la camomille contribuait vraiment à guérir les orgelets ! Je vous suggère donc d'utiliser de la tisane de camomille pour confectionner des compresses chaudes.

♣ **Fruits et légumes.** Les naturopathes conseillent de manger davantage de fruits et de légumes pour combattre n'importe quelle infection. Ces aliments contiennent en effet beaucoup de vitamines, en particulier de la bêta-carotène (précurseur de la vitamine A), ainsi que les vitamines C et E. Songez également à prendre un complément alimentaire de multivitamines, si vous ne le faites pas déjà. Une étude portant sur des sujets du troisième âge a permis de démontrer que la prise quotidienne d'un complément multivitaminé permettait d'améliorer considérablement la fonction immunitaire.

Ostéoporose

L'ostéoporose, comme vous le savez probablement déjà, est une maladie causée par la perte du calcium minéral . Elle implique un affaiblissement des os. Il s'agit d'un des troubles les plus courants liés au vieillissement, et il affecte la femme davantage que l'homme. On estime qu'en France, 30 à 40 % des femmes ménopausées sont atteintes d'ostéoporose et que 13 % des hommes ayant aujourd'hui 50 ans souffriront un jour d'une fracture due à cette maladie. Ces fractures touchent en priorité les personnes de plus de 75 ans. Les femmes minces et de petite taille sont les plus exposées à la maladie.

Ce trouble peut provoquer une kyrielle de symptômes très divers : douleurs lombaires, perte de taille (jusqu'à une dizaine de centimètres), posture courbée (celle des vieilles dames bossues) et risque accru de fractures, surtout de la hanche.

Pour remédier aux progrès de l'ostéoporose, il est impératif d'avoir une alimentation riche en calcium. La dose optimale serait située entre 1 000 et 1 500 milligrammes par jour. Malheureusement, les gens en ingèrent généralement une quantité bien inférieure, et parfois moins de la moitié.

Ingérer tout l'éventail des nutriments

La situation idéale consisterait à obtenir la dose de calcium recommandée en mangeant des aliments comme des produits laitiers maigres, du brocoli, du tofu, du chou frisé, des légumineuses, du poisson en boîte, des noix et des graines. La prise de compléments alimentaires est parfois conseillée par les médecins. Il faut alors les prendre entre les repas, de manière à minimiser une éventuelle interférence avec l'absorption de fer. Je n'ai rien contre les compléments alimentaires, mais je suis fermement convaincu que chaque personne doit obtenir le plus de calcium possible dans les aliments qu'elle ingère. C'est bien meilleur pour les os, car leur force minérale ne dépend pas seulement du calcium. Pour que ce dernier puisse effectivement renforcer l'ossature, il doit être ingéré avec un certain nombre d'autres nutriments dont les médecins ne parlent pratiquement jamais. Le phosphore est particulièrement important, mais cela nécessite également du magnésium, du boron, du zinc, de la vitamine D et de la vitamine A. Vous pouvez bien évidemment obtenir tous ces nutriments sous forme de compléments alimentaires, mais je préfère pour ma part les ingérer sous la forme prévue par la nature et fournis tous ensemble par les aliments que j'absorbe.

Un autre fait peu connu concernant l'ostéoporose est qu'une alimentation riche en protéines dérobe aux os leur calcium. Divers nutritionnistes suggèrent que les personnes menacées par cette maladie devraient limiter le contenu protéinique de leur alimentation à un gramme de protéine par kilogramme de poids corporel, c'est-à-dire, pour une femme de taille et de poids moyens, 60 à 85 grammes de protéines par jour ou une portion de poulet maigre. Dans les pays industrialisés, la plupart des gens en mangent beaucoup plus. Ainsi, ils s'exposent au risque d'une perte de calcium même s'ils ingèrent par ailleurs une bonne quantité de ce minéral.

Les plantes au secours de l'ostéoporose

Voici les plantes comestibles que je vous suggère si vous souhaitez ingérer moins de protéines et davantage de nutriments capables de contribuer à prévenir l'ostéoporose.

♣♣♣ **Amarante (*Amaranthus*, diverses espèces).** Sur la base du poids sec, les feuilles d'amarante sont l'une des meilleures sources végétales de calcium, avec un taux de 5,3 %. Cela signifie que même une petite portion de feuilles étuvées (1/10e de tasse) fournit une généreuse dose de calcium, soit 500 milligrammes. Parmi d'autres bonnes sources végétales de calcium, par ordre décroissant de pouvoir thérapeutique, on peut citer : chénopode blanc, fèves, cresson, réglisse, marjolaine, sarriette, pousses de trèfle rouge, thym, chou chinois (bok choy), basilic, graines de céleri, pissenlit et pourpier.

♣♣♣ **Chou *(Brassica oleracea)*.** Le boron contribue à augmenter les taux d'œstrogène dans le sang, et l'œstrogène aide à préserver les os. Parmi tous les légumes feuillus, le chou est la meilleure source de boron avec 145 parts par million (ppm) sur la base du poids sec.

Pour préparer toutes sortes de crudités et de plats de légumes à la vapeur, il est très facile de marier le chou avec d'autres légumes riches en calcium comme le brocoli, le chou frisé ou les haricots verts. Le chou est également l'un des ingrédients clés de mon potage aux légumes pour fortifier les os.

♣♣♣ **Pissenlit *(Taraxacum officinale)*.** Après le chou, le pissenlit est une bonne source de boron, avec 125 ppm. Il contient également plus de 20 000 ppm de calcium, c'est-à-dire qu'il suffit de dix grammes (un peu moins de sept cuillerées à soupe) de pousses de pissenlit séchées pour fournir plus d'un milligramme de boron et 200 milligrammes de calcium.

D'autre part, le pissenlit est également une assez bonne source de silicium. Certains travaux semblent suggérer que cette substance contribuerait également à fortifier les os. Je recommande d'en inclure dans mon potage aux légumes pour fortifier les os.

♣♣♣ **Avocat *(Persea americana)*.** Ce fruit délicieux est aussi une source végétale de vitamine D dûment confirmée (c'est d'ailleurs la plus savoureuse). À ce titre, il peut aider l'organisme à transformer le calcium en matière osseuse. Certaines personnes évitent les avocats sous prétexte qu'ils sont relativement caloriques, mais si votre alimentation est essentiellement végétarienne et plutôt pauvre en matières grasses, je ne crois pas qu'un avocat puisse vous faire grand mal, surtout si vous êtes menacé(e) d'ostéoporose. Je vous suggère d'écraser un avocat dans du fromage blanc ou du yoghourt pour obtenir simultanément votre calcium et une certaine quantité de vitamine D. Les avocats sont également une excellente source de vitamine E, bénéfique pour le cœur.

♣♣ **Soja (Glycine max) et autres fèves.** Les femmes végétariennes et les Japonaises sont moins sujettes à l'ostéoporose et aux fractures que leurs congénères occidentales ou que les adeptes d'une alimentation carnée. Cela tiendrait au fait que ces dernières éliminent davantage de calcium par le biais de l'urine.

Les fèves sont une bonne source de protéines. Elles entraînent moins de perte de calcium par l'urine que la viande. De plus, les graines de soja et diverses autres fèves contiennent de la génistéine, un phyto-œstrogène (œstrogène d'origine végétale) ayant la même action dans l'organisme que l'hormone sexuelle féminine.

L'hormonothérapie de substitution à base d'œstrogènes pharmaceutiques contribue à protéger les os et à prévenir les maladies cardiovasculaires. En revanche, elle augmente également le risque de cancer du sein. Les recherches portant sur les fèves n'ont pu mettre en évidence aucune augmentation du risque de cancer due à la génistéine qu'elles contiennent. Je serais prêt à parier qu'une alimentation riche en fèves aurait pour effet de fortifier les os et de prévenir les maladies cardiovasculaires presque aussi efficacement, voir tout autant, que les œstrogènes de synthèse.

♣ **Persil** ***(Petroselinum crispum).*** Cette garniture vert sombre, si souvent jetée plutôt que d'être ingérée, est une excellente source de boron. Il faudrait ingérer environ 85 grammes de persil pour obtenir les trois milligrammes réputés utiles pour augmenter les taux d'œstrogènes. Cette quantité dépasse largement ce que la majorité des gens seraient prêts à inclure dans leur alimentation, mais sachez que chaque brin de persil est utile.

Le persil est également l'une des meilleures sources de fluor, qui a lui aussi pour effet de renforcer les os. Pour vous rafraîchir l'haleine tout en préservant vos os, prenez l'habitude de manger jusqu'au dernier brin de

Potage aux légumes pour fortifier les os

Voici une recette qui plaira à la ménagère économe toujours prête à essayer quelque chose de nouveau pour prévenir l'ostéoporose. Les arêtes de poisson et les légumes fournissent de généreuses quantités de calcium et d'autres nutriments capables de prévenir cette maladie invalidante.

Disposez dans une grande casserole quelques restes d'arêtes de poisson avec plusieurs litres d'eau. (Si les arêtes sont vraiment minuscules, il est préférable de les enfermer dans de la gaze pour pouvoir plus facilement les récupérer en fin de cuisson.) Amenez à ébullition, couvrez et laissez mijoter pendant une demi-heure. Ajoutez ensuite une ou deux poignées de chacun des légumes et plantes suivants, préalablement hachés menu : chou, feuilles de pissenlit, feuilles d'orties, persil, amarante et pourpier. (Pensez à porter des gants pour vous protéger les mains en allant récolter les feuilles d'orties, mais sachez que ces dernières perdent leur pouvoir urticant une fois cuites.) Laissez mijoter jusqu'à ce que les légumes ramollissent légèrement.

Assaisonnez selon votre goût en ajoutant sel et poivre, ainsi que divers autres aromates et épices de votre choix. Retirez les arêtes de poisson avant de servir. Servez ce potage comme une soupe aux légumes et aux plantes, garni de tranches d'avocat et saupoudré de poivre noir. Vous pouvez également l'utiliser comme bouillon de base pour préparer des potages encore plus nourrissants, en ajoutant par exemple des fèves.

Correctement préparée, une généreuse portion de mon potage aux légumes pour fortifier les os pourrait facilement contenir une dose élevée de calcium, de magnésium, de boron, de bêta-carotène (ainsi que d'autres caroténoïdes précurseurs de la vitamine A) et de vitamine C, de même qu'une faible quantité de vitamine D, de fluor et de silicium.

persil qui orne votre assiette quand vous allez au restaurant.

Poivre noir *(Piper nigrum).* Il contient quatre substances complexes efficaces contre l'ostéoporose. Si vous aimez le poivre, n'hésitez pas à en saupoudrer généreusement votre avocat, votre potage à base de fèves ou vos crudités, en gardant à l'esprit que même de petites quantités peuvent être bénéfiques.

Prêle *(Equisetum arvense).* Des recherches suggèrent que le silicium contribue à prévenir l'ostéoporose et qu'il peut être utilisé pour traiter les fractures osseuses. La prêle est l'une des meilleures sources de ce minéral, sous forme d'une substance complexe appelée acide monosilicique, facilement utilisable par l'organisme.

Le processus de vieillissement et les taux d'œstrogène trop faibles diminuent l'aptitude de l'organisme à absorber le silicium. Certains recommandent d'ingérer jusqu'à 9 gélules de 350 milligrammes par jour. N'utilisez toutefois cette plante qu'après avoir consulté un médecin spécialisé. S'il vous conseille de boire de la tisane de prêle, ajoutez également une cuillerée à café de sucre par tasse. (Le sucre permettra d'extraire davantage de silicium de la matière végétale) Préparez cette boisson en mettant la prêle, le sucre et l'eau dans une casserole. Amenez à ébullition et laissez mijoter à petit feu durant trois heures environ. Passez le liquide pour éliminer le résidu végétal, puis laissez refroidir avant de boire.

Parasites intestinaux

Il est fréquent que l'on vienne me demander mon avis sur diverses possibilités de traitement à base de plantes. Ces demandes proviennent d'amis, de membres de ma famille, et même de personnes que je ne connais pas. Parmi les nombreuses questions que l'on a pu me poser, l'une des plus intéressantes venant d'une amie qui souffrait d'amibiase, également appelée dysenterie amibienne.

Au départ, on avait posé un diagnostic incorrect et, quand son médecin finit par découvrir de quoi elle souffrait vraiment, elle était dans un état lamentable : elle se plaignait de diarrhée, de flatulences et de graves troubles gastriques. Son médecin lui prescrivit le médicament habituel, le métronidazole (Flagyl), mais elle s'inquiétait de ses éventuels effets indésirables. Elle voulait savoir ce que je pensais d'une plante chinoise appelée *qing hao.*

Je lui répondis que cette plante est régulièrement prescrite pour soigner l'amibiase par trois médecins de ma connaissance, avec de bons résultats. C'est un fait dont j'étais sûr, car un certain nombre de leurs patients étaient venus me voir pour s'en faire une provision gratuite. D'autre part, une jeune femme, particulièrement perturbée par des parasites intestinaux de type *giardia*, avait enfin obtenu un soulagement en ayant recours au *qing hao* ainsi qu'à un autre remède chinois à base de plante, le gossypol.

Le danger des amibes

On évalue à 500 millions le nombre de personnes à travers le monde qui sont colonisées par des parasites intestinaux, généralement à la suite d'un voyage dans un pays lointain. Ces micro-organismes font chaque année des milliers de morts. L'amibiase et la giardiase (aussi appelée lambliase), toutes deux provoquées par des amibes, minuscules parasites, surviennent de plus en plus fréquemment.

Le médicament le plus souvent utilisé pour se débarrasser des parasites intestinaux s'appelle métronidazole. Il est efficace et généralement sans danger, mais mon amie avait raison de se méfier de ses effets secondaires. Il peut entraîner des conséquences indésirables plutôt graves, comme par exemple des troubles abdominaux, des nausées et des vomissements (surtout si vous buvez de l'alcool alors que vous ingérez ce médicament). D'autres effets plus graves peuvent également se produire, notamment des crises d'épilepsie et des lésions nerveuses aux extrémités, un trouble appelé neuropathie périphérique.

Les plantes au secours des parasites intestinaux

Je ne me permettrais pas de critiquer quiconque a choisi de prendre le métronidazole. Après tout, quand vous avez des parasites intestinaux, vous voulez évidemment vous en débarrasser. En revanche, si vous préférez ne pas prendre ce médicament, il est bon de savoir qu'il existe un certain nombre d'autres possibilités à base de plantes.

Certaines des plantes mentionnées dans ce chapitre peuvent entraîner des effets indésirables comme la nausée, quand elles sont utilisées en doses suffisamment puissantes pour déloger et éliminer les parasites. En revanche, certains de ces parasites peuvent constituer une menace pour votre vie si vous ne prenez pas des mesures agressives. Quelle que soit votre décision, prenez-la avec votre médecin, même si vous optez pour une approche à base de plantes. Voici divers remèdes phytothérapiques qui pourraient être bénéfiques.

♣♣♣ **Hydrastis** ***(Hydrastis canadensis).*** La substance complexe appelée berbérine, dont on a pu vérifier l'action amibicide, est présente dans cinq plantes ayant des racines jaunes, notamment (et surtout) l'hydrastis, mais aussi la coptide, l'épine-vinette, le mahonia à feuilles de houx et la xanthorrize. En revanche, cette plante doit être utilisée avec circonspection. La dose létale 50 % (expression technique dénotant la dose susceptible de tuer la moitié de ceux qui l'ingèrent) n'est qu'une dizaine de fois plus élevée que la dose thérapeutique nécessaire pour se débarrasser des parasites intestinaux. Conclusion ? N'abusez pas de l'hydrastis.

Si vous optez pour cette plante, parlez-en d'abord avec votre médecin. La dose recommandée pour tuer les parasites est de 10 à 15 grammes de plante séchée, à diviser en trois portions que l'on prendra au cours d'une journée, sous forme de tisanes ou de gélules.

Autre avertissement : sachant qu'une telle quantité d'hydrastis pourrait provoquer une fausse couche, n'utilisez pas cette plante si vous êtes enceinte.

Maintenant que je vous ai précisé tout cela, je tiens à ajouter qu'à ma connaissance, personne n'a jamais subi d'effets indésirables graves après avoir utilisé cette plante, tandis que les recherches montrent clairement que beaucoup d'utilisateurs n'ont eu qu'à s'en féliciter.

Une étude a comparé la berbérine pure au métronidazole. Sur 40 enfants souffrant de giardiase, 48 % de ceux qui recevaient un traitement à base de berbérine pure cessèrent d'avoir les moindres symptômes, et seulement 33 % de ceux à qui l'on avait administré du métronidazole obtinrent un soulagement comparable.

Certains spécialistes de pharmacognosie (l'étude des médicaments d'origine naturelle) préconisent de prendre du sulfate de berbérine, mais ils déconseillent d'avoir recours à l'hydrastis ou à toute autre plante contenant cette substance complexe. Si j'avais moi-même des parasites intestinaux, je préférerais malgré tout l'approche phytothérapique, car je suis persuadé qu'elle est efficace.

♣♣♣ **Quinquina (*Cinchona*, diverses espèces).** L'écorce de quinquina est la source végétale de la quinine, le médicament contre le paludisme. Les amibes sont proches des microbes à l'origine de cette maladie, et les mêmes catégories de substances complexes semblent efficaces contre les deux parasites.

Le quinquina contient non seulement de la quinine et de la quinidine, mais également plus de 20 autres principes actifs. Un grand nombre d'entre eux seront également efficaces contre les amibes. On peut acheter l'écorce de quinquina chez certains herboristes pour en faire une tisane, laquelle, il faut le savoir, a un goût particulièrement amer. Si toutefois vous souhaitez l'essayer, laissez infuser pendant dix minutes une demi-cuillerée à café d'écorce en poudre dans une tasse d'eau bouillante. Je vous suggère d'en boire deux ou trois tasses par jour.

♣♣♣ **Racine d'ipéca** ***(Cephaelis ipecacuanha).*** Cette racine végétale joue un rôle majeur sous les tropiques, où elle pousse à l'état naturel : elle sert à tuer les amibes. En effet, cette plante contient au moins trois substances complexes efficaces contre les amibes : la céphéline, la déhydroémétine et l'émétine.

Je vous recommande de prendre 30 gouttes d'une teinture d'ipéca (moitié ipéca et moitié alcool). Ce traitement est à prendre en une seule fois.

♣♣ **Armoise annuelle** ***(Artemisia annua).*** Pour autant que je sache, ni l'armoise ni son principe actif, l'artémisinine, ne sont considérés comme sûrs et efficaces pour éliminer les parasites intestinaux. Pourtant, la plante et son principe actif à l'état pur sont tous deux utilisés avec succès, précisément dans ce but.

Des recherches ont permis de prouver que l'armoise annuelle est efficace pour lutter contre le micro-organisme à l'origine du paludisme. Par conséquent, l'utilisation de cette plante pour traiter l'amibiase est incontestablement justifiée.

Il est délicat d'indiquer une dose sûre et efficace en ce qui concerne cette plante, car les médecins et les consommateurs avec qui j'ai eu l'occasion d'en discuter évoquent tous des quantités différentes. C'est d'ailleurs pour cela que cette plante ne figure pas parmi mes remèdes préférés pour traiter l'amibiase. En revanche, étant donné sa réputation, je n'hésiterais pas à en faire usage si j'avais un trouble quelconque lié aux amibes sans pouvoir compter ni sur un médecin compétent, ni sur des médicaments efficaces. Je suggère de préparer une tisane avec deux à cinq cuillerées à café de plante, et d'en boire une à trois tasses par jour.

♣♣ **Aunée officinale** ***(Inula helenium).*** Cette plante contient deux

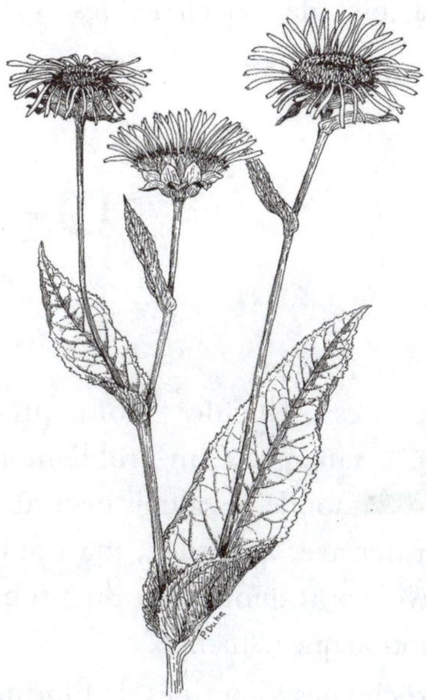

Aunée officinale

Au Moyen Âge, l'aunée officinale (aussi appelée lionne ou œil-de-cheval) était utilisée comme remède tant pour les animaux que pour l'être humain.

substances complexes efficaces contre les amibes, l'alantolactone et l'isoalantolactone. Si j'avais des amibes, j'aurais certainement recours à l'aunée officinale, car elle semble dénuée de toxicité. Les herboristes recommandent généralement d'amener à ébullition une tasse d'eau, puis d'y jeter une cuillerée à café de plante et de laisser ensuite mijoter ce mélange durant 20 minutes. Vous pouvez en boire jusqu'à trois tasses par jour.

♣♣ **Papaye** *(Carica papaya).* Ce fruit contient des substances complexes à la fois antiseptiques et antiparasitaires, notamment la carpaïne. Il m'est arrivé parfois de mâcher des graines piquantes de papayes. Si je souffrais d'amibiase, je n'hésiterais pas à ajouter quelques-unes de ces graines écrasées à n'importe quel jus de fruit. Le principe actif de la papaye confère à ces graines un goût piquant et relevé.

♣♣ **Cubèbe** *(Piper cubeba).* Le cubèbe est une épice proche du poivre, mais bien moins connue. Divers travaux prouvent que le cubèbe en poudre est très efficace pour traiter la dysenterie amibienne. Le cubèbe joue depuis des temps immémoriaux un rôle majeur dans les remèdes traditionnels de l'Inde. La poudre de cubèbe s'utilise comme le poivre dans les préparations culinaires.

Pellicules

Les pellicules n'ont presque jamais été un problème pour moi. Je ne saurais bien sûr l'affirmer avec certitude, mais je crois savoir pourquoi : c'est dû à toute la biotine que je mange.

Proche des vitamines, la biotine est une substance complexe majeure pour lutter contre les pellicules. Les naturopathes recommandent d'en ingérer six milligrammes par jour pour prévenir et traiter tant les pellicules que la séborrhée, le trouble qui va de pair avec elles.

Les graines de soja sont une excellente source de biotine (750 parts par million). Cela signifie qu'on a seulement besoin d'une poignée de ces graines pour obtenir les six milligrammes nécessaires pour épargner pellicules et séborrhée au cuir chevelu.

Les plantes au secours des pellicules

Les pellicules sont un trouble courant du cuir chevelu, provoquant l'apparition sur le crâne et les cheveux d'écailles blanches peu esthétiques. Ces écailles sont des particules de peau morte en provenance du cuir chevelu. Les pellicules proviennent souvent de la séborrhée, une inflammation (dermatite) du cuir chevelu. Voici un certain nombre de plantes utiles pour prévenir et traiter les pellicules.

♣♣♣ **Soja *(Glycine max)* et autres aliments contenant de la biotine.** Il est vrai que l'on trouve de la biotine dans pratiquement toutes les plantes, mais il y en a de meilleures que d'autres. Les graines de soja figurent au premier rang, suivies de près par l'ail, le ginseng d'Amérique, l'avoine, l'orge, le ginseng d'Asie, l'avocat, la graine de coton, l'alfalfa, le sésame, le maïs, les féveroles communes et le sureau noir.

Lamentable mais vrai, je suis incapable de vous fournir un tableau complet, car la science ne sait pas grand-chose encore sur le contenu des plantes en biotine. Ce triste état de choses est dû au fait stupéfiant que personne n'a jamais obtenu de fonds pour procéder à des analyses détaillées des constituants chimiques mineurs de tous ces fruits, noix et légumes.

♣♣ **Bardane *(Arctium lappa).*** Un massage vigoureux du cuir chevelu à l'aide d'huile de racine de bardane est souvent utile en cas de séborrhée.

♣ **Chélidoine *(Chelidonium majus).*** Elle est efficace non seulement pour traiter les pellicules, mais également en cas de peau sèche, d'urticaire, de cors et de verrues.

Pour utiliser la chélidoine en traitement des pellicules, commencez par préparer une lotion de rinçage capillaire. Versez six tasses d'eau dans une casserole, ajoutez ensuite une cuillerée à café de chlorure de potassium (vendu en supermarché comme succédané du sel). Faites chauffer en remuant jusqu'à ce que le chlorure de potassium se soit dissout. Hachez ensuite 115 grammes de chélidoine fraîche que vous ajouterez à cette solution. (Si vous n'avez pas sous la main de chélidoine fraîche, utilisez à la place une demi-tasse de plante séchée.) Laissez reposer durant deux heures, puis faites bouillir à petit feu pendant 20 minutes. Passez le liquide pour en éliminer le résidu végétal et laissez mijoter de manière à réduire le liquide à 1 tasse 1/2. Ajoutez 230 grammes de glycérine et laissez à nouveau mijoter jusqu'à ce que le liquide se réduise lentement à deux tasses. Passez le mélange avant de le transvaser dans un flacon que vous entreposerez dans un endroit frais. Utilisez une ou deux fois par jour cette préparation comme rinçage capillaire.

♣♣ **Consoude** ***(Symphytum officinale).*** L'allantoïne, un agent chimique présent dans cette plante, exerce une action antipelliculaire efficace. Peut-être trouverez-vous en magasin diététique un shampooing à base de consoude. Dans le cas contraire, il vous suffira d'ajouter une ou deux gouttes de teinture de consoude à votre shampooing préféré à base de plantes.

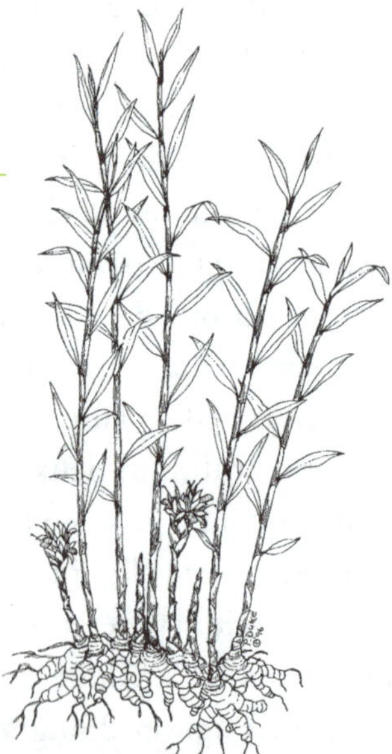

Gingembre

Cette épice, utilisée dans l'Antiquité par les Grecs et les Romains pour stimuler la digestion, se prête à de nombreuses autres utilisations.

♣ **Gingembre** ***(Zingiber officinale)*** **et sésame** ***(Sesamum indicum).*** Voici un traitement pratiqué en Égypte pour soigner les pellicules et la séborrhée : mélangez une à deux cuillerées à soupe de jus de gingembre (fraîchement pressé à partir d'un ou deux rhizomes râpés) à trois cuillerées à soupe d'huile de sésame et une demi-cuillerée à café de jus de citron. Trois fois par semaine, frictionnez-vous le cuir chevelu à l'aide de ce mélange. Bien que l'huile de sésame soit relativement coûteuse, j'envisagerais d'utiliser ce remède si j'avais des pellicules.

♣ **Plantain** (***Plantago,*** **diverses espèces**). Tout comme la consoude, le plantain contient de l'allantoïne. Vous pourriez en préparer une tisane concentrée qui vous servirait ensuite de lotion capillaire.

♣ **Réglisse** ***(Glycyrrhiza glabra).*** La réglisse contient de la glycyrrhizine, une substance complexe capable de minimiser la sécrétion d'huiles par le cuir chevelu. Le fait de ralentir la production de séborrhée devrait contribuer à limiter également les pellicules. Vous pouvez faire macérer une ou deux poignées de réglisse séchée dans un flacon de vinaigre et vous en servir comme lotion capillaire.

♣ **Théier** (***Melaleuca,*** **diverses espèces**). L'huile essentielle de melaleucas, un antiseptique très apprécié des aromathérapeutes, contient des substances appelées terpènes. Celles-ci pénètrent les couches superficielles du cuir chevelu et exercent une action désinfectante plus en profondeur que la plupart des émollients. Vous pourriez en mélanger quelques gouttes dans une ou deux cuillerées à soupe de shampooing à base de plantes. Comme n'importe quelle autre huile essentielle, toutefois, celle de melaleucas ne doit jamais être prise par voie orale. En effet, les huiles aromatiques sont extrêmement concentrées; il suffit parfois d'une très petite quantité pour qu'elles aient des effets toxiques.

♣ **Shampooing à la sauge et au romarin.** De nombreux herboristes recommandent cette recette classique : 30 grammes de sauge séchée, 30 grammes de romarin, à laisser infuser dans deux tasses d'eau pendant 24 heures et à utiliser quotidiennement en guise de rinçage capillaire. Je serais d'avis d'y ajouter également du thym, car c'est un antiseptique plus puissant encore. Vous pouvez créer une excellente lotion en ajoutant quelques gouttes de teinture de chacune de ces trois plantes à un bon shampooing du commerce à base de plantes.

♣ **Vinaigre et cidre de pomme.** L'un comme l'autre sont de bons remèdes empiriques traditionnellement utilisés contre les pellicules. Faites chauffer l'un ou l'autre, ou les deux ensemble, et appliquez ce liquide directement sur le cuir chevelu avant de faire votre shampooing comme d'habitude.

Pied d'athlète

Peut-être n'auriez-vous jamais imaginé que le fait de marcher pieds nus puisse être un remède thérapeutique, mais tel est pourtant bien le cas. Pour prévenir et traiter le pied d'athlète, les médecins recommandent souvent de veiller à garder les pieds bien au sec et de renoncer aux chaussettes en portant des sandales ouvertes. La suggestion que je vais vous faire me paraît plus judicieuse encore : allez passer un week-end nu-pieds sur une plage.

En ce qui me concerne, je pratique cette forme de thérapie un peu spéciale le plus souvent possible.

D'ailleurs, aussi bizarre que cela puisse paraître, je marche pieds nus pratiquement partout — et jamais je n'ai à me plaindre de l'infection mycosique appelée pied d'athlète.

Ce trouble, qui porte le nom savant de *tinea pedis* (littéralement «teigne du pied») est une infection fongique superficielle. Des champignons microscopiques, communément appelés teignes, (d'espèces très diverses) peuvent infecter non seulement les pieds mais également d'autres parties du corps sous forme de *tinea corporis.* Et quand le champignon parvient à l'aine ou la cuisse, il s'appelle *tinea cruris* ou dermatose prurigineuse inguinale.

Le champignon qui provoque le pied d'athlète a besoin d'humidité et d'obscurité pour proliférer. C'est précisément pour cette raison que les médecins classiques et les praticiens de thérapies parallèles recommandent tous de garder les pieds au sec et d'utiliser des chaussures ouvertes. Il me paraît évident qu'il faut éviter les souliers fermés et serrés, à moins de vouloir offrir au champignon le milieu dont il raffole.

Les plantes au secours du pied d'athlète

Si, malgré la précaution que je prends de marcher nu-pieds, je commençais à être perturbé par les symptômes typiques de pied d'athlète (sensations de brûlure et de démangeaisons accompagnées de crevasses entre les orteils), je serais prêt : mon jardin aromatique fourmille en effet de plantes antifongiques au puissant pouvoir thérapeutique. Voici celles que je recommande pour soigner le pied d'athlète.

♣♣♣ **Ail *(Allium sativum)* et oignon *(A. cepa)*.** C'est la plante que je choisirais de préférence à toutes les autres. Il s'agit d'un antiseptique antifongique le plus souvent recommandé. De nombreux travaux scientifiques rigoureux ont démontré son efficacité dans le traitement du pied d'athlète et d'autres formes d'infections mycosiques, notamment les infections vaginales.

L'idée d'un bain de pieds à l'ail n'est peut-être pas des plus alléchantes, mais ce remède suffit généralement à soulager démangeaisons et brûlures entre les orteils. Je suggère de déposer dans une cuvette plusieurs gousses d'ail écrasées, de l'eau chaude et un peu d'alcool à 90° C.

Si cette suggestion ne vous tente pas, que diriez-vous de l'approche chinoise traditionnelle : écrasez plusieurs gousses d'ail et laissez-les macérer de un à trois jours dans de l'huile d'olive. Passez ensuite le liquide pour récupérer les gousses d'ail. Utilisez un coton hydrophile ou un linge propre pour appliquer une ou deux fois par jour cette huile entre vos orteils.

Certains herboristes suggèrent même de fixer à l'aide de sparadrap une lamelle d'ail aux endroits particulièrement touchés par le pied d'athlète. Il est vraisemblable que ce remède serait plus efficace qu'un grand nombre de préparations commerciales, mais j'y vois aussi un problème dans la mesure où vous risquez de vous singulariser en allant vous promener en public avec de l'ail entre les orteils, car l'odeur ne saurait passer inaperçue. Si vous êtes seul chez vous un après-midi, sans attendre aucune visite, pourquoi ne pas faire un essai juste le temps de regarder un match de foot à la télé ?

Un mot d'avertissement, toutefois : à supposer que vous optiez pour ce remède à base d'ail cru, si vous deviez ressentir la moindre irritation de la peau, cessez d'utiliser cette méthode. Continuez plutôt à prendre des bains de pieds à l'ail ou à vous frictionner avec de l'huile à l'ail.

♣♣♣ **Gingembre** ***(Zingiber officinale).*** D'après mes bases de données, le gingembre vient en deuxième position quant au nombre de substances complexes antifongiques qu'il contient : 23 au total. L'une de ces substances — l'acide caprylique — possède un tel pouvoir thérapeutique qu'un chimiste suggère d'en prendre trois gélules par jour pour traiter toutes sortes d'infections mycosiques. Bien entendu, à moins d'être vous-même chimiste, vous ne parviendrez probablement pas à vous procurer de l'acide caprylique pur. C'est pourquoi je vous recommande d'utiliser plutôt du gingembre entier. Je reste sceptique quant aux agents chimiques tirés des plantes (substances phytochimiques) que l'on isole pour les utiliser en dehors de leur contexte habituel d'évolution.

Vous pouvez préparer une décoction bien concentrée en versant 30 grammes de rhizome de gingembre haché dans une casserole contenant l'équivalent d'une tasse d'eau bouillante. Laissez mijoter pendant 20 minutes. Appliquez deux fois par jour cette décoction directement sur les régions affectées à l'aide d'un coton hydrophile ou d'un linge propre.

♣♣♣ **Réglisse** ***(Glycyrrhiza glabra).*** Peut-être est-ce l'ail que je choisirais en priorité. Mais j'aurais peut-être tort, car il est loin d'apparaître en tête de liste des plantes particulièrement riches en substances complexes antifongiques. C'est la réglisse qui occupe la première place, avec 25 agents chimiques complexes antimycosiques. (L'ail n'en comporte que 10, mais il est vrai que son pouvoir thérapeutique est particulièrement puissant.)

L'action antifongique souvent vérifiée de la réglisse confirme la pratique traditionnelle chinoise, qui l'utilise pour traiter la teigne. J'ajouterais quelques bâtons de réglisse hachés au bain de pieds à l'ail déjà mentionné plus haut. Une autre possibilité est de préparer une décoction concentrée à partir de 5 à 7 cuillerées à café de plante séchée par tasse d'eau. Amenez à ébullition, laissez mijoter pendant 20 minutes et attendez le refroidissement. Vous pourrez ensuite appliquer cette décoction directement sur les régions affectées à l'aide d'un coton hydrophile ou d'un linge propre.

♣♣ **Théier (*Melaleuca,* diverses espèces).** L'huile essentielle de melaleucas est un antiseptique puissant, très utile pour soigner le pied d'athlète. Diluez l'huile essentielle dans une même quantité d'eau ou d'huile végétale et appliquez ce mélange trois fois par jour, directement sur la région du corps concernée, à l'aide d'un tampon de coton ou d'un linge propre. Souvenez-vous toutefois que, comme toutes les huiles essentielles, celle de melaleucas ne doit jamais être prise par voie orale. Même en très petite quantité (de l'ordre de quelques cuillerées à café), elle pourrait être mortelle.

♣♣ **Camomille *(Matricaria recutita).*** L'huile essentielle de camomille exerce également une action antimycosique. Elle entre dans la composition de nombreuses préparations antiseptiques en vente libre. Je vous suggère d'utiliser l'huile essentielle de camomille de la même manière que celle de melaleucas. Si vous préférez, vous pouvez également les mélanger. Si vous êtes sujet au rhume des foins, toutefois, faites preuve de prudence en utilisant la camomille. Cette dernière appartient à la famille des ambroisies. Elle pourrait déclencher des réactions allergiques chez certaines personnes. La première fois que vous l'utiliserez, observez attentivement vos réactions. Si elle semble vous apporter un soulagement, n'hésitez pas en prendre régulièrement. En revanche, si vous constatez qu'elle semble provoquer ou aggraver irritation et démangeaisons, cessez de l'employer.

♣♣ **Échinacée (*Echinacea,* diverses espèces).** L'action immunostimulante de cette plante est particulièrement bénéfique pour soigner les infections vaginales, mais je la recommanderais également pour le pied d'athlète. Pour renforcer votre système immunitaire, il suffit d'acheter en magasin diététique ou en pharmacie une teinture d'échinacée. Ajoutez la quantité recommandée à du jus, à prendre trois fois par jour ; vous optimiserez ainsi l'efficacité des autres remèdes à base de plantes que vous aurez choisis pour lutter contre le pied d'athlète. (L'échinacée peut causer une sensation de picotements sur la langue ou rendre les papilles momentanément insensibles, mais elle est sans aucun danger.)

♣♣ **Hydrastis** ***(Hydrastis canadensis).*** La berbérine, une substance complexe antifongique et antibactérienne très puissante présente dans cette plante, en fait un excellent antibiotique. En revanche, l'hydrastis n'est pas la seule source de berbérine. L'épine-vinette, la coptide, le mahonia à feuilles de houx et la xanthorrize en contiennent également. Toutes ces plantes sont utilisées traditionnellement pour soigner les infections vaginales et les mycoses.

Vous pouvez acheter une teinture d'hydrastis et suivre les précautions d'emploi figurant sur l'emballage. En général, les indications suggèrent d'en prendre trois fois par jour une certaine quantité dans du jus. Pour utiliser la plante par voie externe, vous pouvez préparer une décoction concentrée à partir de plante séchée. Mettez-en 5 à 7 cuillerées à café dans une casserole avec une tasse d'eau, amenez à ébullition et laissez mijoter 20 minutes. Après refroidissement du liquide, utilisez un coton hydrophile ou un linge propre pour appliquer la décoction directement sur les régions affectées. Il convient généralement de répéter cette application jusqu'à trois fois par jour.

♣♣ **Lemon-grass** ***(Cymbopogon,*** **diverses espèces).** Les chercheurs ont mis en évidence une grande activité fongicide de l'huile essentielle de lemon-grass, efficace contre divers champignons courants à l'origine de mycoses.

Je vous conseille de déguster une à quatre fois par jour une délicieuse tisane de lemon-grass. Afin de bénéficier au maximum de son pouvoir antifongique, utilisez ensuite les infusettes refroidies comme compresses que vous appliquerez directement sur les zones touchées.

♣ **Arrowroot** ***(Maranta arundinacea)*** **et autres plantes en poudre.** Puisque l'humidité et l'obscurité sont les conditions idéales pour la prolifération des champignons à l'origine du pied d'athlète, vous parviendrez mieux à lutter contre eux en saupoudrant l'intérieur de vos chaussettes et de vos chaussures de poudres dessicantes. Vous n'aurez pas de mal à vous procurer diverses poudres à base de plantes, obtenues à partir des feuilles séchées, tiges ou racines de diverses plantes, notamment la consoude et l'hydrastis.

♣ **Cannelle (*Cinnamomum,* diverses espèces) et autres plantes à tisane fongicides.** Sachez qu'il existe également un certain nombre de tisanes dotées de propriétés fongicides qui pourraient être bénéfiques. J'ai pu établir une liste de 38 espèces contenant plus de dix agents chimiques fongicides, parmi lesquelles je citerai : cannelle, fenouil, menthe poivrée, aneth, estragon, basilic, thé, orange, cassis, sauge, thym, trèfle rouge, citron, menthe romaine. Pour augmenter l'efficacité antifongique des autres remèdes auxquels vous avez recours, il suffira de préparer une tisane composée en utilisant ensemble toutes les plantes citées qui vous tentent.

♣ **Curcuma *(Curcuma longa).*** Des recherches ont montré que l'huile de curcuma, même utilisée en concentrations très faibles, permettait d'inhiber de nombreux micro-organismes courants à l'origine de mycoses. J'aurais quant à moi recours à de l'huile de curcuma du commerce que je diluerais dans de l'eau (à raison d'une part d'huile pour deux parts d'eau). J'appliquerais ce mélange directement sur la région affectée, à l'aide d'un coton hydrophile ou d'un linge propre.

♣ **Sauce à base de tomates et de plantes.** Voici une manière originale de tirer profit d'autres plantes dotées de propriétés antifongiques. Préparez une sauce tomate à laquelle vous ajouterez une généreuse quantité d'herbes aromatiques : basilic, céleri, aneth, fenouil, sauge et thym. Vous ingérerez ainsi, avec chaque portion de sauce, des dizaines de substances fongicides. Il vous suffira de réchauffer un peu de cette sauce spéciale pour la verser ensuite sur un plat de pâtes. Je m'en veux un peu d'ajouter ce qui va suivre, mais si cela ne vous ennuie pas trop d'avoir à tout nettoyer derrière vous, vous pourriez également mettre un peu de cette sauce entre vos orteils et l'y laisser pendant une heure ou deux.

Piqûres d'insectes

A peine a-t-on dit «insecticide» que surviennent, dans l'esprit de la plupart des gens, diverses marques du commerce contenant toutes un produit chimique au nom si barbare que seul un chimiste saurait le prononcer. Nous autres, pauvres profanes que nous sommes, nous l'appelons DEET (diéthyméthylbenzamide).

J'avoue que j'ai contre le DEET de sérieuses objections. Ce produit a la particularité de dissoudre mes lunettes en matière plastique et, quand il est en contact avec la peau, il passe rapidement jusqu'au sang. J'avoue ne pas tenir du tout à avoir dans mon corps un produit chimique de synthèse affublé d'un nom résolument imprononçable.

Dans certaines circonstances et à certains endroits, le DEET est tout bonnement interdit.

Les plantes pour faire fuir les insectes

Bien évidemment, même si je n'apprécie guère le DEET, je n'aime pas beaucoup non plus les insectes qui piquent et sucent le sang. Cela fait des années que j'ai recours à toutes sortes de préparations insecticides à base de plantes. Sur ce plan, j'ai d'assez bonnes nouvelles à vous donner.

♣♣♣ **Pycnanthème *(Pycnanthemum muticum)* et menthe pouliot (*Mentha pulegium* ou *Hedeoma pulegiodes*).** Ces deux plantes contiennent de la pulégone, un puissant insecticide. Le pouliot est le plus utilisé des deux, et il jouit de longue date d'une réputation très honorable. Dès le Ier siècle de notre ère, Pline relevait déjà l'effica-

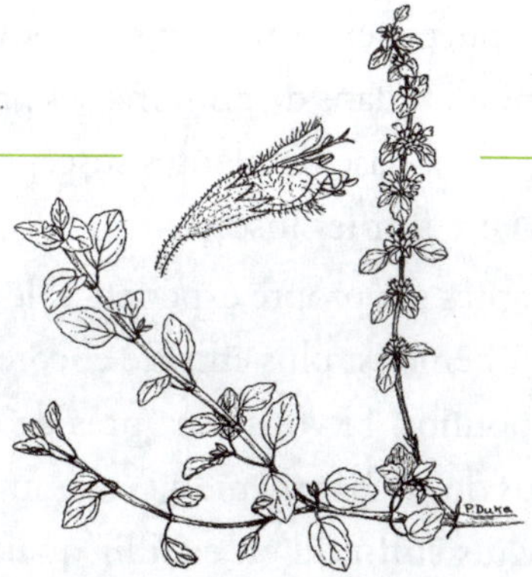

Menthe pouliot

Les divers noms populaires du pouliot — herbe aux puces en français, herbe aux tiques et plante aux moustiques en anglais — témoignent de son efficacité pour faire fuir les insectes.

Guerre aux insectes

Comme j'ai passé beaucoup de temps dans la jungle, j'ai toujours pris grand soin d'empêcher dès le départ tous les parasites suceurs et piqueurs de s'installer sur mon corps. Voici quelques précautions qui se sont avérées utiles.

La grande majorité des spécialistes préconisent de porter des vêtements longs — pantalon ou caleçon long, chemise à manches longues — chaque fois qu'il s'agit d'aller explorer une région infestée de tiques et d'insectes. Si vous n'y voyez pas d'inconvénient, suivez ce conseil ; mais je vous dois vous avouer qu'en ce qui me concerne, je ne porte jamais de vêtements longs. Je préfère mettre un short, de manière à pouvoir immédiatement repérer la moindre tique sur mes jambes.

D'autre part, dans les régions infestées de tiques, je saupoudre l'intérieur de mes chaussettes de soufre, car j'ai souvent pu vérifier que cette précaution était très efficace.

cité de cette plante contre les puces. Son action est d'ailleurs signalée par son nom scientifique : *Pulegium* signifie «puces» en latin. Vous retrouverez le pouliot dans de nombreuses préparations à base de plantes susceptibles de faire fuir les insectes.

D'après ma propre expérience, le pycnanthème est plus efficace encore que le pouliot. Si vous avez près de chez vous du pycnanthème à l'état sauvage, il vous suffira d'en cueillir quelques feuilles que vous utiliserez en friction à même la peau et les vêtements. (Si vous êtes enceinte, évitez toutefois d'utiliser ces deux plantes, car on a pu vérifier que leurs constituants pouvaient augmenter le risque de fausse couche.)

♣♣ **Basilic *(Ocimum basilicum).*** Sous nos climats, le basilic est surtout utilisé en cuisine, mais ailleurs dans le monde, il est très utilisé à des fins médicinales. Les Indiens et les Africains se frictionnent la peau à l'aide de feuilles de basilic pour faire fuir les insectes. Si j'avais sous la main un peu de basilic culinaire quand je suis tourmenté par les insectes de mon jardin, je n'hésiterais pas à m'en frictionner en guise d'insecticide improvisé.

♣♣ **Citronnelle (*Cymbopogon,* diverses espèces).** Cette plante originaire d'Asie, souvent confondue avec la mélisse, et dont l'odeur rappelle le citron, est utilisée depuis longtemps comme insecticide. On trouve dans le commerce des bougies à la citronnelle destinées à faire fuir les moustiques. Elle entre également dans la composition d'un grand nombre de produits insecticides.

Comme bien d'autres huiles essentielles, l'huile de citronnelle pure peut irriter la peau (elle ne doit jamais être utilisée par voie orale). Avant de l'utiliser, diluez cette huile en mélangeant plusieurs gouttes avec un peu d'huile végétale. Ce mélange peut être utilisé ensuite à même la peau.

L'inconvénient de la citronnelle, c'est que son effet protecteur disparaît assez rapidement. Une expérience a montré que l'huile de citronnelle ne restait efficace qu'un peu plus d'une heure contre les moustiques qui transmettent la fièvre jaune. Cependant, sous nos latitudes, la citronnelle est relativement efficace.

J'ai reçu il y a quelque temps une lettre particulièrement émouvante d'une élève de collège. Pour l'aider à préparer un exposé intitulé «Les huiles essentielles, pesticides parallèles», je lui avais donné des informations sur les huiles essentielles, notamment celle de citronnelle. Elle avait eu une très bonne note en démontrant comment l'huile essentielle de citronnelle, ainsi que — bien qu'à un degré moindre — celle de théier (melaleucas), avaient permis d'éliminer les pucerons sur ses hibiscus. Voilà qui n'avait rien pour me surprendre.

♣♣ **Huiles essentielles d'agrumes.** Les agrumes, comme d'autres plantes possédant des caractéristiques aromatiques proches de celles des agrumes, ont un effet insecticide. Le géranium *Citrosa*, par exemple, qui a une forte odeur de citron, est très puissant. Quant au *Thymus citriodora,* que l'on confond souvent avec le thym dont il est issu, il est deux fois plus efficace.

C'est pourquoi il me semble que n'importe quelle huile essentielle à l'odeur de citron, notamment celle des feuilles d'agrumes, serait meilleure qu'un insecticide chimique vendu dans le commerce.

Avant d'utiliser les huiles essentielles d'agrumes, il convient de les diluer. Pour cela, versez-en quelques gouttes dans une base d'huile végétale. Vous pourrez faire vos propres essais en mélangeant deux huiles essentielles avant de les diluer. Il est très facile de se préparer ainsi un insecticide maison dont l'odeur sera également agréable à vos narines. Ceci s'adresse aussi à vous, messieurs : en effet, de nombreuses eaux de toilettes pour homme ont un parfum citronné.

♣♣ **Lemon-grass (*Cymbopogon,* diverses espèces).** Ce proche cousin de la citronnelle contient un grand nombre de substances complexes insecticides. Si vous avez accès à la plante fraîche, il vous suffira d'en écraser un peu pour vous en frictionner la peau.

♣ **Huiles essentielles diverses.** Je me dois de mentionner ici un mélange d'huiles essentielles que j'ai découvert au fin fond de l'Amazonie péruvienne. Contenant de la citronnelle, de la lavande et de la menthe pouliot dans une base d'huile végétale, il s'est avéré l'insecticide le plus efficace que j'aie jamais utilisé pour faire fuir les parasites. Il suffisait d'en déposer une goutte au centre d'un chapeau rouge trempé de sueur pour créer une sorte d'œil de bœuf — une tache circulaire rouge vif, dénuée du moindre insecte —, tandis que le reste du chapeau grouillait d'une masse compacte de guêpes attirées par la transpiration. L'un de mes compagnons fut surtout frappé par l'arôme de cette préparation, déclarant qu'elle contenait «les esprits du monde».

Hélas, je ne possède pas la recette complète de cette préparation. Libre à vous de faire vos propres expériences en mélangeant plusieurs gouttes de chaque huile essentielle dans une base d'huile végétale. Vous ne tarderez pas à découvrir une formule qui vous conviendra. Souvenez-vous simplement de ne jamais prendre aucune huile essentielle par voie orale.

Les plantes au secours des piqûres d'insectes

Les médecins recommandent généralement des analgésiques et des compresses glacées pour soigner les piqûres d'insectes. (Le fait d'appliquer directement sur une piqûre une préparation du commerce destinée à attendrir les viandes coriaces a pour effet de neutraliser le venin.) Autant de conseils judicieux, mais sachez qu'il existe également un certain nombre de plantes très utiles.

♣♣ **Ail *(Allium sativum)* et oignon *(A. cepa).*** L'ail et l'oignon contiennent tous deux des enzymes capables de décomposer les prostaglandines, des substances chimiques générées par l'organisme en réponse à la douleur.

Il est intéressant de noter que l'ail et l'oignon sont efficaces tant par voie orale qu'en application externe. Vous pourriez par exemple confectionner un emplâtre à base d'ail ou d'oignon et l'appliquer directement sur les piqûres d'insectes. Le fait de manger des aliments qui contiennent de l'ail ou de l'oignon peut également vous soulager.

Encore un détail : les pelures d'oignon sont une excellente source de quercétine, un agent chimique anti-allergique, très efficace pour soulager l'inflammation. Pour bénéficier des avantages supplémentaires de la quercétine, il suffit de laisser leur peau à vos oignons quand vous préparez un potage ou un ragoût. Vous n'aurez plus qu'à éliminer les pelures juste avant de servir. Elles auront eu ainsi le temps de libérer de généreuses quantités de quercétine tout en conférant au plat ainsi obtenu une belle couleur brune.

♣♣ **Plantain (*Plantago*, diverses espèces).** Partout où j'ai l'occasion de me rendre, le plantain est l'une des premières plantes médicinales dont me parlent mes amis botanistes quand il s'agit de soigner les piqûres d'insectes. (Pour que ce remède soit efficace, la plante fraîche doit être utilisée en friction.)

On m'a raconté l'histoire d'une femme qui venait d'être piquée sur la main par une abeille et dont le bras commençait à enfler. Un herboriste lui avait conseillé de rincer des feuilles de plantain et d'en confectionner un emplâtre pour l'appliquer sur la piqûre. Le lendemain cette femme était guérie. Je n'ai pas été témoin de cette guérison, mais je sais que le plantain est la plante à privilégier pour soigner une piqûre d'abeille.

♣♣ **Souci (ou souci des jardins) *(Calendula officinalis)*.** La fleur de souci frictionnée sur la région affectée est un admirable remède pour la douleur et l'enflure causée par une piqûre d'abeille ou de guêpe.

♣ **Plantes diverses.** Il existe un certain nombre d'autres remèdes populaires pour soigner les piqûres d'insectes : camomille, pavot de Hollande, indigo et millepertuis. En général, il s'agit de frictionner la piqûre à l'aide d'un peu de plante fraîche écrasée. Si j'étais pris au dépourvu sans avoir sous la main les plantes déjà mentionnées plus haut, je n'hésiterais pas à avoir recours à l'une ou l'autre d'entre elles.

Pneumonie

La scène se passe il y a quelques années. L'un de mes amis chantait la louange des plantes médicinales, notamment de la mucurita *(Petiveria alliacea)*, dont l'odeur rappelle celle de l'oignon. C'est grâce à elle qu'il soignait ses infections respiratoires.

Si j'étais atteint de pneumonie, un médecin me prescrirait probablement un antibiotique — en admettant que j'aie une infection bactérienne des poumons et non pas une infection virale. Mon ami, par contre, préférait prendre cette plante probablement accompagnée d'un peu d'oignon et d'ail.

Les substances complexes à base de sulfure, responsables de l'arôme de l'ail, de l'oignon et de la mucurita, possèdent des propriétés antiseptiques, antibiotiques et antivirales. La mauvaise haleine qu'elles provoquent est précisément le signe que les sulfures parviennent directement dans les poumons, là où l'organisme en a le plus besoin.

Problème en profondeur

La pneumonie est un terme général relatif à toute infection en profondeur des poumons. (La bronchite, elle, est une infection des bronchioles qui conduisent vers les poumons.)

De toutes les maladies infectieuses, la pneumonie est actuellement la plus meurtrière. La plupart des décès proviennent de deux sources : la grippe, qui peut s'aggraver en pneumonie, surtout chez les personnes du troisième âge ; et les infections nosocomiales (infections contractées à l'hôpital) chez les patients atteints d'une autre maladie mais qui contractent une pneumonie parce que leur système immunitaire affaibli n'est plus en mesure de lutter. Les bactéries à l'origine d'une pneumonie sont si nombreuses dans les hôpitaux qu'on évalue à 4 % le nombre total de patients qui développent une infection après une hospitalisation.

La pneumonie n'est pas une maladie anodine. Les autres patients à risque sont les alcooliques, les cancéreux, les sujets atteints de cirrhose, d'insuffisance cardiaque ou rénale, d'anémie drépanocytaire, de troubles de la rate ou ayant récemment subi une transplantation d'organe.

La pneumonie peut être provoquée par des bactéries, des champignons, des protozoaires ou des virus. Il n'est donc jamais judicieux de vouloir poser son propre diagnostic, et moins encore de chercher à se soigner soi-même. La pneumonie se signale par divers symptômes, notamment par un manque de souffle, des douleurs dans la poitrine, toux, des difficultés respiratoires, de la fièvre et des frissons accompagnés de tremblements. Si vous pensez avoir l'un d'eux, consultez sans tarder votre médecin.

Les plantes au secours de la pneumonie

En complément des remèdes et médicaments prescrits par votre médecin, voici quelques suggestions à base de plantes et d'aliments qui pourront également vous aider, si toutefois votre praticien l'autorise.

♣♣ **Ail** *(Allium sativum).* Une naturopathe renommée avait contracté une pneumonie alors qu'elle était enceinte de huit mois. Comme on pouvait s'y attendre, son médecin lui avait prescrit des antibiotiques, mais elle a refusé de les prendre — préférant remplacer les médicaments par six à dix gousses d'ail haché par jour, accompagnées d'échinacée. Elle se sentait déjà mieux après deux jours. Elle fut complètement guérie en deux semaines.

Il n'est donc pas étonnant qu'elle prescrive ce traitement dans sa propre pratique naturopathique. Du reste, d'autres naturopathes font de même. L'un d'eux encourage vivement ses patients à faire appel à l'ail pour traiter leurs infections respiratoires et digestives. D'ailleurs, l'ail est ce que nous avons de mieux comme remède phytothérapique miracle pour le traitement de toutes sortes d'infections.

♣♣ **Astragale** (*Astragalus,* **diverses espèces**). Cette plante, également appelée *huang qi*, est un immunostimulant. Elle est l'équivalent asiatique de l'échinacée, la plante de nos pays qui lui correspond le mieux. Il n'existe aucune raison de ne pas utiliser ces deux plantes ensemble.

♣♣ **Chèvrefeuille** *(Lonicera japonica).* Les herboristes chinois suggèrent le chèvrefeuille pour traiter la pneumonie, la bronchite, la grippe et les refroidissements, mais ils utilisent dans ce but les fleurs qu'ils administrent sous forme d'injection. Quant à moi, je ne recommande pas d'injecter cette plante, mais rien ne vous empêche de la prendre par voie orale. Les extraits de fleurs de chèvrefeuille possèdent une remarquable efficacité contre toutes sortes de bactéries et de virus. Je n'hésiterais pas à m'en servir moi-même.

En été, vous pouvez amener à ébullition une tasse de fleurs dans une tasse d'eau, puis passer cette tisane avant de la boire. L'hiver, cueillez quelques feuilles séchées sur la plante pour en préparer une tisane. Mieux encore, vous pouvez prendre votre chèvrefeuille en conjonction avec du forsythia. Ce dernier contient également plusieurs antiseptiques puissants ainsi que diverses substances complexes antivirales. En hiver, il m'arrive même de me préparer une tisane avec quelques fragments de branche morte de chèvrefeuille et de forsythia, et d'adoucir cette tisane avec de la citronnade en poudre.

♣♣ **Échinacée** (*Echinacea,* **diverses espèces**). Peut-être les antibiotiques se justifient-ils en cas de pneumonie bactérienne, mais pour n'importe quel type de pneumonie infectieuse — qu'elle soit d'origine bactérienne, virale ou fongique –, je recommande plutôt des plantes immunostimulantes. L'échinacée est l'une des meilleures sur ce plan. Quantité d'études scientifiques montrent qu'elle aide le corps à lutter contre d'innombrables bactéries, virus et champignons.

On trouve facilement en pharmacie et dans les magasins diététiques diverses préparations à base d'échinacée — tisanes et teintures — devenues très populaires pour soigner les rhumes, la grippe et la bronchite. Si j'avais une pneumonie, je prendrais plusieurs fois par jour une ou deux cuillerées à café de teinture dans du jus ou de la tisane. (L'échinacée peut provoquer une sensation de picotements sur la langue ou rendre les papilles momentanément insensibles, mais elle est sans danger.)

♣♣ **Hydrastis (ou saule d'or)** ***(Hydrastis canadensis).*** Les Indiens d'Amérique utilisaient l'hydrastis pour traiter toutes sortes d'infections, et les colons ont adopté cette plante après s'être aperçus qu'elle était vraiment efficace. Il s'avère que l'hydrastis contient deux principes actifs antimicrobiens à large spectre, l'hydrastine et la berbérine.

Pour utiliser cette plante, achetez une teinture en pharmacie ou en magasin diététique et suivez les indications notées sur l'emballage. Diverses autres plantes exercent une action similaire. Il s'agit notamment de l'épine-vinette, de la coptide, du mahonia à feuilles de houx (aussi appelé raisin d'Oregon) et de la xanthorrize. Chacune d'entre elles, utilisée isolément, est efficace, mais je recommanderais plutôt d'en essayer un mélange. De plus, je vous conseille d'avoir recours à l'hydrastis dans le cadre d'un programme global pour traiter la pneumonie.

♣♣ **Oignon** ***(Allium cepa).*** Proche de l'ail, l'oignon contient un grand nombre de substances complexes sulfurées. La plupart des herboristes considèrent l'ail comme doté d'une efficacité plus grande, mais il ne fait aucun doute que l'oignon est également bénéfique. Je recommande la soupe à l'oignon pour soigner divers troubles respiratoires, dont la pneumonie. Si vous préférez la soupe de poulet pour traiter les rhumes, la grippe, la bronchite et la pneumonie, ne manquez pas d'ajouter à votre recette de l'ail et de l'oignon.

♣♣ **Pissenlit** ***(Taraxacum officinale).*** De nombreuses études ont démontré l'efficacité du pissenlit contre la pneumonie, la bronchite et les infections des voies respiratoires supérieures.

Je suggère d'en faire cuire les feuilles vertes et les racines. N'oubliez pas de boire le *potlikker* — le bouillon de cuisson des feuilles vertes. (Le mot *potlikker* est une déformation de *pot liquor,* bouillon de bajoue de porc et de légumes verts nouveaux, cuits ensemble ; c'est un plat créole du sud des États-Unis.). Vous pouvez également boire de la tisane préparée à partir de feuilles séchées, ou prendre le pissenlit sous forme de gélules.

♣♣ **Scutellaire baicalensis (Géorgie)** ***(Scutellaria baicalensis).*** Des données expérimentales montrent que la racine de cette plante, très proche de la scutellaire, exerce une action antimicrobienne à large spectre. Elle inhibe les virus de la grippe et un certain nombre de champignons qui peuvent déclencher une pneumonie. Les médecins chinois injectent parfois un mélange d'extraits de scutellaire baicalensis, de coptide et d'arbre à liège pour traiter la pneumonie, la grippe et d'autres infections respiratoires.

Je me garderais de préconiser des piqûres. En revanche, si j'avais une pneumonie, je prendrais un mélange de scutellaire baicalensis et de plantes aux remarquables vertus antibiotiques : l'épine-vinette, la coptide, le mahonia à feuilles de houx (aussi appelé raisin d'Oregon) et/ou la xanthorrize. Vous aurez peut-être du mal à vous procurer la forme asiatique (ou baicalensis) de la scutellaire en magasin diététique ou en pharmacie, mais on trouve plus facilement cette plante dans les épiceries asiatiques et magasins chinois.

♣ **Droséra (ou rosée du soleil) (*Drosera,* diverses espèces).** Un principe actif majeur de la droséra, la plumbagone, inhibe un certain nombre des bactéries capables de provoquer la pneumonie. Cette plante contient également une substance antitussive.

Je vous recommande de prendre environ deux cuillerées à café de teinture de droséra par jour pour traiter les problèmes respiratoires, notamment la pneumonie.

♣ **Osha *(Lomatium dissectum).*** Les Indiens d'Amérique utilisaient cette herbe, assez semblable au persil ou à l'aneth, pour traiter toutes sortes de troubles respiratoires : pneumonie, grippe, refroidissements, bronchite, tuberculose, rhume des foins et asthme. Certains naturopathes ont demandé des essais cliniques pour vérifier si la plante pourrait être utile dans le traitement de la pneumonie, ce qui me paraît une bonne idée. Dans l'intervalle, vous pourriez prendre une racine et la mâcher comme le font les Indiens.

Poux

Voilà quelque temps, je me suis aperçu que les démangeaisons sur mon cuir chevelu étaient causées par des poux. Du moins, je suppose que j'avais attrapé ces sales bêtes. Mes yeux étaient trop faibles pour pouvoir les distinguer. Après tout, peut-être n'était-ce que le fruit de mon imagination. Mais même s'il ne s'agissait que de poux imaginaires, je n'aurais pu inventer un endroit plus propice pour en attraper. L'hôtel était très sale et infesté de toutes sortes de parasites.

Ainsi pris de court, et ne connaissant de mémoire aucun remède phytothérapique contre les poux, j'allai consulter un bon médecin. Une amie m'examina de très près, sans trouver le moindre pou. Par simple précaution, elle me remit un flacon de shampooing similaire aux shampooings Marie Rose ou Para Plus. Docile, je me laissais faire et il faut bien croire que j'avais des poux ou quelque autre parasite semblable, car après ce traitement les démangeaisons cessèrent.

En France, les poux sont chaque année un problème courant pour des milliers d'écoliers. Cela représente un volume colossal de Marie Rose, Para Plus et autres produits contre les poux. Mais existe-t-il autre chose ? Voici mes suggestions.

Les plantes contre les poux

Rares sont les ouvrages botaniques qui mentionnent des remèdes phytothérapiques contre les poux. Je souhaite que mes collègues herboristes prennent bonne note de ce chapitre et qu'ils pensent à inclure dorénavant des plantes antipoux (pédiculicides) dans leurs ouvrages. Voici déjà quelques conseils pour mettre les poux en fuite.

♣♣ **Neem *(Azadiractu indica)* et curcuma *(Curcuma longa).*** Dans le cadre d'études, les chercheurs ont traité 814 personnes porteuses de poux avec un mélange à base de ces deux plantes.

Le neem est un grand arbre assez semblable au chêne, qui pousse en Inde et que l'on plante aujourd'hui un peu partout dans les climats subtropicaux. La plante et l'huile contenue dans ses graines sont riches en substances complexes qui semblent actives contre de nombreux insectes nuisibles.

Quant au curcuma, il jouit d'une réputation immémoriale dans la tradition populaire asiatique comme tueur de vermine. Il est particulièrement efficace contre la gale, une affection due à des acariens. Je trouve logique que les scientifiques fassent appel au curcuma pour lutter contre les poux. Dans le cadre de leurs recherches, ces derniers ont préparé une pâte de neem et de curcuma en pulvérisant des feuilles fraîches de neem et des racines fraîches de curcuma (quatre parts de neem pour une part de curcuma). Les participants s'enduisirent tout le corps de cette pâte qu'ils laissèrent ensuite sécher. Ils répétèrent ce traitement jusqu'à disparition complète des poux. Ensuite, ils firent également bouillir leurs vêtements et leur literie, comme il est habituellement recommandé de le faire pour se débarrasser des poux. Les chercheurs ont signalé que 98 % des participants avaient été complètement guéris en l'espace de 3 à 15 jours. Ils ont souligné d'autre part que les 2 % qui avaient toujours des poux n'avaient pas scrupuleusement suivi le protocole prévu.

♣ **Acore vrai ou odorant** ***(Acorus calamus).*** Il est prouvé que cette plante, qui pousse un peu partout sur la planète dans les régions tempérées, possède des propriétés antipoux. La racine aromatique est réduite en poudre, cette dernière servant ensuite soit à préparer un emplâtre, soit à frictionner directement les régions du corps affectées.

Problèmes d'érection

Jusqu'à une date relativement récente, médecins et psychologues étaient convaincus que 90 % des troubles de l'érection étaient dus à des causes psychologiques et qu'une partenaire affriolante suffirait à résoudre le problème. Aujourd'hui, les spécialistes sont d'accord pour dire que la plupart des problèmes d'érection ont une cause physique : artères obstruées, alcool ou autres drogues, diabète, lésion à l'aine, manque de sommeil, tabagisme ou chirurgie prostatique.

Mais comment un homme peut-il savoir si son trouble d'érection est physique ou psychologique ? J'aime bien le test à l'aide de timbres-poste mentionné par ce spécialiste en médecine naturelle. Il se base sur la constatation selon laquelle, chez un homme normalement constitué, des érections nocturnes se produisent chaque nuit pendant le sommeil. Pour faire ce test, il vous suffit d'attacher une bande de timbres-poste autour de votre pénis avant de vous coucher le soir. Si elle est encore intacte au matin, c'est que vous n'avez pas eu d'érection durant votre sommeil et qu'une anomalie physique est donc probablement en cause. En revanche, si elle s'est déchirée sous l'effet d'une érection nocturne, c'est le signe que votre pénis fonctionne bien et que le problème est probablement dû à des causes psychologiques.

Ce test n'est pas infaillible, mais il vous donnera déjà une première indication. La prochaine étape logique, bien sûr, est de parler de tout cela à votre médecin.

L'impuissance est l'inaptitude à obtenir ou à maintenir une érection suffisante pour permettre des rapports sexuels satisfaisants suivis d'une éjaculation. On estime qu'environ 15 % de la population masculine est frappée d'impuissance plus ou moins grave. Certains prennent des médicaments sur ordonnance, comme du Viagra. Une autre approche est de s'auto-injecter une hormone appelée prostaglandine E. Après quelques minutes, une érection se produit qui se maintient alors pendant 90 minutes.

Les plantes au secours des problèmes d'érection

Toutefois, avant de prendre votre courage à deux mains et de vous enfoncer une aiguille dans le pénis, envisagez la possibilité de recourir à l'une ou l'autre des plantes mentionnées ci-dessous.

♣♣♣ **Féverole commune** ***(Vicia faba).*** Censée avoir réveillé la passion amoureuse de Cicéron, la féverole commune est la meilleure source alimentaire de L-dopa, souvent utilisée pour traiter la maladie de Parkinson. De grandes quantités de L-dopa pourraient toutefois provoquer le priapisme, une érection douloureuse et persistante qui n'a rien à voir avec la passion.

Je me garderais bien de recommander des doses de L-dopa assez importantes pour pouvoir provoquer le priapisme, mais vous auriez du mal à manger suffisamment de fèves pour rencontrer le moindre problème. Les féveroles jouissent d'une réputation immémoriale comme aliment aphrodisiaque. Je soupçonne qu'une généreuse quantité — quelque chose comme 230 à 460 grammes — pourrait contenir juste assez de L-dopa pour donner un coup de pouce appréciable à une érection défaillante.

Si vous avez le bonheur de constater que les fèves vous sont utiles dans ce domaine, envisagez de les faire germer. Elles contiendront encore plus de L-dopa.

♣♣♣ **Ginkgo *(Ginkgo biloba).*** Le ginkgo est surtout connu pour améliorer la circulation sanguine à travers le cerveau, mais il semble également stimuler le débit sanguin dans le pénis, ce qui contribue à une bonne érection. Au cours de plusieurs travaux, les chercheurs ont obtenu de très bons résultats avec 60 à 240 milligrammes par jour d'un extrait normalisé de ginkgo. Dans le cadre d'une étude sur neuf mois, 78 % des hommes atteints d'impuissance due à une obstruction athéroscléreuse de l'artère pénienne ont signalé une amélioration considérable, dénuée d'effets indésirables.

Quand il est question d'athérosclérose, la plupart des gens pensent immédiatement à la maladie qui obstrue les vaisseaux sanguins chargés d'alimenter le cœur, et qui provoque par conséquent des crises cardiaques. Il faut savoir que cette même maladie peut également boucher les vaisseaux sanguins assurant l'alimentation sanguine du pénis, provoquant alors des problèmes d'érection.

Une autre étude sur six mois a permis de constater que la moitié des hommes traités à l'aide de ginkgo avaient retrouvé une érection normale. Dans les feuilles de ginkgo, le principe actif est trop dilué être efficace. Il est donc préférable d'utiliser cette plante sous forme d'extrait normalisé. Les magasins diététiques et certaines pharmacies vendent l'extrait de ginkgo.

Vous pouvez prendre 60 à 240 milligrammes par jour, mais ne dépassez pas cette dose. Absorbé en doses trop élevées, le ginkgo peut provoquer des diarrhées, de l'agitation et un sentiment d'irritabilité. De plus, soyez patient : au bout de six mois, vous serez en mesure de dire si ce remède est vraiment efficace.

♣♣♣ **Mucuna (*Mucuna,* diverses espèces).** Il y a bien des années de cela, j'ai entendu dire que les graines des haricots «œil de bœuf» (*ojo de buey* en espagnol), également appelées mucuna, étaient aphrodisiaques. Je n'avais pas encore découvert alors que ces graines peuvent contenir au moins autant de L-dopa que les féveroles communes, et peut-être même davantage.

♣♣♣ **Yohimbé *(Pausinystalia yohimbe).*** Pendant dix ans au moins, j'ai affirmé que s'il existait un remède naturel pour favoriser l'érection, c'était

Boissons corsées pour améliorer vos performances

J'ai souvent l'occasion de voyager en Amérique latine, et les diverses formules à base de plantes que l'on trouve sur ce continent — comme la confiance que mettent les gens dans ce type de remède — m'étonnent toujours.

S'il s'agit simplement d'augmenter la virilité, il existe une très longue liste de plantes réputées efficaces. Je connais une ou deux concoctions alcoolisées, mélange de plantes que l'on a laissé macérer dans une base de vin ou de rhum, et qui semblent à mes yeux particulièrement fascinantes.

La première s'appelle *siete raices.* En français, cela signifie «sept racines» et c'est d'ailleurs plutôt étrange dans la mesure où cette boisson est préparée à partir de sept écorces séchées. La deuxième se nomme *rompe calzon*, «de quoi faire éclater le caleçon». Comme son nom l'indique, ce mélange a la réputation de produire des érections géantes, capables de faire sauter la braguette. (Je suis, croyez-moi, tout à fait incapable d'avoir inventé des choses pareilles.)

Il n'existe à ma connaissance seulement des indications anecdotiques tendant à montrer que *rompe calzon* stimule vraiment la passion amoureuse. Elles ont néanmoins pour effet de faire vendre des quantités phénoménales de cette préparation dans les pays d'Amérique latine. J'avoue que l'ayant moi-même essayée, je n'ai pas constaté qu'elle soit particulièrement stimulante.

Ces deux potions ne sont pas en vente chez nous, mais toutes deux contiennent un ingrédient que vous trouverez peut-être dans certains magasins spécialisés. Il s'agit d'une plante grimpante aromatique appelée clavohuasca *(Tynnanthus panurensis)*, que l'on trouve fréquemment accrochée aux épais branchages de la forêt du Pérou amazonien.

Si vous souhaitez faire l'essai de cette plante, il vous faudra peut-être chercher assez loin, mais sans doute auriez-vous plus de mal encore à vous procurer *siete raices* ou *rompe calzon.*

le yohimbé. Je me basais en cela sur des siècles de sagesse populaire concernant l'écorce de cet arbre d'Afrique, ainsi que sur une poignée d'études cliniques montrant que cette plante produit une érection chez à peu près la moitié des hommes atteints d'impuissance psychologique, et chez environ 40 % de ceux pour qui le problème d'érection est dû à des causes physiques.

Malheureusement, ce remède comportait certains effets indésirables peu plaisants : anxiété, accélération du rythme cardiaque, augmentation de la tension artérielle, rougissement, hallucinations et maux de tête. Il ne s'agit donc pas d'une plante anodine.

C'est alors que les sociétés pharmaceutiques sont entrées en jeu. Elles ont réussi à en extraire le principe actif et finalement à faire ratifier le yohimbine chlorhydrate (Yohimbine Houdé) comme médicament. Après un mois, 14 % des hommes qui le prenaient signalaient le retour d'érections complètes et durables, 20 % avaient obtenu une réponse partielle tandis que 65 % ne pouvaient signaler aucune amélioration. Le remède s'était toutefois avéré utile à un tiers des patients, ce qui n'est déjà pas si mal.

Je préconise généralement de prendre la plante entière plutôt qu'un dérivé pharmaceutique mais, dans ce cas précis, nous avons une exception à ma règle. Par comparaison à la plante à l'état brut, le médicament provoque moins d'effets indésirables, même s'ils restent généralement bénins. Si j'avais des problèmes d'érection, je songerais à demander à mon médecin de me prescrire de la yohimbine.

♣♣ **Anis** ***(Pimpinella anisum).*** L'anis contient un certain nombre de substances complexes œstrogéniques. Il peut donc paraître un choix plutôt curieux pour remédier aux problèmes d'érection. L'œstrogène est en effet une hormone féminine, et un certain nombre de plantes contiennent des substances qui ont le même effet dans l'organisme que cette hormone. C'est la raison pour laquelle on parle de substances œstrogéniques. Assez curieusement, en revanche, certaines personnes qui ont eu recours à des plantes œstrogéniques signalent également des effets androgéniques (liés aux hormones sexuelles masculines). De plus, l'anis a la réputation d'augmenter la libido chez l'homme.

Je suis d'avis que l'anis vaut la peine d'être essayé. C'est pourquoi il entre dans la composition de ma tisane stimulante : mélangez une ou deux pincées d'anis, de cardamome, épimède, de gingembre et de ginseng. Sucrez à l'aide d'une racine de réglisse.

♣♣ **Avoine** ***(Avena sativa).*** Les étalons nourris d'avoine sauvage sont censés devenir plus sémillants et libidineux. Selon certains travaux, l'avoine jouerait également le rôle de stimulant sexuel pour le mâle de notre espèce. Une herboriste inclut cette plante dans la tisane qu'elle recommande aux hommes, tisane qui nécessite 15 grammes de chacune des plantes suivantes : avoine sauvage, feuilles de ginkgo, racine de ginseng, écorce de yohimbé et feuilles de damiana. Je vous ferais également la même recommandation, mais en omettant toutefois l'écorce de yohimbé pour les raisons déjà mentionnées. (Si vous recherchez les effets de cette dernière, demandez plutôt à votre médecin de vous prescrire de la yohimbine.) Laissez infuser ce mélange dans 450 ml ou un litre d'eau bouillante et attendez le refroidissement avant d'en boire.

♣♣ **Cannelle** ***(Cinnamomum, diverses espèces).*** Un médecin a entrepris de placer des instruments de mesure sur le pénis d'un certain nombre d'étudiants en médecine pour tester leur réaction à divers arômes. Il a ainsi découvert que l'odeur de petits pains chauds à la cannelle était très efficace pour stimuler le flux sanguin, ce qui semble suggérer qu'elle est la plus susceptible d'aider à remédier aux troubles de l'érection. Un mélange d'arômes de tarte à la citrouille (saupoudrée de muscade) et de lavande donnait un résultat similaire.

D'accord, je veux bien que tout cela semble plutôt tiré par les cheveux, mais ce dont je viens de vous parler se base pourtant sur des travaux scientifiques tout à fait valables. Alors, comment utiliser ces recherches à votre avantage ? Eh bien, puisque l'on dit toujours que l'amour passe chez l'homme par l'estomac, pourquoi ne pas lui offrir des petits pains chauds à la cannelle et de la tarte à la citrouille ?

♣♣ **Cardamome** ***(Elettaria cardamomum).*** Cette plante contient au moins deux substances complexes androgènes. Depuis des siècles, la cardamome jouit dans les pays arabes d'une grande réputation aphrodisiaque, si bien que le café servi dans les restaurants orientaux en contient souvent.

D'où peut bien venir la réputation aphrodisiaque de la cardamome ? Si j'en crois mes recherches, cette plante paraît être la meilleure source de la substance complexe appelée cinéole. Cette dernière est un stimulant du système nerveux central. Sans doute n'y a-t-il aucun inconvénient à corser quelque peu votre thé ou votre café avec un peu de cardamome, et d'ailleurs cette épice a un goût délicieux.

♣♣ **Gingembre** ***(Zingiber officinale).*** Dans un article intitulé «Travaux portant sur les aphrodisiaques à base de plantes utilisés dans le système arabe de médecine», des chercheurs ont vérifié que des extraits de gingembre augmentaient de manière significative la motilité du sperme ainsi que sa quantité.

Le gingembre, qui est sur le plan botanique un proche cousin de la cardamome, a incontestablement un goût piquant. Peut-être suffit-il à stimuler assez d'intérêt sexuel pour venir à l'aide d'une érection défaillante. Je ne saurais rien vous promettre, mais j'éprouve un grand respect pour les remèdes proposés par la tradition populaire. C'est pourquoi ma tisane stimulante contient aussi bien du gingembre que de la cardamome.

♣♣ **Ginseng (*Panax*, diverses espèces).** Le ginseng d'Amérique *(P. quiquefolius)* est probablement l'aphrodisiaque le plus célèbre et peut-être aussi celui dont la réputation est la plus surfaite. Même si divers travaux ont démontré que les animaux ont une activité sexuelle accrue après avoir mangé du ginseng, je ne suis pas entièrement convaincu que cette plante soit vraiment efficace pour raviver une flamme défaillante.

En revanche, je fais pousser un certain nombre de variétés de cette plante : ginseng d'Amérique, d'Asie *(P. ginseng)* et de Sibérie, également appelé éleuthérocoque *(Eleutherococcus senticosus)*. À l'heure qu'il est, je n'utilise toutefois aucune de ces plantes car elles sont très coûteuses. Mais je m'apprête à affronter la vieillesse en m'en constituant une petite réserve, si jamais les Chinois avaient raison quand ils affirment que le ginseng rend au vieillard sa jeunesse.

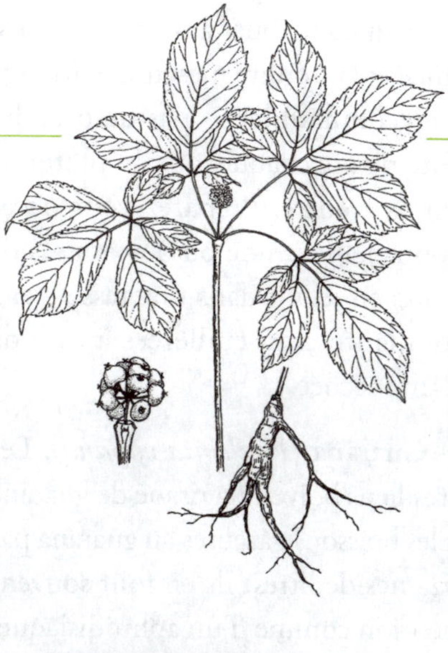

Ginseng d'Amérique

Originellement découvert au Sud du Canada par un explorateur français, le ginseng d'Amérique est une plante rare et coûteuse réputée «vivifier la virilité».

♣♣ **Lyciet *(Lycium chinese)*.** Aurait-il le pouvoir de métamorphoser un homme âgé en jeune loup ? Dans le cadre d'une étude scientifique, un groupe d'hommes de plus de 59 ans ont pris chaque jour, pendant dix jours environ, 50 grammes de baies de lyciet. Ils avaient ensuite des taux de testostérone considérablement plus élevés. L'augmentation du taux de testostérone n'a pour effet de stimuler la sexualité masculine que s'il y a carence de cette hormone masculine, mais certains hommes du troisième âge en sont effectivement carencés. C'est peut-être la raison pour laquelle les Chinois sont d'avis que les lyciets possèdent des propriétés antivieillissement.

♣♣ **Muira puama (*Ptychopetalum*, diverses espèces).** Cet arbre peu connu de l'Amazonie pourrait être efficace pour restaurer la libido et traiter les dysfonctionnements érectiles. Sur 262 hommes qui avaient pris pendant deux semaines 1 à 2,5 grammes (soit 1/2 à 1 1/4 cuillerées à café) par jour d'extrait de muira puama, 51 % de ceux qui avaient des troubles d'érection ont signalé une amélioration, de même que 62 % de ceux qui se plaignaient d'une perte de libido. J'avoue que je n'ai pas eu l'occasion de prendre connaissance du texte complet, mais si j'avais des troubles d'érection, j'envisagerais d'avoir recours à cette plante. On trouve cette dernière dans certains magasins spécialisés en plantes. Aucun effet indésirable n'a été signalé, à ma connaissance. (Certains hommes trouvent les femmes d'Amazonie si séduisantes que cela rend le muira puama tout à fait superflu.)

♣♣ **Quebracho blanc *(Aspidosperma quebracho-blanco).*** En Amérique du Sud, cette plante a la réputation d'être un aphrodisiaque pour l'homme. Elle contient de la yohimbine, l'agent phytochimique complexe dont il est prouvé qu'il améliore l'érection. J'hésiterais pourtant à utiliser le yohimbé pour les raisons déjà mentionnées plus haut. Si vous y avez recours, préparez une tisane en laissant infuser environ cinq cuillerées à café d'écorce par tasse d'eau bouillante. Adoucissez cette boisson avec un peu de racine de réglisse. Mais évitez cette plante si vous souffrez d'hypertension artérielle, et renoncez à l'utiliser à l'avenir si vous constatez des effets indésirables tels que des vertiges ou des étourdissements.

♣ **Ashwaganda *(Withania somnifera).*** Les praticiens de l'Ayurveda, la médecine traditionnelle de l'Inde, considèrent cette racine comme l'équivalent indien du ginseng pour la libido chez l'homme. L'ashwaganda, disent-ils, peut contribuer à traiter l'impuissance et la stérilité masculine. Mais je ne recommanderais pas de prendre cette plante chaque jour — plutôt de temps à autre. Préparez-vous occasionnellement une ou deux tasses de tisane en jetant dans une tasse d'eau bouillante cinq cuillerées à café de plante séchée.

♣ **Guarana *(Paullinia cupana).*** Les Brésiliens boivent la tisane de guarana et les boissons gazeuses au guarana par dizaines de litres. Ils en font souvent mention comme d'un aphrodisiaque. Cela s'explique par le fait que cette plante contient une assez grande quantité de caféine, et, selon la sagesse populaire, toute plante stimulante finit à la longue par passer pour un stimulant sexuel. Rien ne vous empêche de boire du guarana si cela vous chante. Préparez une infusion à l'aide de quelques cuillerées à café par tasse d'eau bouillante, et voyez ensuite si cela vous rend vraiment plus amoureux. (Vous pourriez aussi bien boire un peu de café, de thé, de Coca-Cola ou de Pepsi-Cola, mais cela n'aurait nullement le même attrait exotique. En matière de stimulation sexuelle, tout ce qui a l'avantage de capter votre attention mentale peut s'avérer utile.)

♣ **Huiles essentielles diverses.** Pour traiter les troubles de l'érection, les aromathérapeutes recommandent souvent un massage de tout le corps avec un mélange de quelques gouttes des huiles essentielles de sauge sclarée, de jasmin et de rose, diluées dans un peu d'huile végétale. (Souvenez-vous toutefois de ne pas prendre les huiles essentielles par voie orale, car même une très faible quantité pourrait s'avérer toxique.) Personnellement, j'ai pu constater que le massage est un merveilleux aphrodisiaque, même sans utiliser d'huiles aromatiques.

♣ **Palmier serenoa *(Serenoa repens).*** Divers travaux ont montré que ce petit palmier originaire du sud-est de l'Amérique avait la propriété de faire diminuer chez l'homme le volume des tissus hypertrophiés de la prostate. Il y a un siècle, en revanche, cette plante était également considérée comme utile pour traiter l'impuissance et la perte de libido. Le principal effet du serenoa est de réduire le volume de la prostate, ce qui permet aux hommes âgés d'uriner plus fréquemment. L'hypertrophie de la prostate n'interfère pas nécessairement avec la fonction sexuelle. Cependant, le fait de soulager ce trouble ne peut être que bénéfique en rendant à l'homme la confiance dans son appareil sexuel, ce qui pourrait aussi contribuer à améliorer l'érection.

♣ **Sida cordifolia.** Encore une plante stimulante qui jouit d'une réputation populaire comme aphrodisiaque capable de renforcer l'érection pénienne. Son principe actif stimulant est l'éphédrine, cette même substance que l'on trouve également dans l'éphédra de Chine, la plante décongestionnante efficace pour soigner l'asthme. L'espèce *sida cordifolia* contient environ 850 parts par million d'éphédrine, ce qui explique probablement son utilisation pour traiter l'impuissance. Comme la caféine, l'éphédrine peut créer une dépendance, et certains hommes ressentent cela comme une stimulation sexuelle.

Problèmes dermatologiques

Chaque hiver, les radiateurs dissimulés par les plinthes de notre maison assèchent l'air. Et à chaque fois, j'ai une irritation de la peau typique que j'appelle dermatite sèche de l'hiver. Avec les années, j'ai découvert une lotion dermatologique qui m'apporte un soulagement. Elle contient de l'eau, de la glycérine et de l'aloès, un traitement à base de plantes traditionnel et très efficace de nombreux problèmes de peau. Voilà, pour la petite histoire, un exemple très personnel de succès que je dois aux pouvoirs des plantes.

J'aimerais également mentionner un cas que l'on m'a rapporté. D'après ce que j'ai cru comprendre, un certain médecin était passé d'un climat subtropical humide à une région désertique extrêmement sèche. Ses mains ne tardèrent pas à se couvrir d'une grave éruption sèche. Il eut recours à des corticostéroïdes, un type de médicament parfois prescrit dans le cas d'éruptions graves. Ce traitement resta sans aucun effet, et il finit par se résigner.

Quatre ans plus tard, un certain nombre de travaux scientifiques montraient que la vitamine E diminue d'environ 35 % le risque de crise cardiaque chez les hommes. Comme ce médecin était un sujet à risque, il se mit à ingérer 400 unités internationales de vitamine E par jour pour soigner son cœur. Il fallut moins de deux semaines pour que disparaisse l'éruption qu'il avait depuis quatre ans sur les mains.

La vitamine E est fréquemment préconisée pour soigner les problèmes de peau. Elle entre dans la composition de nombreux cosmétiques et autres crèmes. Cependant, comme tant d'autres médecins, notre ami restait sceptique quant aux mérites supposés de la vitamine E. Il n'était pas convaincu que cette dernière ait vraiment guéri sa dermatite. L'année suivante, toutefois, ayant arrêté de prendre sa vitamine E alors qu'il passait ses vacances d'hiver, il ne tarda pas à s'apercevoir que sa dermatite était de retour. Revenu chez lui, il reprit cette vitamine et son éruption disparut à nouveau. C'est alors seulement qu'il se mit à y croire vraiment.

Permettez-moi de vous raconter une autre petite histoire avant que nous passions aux plantes. Alors que nous étions en pleine forêt tropicale, une vidéaste qui travaillait avec moi fut victime d'un étrange eczéma qui provoquait de fortes démangeaisons. Un chaman lui suggéra d'appliquer sur l'éruption un emplâtre de pétales écrasés d'hibiscus rouge du Pérou. Ce traitement s'avéra efficace.

Bizarrement, quand elle rentra chez elle, son eczéma réapparut, sans qu'aucun des remèdes suggérés par son médecin ne parvienne à lui procurer le moindre soulagement. Elle fait encore venir aujourd'hui de l'hibiscus péruvien, car c'est à ce jour le seul traitement efficace.

Les plantes au secours des problèmes dermatologiques

Heureusement, comme le démontrent les histoires ci-dessus, les approches phytothérapiques sont pleines de promesses pour les personnes qui souffrent de problèmes de peau. Dans certains cas, les plantes sont bénéfiques même quand les remèdes pharmaceutiques n'apportent aucun soulagement. Voici quelques-unes des plantes les plus utiles.

☘☘☘ **Aloès *(Aloe vera).*** Il est utilisé pour traiter toutes sortes de problèmes dermatologiques depuis l'époque des pharaons. Cependant, l'aloès est davantage qu'un remède traditionnel très ancien. On s'est aperçu dans les années 1930 que le gel contenu dans les feuilles charnues de la plante accélérait la guérison des brûlures provoquées par la radiation. Plus tard, de nombreux travaux scientifiques ont montré que cette plante était efficace pour traiter toutes sortes de problèmes de peau. Dans le cadre d'une étude portant sur des sujets traités par dermabrasion, un traitement médical consistant à ôter la couche superficielle de l'épiderme, l'aloès permettait d'obtenir une guérison 72 heures plus tôt.

Même si vous êtes un piètre jardinier, l'aloès est facile à cultiver en pot. Il n'a pas besoin d'être arrosé souvent et ne nécessite pratiquement aucun soin. Chaque fois qu'il y a brûlure bénigne, coupure ou tout autre problème dermatologique, il suffit de couper une feuille dans la partie inférieure de la plante, de l'ouvrir dans le sens de la longueur, d'en extraire la pulpe gélatineuse et d'appliquer cette dernière sur la région concernée. Vous pouvez également acheter un certain nombre de préparations dermatologiques du commerce contenant de l'aloès.

♣♣♣ **Onagre** *(Oenothera biennis).* L'huile d'onagre contient en abondance une substance complexe appelée acide gamma-linoléique pour le traitement de l'eczéma. Les recherches dont j'ai eu l'occasion de prendre connaissance confirment son rôle bénéfique dans le traitement de l'eczéma. Ils suggèrent que cette huile végétale est également utile pour traiter d'autres formes d'irritations cutanées (dermatites).

Vous pouvez acheter l'huile d'onagre en gélules dans votre magasin diététique. Ingérez les gélules par voie orale en suivant les indications figurant sur l'emballage. Vous pouvez également prendre de l'huile de bourrache, de cassis et de houblon, qui contiennent également beaucoup d'acide gamma-linoléique. Comme dans le cas de l'onagre, elles sont commercialisées sous forme de gélules.

♣♣ **Avocat** *(Persea americana).* L'avocat ne saurait être réduit au seul guacamole. L'huile d'avocat, sachez-le, est recommandée pour le traitement de certaines formes de dermatite et d'arthrite. Elle contribue à soulager l'eczéma, car elle contient une abondance de vitamines A, D et E, qui contribuent à maintenir une peau saine. Je vous suggère de l'appliquer directement sur les régions irritées ou qui démangent. Il pourrait également être utile d'ingérer cette huile et de l'utiliser en assaisonnement pour salades et crudités.

♣♣ **Camomille** *(Matricaria recutita).* Ne vous contentez pas de boire votre tisane de camomille. Préparez également une tisane bien concentrée qui vous servira de compresse pour traiter toutes sortes de problèmes de peau. Cette plante savoureuse est recommandée dans le traitement des troubles inflammatoires de la peau, notamment les infections mycosiques. Diverses substances complexes de la camomille — le bisabolol, le chamazulène et les cycloéthers sont anti-inflammatoires, bactéricides et fongicides.

Si vous souffrez de rhume des foins, soyez cependant prudent avec tout ce qui contient de la camomille. Cette dernière appartient à la famille des ambroisies. Elle pourrait déclencher des réactions allergiques chez certains sujets sensibles. La première fois que vous l'utilisez, observez attentivement vos réactions. Si cette plante semble vous apporter un soulagement, n'hésitez pas à en prendre régulièrement. Par contre, si elle semble provoquer ou aggraver irritation et démangeaisons, cessez de l'employer.

♣♣ **Chèvrefeuille** *(Lonicera japonica).* Le chèvrefeuille contient de généreuses quantités de tanins, des

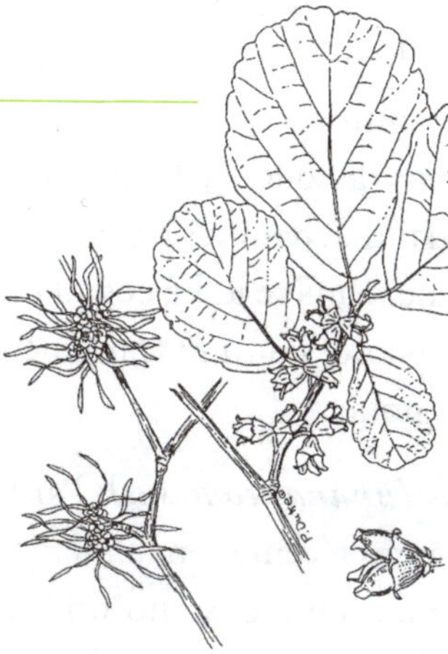

Chèvrefeuille

Le chèvrefeuille, dont les fleurs apparaissent mystérieusement à la veille de la Toussaint, entre dans la composition de lotions astringentes.

astringents puissants très utiles pour traiter les problèmes de peau. Selon divers travaux scientifiques portant sur des animaux de laboratoire, le chèvrefeuille augmente également le tonus des vaisseaux sanguins de la peau, ce qui améliore l'irrigation sanguine des régions affectées. Une étude portant sur les coups de soleil comparait trois préparations : un mélange d'hamamélis astringent et de lécithine, une crème à base de camomille et une crème contenant 1 % d'hydrocortisone (un médicament anti-inflammatoire pharmaceutique courant). L'hydrocortisone s'avéra la plus efficace, mais le mélange d'hamamélis et de lécithine l'était presque autant.

L'eau d'hamamélis en usage externe est recommandée par certains médecins pour traiter la dermatite et divers autres troubles entraînant des lésions cutanées.

♣♣ **Concombre *(Cucumis sativus).*** Frais comme un concombre ? Sachez qu'il ne s'agit pas là seulement d'une image. Un spécialiste en pharmacognosie (étude des produits d'origine naturelle) nous rappelle que le concombre jouit d'une réputation ancestrale tant comme remède apaisant des dermatites et brûlures que pour traiter les rides. Si j'avais un problème dermatologique, j'éplucherais plusieurs concombres avant de les réduire en purée dans mon mixer, avec ou sans avocat. J'appliquerais ensuite cette pâte directement sur les régions affectées, en laissant en place cet emplâtre improvisé pendant 15 à 60 minutes.

♣♣ **Hydrocotyle (ou gotu kola) *(Centella asiatica).*** Cette plante originaire de l'Inde stimule la régénération cellulaire et le renouvellement des tissus conjonctifs profonds. Divers essais cliniques ont démontré l'efficacité du gotu kola dans le traitement de l'eczéma, des blessures et d'autres troubles dermatologiques. Les dernières recherches suggèrent qu'une substance complexe (l'asiaticoside) du gotu kola était l'un des traitements les plus prometteurs jamais découverts pour soigner la lèpre. Si j'étais atteint d'un trouble dermatologique sous les tropiques, j'utiliserais des feuilles écrasées de cette plante pour préparer un emplâtre que j'appliquerais sur la région concernée. Les feuilles sont impossibles à trouver sous nos climats. Achetez une teinture du commerce et suivez les indications figurant sur l'emballage.

♣♣ **Pensée sauvage** *(Viola tricolor)*. Il s'agit là d'un traitement traditionnel à base de plante pour soigner l'acné, l'eczéma, l'impétigo, les démangeaisons et toutes sortes d'autres problèmes dermatologiques. Les recherches confirment d'ailleurs l'utilisation traditionnelle de cette plante pour traiter les problèmes de peau. Préparez une tisane avec environ une cuillerée à café de plante séchée par tasse d'eau bouillante. Laissez infuser pendant dix minutes.

♣♣ **Souci (ou calendula)** *(Calendula officinalis)*. Pas étonnant que cette jolie fleur jouisse d'une telle réputation pour traiter quantité des problèmes dermatologiques. Les recherches ont montré que cette plante est à la fois antibactérienne, antifongique, anti-inflammatoire et antivirale. Le souci accélère également la guérison des blessures en stimulant les globules blancs. J'achète généralement des pommades du commerce à base de fleurs de souci. Je les utilise en friction quand le besoin s'en fait sentir. Voilà une manière judicieuse d'utiliser cette plante comme traitement dermatologique.

♣ **Ananas** *(Ananas comosus)*. Parmi les découvertes récentes en matière de soins dermatologiques, notons les acides AHA, alpha-hydroxy-acides ou acides de fruits. Ces AHA s'utilisent pour faire desquamer l'épiderme et le débarrasser des cellules mortes.

Les dermatologues cliniciens ont recours à des préparations à base d'AHA pour traiter l'acné, les gerçures, les rides fines, les rides marquées et d'autres troubles dermatologiques. Ils en utilisent des concentrations élevées pour faire peler l'épiderme du visage. Des concentrations plus faibles sont présentes dans des dizaines de produits du commerce en vente libre — produits pour nettoyer la peau, lotions et lotions toniques.

Peu de gens savent toutefois que les AHA sont souvent des produits à base de plantes, appelés acides de fruits. Comme leur nom l'indique, ces substances sont présentes dans de nombreux fruits, notamment l'ananas, le tamarinier, le gardénia, la pomme et le raisin. Elles apparaissent également dans le lait caillé. Cléopâtre se baignait, dit-on, dans du lait caillé, car cela lui donnait une peau plus satinée. J'ai du mal à imaginer l'effet que cela peut produire, mais par contre j'adore l'ananas et j'en mange beaucoup. J'utiliserais la partie charnue interne de la peau d'ananas pour en frotter une lésion cutanée.

♣ **Carotte** ***(Daucus carota).*** Les carottes sont une excellente source de caroténoïdes, précurseurs de la vitamine A qui augmentent la santé de la peau et réparent les lésions cutanées. Le Retin-A, le médicament sur ordonnance prescrit pour traiter les cas graves d'acné, est une préparation à base de caroténoïdes.

Certains herboristes recommandent d'appliquer des carottes liquéfiées (et/ou des tomates et des patates douces) sur la peau pour traiter les coups de soleil et d'autres troubles dermatologiques mineurs. Pour ma part, je me vois mal recourir à un tel remède, mais rien ne vous empêche d'essayer si vous le souhaitez. Je préfère quant à moi manger beaucoup de carottes et d'autres fruits et légumes de couleur rouge et orange. Je sais en effet que le fait d'ingérer des caroténoïdes contribue non seulement à prévenir les lésions cutanées, mais aussi à prévenir le cancer et les maladies cardiovasculaires.

♣ **Guimauve** ***(Althaea officinalis).*** Cette plante contient une fibre hydrosoluble adoucissante appelée mucilage, traditionnellement utilisée depuis fort longtemps pour traiter les problèmes de peau. Le mucilage de guimauve sert de base à des pommades pour le traitement des gerçures. Si j'avais un problème dermatologique, je réduirais en purée dans mon mélangeur un peu de racine de guimauve fraîche. J'appliquerais le liquide ainsi obtenu directement sur la région concernée.

♣ **Lierre** ***(Hedera helix).*** Des substances complexes appelées saponines, que l'on trouve dans les feuilles de lierre, exercent une action efficace contre certains champignons et bactéries qui provoquent des troubles dermatologiques. L'utilisation de lierre est conseillée dans le traitement de la bronchite, ce qui confirme l'absence de toxicité de cette plante.

Selon la sagesse populaire, le lierre jouit d'une grande réputation contre les dermatites. Si j'avais un problème de peau, j'en réduirais quelques feuilles en purée dans mon mixer. J'appliquerais cette pâte directement sur les régions affectées.

♣ **Noyer (*Juglans,* diverses espèces).** L'usage des feuilles de noyer est recommandé pour traiter les inflammations dermatologiques légères et superficielles. Faites infuser deux cuillerées à café de feuilles écrasées dans une tasse d'eau bouillante, et appliquez l'infusion ainsi obtenue après refroidissement. Certains herboristes suggèrent d'ajouter à l'eau du bain une poignée de feuilles de noyer écrasées pour traiter l'eczéma.

♣ **Plantain lancéolé** *(Plantago lanceolata).* Une application externe de feuilles de plantain rafraîchissantes et apaisantes est un remède traditionnel employé depuis fort longtemps pour traiter les problèmes dermatologiques mineurs. La recherche moderne a montré que deux substances complexes présentes dans le plantain, l'aucubine et le catalpol, possèdent des propriétés anti-inflammatoires et bactéricides.

♣ **Pourpier** *(Portulaca oleracea).* Comme les carottes, le pourpier est une excellente source de caroténoïdes. Je ne suis pas le genre de type qui se fait volontiers des masques faciaux, mais si c'était le cas, je mettrais dans mon mixer une poignée de cette mauvaise herbe si utile avec une carotte, et, pourquoi pas, un peu d'ananas. Cela me permettrait d'obtenir un masque à la fois vivifiant et cicatrisant. Je vous suggère de conserver ensuite ce masque pendant une vingtaine de minutes environ.

Problèmes hépatiques

J'ai contracté une hépatite il y a 25 ans. Suivant les conseils de mon médecin, j'ai alors renoncé à l'alcool jusqu'à ma guérison. De plus, j'en ai profité pour me reposer. La médecine occidentale n'avait alors pas grand-chose à proposer aux patients atteints d'hépatite.

La phytothérapie est une excellente source de remèdes contre cette maladie du foie. Quand mon fils a contracté une hépatite, son médecin lui a donné les mêmes conseils que le mien bien longtemps auparavant. Mais cette fois, j'en savais beaucoup plus sur les vertus des plantes médicinales. Je lui ai donc donné deux flacons de gélules de chardon Marie.

Cette plante est celle que je retiendrais en tout premier lieu pour quantité de troubles du foie, englobant toutes sortes de problèmes depuis l'hépatite jusqu'à la cirrhose en passant par l'empoisonnement dû à l'ingestion d'amanite phalloïde.

Quand le foie ne va plus

L'alcool est la cause majeure des troubles hépatiques et provoque la cirrhose du foie. D'après les statistiques, l'alcoolisme touche plusieurs millions de Français. Il entraîne la mort de près de 165 personnes par jour, ce qui en fait l'un des principaux problèmes de santé. On estime que sur 470 000 personnes hospitalisées, 59 000 le sont pour alcoolisme.

Après l'alcool, l'hépatite est la deuxième cause de maladie hépatique. Ce terme, qui signifie simplement inflammation du foie, ne désigne en réalité pas une seule maladie mais plusieurs. On peut définir l'hépatite aiguë (qui finit par guérir) ou la forme chronique (qui peut persister durant une période prolongée). L'hépatite peut être provoquée par des virus. Les diverses sortes de virus sont indiquées par des lettres — A, B, C, D ou E — et d'autres lettres ne manqueront pas de s'ajouter à cette liste à mesure que de nouveaux virus auront été identifiés. L'hépatite peut également être provoquée par l'alcool, par certains médicaments ou par une exposition prolongée à des vapeurs chimiques industrielles comme le tétrachlorure de carbone, utilisé pour le nettoyage à sec.

On recense chaque année plusieurs milliers de cas des diverses formes d'hépatite. L'hépatite B est particulièrement sournoise. Elle se propage à la façon du sida, lors des rapports sexuels et du contact avec du sang contaminé. L'hépatite B, malgré l'existence d'un vaccin, fait encore des milliers de victimes chaque année. Les personnes guéries sont exposés au cancer du foie des années plus tard. Heureusement, il existe aujourd'hui un vaccin contre l'hépatite B.

Les plantes au secours des problèmes hépatiques

Je pense qu'il est vraiment dommage que les éminents spécialistes en hépatologie ne prennent pas plus souvent connaissance des publications botaniques. Ils apprendraient bien des choses utiles concernant le chardon Marie et d'autres plantes qui peuvent contribuer à soigner les troubles hépatiques.

♣♣♣ **Amandier sauvage** *(Terminalia catappa).* Diverses études ont montré que l'extrait de cette plante prévient les lésions hépatiques dues à des produits chimiques chez des animaux de laboratoire. Malheureusement, ces amandes n'ont pas grand-chose à voir avec les amandes en vente dans nos pays. J'espère qu'un jour viendra où elles seront mieux connues et plus faciles à obtenir.

♣♣♣ **Carotte *(Daucus carota).*** Des chercheurs ont découvert que les carottes apportent une protection significative au foie, du moins à l'échelle expérimentale et sur des animaux de laboratoire. Quand des lésions des cellules hépatiques sont induites expérimentalement à l'aide de substances chimiques, de manière à reproduire les lésions du foie provoquées par les polluants chimiques, les expériences montrent que les cobayes peuvent guérir grâce à des extraits de carotte. Ces derniers augmentent l'activité de plusieurs enzymes qui accélèrent le processus de détoxication du foie ainsi que d'autres organes du corps.

♣♣♣ **Chardon Marie *(Silybum marianum).*** Le chardon Marie est utilisé comme remède du foie depuis au moins 2 000 ans. Les recherches ont démontré que des substances complexes contenues dans ses graines contribuaient à protéger cet organe contre les lésions causées par l'alcool et par l'hépatite. Elles pouvaient même régénérer les cellules endommagées. C'est pourquoi les graines de chardon Marie ou les extraits de graines de cette plante sont recommandées comme traitement adjuvant à la cirrhose et aux inflammations chroniques du foie.

D'autres études montrent que la silymarine, une substance complexe présente dans le chardon Marie, contribue à protéger le foie contre un grand nombre de toxines industrielles, notamment le tétrachlorure de carbone.

Même si vous n'avez ni lésions hépatiques, ni maladie du foie, le chardon Marie peut améliorer la fonction

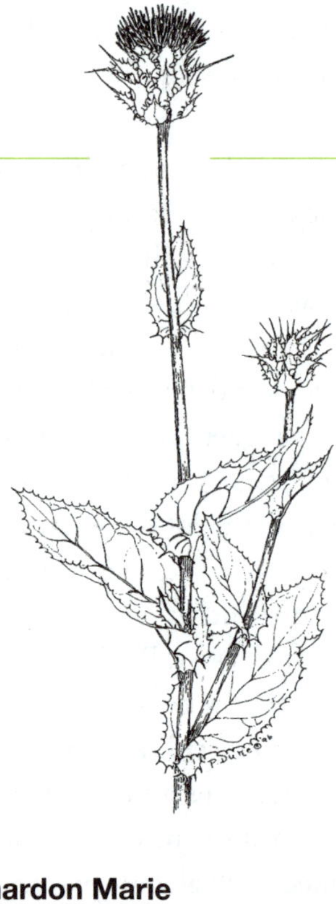

Chardon Marie

Vous pouvez faire pousser cette plante dans votre jardin, ou l'acheter sous forme de gélules en magasin diététique.

hépatique en aidant le foie à éliminer les toxines de l'organisme.

Vous trouverez des gélules de chardon Marie en vente dans les pharmacies et les magasins diététiques. Conformez-vous aux indications figurant sur l'emballage.

Si vous aimez jardiner, pourquoi ne pas cultiver votre propre plante ? Les très jeunes pousses de chardon Marie peuvent être utilisées en salade, bien qu'elles contiennent seulement une quantité infime de silymarine. Quant aux graines, non seulement elles ont une valeur médicinale, mais vous pourrez les griller, puis les moudre pour les utiliser comme succédané du café. (Le chardon Marie est apparenté à la chicorée, un autre succédané du café.)

Connaissant le problème que représente l'alcoolisme, je me prends parfois à rêver : je pourrais faire fortune en vendant une concoction de mon cru que j'ai baptisée «Fèves à bière», un mélange (pour 20 parts de chacune, basé sur le poids) de graines de chardon Marie grillées, de graines de soja (qui ont la réputation de diminuer le désir d'alcool) et de graines de ginkgo (dont il est prouvé qu'elles accélèrent le métabolisme de l'alcool). Je ferais griller ce mélange avant de l'offrir à mes amis un peu trop portés sur la boisson.

♣♣♣ **Pissenlit *(Taraxacum officinale).*** La racine de pissenlit vient en tête de peloton des meilleurs plantes comestibles pour le foie. Ses feuilles sont diurétiques, c'est-à-dire qu'elles contribuent à drainer hors de l'organisme l'eau excédentaire. Quant aux racines, elles sont utilisées depuis des siècles pour traiter la jaunisse, symptôme de dysfonctionnement grave du foie.

Je recommande d'utiliser à la fois les feuilles et les fleurs. Les fleurs de pis-

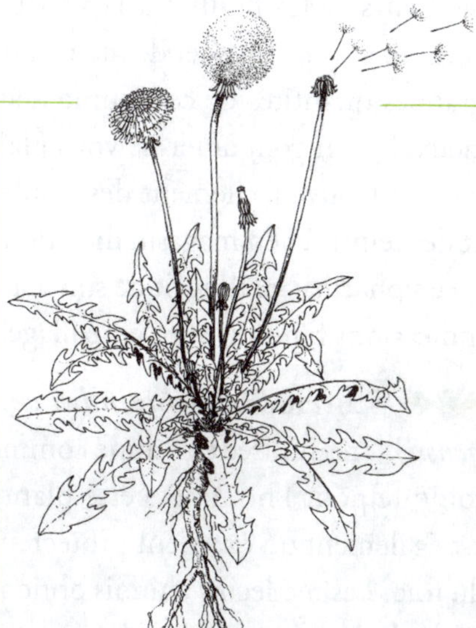

Pissenlit

Cette mauvaise herbe très courante était prescrite par les médecins chinois pour soigner toutes sortes de troubles.

Salade hépatoprotectrice

Les crudités sont une merveilleuse source d'ingrédients protecteurs pour le foie. Quand vous préparez une salade, pourquoi ne pas y ajouter de jeunes feuilles de chardon Marie, des carottes et des fleurs de pissenlit ? Ajoutez du gingembre et du curcuma à la vinaigrette.

senlit sont une excellente source de lécithine, un nutriment qui a fait la preuve de son efficacité pour soigner divers troubles hépatiques.

Puisque le pissenlit est une plante comestible, je suggère d'en préparer les fleurs et les feuilles à la vapeur, comme des épinards, et de manger de grandes quantités de ce légume délicieux. Si son goût amer ne vous plaît pas, on trouve facilement des gélules et des teintures en magasin diététique ou en pharmacie. Il suffit de suivre les indications figurant sur l'emballage.

♣♣♣ **Schizandra *(Schisandra chinensis).*** Très utilisée en Chine comme tonique pour l'homme, cette plante est également un excellent protecteur du foie. Les médecins chinois obtiennent de bons résultats avec ses extraits pour traiter l'hépatite virale et d'autres troubles du foie. Les graines contiennent plus d'une douzaine de substances complexes protectrices de cet organe.

Je ne serais vraiment pas surpris de trouver un de ces jours la schizandra en tête de liste, avec le chardon Marie, parmi les plantes les plus efficaces pour les troubles hépatiques. Vous devriez trouver les baies séchées dans certains magasins diététiques et boutiques de plantes. Les Chinois en prennent environ une à sept cuillerées à café par jour en continuant ce traitement jusqu'à un mois après disparition de l'hépatite.

♣♣♣ **Tamarin *(Tamarindus indica).*** Dans toute l'Amérique latine, le jus de tamarin est la boisson la plus souvent utilisée comme «rinçage» après avoir consommé de l'alcool. En effet, cette plante à la réputation de prévenir la gueule de bois. Ayant eu moi-même l'occasion d'en faire l'essai, je suis d'avis que cette précaution est efficace. Cela confirme également mon hypothèse selon laquelle le tamarin pourrait avoir une action hépatoprotectrice. Cette hypothèse a reçu une confirmation au moins partielle grâce à une étude montrant que des extraits de tamarin permettaient de prévenir les lésions hépatiques chez des animaux de laboratoire.

Tisane hépatique

Voici une recette de tisane en vrac préparée avec diverses plantes jouissant d'une bonne réputation hépatoprotectrice. Mélangez selon vos goûts : réglisse, pissenlit, chicorée, curcuma et gingembre. Si vous le souhaitez, vous pouvez également ajouter les plantes suivantes : anis, carvi, graines de céleri, aneth, clous de girofle, fenouil, menthe poivrée, romarin et gousse de vanille. Le plus pratique est de mélanger ces plantes avant d'en remplir un grand bocal dans lequel vous puiserez chaque fois que vous souhaiterez vous préparer une tisane.

La pulpe sucrée entourant les graines sert à préparer une boisson sucrée que l'on absorbe davantage comme aliment que comme remède. J'en bois deux verres par jour quand je peux m'en procurer. Jusqu'ici, par contre, je n'ai réussi à trouver la pulpe de tamarin séchée que sur certains marchés d'Amérique latine. Bonne chasse !

♣♣♣ **Angélique de Chine** ***(Angelica sinensis).*** Cette plante chinoise, également appelée dang-quai, est très estimée en Orient comme remède bénéfique pour la santé de la femme. Elle exerce également une action hépatoprotectrice, semble-t-il, en aidant le foie à absorber davantage d'oxygène. Les phytothérapeutes chinois l'utilisent volontiers pour traiter la cirrhose. La recommandation habituelle est de prendre deux à six cuillerées à café par jour sous forme de tisane, de teinture ou de gélule pendant une période pouvant aller jusqu'à un mois. On trouve l'angélique de Chine dans les boutiques spécialisées en plantes et dans certains magasins diététiques. (Mais n'en prenez si vous êtes enceinte.)

♣♣♣ **Chicorée sauvage** ***(Cichorium intybus).*** Le paracétamol à hautes doses est toxique pour le foie. Pour peu que les doses soient suffisamment élevées, il peut même être mortel. Dans une étude, 70 % des souris à qui l'on avait administré un extrait de chicorée ont survécu à une dose de paracétamol suffisante pour les tuer. Cela ne me surprend pas, car la chicorée est proche du chardon Marie.

Pour préparer un remède maison, je fais légèrement griller des racines avant de les pulvériser pour préparer un «café» à base de chicorée, dont je bois deux tasses par jour. La chicorée permet d'obtenir une boisson sans caféine qui remplace le café. On trouve également des extraits normalisés de racine de chicorée dans les magasins diététiques, les boutiques spécialisées en plantes et même sur certains marchés.

♣♣ **Temoe-Lawaq** *(Curcuma xanthorrhiza)*. Cette plante, botaniquement très proche du curcuma, est hautement considérée par la sagesse populaire asiatique pour divers troubles touchant au foie, en particulier les calculs biliaires et la jaunisse. Des chercheurs ont découvert pour quelle raison : les extraits de cette racine jaune exercent une action hépatoprotectrice très marquée. Sans doute aurez-vous du mal à trouver cette plante ailleurs que dans certaines boutiques asiatiques et sur certains marchés exotiques.

Si vous parvenez à en trouver, je vous suggère d'en prendre chaque jour pendant un mois jusqu'à cinq cuillerées à café avec des aliments ou sous forme de tisane.

♣♣ **Réglisse** *(Glycyrrhiza glabra)*. Le principe actif de la racine de réglisse, la glycyrrhizine, inhibe les lésions hépatiques provoquées par de nombreuses substances chimiques. Il est utilisé pour traiter la cirrhose et l'hépatite chronique, surtout au Japon.

Des études suggèrent qu'un mélange de plantes comprenant réglisse, menthe poivrée, rose, tanaisie et ortie pourrait contribuer à stabiliser les membranes cellulaires du foie sur des animaux de laboratoire, protégeant ces derniers des lésions hépatiques. Des naturopathes ont également mené des essais cliniques qui ont démontré la relative efficacité de la glycyrrhizine pour traiter l'hépatite virale.

Vous trouverez des extraits normalisés dans les magasins diététiques ; suivez les indications figurant sur l'étiquette.

♣ **Gourde bouteille** *(Lagenaria siceraria)*. Les chercheurs ont constaté qu'une carence en choline, l'une des vitamines du groupe B, provoque des lésions hépatiques chez l'animal de laboratoire. Elle serait également associée au développement du cancer du foie. Il n'est pas certain que la choline puisse contribuer à guérir le foie humain, mais cela ne saurait vous faire de mal de prendre un peu plus de ce complément alimentaire.

La meilleure source de choline est la gourde bouteille qui en contient 1,6 % sur la base du poids sec. Ce légume se prépare de la même manière que la courge. Si vous ne parvenez pas à en trouver sur les marchés proches de chez vous, vous pourriez envisager d'en faire pousser. Parmi d'autres plantes riches en choline, on peut citer les feuilles de fenugrec, la capselle bourse-à-pasteur, le marrube blanc, le ginseng, les doliques, les pois, les haricots mung, les lentilles et l'angélique de Chine.

Curcuma *(Curcuma longa).* Cette épice, qui entre souvent dans la composition du curry, contient un certain nombre de substances complexes apparentées dotées d'une action hépatoprotectrice. Si j'avais une hépatite, j'utiliserais davantage de curcuma dans mes préparations culinaires.

Gingembre *(Zingiber officinale).* Selon mes recherches, le gingembre contient huit substances complexes protectrices du foie. Je n'irais pas jusqu'à dire qu'il peut également traiter l'hépatite, mais si vous aimez comme moi le goût du gingembre, sachez que vous contribuez à protéger votre foie chaque fois que vous en utilisez dans un plat cuisiné ou en tisane.

Thé vert *(Camellia sinensis).* L'efficacité clinique du thé en fait un traitement approprié pour soigner l'hépatite infectieuse. Si j'avais une hépatite, j'en boirais de deux à quatre tasses par jour.

Prostate (hypertrophie de la)

La prostate est une glande de petit volume située juste au-dessus du rectum. Elle fournit une bonne partie du fluide dont le sperme est constitué. Contrairement au reste de l'organisme, la prostate augmente de volume à mesure qu'un homme prend de l'âge, un trouble appelé adénome prostatique ou hypertrophie bénigne de la prostate. 10 % des hommes de 40 ans et plus ont une hypertrophie plus ou moins prononcée de la prostate, Après 50 ans, ce pourcentage passe à 50 % et il ne cesse d'augmenter avec les années. Mais y a-t-il une raison de s'en inquiéter ? L'urètre chez l'homme, le passage à travers lequel s'écoule l'urine, est enserré par la prostate. Quand cette dernière augmente de volume, elle fait pression sur l'urètre, ce qui provoque les symptômes d'adénome prostatique. Les hommes atteints d'hypertrophie de la prostate éprouvent des difficultés pour uriner et pour vider complètement leur vessie. À cet égard, le symptôme révélateur est la nécessité de se lever la nuit.

Un défi très particulier

Pour maîtriser l'adénome prostatique, j'ai parié ma prostate que les traitements à base de plantes sont plus efficaces que les médicaments le plus souvent prescrits ou la chirurgie.

Les médicaments sur ordonnance à base de finastéride (Chibro-Proscar) connaissent aujourd'hui un grand succès commercial. Ce sont en effet les seuls remèdes pharmaceutiques homologués pour prévenir la prolifération prostatique, c'est-à-dire la multiplication de nouvelles cellules prostatiques, qui est à l'origine de l'hypertrophie de la prostate chez l'homme de plus de cinquante ans.

Mon défi au Chibro-Proscar repose sur un remède parallèle à base de trois plantes : palmier serenoa, réglisse et graines de courge. En public, j'ai parié ma prostate que ce mélange réduit en pâte pour obtenir ce que j'appelle la «pâte à tartiner prostartinade» (voir à la page 460), permettrait d'obtenir les mêmes résultats que le Chibro-Proscar. J'ai également fait remarquer que le remède que je préconisais était moins cher et probablement plus sûr. Je voulais en outre faire réfléchir sur le fait que l'efficacité des traitements à base de plantes mériterait d'être comparée d'une part avec un placebo, d'autre part avec les produits pharmaceutiques.

Si le médicament de synthèse s'avère meilleur que le placebo et les plantes, alors rien n'empêche qu'il soit agréé. Mais si les plantes se révèlent plus efficaces, ou même d'une efficacité plus ou moins comparable, alors les deux formes de remèdes devraient être acceptés. Ainsi, les gens pourraient choisir entre un produit pharmaceutique, inévitablement bien plus coûteux, et le remède phytothérapique correspondant, d'un prix beaucoup plus raisonnable.

Jusqu'à la découverte de médicaments comme le Chibro-Proscar, la chirurgie était le seul traitement médical agréé en cas d'hypertrophie de la prostate. L'une de ces interventions s'appelle résection transurétrale endoscopique (ou prostatectomie transurétrale). Il s'agit de l'opération la plus courante chez l'homme de plus de 65 ans. Au cours de l'opération, l'urologue découpe une partie de la prostate pour élargir l'ouverture dans laquelle s'insère l'urètre, ce qui facilite ensuite l'écoulement de l'urine. Cette opération habituellement efficace est cependant coûteuse. Elle s'accompagne des risques liés à toute chirurgie. La convalescence se fait en une ou deux semaines.

Le procès des plantes

Les médicaments font obstacle à la prolifération des cellules de la prostate. Ils empêchent cette glande de transformer l'hormone sexuelle masculine (la testostérone) en dihydrotestostérone (ou DHT), une substance apparentée qui stimule la prolifération des cellules prostatiques.

Si les médicaments empêchent effectivement ce processus, les alternatives à base de plantes que j'ai mentionnées sont au moins aussi efficaces, sinon plus à mon avis.

Le Chibro-Proscar en particulier comporte de gros inconvénients. La plupart des hommes doivent en prendre pendant au moins six mois avant de constater une amélioration.

De plus, ce médicament n'a pas la même efficacité pour tous. Moins de la moitié de ses usagers constatent une amélioration clinique sensible, même après une année.

Le Chibro-Proscar entraîne également certains effets indésirables plutôt perturbants, comme une diminution de la libido, des troubles de l'éjaculation et l'absence d'érection. En revanche, les plantes comme le palmier serenoa, la réglisse et les graines de potiron n'ont donné lieu à aucune plainte sur ce plan.

Les plantes au secours de l'hypertrophie de la prostate

Voici des informations concernant les plantes que je suis en mesure de recommander sans réserve comme les plus efficaces.

♣♣♣ **Citrouille** *(Cucurbita pepo).* En Bulgarie, en Turquie et en Ukraine, les graines de courge étaient traditionnellement utilisées pour soigner l'hypertrophie de la prostate. On recommandait d'en prendre une poignée par jour durant tout l'âge adulte.

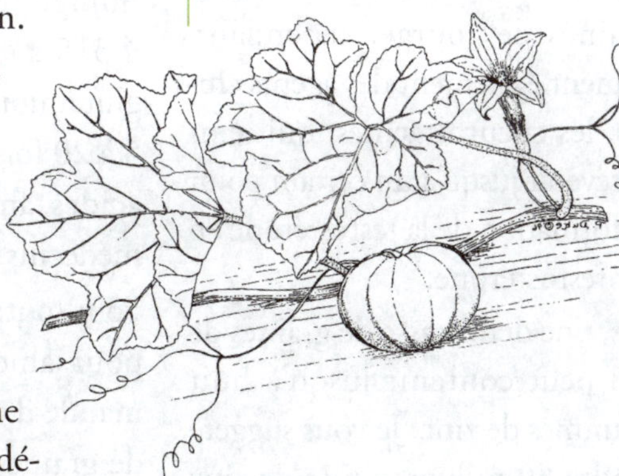

Citrouille

Ce fruit de couleur orange vif ne sert pas seulement de décoration pour Halloween : ses graines contiennent une substance susceptible de soulager les troubles de la prostate.

Pâte à tartiner «prostartinade»

Aimez-vous manger des tartines de Nutella ? Cela vous dirait-il d'en manger tous les jours ? Si votre réponse est oui, peut-être ne vous déplairait-il pas de prendre à la place ce «remède» pour l'adénome de la prostate.

Les trois ingrédients de cette pâte à tartiner au goût de noisette — graines de citrouille, palmier serenoa et réglisse — ont fait leurs preuves en tant que remèdes préventifs et curatifs de l'hypertrophie de la prostate.

Pour préparer cette pâte, mettez dans un mixer environ une demi-tasse de graines de potiron fraîches. Ouvrez une gélule de serenoa dont vous ajouterez le contenu à cette pâte, puis ajoutez quelques gouttes d'extrait de réglisse. Continuez à mélanger jusqu'à obtenir une pâte bien lisse. (Vous pouvez également verser quelques gouttes d'huile de noix du Brésil si votre pâte est un peu trop épaisse.) Tous ces ingrédients sont en vente dans la plupart des magasins diététiques.

L'acide gras contenu dans les graines de citrouille est un diurétique puissant. Cela a conduit certains sceptiques à prétendre qu'un volume d'urine accru n'a rien à voir avec le traitement de l'adénome prostatique. Les graines de courge, cependant, contiennent également des agents chimiques, les cucurbitacines, qui semblent prévenir jusqu'à un certain point la transformation de la testostérone en dihydrotestostérone.

De plus, une demi-tasse de graines de potiron peut contenir jusqu'à huit milligrammes de zinc. Je vous suggère de prendre 60 milligrammes de zinc par jour en cas d'hypertrophie de la prostate. (Cette dose est largement supérieure à l'apport journalier recommandé ; par conséquent, obtenez l'avis de votre médecin avant de commencer à prendre une telle quantité de zinc.)

Une demi-tasse de graines de potiron peut contenir de 1 150 à 1 245 milligrammes d'alanine, de 1 800 à 1 930 milligrammes de glycocolle et de 4 315 à 4 635 milligrammes d'acide glutamique. Cela représente environ 5 à 20 fois la dose quotidienne de ces acides aminés que préconisent les médecins.

Pour toutes ces raisons, de même que pour améliorer le goût, je recommande d'utiliser une bonne quantité de graines de potiron dans la pâte à tartiner prostartinade.

Un certain nombre de graines contiennent également ces acides aminés bénéfiques. Celles de certaines cucurbitacées en contiennent de généreuses quantités. Les cacahuètes et graines de sésame sont une excellente source de glycine, et les amandes, noix (de l'espèce Juglans cinerea en particulier) et cacahuètes contiennent une abondance d'acide glutamique.

♣♣♣ **Palmier serenoa** ***(Serenoa repens).*** C'est peut-être le remède le plus utilisé en phytothérapie pour soigner l'hypertrophie de la prostate. Ses effets bénéfiques comprennent l'augmentation du volume de l'urine, la diminution de l'urine résiduelle, et des mictions moins fréquentes.

Le palmier serenoa est un petit palmier qui pousse dans le sud-est des États-Unis, en particulier en Floride. Les Indiens Séminoles mangeaient ses graines, considérées comme un aliment. Peut-être avaient-ils remarqué qu'elles amélioraient les problèmes urinaires.

L'efficacité du serenoa provient d'une substance complexe qui inhibe l'action de l'enzyme appelée testostérone-5-alpha-réductase, laquelle transforme la testostérone en dihydrotestostérone. Ce mode d'action inhibiteur est également celui du Chibro-Proscar. Le palmier serenoa accomplit cependant cette tâche d'une manière différente et, semble-t-il, plus efficace.

À ce jour, une demi-douzaine d'études ont mis en évidence l'efficacité du palmier serenoa. Un essai clinique portant sur plus de 2 000 sujets atteints d'hypertrophie de la prostate a montré que le fait d'ingérer chaque jour un à deux grammes de graines de palmier serenoa (ou 320 milligrammes de son extrait hexanique) permettait d'obtenir un soulagement marqué des symptômes d'adénome de la prostate.

♣♣♣ **Réglisse** ***(Glycyrrhiza glabra).*** La réglisse contient une substance complexe qui inhibe la transformation de testostérone en dihydrotestostérone. L'ingestion de réglisse sur une longue période ou en trop grandes quantités peut provoquer divers troubles (maux de tête, léthargie, rétention d'eau et de sodium, perte excessive de potassium, hypertension artérielle). Une vingtaine de cas a été recensée dans divers pays du monde. Les sujets qui ont rencontré ce genre de problèmes avaient ingéré chaque jour, des années durant, entre 60 et 115 grammes de sucreries à base de réglisse pure.

Je doute que l'extrait de réglisse qui entre dans la composition de ma pâte à tartiner «prostartinade» suffise à causer des problèmes. En ce qui me concerne, je n'ai eu à me plaindre d'aucun symptôme. Toutefois, si vous optez pour l'approche à base de plantes pour traiter une hypertrophie de la prostate, restez vigilant et diminuez considérablement la quantité de réglisse ingérée dès l'apparition de tels symptômes.

♣♣ **Ortie** *(Urtica dioica).* D'après les résultats d'une étude scientifique, des extraits de racine d'ortie ont permis de traiter avec succès l'adénome de la prostate. Après avoir administré chaque jour plusieurs cuillerées à café d'extrait à une soixantaine d'hommes de plus de 60 ans qui souffraient d'hypertrophie de la prostate, les chercheurs ont constaté que cette plante permettait de diminuer considérablement leur besoin de se lever la nuit pour uriner. Il semblerait que cette plante ait pour effet d'inhiber jusqu'à un certain point la conversion de la testostérone. Les phytothérapeutes recommandent deux à trois cuillerées à café d'extrait par jour pour traiter l'adénome de la prostate.

♣♣ **Prunier d'Afrique** *(Pygeum africanum).* Dans le cadre d'une étude scientifique, des chercheurs ont administré à 250 hommes souffrant d'hypertrophie de la prostate soit du prunier d'Afrique, soit un placebo. Dans le groupe placebo, 31 % des sujets ont signalé une amélioration, ce qui représente un taux de réponse caractéristique. Dans le groupe qui recevait du prunier d'Afrique, ce chiffre était de 66 %.

La dose préconisée est de 50 milligrammes d'extrait d'écorce deux fois par jour. En fonction de la méthode d'extraction et de la concentration de cette préparation, cela peut représenter un gramme ou un kilogramme d'écorce. Bien que ces extraits soient disponibles dans les magasins diététiques, ils sont obtenus à partir d'une espèce réputée en danger car exploitée à outrance. Envisagez par conséquent d'avoir recours en premier lieu aux autres remèdes mentionnés dans ce chapitre avant d'utiliser cette plante.

Psoriasis

Il y a une vingtaine d'années, j'ai pour la première fois eu une éruption diagnostiquée par mon dermatologue comme un lichen plan — une variété de psoriasis. Des plaques relativement symétriques de squames accompagnées de démangeaisons étaient apparues sur mes jambes. Par la suite, le même genre de petites plaques se sont manifestées sur mes bras.

Mon médecin n'avait pas eu de mal à émettre un diagnostic rapide. Pourtant, il n'avait pas la moindre idée de ce qui avait bien pu le provoquer, ni de ce que je pouvais faire pour m'en débarrasser. Il me prescrivit des pommades, des corticostéroïdes et des vitamines, mais rien ne semblait avoir d'effet. J'aurais volontiers essayé la lumière du soleil, l'un des traitements courants du psoriasis, de surcroît entièrement naturel, mais c'était l'hiver et le soleil était plutôt rare. J'ai failli me gratter jusqu'à l'os.

Et puis, il s'est produit une chose étrange. J'ai été amené à voyager dans un pays tropical et mon psoriasis a disparu. Aujourd'hui, je suis convaincu que le médecin s'était trompé. Je n'avais vraisemblablement pas de psoriasis, mais simplement la peau trop sèche. Nous chauffons notre maison à l'aide de radiateurs à eau chaude et d'une chaudière au fuel. Cela m'a semble-t-il desséché la peau au point de provoquer l'apparition de mes symptômes. Chaque année, une semaine ou deux après les premiers froids, quand nous commençons à chauffer la maison, ma peau réagit en devenant sèche et elle se couvre de squames accompagnées de démangeaisons. Pour moi, le meilleur traitement est un voyage dans l'humidité des tropiques, et c'est d'ailleurs une des nombreuses raisons pour lesquelles j'aime tant l'Amazonie. Mais une chose est certaine : mon problème de peau avait éveillé mon intérêt pour le psoriasis.

Ce qui nous amène également à la première conclusion à tirer de cette aventure : les médecins n'en savent pas si long que cela sur le traitement du psoriasis. Parfois, ils se trompent franchement dans leur diagnostic. Il est donc judicieux de faire le tour des approches à base de plantes très douces avant de vous soumettre à des traitements médicaux plus rudes pas nécessairement efficaces.

Quand la peau vous fait des misères

Le psoriasis provoque des plaques squameuses rouges de dimensions variables, généralement sur le cuir chevelu et la région lombaire, de même qu'aux coudes, aux genoux et aux articulations des doigts. Sur les ongles des pieds et des mains, il fait apparaître des creux ainsi qu'une décoloration brunâtre. Il arrive parfois que l'ongle se soulève et se fende.

La plupart du temps, ces éruptions se produisent chez les adolescents et les adultes jeunes. Le psoriasis peut persister pendant toute la vie d'un sujet, avec des périodes plus ou moins graves, sans raison apparente. Le psoriasis ne laisse pas de cicatrices. Il ne s'accompagne habituellement de démangeaisons que s'il se produit dans les plis du corps. Dans les cas graves, il peut provoquer des squames, des crevasses et des ampoules sur la paume des mains et la plante des pieds. Le psoriasis peut également entraîner une éruption sur les organes génitaux, une desquamation abondante de cellules mortes et même (quoique rarement) des symptômes d'arthrite affectant la colonne vertébrale et les principales articulations.

D'après les statistiques, le psoriasis affecte environ 2 millions de Français. Sur le plan médical, ce trouble reste un mystère. Il n'est dû ni à une infection ou à une réaction allergique, ni, semble-t-il, au stress, à l'alimentation ou à certaines carences en vitamines ou minéraux. Il pourrait s'agir d'un trouble auto-immune, c'est-à-dire que le système immunitaire attaque lui-même l'organisme. D'autre part, le psoriasis n'est pas une maladie contagieuse.

Nous savons en outre que le psoriasis n'est pas héréditaire, mais pour une raison incompréhensible, il peut se manifester chez plusieurs membres d'une même famille. La maladie, les disputes, la violence et les perturbations affectives peuvent l'aggraver. Le psoriasis interfère on ne sait trop comment avec le cycle normal de croissance et de renouvellement des cellules cutanées. Normalement, le corps remplace les cellules de l'épiderme tous les 28 jours environ. Le psoriasis accélère ce processus qui se produit alors cinq à dix fois plus rapidement, provoquant l'accumulation de plaques squameuses.

Comme je l'ai déjà mentionné, la lumière du soleil contribue souvent à faire disparaître ces plaques. Nous sommes nombreux de nos jours à éviter les bains de soleil car nous savons que l'exposition aux rayons solaires favorise l'apparition de mélanomes malins, c'est-à-dire de cancers de la peau. Mais pour les patients atteints de psoriasis, il est possible que les avantages du soleil rendent ce danger insignifiant. Quand le temps ou la saison ne le permettent pas, les lampes à bronzer sont toujours une possibilité.

Dans les cas bénins, les médecins recommandent parfois une pommade à base de 0,5 % d'hydrocortisone, ou parfois des prescriptions plus fortes. Le dernier traitement du psoriasis, la puvathérapie, en abrégé PUVA, consiste à allier l'exposition à certains rayons ultraviolets du soleil, les UVA, et la prise par voie orale de substances complexes appelées psoralènes. Ces dernières sont présentes dans diverses plantes et se retrouvent également dans certaines préparations pharmaceutiques. Comme la PUVA peut entraîner des effets indésirables potentiellement graves, elle ne doit être mise en place que par un spécialiste du psoriasis.

Les plantes au secours du psoriasis

Heureusement, il existe également un certain nombre de plantes qui peuvent parfois apporter un soulagement appréciable.

♣♣♣ **Khella** *(Ammi visnaga).* La «nouvelle» puvathérapie est en réalité utilisée depuis plusieurs milliers d'années. Dans l'Antiquité, Égyptiens et Indiens frictionnaient les plaques rouges et squameuses (probablement dues au psoriasis) à l'aide de plantes contenant des psoralènes, avant s'exposer au soleil.

Le khella contient une quantité importante de l'un de ces psoralènes (le méthoxalène). Sa réputation comme traitement du psoriasis semble donc justifiée. Les plus récentes études ont permis de mieux comprendre le mode d'action du traitement à base de psoralènes. Ces substances complexes inhibent la division cellulaire, ce qui ralentit la reproduction cellulaire excessivement rapide qui provoque les plaques de psoriasis. Si vous avez accès à la plante fraîche, pourquoi ne pas faire l'essai de ce traitement très ancien ? Restez prudent, toutefois. Au moindre signe d'irritation de la peau, cessez immédiatement d'utiliser cette plante. (Les psoralènes à trop fortes doses peuvent être cancérigènes.)

♣♣♣ **Piment rouge** (***Capsicum*, diverses espèces**). Grâce à un article paru dans un magazine, j'ai découvert un autre traitement à base de plante qui semble bénéfique tant pour la peau sèche que pour le psoriasis : il s'agit du piment rouge, et plus spécifiquement de l'une des nombreuses crèmes du commerce contenant 0,025 % de capsaïcine. Cette dernière est l'ingrédient qui rend le piment rouge si fort.

Dans le cadre d'une étude scientifique, une centaine de personnes souffrant de psoriasis ont utilisé une pommade à base de capsaïcine, tandis qu'une centaine d'autres ont appliqué sur leurs plaques une crème inerte (un placebo). Le groupe qui utilisait une préparation à base de capsaïcine a réussi à diminuer les squames et les rougeurs, bien que la crème au piment rouge ait provoqué de légères brûlures, des sensations cuisantes et des démangeaisons cutanées.

Si vous optez pour une pommade à base de capsaïcine, ayez grand soin de bien vous laver les mains : mieux vaut éviter de s'en mettre dans les yeux.

D'autre part, il va sans dire que si cette pommade, loin de vous apporter un soulagement, ne faisait qu'aggraver vos symptômes, mieux vaudrait y renoncer.

♣♣ **Angélique *(Angelica archangelica)* et autres plantes contenant des psoralènes.** De nombreuses plantes contiennent des psoralènes. Pour obtenir une version naturelle d'un traitement souvent prescrit pour le psoriasis, ingérez n'importe quelle plante (ou mélange de plantes) contenant des psoralènes, puis allez passer un peu de temps au soleil. Parmi les plantes comestibles contenant des psoralènes, on peut citer un certain nombre de celles que j'aime le plus, notamment les agrumes, l'angélique, les carottes, le céleri, le fenouil, les figues et le panais.

Si vous désirez un traitement agréable à appliquer, réservez un après-midi ensoleillé et préparez-vous un peu de mon jus d'agrumes psoriaphobe : il suffit pour cela de mettre dans votre centrifugeuse un mélange d'agrumes (en conservant un peu de zeste), une carotte et une tige de céleri. Ou peut-être préférez-vous préparer mon potage aux psoralènes en ajoutant à votre recette préférée de soupe de légumes des carottes, du céleri, des panais et du fenouil. N'oubliez pas d'aller ensuite vous exposer au soleil ou de vous mettre immédiatement sous la lampe à bronzer dès que vous aurez dégusté ces préparations. En revanche, soyez prudent si vous optez pour des plantes qui contiennent des psoralènes. À fortes doses, ces substances complexes peuvent être cancérigènes. D'autre part, si vous remarquez la moindre irritation, cessez immédiatement ce traitement.

♣♣ **Avocat *(Persea americana).*** Les guérisseurs traditionnels recommandent depuis longtemps de frictionner les plaques de psoriasis à l'aide d'avocat écrasé. Il est certain que ce remède est à la fois rafraîchissant et adoucissant. Si j'étais atteint de psoriasis, j'utiliserais l'intérieur d'un morceau de peau d'avocat encore garni d'un peu de pulpe pour en frictionner les plaques squameuses.

♣♣ **Avoine *(Avena sativa).*** L'avoine est un remède populaire très connu pour soulager des démangeaisons. Certains herboristes recommandent de traiter le psoriasis à l'aide de cataplasmes de pâte d'avoine ou de bains d'avoine.

Vous pouvez soit jeter quelques poignées de flocons d'avoine dans un bain chaud, soit en remplir un sac de mousseline que vous fermerez ensuite et mettrez dans votre bain. Ce traitement a permis d'apaiser les démangeaisons

geaisons de la varicelle chez ma petite-fille.

♣♣ **Camomille** ***(Matricaria recutita).*** Des préparations à base de camomille sont fréquemment utilisées pour traiter le psoriasis, l'eczéma et la peau sèche et squameuse. Les naturopathes affirment que l'application externe de cette plante est plus efficace pour traiter le psoriasis que les médicaments couramment prescrits. Les flavonoïdes, des substances complexes présentes dans la camomille, exercent une activité anti-inflammatoire significative. On trouve dans la plupart des magasins diététiques des pommades toutes prêtes à base de camomille.

Si vous souffrez de rhume des foins, faites preuve de prudence en utilisant la camomille. Cette dernière appartient à la famille des ambroisies. Elle pourrait déclencher des réactions allergiques chez certaines personnes. La première fois que vous l'utiliserez, observez attentivement vos réactions. Si elle semble vous apporter un soulagement, n'hésitez pas à en prendre régulièrement. Par contre, si vous constatez qu'elle provoque ou aggrave l'irritation et les démangeaisons, cessez de l'employer.

♣♣ **Lin** ***(Linum usitatissimum).*** Diverses huiles végétales sont chimiquement proches des huiles de poissons, qui ont la réputation d'aider à soulager le psoriasis. L'huile de lin, par exemple, contient deux substances complexes bénéfiques, l'acide eicosapentaénoïque et l'acide alphalinolénique. J'ai passé en revue divers travaux scientifiques montrant que 10 à 12 grammes (soit cinq à six cuillerées à café) de ces acides peuvent contribuer à traiter le psoriasis. Il serait malaisé d'ingérer une telle quantité d'huile de lin, mais comme je suis persuadé que même de petits apports peuvent apporter une aide appréciable, je vous conseillerais d'ajouter un peu de cette huile à vos vinaigrettes. (Sachez toutefois que l'huile de lin est très calorique. Par conséquent, si vous optez pour ce traitement, il convient de revoir à la baisse le contenu calorique du reste de votre alimentation.) L'huile de lin peut être remplacée par un mélange d'huile de tournesol (2 parts) et d'huile de germe de blé (1 part), ou par des graines de lin disponibles en magasins diététiques.

♣♣ **Mahonia à feuilles de houx (ou raison d'Oregon)** ***(Mahonia aquifolium).*** Les nombreux agents chimiques antipsoriasis du mahonia à feuilles de houx sont de puissants antioxydants. Ils ont le pouvoir de neutraliser les molécules hautement réactives appelées radicaux libres, qui ont pour effet de provoquer des lésions cellulaires et qui jouent un rôle dans divers troubles inflammatoires comme le psoriasis. Les mêmes agents chimiques sont également présents dans l'épine-vinette, la coptide, l'hydrastis et la xanthorrize.

Dans le cadre d'une étude, les chercheurs ont démontré que des substances complexes présentes dans ces plantes — les alcaloïdes du mahonia — ralentissaient la prolifération de certaines cellules cutanées. Si j'avais une éruption de psoriasis, j'envisagerais de recourir à l'écorce jaune de n'importe laquelle de ces plantes. Ces dernières peuvent être utilisées en tisane, en teinture ou en gélules.

♣♣ **Noix du Brésil** ***(Bertholettia excelsa).*** L'huile contenue dans ces noix est une excellente source de vitamine E et de sélénium. Les habitants de l'Amazonie l'utilisent pour traiter divers troubles de la peau. Certaines crèmes pour la peau contiennent de la vitamine E.

Curieux de constater par moi-même ses effets, j'ai appliqué cette huile religieusement chaque soir pendant environ deux semaines avant d'aller me coucher. Comme n'importe quelle huile émolliente, elle eut pour effet d'adoucir ma peau et d'atténuer mes démangeaisons. L'huile de noix du Brésil est en vente dans certains magasins diététiques. Il me semble qu'elle vaut la peine d'être essayée.

♣♣ **Pourpier** ***(Portulaca oleracea).*** Un spécialiste en médecine naturelle recommande un certain nombre de nutriments pour traiter le psoriasis et notamment les vitamines A, C et E, auxquels il ajoute le sélénium et l'acide alpha-linolénique. D'après mes sources, le pourpier est la meilleure source végétale de vitamines A, C et E. Si vous avez accès à la plante fraîche, vous pouvez la déguster préparée à la vapeur comme des épinards, ou manger les jeunes pousses crues en salade.

♣♣ **Réglisse** ***(Glycyrrhiza glabra).*** Les naturopathes considèrent des applications externes de réglisse comme égales ou supérieures aux pommades à base d'hydrocortisone. Ils soulignent que la substance complexe que contient cette plante, l'acide glycyrrhétinique (ou AG), a une action comparable à celle de l'hydrocortisone pour le traitement du psoriasis, de l'eczéma et des dermatites allergiques. D'autres chercheurs ont démontré que l'hydrocortisone est considérablement plus efficace quand elle est utilisée conjointement avec l'AG.

Si vous souhaitez utiliser cette plante, achetez un extrait de réglisse que vous appliquerez directement sur les régions concernées à l'aide d'un coton hydrophile ou d'un linge propre.

♣ **Chardon Marie** ***(Silybum marianum).*** Le chardon Marie contient un principe actif, la silymarine, qui a la réputation d'être efficace pour soulager le psoriasis. La graine de chardon Marie contient en outre au moins huit substances complexes anti-inflammatoires qui peuvent avoir une action bénéfique pour la peau. Cette plante se prend sous forme de tisane ou de teinture, ou encore en gélules.

♣ **Fumeterre (*Fumaria,* diverses espèces).** Cette plante contient de l'acide fumarique, une substance complexe qui semble bénéfique pour traiter le psoriasis. Préparez une tisane de fumeterre bien concentrée que vous appliquerez directement sur les régions du corps affectées, à l'aide d'un coton hydrophile ou d'un linge propre.

♣ **Lavande (*Lavandula,* diverses espèces).** Les aromathérapeutes suggèrent souvent d'utiliser l'huile essentielle de lavande en application externe, et d'appliquer ensuite une crème à base d'huile d'amande douce. Cela vaut la peine d'essayer. Mais surtout, n'ingérez pas d'huile essentielle, car même une très petite quantité peut être toxique.

Refroidissements et grippe

L'une de mes amies a écrit un livre sur les fleurs comestibles. Peu avant la parution de l'ouvrage, elle m'envoya sa liste de fleurs pour vérification et ajouta : «J'ai suivi le conseil que tu m'avais donné à propos de l'échinacée.» En effet, elle avait souffert d'un rhume et je lui avais suggéré de prendre de l'échinacée dès les premiers reniflements. Depuis, elle n'avait plus eu un seul rhume.

Pendant des siècles, les Indiens des grandes plaines d'Amérique ont mâché des racines d'échinacée. Ils les ont utilisées pour traiter les rhumes, la grippe et toutes sortes d'autres troubles. Depuis quelques années, un battage publicitaire dans de nombreux magazines a fait de l'échinacée le meilleur remède contre les refroidissements que l'on trouve en magasin diététique, et le plus vendu.

Tout récemment encore, l'une des principales revues de santé chantait les louanges de l'échinacée comme remède du rhume, citant à l'appui diverses anecdotes recueillies auprès d'un certain nombre de mes copains. L'un d'eux déclarait : «Voilà quatre ans que je n'ai plus eu de rhume grâce à l'ail, l'échinacée, l'astragale et l'hydrastis.» Un second disait : «Je viens de passer deux ou trois ans sans rhume ni grippe parce que je prends de l'échinacée.» Enfin, un expert en médecine naturelle était du même avis : «Voilà plusieurs années que je n'en ai plus... ; je mange de l'ail cru, je prends de l'échinacée.»

Reniflements et éternuements tous azimuts

Le rhume courant est une infection des voies respiratoires supérieures provoquée par l'un des quelque 200 virus du rhume. Cette infection virale et la lutte du système immunitaire pour s'en défendre sont à l'origine de symptômes péniblement familiers : mal de gorge, nez bouché, écoulement nasal, yeux larmoyants, toux sèche, accompagnés parfois de fièvre.

Les rhumes se communiquent directement d'une personne à l'autre quand on tousse et quand on éternue, ou même par le simple contact d'une main à l'autre. Le virus présent sur la main de la première personne passe très facilement à son interlocuteur et dès que la main contaminée touche le nez ou les yeux, le rhume se transmet. Le virus peut également rester vivant plusieurs heures durant sur des surfaces apparemment inoffensives comme les plans de travail et les poignées de porte. Nos mains peuvent être contaminées aussi de cette manière. (Voilà d'ailleurs une bonne raison pour se laver les mains souvent pendant la saison des rhumes et de la grippe.)

On estime que l'adulte a deux ou trois rhumes par an. La plupart des jeunes enfants en ont jusqu'à neuf. Cela fait un nombre plutôt conséquent de rhumes par an !

Si vous êtes enrhumé plus souvent qu'à votre tour, peut-être votre système immunitaire a-t-il besoin d'aide. Sans doute quelques plantes judicieusement choisies pourront-elles vous aider comme elles l'ont fait pour moi. Depuis que j'en prends régulièrement, j'ai moins souvent le rhume que mon épouse et mes enfants et petits-enfants.

Les plantes au secours des refroidissements et de la grippe

Un certain nombre de plantes peuvent contribuer à stimuler votre système immunitaire, l'aidant ainsi à mieux résister aux refroidissements.

♣♣♣ Ail *(Allium sativum)*. Pour peu que nous mangions suffisamment d'ail, la plupart de nos semblables (ainsi que tous ces germes indésirables qu'ils transportent) se garderont bien d'approcher trop près de nous. Je plaisante, bien sûr, mais un certain nombre d'excellentes raisons justifient l'utilisation de cette plante en prévention des rhumes et de la grippe. L'ail contient plusieurs substances complexes bénéfiques, notamment de l'allicine, l'un des antibiotiques à large spectre les plus puissants du règne végétal.

Comme en est bien conscient quiconque a déjà eu l'haleine chargée d'ail, les agents complexes aromatiques de cette plante sont généreusement libérés dans les poumons et les voies respiratoires. Cela a le mérite d'amener les principes actifs de la plante précisément là où ils pourront être le plus efficaces contre les virus à l'origine du rhume.

♣♣♣ **Échinacée (*Echinacea*, diverses espèces)**. J'utilise moi-même l'échinacée. De nombreux travaux scientifiques montrent que cette plante renforce le système immunitaire et l'aide ainsi à lutter contre les virus du rhume. L'échinacée a notamment pour effet d'augmenter les taux de properdine, une substance chimique de l'organisme qui déclenche les parties du système immunitaire chargées d'augmenter les mécanismes de défense contre les virus et les bactéries.

Les extraits de racine d'échinacée exercent également une activité antivirale contre la grippe, le zona et divers autres virus. Dans le cadre d'une étude portant sur 180 personnes grippées, un chercheur a pu constater qu'une dose de 900 milligrammes d'extrait d'échinacée permettait de diminuer sensiblement les symptômes.

L'échinacée possède une caractéristique singulière : peu après en avoir ingéré en tisane ou en teinture, vous pourrez ressentir une sensation de picotements sur la langue ou avoir les papilles momentanément insensibles. Ne vous en inquiétez pas, toutefois, car la plante est sans aucun danger.

Malgré sa grande efficacité, l'échinacée n'est pourtant pas un remède miracle contre le rhume. Même si vous en prenez régulièrement, vous risquez tout de même d'avoir de temps à autre un refroidissement. En outre, certains herboristes recommandent la prudence. Ils déconseillent de prendre quotidiennement de l'échinacée dans le but de stimuler le système immunitaire, ajoutant qu'il est préférable d'en prendre chaque fois que vous remarquez des signes annonciateurs de rhume ou quand des personnes de votre entourage sont enrhumées. Pour ma part, je ne sais toujours pas trop quoi en penser.

♣♣♣ **Gingembre** ***(Zingiber officinale).*** Un excellent remède pour le rhume consiste tout simplement à préparer une infusion de gingembre en versant une tasse d'eau bouillante sur une ou deux cuillerées à café de rhizome frais râpé. En effet, cette plante contient près d'une douzaine de substances complexes antivirales.

Les chercheurs ont isolé dans le gingembre plusieurs substances chimiques ayant des effets spécifiques contre la souche la plus courante de virus du rhume, les rhinovirus. Certains de ces agents chimiques sont remarquablement efficaces pour lutter contre les rhinovirus.

Le gingembre contient en outre d'autres constituants chimiques, les gingérols et les shogaols ; ces derniers contribuent à soulager les symptômes liés aux refroidissements en atténuant douleurs et fièvre, inhibant la toux grâce à un léger effet sédatif qui donne envie de se reposer.

De plus, le gingembre possède un atout supplémentaire : son goût savoureux. Je serais par conséquent d'avis qu'il existe plein de bonnes raisons pour l'inclure dans votre arsenal de lutte contre les refroidissements.

♣♣ **Agrumes et autres aliments contenant de la vitamine C.** De nombreux herboristes et médecins suggèrent de prendre 500 milligrammes de vitamine C quatre fois par jour pour soulager les symptômes. Divers travaux scientifiques ont démontré l'efficacité de cette mesure. (Certains sujets constatent qu'ils ont la diarrhée après une prise de vitamine C ne dépassant pas 1 200 milligrammes par jour, mais c'est plutôt rare. Si vous optez pour ce remède, diminuez la quantité de vitamine C ingérée dès les premiers signes de diarrhée.)

Je prends moi-même de la vitamine C quand je suis enrhumé, mais je le fais sans recourir à un tas de pilules. Je préfère obtenir ma dose en mangeant du camu-camu (*Myrciaria dubia)*, le fruit d'Amazonie dont la teneur en vitamine C est la plus élevée parmi toutes les sources connues. Peut-être ne trouverez-vous pas très facilement ce fruit étonnant, mais il existe d'autres bonnes sources de vitamine C, notamment les agrumes, l'ananas, la pastèque, le piment rouge et le poivron rouge.

♣♣ **Forsythia** ***(Forsythia suspensa)*** **et chèvrefeuille** ***(Lonicera japonica).*** En médecine chinoise traditionnelle, ces plantes constituent l'approche couramment utilisée pour lutter contre les refroidissements, la grippe et divers autres virus. Après avoir passé en revue les publications médicales, je suis persuadé qu'elles possèdent d'authentiques propriétés antivirales. Si je sens qu'un rhume ou une grippe menace de se déclarer, je mélange du forsythia et du chèvrefeuille avec de la tisane de mélisse, également connue pour son action antivirale. Pour mon goût, un mélange de ces trois plantes sous forme d'infusion bien chaude juste avant d'aller me coucher est particulièrement agréable.

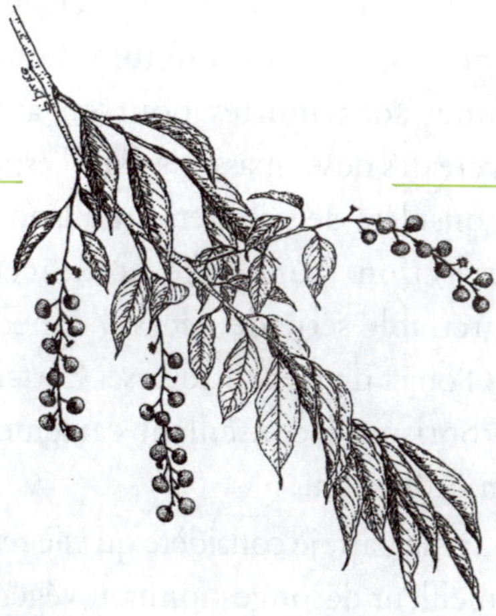

Merise

La merise appartient à la même famille que la rose ; ce petit fruit riche en vitamine C rendra vos limonades moins acides.

♣♣ **Merise** ***(Prunus serotina).*** Pendant la saison des merises, j'en écrase quelques-unes pour les ajouter à ma limonade. Diverses tisanes à base de fruits sont parfois conseillées pour soigner le rhume, mais pour ma part je préfère les fruits. Ces derniers contiennent de la vitamine C et du benzaldéhyde ; ils ont de surcroît un goût délicieux qui améliore grandement ma limonade rose.

♣♣ **Oignon** ***(Allium cepa).*** Proche cousin de l'ail, l'oignon contient à peu près les mêmes substances chimiques antivirales que ce dernier. Un remède populaire pour le rhume recommande de laisser tremper toute la nuit des tranches d'oignon cru dans du miel, et de prendre ensuite de temps à autre un peu de la concoction résultante, à la manière d'un sirop pour la toux. Bien sûr, vous pouvez également augmenter la quantité d'oignons utilisés en cuisine chaque fois que vous avez un rhume.

♣♣ **Sureau noir** ***(Sambucus nigra).*** Cette plante contient deux substances complexes efficaces contre les divers virus de la grippe. Elle empêche également les virus d'envahir les cellules des voies respiratoires. Le traitement à base de sureau peut s'effectuer sous forme d'infusion en tisane.

♣ **Anis** ***(Pimpinella anisum).*** L'anis est un excellent expectorant pour éliminer le mucus. En doses plus élevées, il exerce également une certaine activité antivirale.

Vous pouvez préparer une tisane en faisant infuser pendant 10 à 15 minutes une à deux cuillerées à café de graines d'anis écrasées dans une ou deux tasses d'eau bouillante, avant de passer ce mélange. La dose suggérée est d'une tasse de tisane matin et/ou soir. Ce remède devrait vous aider à expulser le mucus et à lutter contre le rhume. (En plus, c'est délicieux.)

♣ **Orme** ***(Ulmus rubra).*** Il est efficace et sans danger en tant que remède adoucissant pour la gorge et les voies respiratoires. Son écorce contient de grandes quantités d'un mucilage qui exerce une action adoucissante pour la gorge et une action antitussive très efficaces.

♣ **Cresson** ***(Nasturtium officinale).*** Je vous suggère d'utiliser deux à trois cuillerées à café de cresson séché pour préparer une tisane qui traitera les symptômes liés aux refroidissements, comme l'écoulement nasal et la toux. Si vous préférez, ajoutez à vos crudités une trentaine de grammes de cresson frais — c'est délicieux.

Sachez aussi que le gingembre et le cresson se marient très bien ensemble. S'il vous arrive d'être enrhumé l'été, quand le cresson frais est abondant, je vous recommande d'en faire l'essai.

♣ **Éphédra** ***(Ephedra sinica).*** Cette plante, également appelée *ma huang* ou éphédra de Chine, est un décongestionnant puissant. Les substances chimiques qu'elle contient, l'éphédrine et la pseudoéphédrine, dilatent les voies respiratoires. La pseudoéphédrine est si efficace qu'elle entre dans la composition de nombreux remèdes décongestionnants en vente libre. Son nom est d'ailleurs à l'origine de la marque Sudafed.

Parallèlement à son action décongestionnante, toutefois, l'éphédra est également un stimulant puissant. Cette plante peut faire grimper la tension artérielle et provoquer insomnie et agitation. Au cours de ces dernières années, un certain nombre de personnes sont mortes pour en avoir ingéré des doses massives dans l'espoir inconsidéré de s'éclater. En raison de son action stimulante et de cette regrettable série de décès, l'éphédra fait l'objet d'une controverse. Certains herboristes déconseillent carrément son utilisation.

Pour ma part, je considère qu'elle reste le meilleur décongestionnant végétal. L'éphédra ne présente aucun danger quand elle est utilisée avec modération, mais en raison des nombreux effets indésirables qu'elle peut provoquer, j'hésite à la préconiser sans vous faire la recommandation suivante : avant d'en prendre, parlez-en d'abord avec votre médecin. Et pour plus de précaution encore, commencez par préparer une infusion très diluée.

Guimauve officinale *(Althaea officinalis)* et autres espèces similaires. La guimauve est utilisée depuis des milliers d'années comme plante adoucissante pour la toux quand cette dernière s'accompagne d'un refroidissement, de maux de gorge et de troubles respiratoires divers. Les racines de guimauve contiennent du mucilage, une substance semblable à de l'éponge qui apaise les muqueuses enflammées — peut-être en raison des substances complexes anti-inflammatoires et antiseptiques dont on a pu vérifier la présence dans cette plante.

La plupart des membres de la famille des guimauves, — le gombo (aussi appelé okra) et l'hibiscus — contiennent du mucilage apaisant.

Hydrastis (ou saule d'or) *(Hydrastis canadensis).* L'hydrastis, qui possède à la fois des propriétés antiseptiques et immunostimulantes, semble avoir pour effet d'augmenter la circulation sanguine jusqu'à la rate, un organe où s'organisent les cellules lutteuses du système immunitaire.

Le principal agent thérapeutique de l'hydrastis, la berbérine, stimule les globules blancs spécialisés (ou macrophages) chargés de détruire bactéries, champignons, virus et cellules tumorales. Divers autres agents chimiques de composition proche semblent agir en synergie avec la berbérine.

Molène bouillon-blanc *(Verbascum thapsus).* Une infusion de fleurs de molène bouillon-blanc apporte du mucilage à l'organisme tout en exerçant une action expectorante. Cette plante est réputée contenir des substances complexes capables d'inhiber les virus de la grippe. J'ai également obtenu de bons résultats avec des infusions de feuilles de molène.

Polygala de Virginie *(Polygala senega).* C'est un expectorant qui diminue le mucus au niveau des voies respiratoires supérieures. Pour préparer une infusion, utilisez environ une cuillerée à café par tasse d'eau bouillante. (Cette plante est également recommandée pour traiter la bronchite et l'emphysème.)

Réglisse *(Glycyrrhiza glabra).* La réglisse contient des substances complexes antivirales qui ont pour effet de libérer des interférons, les substances chimiques antivirales propres à l'organisme. Le goût agréablement doux de la réglisse permet de compenser l'amertume de nombreuses autres plantes par ailleurs bénéfiques pour soigner les refroidissements (comme l'hydrastis et le saule). Il est donc judicieux d'en ajouter un peu à ces dernières.

Saule (*Salix,* diverses espèces). L'écorce de saule est une source végétale d'aspirine. Elle contient en effet une substance complexe appelée salicine qui est un précurseur chimique de notre aspirine de synthèse. Dotée de propriétés analgésiques, anti-inflammatoires et antipyrétiques, l'écorce de saule est un remède utile pour soulager de nombreux symptômes associés au rhume et à la grippe, notamment les maux de gorge, la fièvre, les maux de tête et les douleurs diffuses.

De nombreux herboristes recommandent l'écorce de saule blanc (*S. alba*), mais cette espèce ne contient que peu de salicine — seulement 0,5 % sur la base du poids sec. D'autres espèces sont de bien meilleures sources d'aspirine végétale, notamment le saule Daphné ou saule laurier *(S. daphnoides),* le saule fragile *(S. fragilis)* et l'osier rouge *(S. purpurea).* Utilisez si possible l'une de ces espèces de saule plus riches en salicine. À défaut, vous pouvez malgré tout utiliser le saule blanc. Il suffit de préparer une infusion à l'aide d'une demi-cuillerée à café à une cuillerée de plante séchée pour obtenir environ 100 milligrammes de salicine, ce qui devrait suffire à atténuer les douleurs dues à un refroidissement. Si vous êtes allergique à l'aspirine, souvenez-vous toutefois qu'il est sans doute préférable d'éviter aussi les plantes qui lui ressemblent.

D'autre part, il n'est pas recommandé d'administrer de l'aspirine, ni aucune des plantes qui lui ressemblent, aux enfants quand ils sont enrhumés.

Soupe au poulet, à l'ail et à l'oignon. J'approuve de tout cœur la tradition populaire qui veut qu'une bonne soupe de poulet bien chaude et bien épicée soit un excellent remède pour soigner le rhume et la grippe. Veillez simplement à y mettre aussi beaucoup d'ail et d'oignons. De plus, ajoutez aux autres légumes un peu de gingembre et de piment rouge. Voilà la base d'un bon repas — doublé d'un excellent remède.

Rides

Quand on ouvrit le tombeau de Toutankhamon, le célèbre pharaon adolescent de l'Égypte ancienne, les archéologues découvrirent un véritable trésor d'œuvres d'art. Quant aux chercheurs qui s'intéressaient au processus de vieillissement, ils firent une autre sorte de découverte quand ils retrouvèrent dans la tombe un papyrus révélant la formule antirides du souverain : de l'huile de coco, de la momordique et de la valériane dans une base de graisse animale.

La formule antirides du pharaon n'était guère différente de tant d'autres recettes vantées au cours des siècles, à base de toutes sortes d'ingrédients allant de la graisse d'ours à la graisse d'oie, voire au goudron et à la térébenthine. La grande question, bien sûr, est de savoir si l'un ou l'autre de ces mélanges est vraiment efficace.

Perte d'élasticité

Pour répondre à cette question, nous devons d'abord examiner les raisons pour lesquelles les rides se produisent. Elles résultent de modifications du collagène, la protéine qui constitue la portion fibreuse de l'épiderme. Le collagène est la substance qui maintient notre corps. Il constitue quelque chose comme le tiers des protéines totales du corps, et 70 % du tissu conjonctif de l'organisme.

Les peaux jeunes et le tissu conjonctif sont constitués principalement de collagène élastique ou soluble. Par conséquent, ils sont capables d'absorber l'humidité et de se reconstituer. Ce processus permanent d'hydratation et de renouvellement conserve aux épidermes jeunes et élastiques leur apparence lisse et soyeuse. En revanche, divers facteurs comme l'exposition au soleil, le tabagisme et le processus normal de vieillissement finissent par entraîner des lésions d'oxydation de l'épiderme. Ces lésions pourraient se comparer à ce qui arrive au fer quand il se couvre de rouille. Dans l'organisme, ce processus chimique provoque la formation de collagène insoluble, dénué d'élasticité, incapable d'absorber l'humidité et de se reconstituer.

C'est ainsi qu'avec la perte d'élasticité et d'humidité, des lignes faciales et des rides se forment, surtout dans les régions exposées aux rayons du soleil comme le visage, le cou et le dessus des mains.

De nombreuses crèmes hydratantes du commerce sont vendues avec la promesse de renouveler le collagène soluble et de rajeunir l'épiderme, aidant ainsi à l'hydratation des cellules cutanées et à l'effacement des rides. En toute honnêteté, je ne saurais me prononcer sur leur efficacité. Mais avant de dépenser une petite fortune pour vous procurer n'importe quel produit du commerce, je vous suggère d'avoir recours à quelques approches naturelles.

Les plantes au secours des rides

La plupart des traitements antirides naturels reposent sur des agents antioxydants et des émollients. Les antioxydants sont des substances capables d'éponger les radicaux libres, ces molécules d'oxygène hautement réactives qui entraînent des lésions d'oxydation. Quant aux émollients, ils contribuent à prévenir la sécheresse de la peau tout en adoucissant et hydratant l'épiderme. Voici un certain nombre de traitements naturels qui pourraient s'avérer utiles.

♣♣♣ **Marronnier d'Inde *(Aesculus hippocastanum)* et hamamélis *(Hamamelis virginiana).*** Après avoir testé 65 extraits de plantes, des chercheurs ont découvert sept plantes dotées d'une activité antioxydante suffisante pour les rendre potentiellement utiles comme antirides. Quatre d'entre elles sont assez faciles à trouver : il s'agit du marronnier d'Inde, de l'hamamélis, du romarin et de la sauge, mais les chercheurs ont constaté que les deux premières étaient les plus bénéfiques. Ces deux plantes sont des antioxydants puissants. On trouve en magasin diététique des pommades adoucissantes et astringentes contenant des extraits de ces plantes.

♣♣ **Cacoyer *(Theobroma cacao).*** Le beurre de cacao joue un rôle majeur comme émollient dans divers produits cosmétiques et lotions pour la peau. Il fond à la température du corps et réhydrate la peau sèche, en particulier autour des yeux (pattes d'oie), aux coins de la bouche et sur le cou. Ce remède me plaît parce qu'il provient de l'Amazonie. Un autre émollient tropical comparable est l'huile de coco.

♣♣ **Carotte *(Daucus carota).*** Les carottes sont une excellente source de vitamine A, et toute carence de cette vitamine provoque peau sèche et rides. Les carottes contiennent d'autre part du bêta-carotène antioxydant. Je suggère de mâcher chaque jour une ou deux carottes, non seulement pour prévenir les rides mais pour bénéficier également de tous les agents chimiques anticancer que contient ce légume si utile.

Vous pourriez envisager également d'appliquer localement de l'huile de carotte. Son taux élevé de vitamine A en fait un excellent écran solaire. J'avoue que je n'ai jamais essayé l'huile de carotte, mais il m'arrive parfois de mettre des carottes dans le mixer et de m'enduire ensuite le visage de cette purée en guise de masque. (Attendez 15 à 30 minutes avant de rincer la pulpe de carotte.)

♣♣ **Concombre** ***(Cucumis sativus).*** Le concombre frais et humide est utilisé depuis bien longtemps pour apaiser les brûlures et pour prévenir les rides. Les concombres sont meilleur marché et probablement tout aussi utiles que la plupart des crèmes hydratantes du commerce. Il suffit d'en couper des rondelles fines que vous utiliserez en friction sur le visage. Vous pouvez également réduire en purée un concombre dans votre mixer et vous appliquer cette pâte sur le visage en guise de masque. Rincez après 15 à 30 minutes.

♣♣ **Pourpier** ***(Portulaca oleracea).*** Cette plante est l'un de mes antioxydants préférés. Si vous avez déniché du pourpier frais, mélangez-le à vos plats de crudités. Vous pouvez également en faire un masque facial apaisant : mettez la plante dans le mixer ou la centrifugeuse et utilisez cette pâte comme masque que vous rincerez après 15 à 30 minutes.

♣♣ **Romarin** ***(Rosmarinus officinalis).*** Antioxydant puissant lui aussi, le romarin a été identifié par des chercheurs comme un remède prometteur tant préventif que curatif des rides. Utilisez-le en cuisine, ou préparez une infusion avec une ou deux cuillerées à café d'aiguilles séchées et écrasées par tasse d'eau bouillante. Vous pourriez également le passer au mixer en même temps que le pourpier.

♣♣ **Sauge** ***(Salvia officinalis).*** De même que le marronnier d'Inde, le chèvrefeuille et le romarin, la sauge figure parmi les sept plantes courantes identifiées par les chercheurs, bien que son efficacité soit un peu moindre que celle des autres. Utilisez-la comme aromate culinaire, ou préparez une infusion avec une ou deux cuillerées à café de feuilles séchées écrasées par tasse d'eau bouillante. Il est bon de rester modéré, car la sauge contient une quantité relativement élevée de thujone, un agent chimique complexe qui peut provoquer des convulsions à très hautes doses.

♣ **Aloès** ***(Aloe vera).*** Quand il s'agit de l'aloès, il est difficile de faire la part de la légende et la part des faits. Cléopâtre, dit-on, se massait chaque jour le visage à l'aide de gel d'aloès. Joséphine de Beauharnais, l'épouse de Napoléon, mélangeait ce gel avec du lait pour obtenir une lotion faciale de son cru. L'aloès entre également dans la composition de nombreux produits pour les soins de la peau. Permet-il vraiment de prévenir les rides ? Sans doute n'y a-t-il aucun risque à l'essayer.

♣ **Amandier** ***(Prunus dulcis).*** L'huile d'amande, déjà mentionnée dans la Bible, servait autrefois à oindre les rois et les prêtres. Elle est de nos jours de plus en plus utilisée dans la fabrication de produits cosmétiques et de parfums. Vous pouvez l'utiliser comme émollient pour vous en masser la peau du visage et ralentir l'apparition des rides.

♣ **Ananas** ***(Ananas comosus).*** S'il est vrai que les AHA présents dans la peau de l'ananas peuvent venir à bout des oignons et des cors au pied, je n'hésiterais pas à liquéfier au mixer la peau rugueuse et le centre coriace d'un ananas frais entier pour appliquer cette pulpe sur mon visage dans le but d'exfolier la couche superficielle de cellules mortes. Attendez entre 15 et 30 minutes avant d'enlever ce masque maison. (Si vous utilisez l'ananas pour dissoudre un cor au pied, il est préférable de le garder en place beaucoup plus longtemps.)

♣ **Avocat** ***(Persea americana).*** D'odeur agréable, l'huile d'avocat est un émollient particulièrement bénéfique pour les personnes qui ont la peau sèche. Il suffit de l'appliquer directement sur le visage.

♣ **Olivier** ***(Olea europea).*** Depuis les temps bibliques, cette huile est utilisée pour adoucir et embellir la peau. Il se pourrait que l'huile d'olive, de par ses propriétés émollientes, ait pour effet de ralentir l'apparition des rides. Beaucoup de femmes commencent par exposer leur visage à un bain de vapeur avant d'appliquer de l'huile d'olive.

♣ **Raisin** ***(Vitis vinifera).*** Les raisins contiennent des AHA, ces substances qui contribuent à débarrasser le visage des cellules mortes. Les AHA entrent dans la composition de dizaines de lotions pour le visage en vente libre, notamment celles qui prétendent éliminer les ridules fines et les rides. Mais plutôt que d'acheter un médicament sans ordonnance, pourquoi ne pas choisir plutôt une source naturelle ? Vous pouvez passer les raisins à la centrifugeuse, même ceux qui contiennent des pépins, et vous appliquer sur le visage la pulpe résultante en guise de masque. Attendez 15 à 30 minutes avant de rincer.

♣ **Ricin** ***(Ricinus communis).*** L'huile de ricin est utilisée depuis la nuit des temps comme huile cosmétique et comme base de maquillage. Il s'agit bien évidemment d'un émollient. Je suppose que si elle n'était pas relativement bénéfique, elle aurait été abandonnée depuis belle lurette.

Sciatique

Je n'avais jamais eu recours à la visualisation comme thérapie jusqu'à ce qu'une petite histoire m'amène à reconsidérer la chose. Elle me vient de l'un des principaux spécialistes de médecine naturelle et de traitements parallèles.

Il m'a raconté le cas d'une femme qui avait enduré pendant deux ans des douleurs atroces dues à une sciatique. Elle s'était adressée à une vingtaine de médecins dans l'espoir d'obtenir un peu de soulagement. Ses douleurs n'en restaient pas moins intolérables.

La sciatique est un trouble causé par une douleur allant de la colonne lombaire jusque dans les fesses et se poursuit parfois à l'arrière de la jambe. La douleur irradie le long du nerf sciatique, d'où le nom de ce trouble. Parfois, une inflammation des fibres du nerf sciatique vient encore aggraver les choses.

Vous imaginez combien la malheureuse devait être déprimée. En ce qui me concerne, je compatis sincèrement, ayant moi-même éprouvé peut-être les pires douleurs à l'occasion d'une hernie discale, un trouble voisin de la sciatique.

Après deux années de souffrances, cette femme fit une extraordinaire découverte à l'occasion d'une visite de sa petite-fille, ce qui l'obligea à sortir de son lit pour s'occuper de l'enfant. À sa grande stupéfaction, elle découvrit que si elle faisait semblant de se sentir en pleine forme, elle avait vraiment l'impression d'aller mieux.

Elle laissa tomber les médecins et se mit à faire ce qu'elle avait envie de faire plutôt que de suivre leurs recommandations. Ayant trouvé un acupuncteur pour soulager ses douleurs, elle commença également à prendre des vitamines et se mit en outre à écouter des cassettes d'exercices de visualisation conçues pour favoriser la guérison des maux de dos.

Chacun de ces traitements sembla lui apporter un certain soulagement : elle commença à sentir une véritable amélioration qui se confirma avec le temps. Cette femme décida alors que l'élément le plus important de son programme d'autotraitement était la visualisation. La technique de base qu'elle appliquait consistait à imaginer un flot de sang plus abondant jusqu'à sa colonne lombaire.

Ses douleurs finirent par disparaître complètement. Quand mon ami médecin prit de ses nouvelles sept ans plus tard, elle se portait toujours comme un charme et sa sciatique avait entièrement disparu.

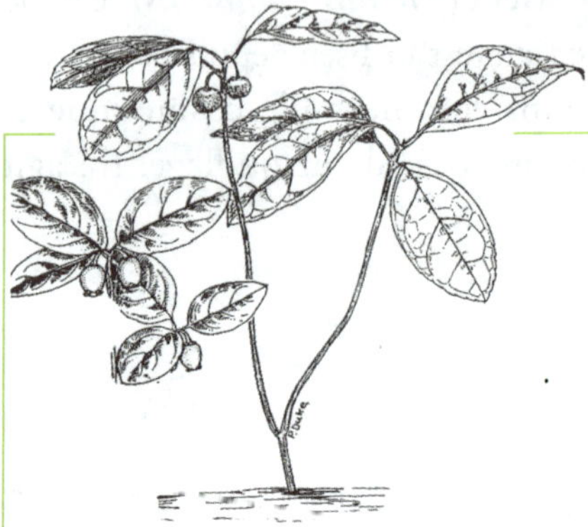

Gaulthérie

Cette plante est un arbuste de petite taille au feuillage toujours vert, dont les baies rouges sont comestibles.

Les plantes au secours de la sciatique

En plus des diverses approches naturelles mentionnées dans cette histoire, il existe un certain nombre de plantes qui peuvent également être utiles pour soulager ce genre de douleurs.

♣♣♣ **Gaulthérie *(Gaultheria procumbens).*** La gaulthérie contient du salicylate de méthyle, un proche cousin de la salicine présente dans l'écorce de saule. Elle est presque aussi efficace que cette dernière pour soulager la douleur. Cette plante est utilisée depuis fort longtemps, tant par voie orale (en tisane) que par voie externe sous forme de bains et de pommades destinés à soulager divers troubles douloureux, notamment la sciatique et la goutte. Personnellement, j'utilise la gaulthérie des deux manières.

Un mot d'avertissement s'impose : il est indispensable de tenir les produits à base d'huile essentielle de gaulthérie ou tout produit contenant du salicylate de méthyle hors de portée des enfants. Malgré leur appétissante odeur de menthe, ces produits sont toxiques et l'ingestion d'une très faible quantité peut s'avérer mortelle pour un enfant en bas âge.

♣♣♣ **Graines de foin (mélange de graines d'herbes diverses, notamment *Anthoxanthon odoratum*)**. C'est aux habitants des Alpes, qui avaient l'habitude de mettre des graines de foin dans leur bain chaud, que l'on doit ce remède efficace contre les douleurs dorsales, articulaires et musculaires. Aujourd'hui, beaucoup de gens ont adopté cette thérapie. Ils utilisent un sac de graines de foin pour le bain ou se font des cataplasmes chauds à base de foin.

Selon certaines commissions scientifiques, ces emplâtres sont utiles non seulement pour traiter la sciatique, mais également toutes sortes de troubles rhumatismaux.

Quel est le mode d'action des graines de foin ? Elles contiennent une grande quantité de coumarine, une substance complexe similaire au camphre, qui stimule localement la circulation sanguine quand on applique les graines sur l'endroit douloureux.

J'ai entendu des témoignages tout à fait stupéfiants confirmant l'efficacité des bains et emplâtres de graines de foin pour soulager la douleur provoquée par une sciatique. Si j'en souffrais, je pense que j'aurais recours à ce remède.

♣♣♣ **Ortie** ***(Urtica dioica).*** Depuis l'Antiquité, les personnes souffrant du dos se flagellent à l'aide d'orties. Cette pratique consiste à cueillir des orties fraîches que l'on utilise ensuite pour s'en fouetter aux endroits douloureux. Cette thérapie s'adresse bien sûr aux durs à cuire — mais le désagrément fait partie du traitement ! En effet, la piqûre d'ortie entre dans la catégorie des révulsifs (ou dérivatifs), c'est-à-dire des substances provoquant une douleur bénigne mais suffisante pour détourner l'attention du système nerveux d'un mal plus profond. Mais là ne s'arrête pas l'action de la plante. Les minuscules piquants qui causent l'inflammation caractéristique d'une piqûre d'ortie contiennent, semble-t-il, des substances chimiques capables de déclencher les agents anti-inflammatoires naturels propres à l'organisme. C'est donc en définitive la substance chimique de l'organisme lui-même qui contribue à faire disparaître l'inflammation liée à la sciatique. Les emplâtres d'orties sont également bénéfiques pour soigner une sciatique. (N'oubliez pas de vous protéger les mains à l'aide d'une paire de gants de jardin chaque fois que vous aurez à manipuler cette plante.)

♣♣♣ **Saule (*Salix,* diverses espèces).** L'écorce de saule contient de la salicine, l'équivalent végétal de l'aspirine.

Elle peut soulager la souffrance de la sciatique, mais aussi les céphalées et jusqu'aux douleurs de l'arthrite.

Le taux de salicine contenu dans le saule varie d'une espèce à l'autre. Je vous suggère de commencer par une tisane plutôt diluée, préparée avec une demi-cuillerée à café de plante séchée. Augmentez progressivement la quantité jusqu'à ce que vous trouviez la dose capable de vous apporter un vrai soulagement.

Comme dans le cas de l'aspirine, l'utilisation d'écorce de saule sur une longue durée peut provoquer des troubles gastriques et même des ulcères, et je vous suggère par conséquent d'adoucir la tisane d'écorce de saule à l'aide d'un peu de réglisse, qui contribue à prévenir les ulcères. D'autre part, si vous êtes allergique à l'aspirine, il est probablement judicieux d'éviter les plantes qui lui ressemblent.

♣♣ **Angélique de Chine *(Angelica sinensis).*** Cette plante, également appelée *dang-quai*, jouit d'une grande réputation en médecine chinoise traditionnelle comme traitement de choix des troubles gynécologiques. Elle est souvent appelée aussi le ginseng de la femme. Mais l'angélique de Chine possède également de faibles propriétés sédatives, analgésiques, anti-inflammatoires et antispasmodiques qui en font une plante intéressante pour soigner la sciatique.

En Chine, les médecins traitent la sciatique en administrant l'angélique sous forme de piqûres d'extrait de la plante. J'ai lu diverses publications décrivant des essais cliniques effectués là-bas. Ils montrent que si l'extrait de la plante est injecté à l'endroit des points d'acupuncture servant à traiter la sciatique, environ 90 % des patients signalent une amélioration considérable.

Je ne recommanderais pas d'administrer cette plante sous forme de piqûre, mais elle pourrait être bénéfique en infusion ou en teinture. Je vous suggère d'en ajouter à la tisane de gaulthérie. (Cependant, n'en prenez pas si vous êtes enceinte.)

♣♣ **Cresson alénois (*Lepidium,* diverses espèces).** Les herboristes recommandent d'appliquer du cresson alénois (également appelé cresson des jardins) par voie externe pour soulager la douleur. Tout comme la moutarde, cette plante est à la fois un rubéfiant (congestionnant) et un dérivatif. Elle contient les mêmes substances complexes «chaudes» (ou isothiocyanates).

♣♣ **Sida cordifolia.** Les médecins traditionnels de l'Inde utilisent depuis longtemps cette plante pour traiter la sciatique et d'autres troubles douloureux du système musculaire et nerveux. Il semblerait que cela s'explique par sa concentration élevée en éphédrine, dont elle contient 850 parts par million. Surtout connue comme décongestionnant bronchique et comme stimulant, l'éphédrine est également un tonique musculaire. C'est probablement pour cette raison qu'elle contribue aussi à soulager la sciatique.

♣♣ **Moutardes (*Brassica nigra, Sinapis alba* et autres).** Un cataplasme à la moutarde, cela vous dit quelque chose ? Ce traitement maison est utilisé depuis des lustres pour traiter les problèmes respiratoires et les troubles rhumatismaux tels que la sciatique.

La moutarde est une plante aromatique, ce qui justifie en partie son utilisation comme décongestionnant bronchique. Mais c'est pour d'autres raisons qu'elle est utilisée en traitement de troubles comme la sciatique, l'arthrite, le lumbago, les névralgies et les rhumatismes. La moutarde a une action rubéfiante, c'est-à-dire qu'elle entraîne une sensation apaisante de chaleur à la surface de l'épiderme. Elle possède en outre des propriétés dérivatives, c'est-à-dire qu'elle provoque une irritation légère qui distrait l'organisme de la douleur plus en profondeur liée à la sciatique. Alliée à l'action révulsive, la chaleur exerce un effet analgésique.

♣ **Gingembre *(Zingiber officinale)* et sésame *(Sesamum indicum).*** Voici un traitement qui me vient d'Égypte : mélangez deux cuillerées à café de gingembre frais râpé avec trois d'huile de sésame et une de jus de citron. Utilisez ce mélange pour frictionner la région douloureuse. Je dirais que ce remède devrait être efficace car le gingembre est lui aussi un rubéfiant.

Sclérose en plaques

Mon meilleur copain d'université a contracté une sclérose en plaques vers l'âge de 55 ans. Il m'a demandé mon avis concernant cette maladie mystérieuse et difficile à cerner. Je lui ai donc transmis ce que je savais des diverses thérapies naturelles qui semblaient prometteuses : un certain nombre d'huiles essentielles et quelques aliments bénéfiques.

Tout cela se passait il y a dix ans. D'après ce que j'ai pu constater, mes conseils se sont révélés efficaces.

Comme la plupart des patients atteints de sclérose en plaques, mon ami passe par des hauts et des bas. La dernière fois que j'ai eu l'occasion de lui parler, il sortait avec une nouvelle compagne et projetait s'assister à un concert de jazz…

La maladie qui frappe surtout les personnes jeunes

La sclérose en plaques (ou sclérose multiple) est une maladie chronique du système nerveux. Selon les statistiques, elle frappe quelque 50 000 Français, dont environ 60 % sont des femmes. Les deux tiers des cas de sclérose multiple sont diagnostiqués chez des personnes de 20 à 40 ans.

Dans la sclérose en plaques, la gaine protectrice de myéline qui recouvre les principaux nerfs est détruite, ce qui entraîne diverses dysfonctions nerveuses mineures. Les personnes atteintes de sclérose multiple peuvent constater des effets très divers, pouvant aller d'une certaine faiblesse jusqu'à la paralysie. Chez la plupart des malades toutefois, il ne s'agit pas de symptômes permanents. Après chaque crise ou aggravation de la maladie, certaines victimes parviennent à retrouver une vie normale. D'autres gardent en permanence des séquelles plus ou moins graves.

Les médecins ne savent pas très bien ce qui provoque la sclérose multiple, mais ils avancent deux grandes explications possibles : le fait que cette maladie se manifeste fréquemment chez plusieurs individus d'une même communauté a conduit à formuler la théorie selon laquelle un virus ou un micro-organisme semblable à un virus pourrait en être la cause. Selon une autre hypothèse, la sclérose en plaques serait une maladie auto-immune. Le système immunitaire, confondant la gaine de myéline avec quelque envahisseur dangereux, se mettrait à l'attaquer.

Une troisième théorie a également été émise, mais elle n'a reçu qu'une attention distraite de la part des médecins : la sclérose multiple serait liée à une alimentation trop riche en matières grasses. Un médecin fait état de résultats impressionnants après avoir traité la sclérose en plaques par un régime d'élimination pauvre en graisse.

Les plantes au secours de la sclérose multiple

La plupart des approches diététiques de la sclérose en plaques soulignent l'importance qu'il y a de diminuer la consommation de graisses saturées — les types de graisses présents dans la viande et les produits laitiers. Permettez-moi en outre de vous suggérer quelque plantes utiles.

♣♣♣ **Ortie *(Urtica dioica).*** Si j'étais atteint de sclérose multiple, je n'hésiterais pas une minute à me flageller à l'aide d'orties. Cette pratique ancestrale, nommée urtication, consiste à prendre une poignée d'orties fraîches — bien sûr recouvertes de minuscules poils très piquants — pour s'en fouetter la peau. (N'oubliez pas de porter des gants chaque fois que vous devez toucher à des orties.) Il est évident qu'il s'agit là d'un traitement particulièrement irritant, mais il fournit toutefois à l'organisme, sous forme de micropiqûres, toutes sortes de substances chimiques potentiellement bénéfiques.

Au nombre de ces agents chimiques se trouve l'histamine, la substance chimique qui provoque souvent des allergies, notamment le rhume des foins. Plusieurs substances complexes dans l'ortie pourraient avoir des effets comparables à ceux d'une piqûre d'abeille. Je sais que cela peut paraître invraisemblable, mais certaines personnes atteintes de sclérose en plaques ont constaté une amélioration de leur état après avoir été piquées par une abeille. Cette forme de thérapie est d'ailleurs parfois recommandée par les adeptes des médecines parallèles.

Je suis personnellement d'avis qu'il vaut mieux utiliser l'ortie que d'avoir recours à des piqûres d'abeilles. Contrairement aux insectes, qui meurent après avoir planté leur dard, la plante recharge ses piquants à micropiqûres. Elle peut être réutilisée indéfiniment. L'ortie ne me semble pas avoir de valeur curative, mais je suis persuadé qu'elle peut être bénéfique. Comme je l'ai déjà dit, j'ai entendu des témoignages plutôt enthousiastes à son sujet.

♣♣ **Ananas *(Ananas comosus).*** L'ananas contient des enzymes, la pancréatine et la bromélaïne, qui décomposent les molécules de protéines. Non seulement ces enzymes ont un effet anti-inflammatoire, mais il a été démontré qu'elles contribuent à faire baisser le taux de complexes immuns en circulation. Des taux élevés se produisent dans un certain nombre de maladies auto-immunitaires, notamment la sclérose en plaques. Ces complexes immuns conduisent le système immunitaire à agresser l'organisme, ce qui finit par provoquer des lésions tissulaires.

♣♣ **Cassis *(Ribes nigrum).*** L'huile de cassis contient une substance complexe, l'acide gammalinolénique, censé être utile pour traiter la sclérose multiple. Un spécialiste en médecine naturelle recommande de prendre deux fois par jour 500 milligrammes d'huile de cassis. Il précise qu'une amélioration devrait se produire au bout de huit semaines.

Un régime pauvre en matières grasses

Vers la fin des années 1940, un médecin neurologiste commença à s'intéresser à la sclérose multiple. En ce temps-là, les scientifiques restaient perplexes après avoir constaté que la maladie était de plus en plus courante à mesure que l'on s'éloignait de l'Équateur. Le nombre de cas recensés aux États-Unis, au Canada, en Grande-Bretagne, en Scandinavie, en Allemagne et en Suisse était en effet plus élevé qu'au Mexique et dans le Sud de l'Europe.

Il y a soixante ans, les statistiques concernant la sclérose en plaques n'étaient pas très précises pour la plupart des pays à l'exception de la Norvège, qui avait organisé l'un des systèmes les plus complets pour le dépistage des maladies. C'est là que ce médecin choisit de se pencher sur la sclérose multiple, s'attendant à recenser davantage de cas dans le nord du pays que dans le sud. Contre toute attente, il allait s'apercevoir que la situation ne correspondait pas du tout à cette hypothèse. Les malades étaient rares tout le long de la côte norvégienne, du nord au sud, mais beaucoup plus nombreux à l'intérieur du pays. À quoi pouvait bien tenir cette différence ?

En se basant sur divers sondages alimentaires, le médecin finit par découvrir que la population agricole au centre du pays avait une alimentation considérablement plus riche en graisses saturées (viandes et produits laitiers) que la population côtière, composée essentiellement de pêcheurs. Intrigué, il proposa une interprétation nouvelle pour rendre compte de cette étrange répartition géographique de la sclérose multiple : en effet, tous les pays nordiques où de nombreux cas de sclérose en plaques avaient été recensés avaient également une alimentation plus riche en graisses saturées que les régions méridionales, où la sclérose multiple restait plutôt rare.

Pour vérifier sa théorie, au début des années 1950 — des dizaines d'années avant que l'on ait établi officiellement un rapport entre les matières grasses dans l'alimentation et diverses maladies comme le cancer et la maladie cardiovasculaire — le médecin recruta 150 patients atteints de sclérose en plaques. Il leur administra une alimentation pauvre en graisses saturées et compara l'évolution de leur maladie avec ce qui se passait dans un groupe comparable auquel il n'avait imposé aucune restriction alimentaire. Vingt ans plus tard, les malades qui avaient profité du régime spécial du médecin avaient beaucoup moins fréquemment des poussées de sclérose en plaques. Par ailleurs, les survivants étaient plus nombreux et souffraient de handicaps moins importants. (Leur taux de cholestérol sanguin s'était également abaissé pour atteindre en moyenne moins de 150, ce qui avait en outre pour effet de diminuer considérablement le risque de maladie cardiovasculaire.).

De nombreux témoignages attestent que ce régime permet de ralentir sensiblement, voire de stopper la détérioration neurologique liée à la sclérose multiple. Cependant, il demeure extrêmement controversé et mieux vaut en parler avec votre médecin avant d'entreprendre quoi que ce soit.

Pour ma part, j'estime que cela vaut probablement la peine de l'essayer. Même s'il n'apporte aucune amélioration à vos symptômes de sclérose multiple, il est certain qu'il contribue à prévenir le cancer et la maladie cardiovasculaire car il est pauvre en matières grasses et riche en fibres.

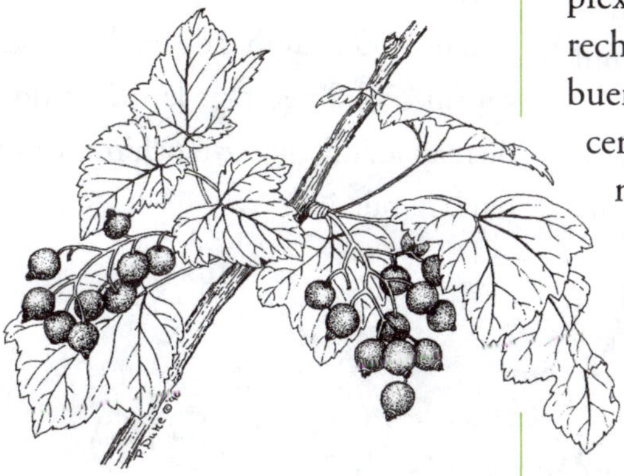

Cassis

Les graines de cassis contiennent une substance anti-inflammatoire également présente dans l'huile d'onagre.

L'acide gammalinolénique est également présent dans l'huile de bourrache et l'huile d'onagre, mais il se pourrait que l'huile de cassis soit moins coûteuse. (En ce qui me concerne, je dois dire que j'ai un faible pour l'huile d'onagre.)

♣♣ **Myrtille (*Vaccinium,* diverses espèces).** Ces baies contiennent des substances chimiques complexes, les proanthocyanidines oligomériques. La biochimie de ces molécules est complexe, mais un certain nombre de recherches suggèrent qu'elles contribuent à prévenir la détérioration de certains tissus comme les gaines de myéline qui entourent la fibre nerveuse. Les proanthocyanidines oligomériques exercent également une activité anti-inflammatoire qui pourrait contribuer à soulager les symptômes de sclérose en plaques. Voilà, me semble-t-il, une bonne raison de manger davantage de myrtilles.

♣♣ **Onagre *(Oenothera biennis).*** Tout comme l'huile de cassis, l'huile d'onagre contient une abondance d'acides gammalinoléiques. Selon un herboriste, elle est «recommandée dans tous les cas» de sclérose en plaques.

♣♣ **Pourpier *(Portulaca oleracea)* et autres plantes contenant du magnésium.** Un biochimiste anglais atteint de sclérose multiple a déclaré que, dans son cas, un complément alimentaire de magnésium s'était révélé plus efficace que tous les autres compléments de vitamines et minéraux. Il en prenait 375 milligrammes par jour. (L'apport journalier recommandé est de 400 milligrammes.) Il s'agit là, bien entendu, d'un cas isolé. Pourtant, selon mon point de vue, cela confirme qu'il vaut la peine d'avoir recours au pourpier et à d'autres sources de magnésium. Je sais que c'est ce que je ferais si j'étais atteint de sclérose multiple.

Si vous préférez opter pour une source végétale de magnésium, le pourpier (qui en contient près de 2 % sur la base du poids sec) est à privilégier, suivi des graines de pavot, des doliques et des épinards. Je fais cuire le pourpier à la vapeur comme les épinards et le mange également cru en salade. Une généreuse portion de verdure étuvée, ou 230 grammes de feuilles crues, fournissent à peu près la même dose de magnésium que ce biochimiste prenait chaque jour.

Sécheresse buccale

Au Brésil, les Indiens de la tribu des Tupi Guarani ont une plante appelée *jaborandi* qui déclenche la salivation. D'ailleurs, en langue Tupi le terme de *jaborandi* signifie «qui fait baver».

Dans le jaborandi (*Pilocarpus,* diverses espèces), l'ingrédient qui provoque la salivation s'appelle la pilocarpine. Des travaux scientifiques très sérieux ont montré que cette substance complexe pouvait multiplier par dix la production de salive, soulageant du même coup l'impression désagréable d'avoir perpétuellement la bouche sèche. Il est certain que le jaborandi mérite des recherches plus approfondies. Pour l'instant, la pilocarpine est utilisée pour diminuer la pression des liquides contenus dans l'œil. Elle est l'ingrédient actif de plusieurs médicaments prescrits pour certains types de glaucomes.

Désagréments de la sécheresse buccale

Non seulement le syndrome de bouche sèche est inconfortable, mais il est mauvais pour la santé. La salive contribue en effet à maîtriser la prolifération des bactéries dans la bouche, prévenant du même coup les caries, la gingivite et diverses infections buccales.

Beaucoup de gens se plaignent d'avoir la bouche sèche. Ce trouble est courant chez les orateurs publics, d'où l'inévitable verre d'eau sur le podium. Il est également lié au vieillissement et peut être l'un des effets indésirables de plus de 400 médicaments souvent utilisés, notamment de nombreux remèdes prescrits pour soigner l'hypertension artérielle et la dépression. En outre, la bouche sèche est l'un des symptômes du syndrome de Gougerot-Sjögren, un trouble souvent associé à la polyarthrite rhumatoïde qui provoque également une sécheresse des yeux.

Les plantes au secours de la sécheresse buccale

S'il vous arrivait d'avoir la bouche sèche au Brésil, il vous suffirait de mâcher un peu de jaborandi. Sous nos climats, buvez fréquemment de l'eau, surtout en mangeant ou si vous devez parler en public. D'autre part, évitez le café et les boissons sucrées, qui peuvent aggraver ce trouble. Renoncez à l'alcool, au tabac et aux aliments très salés. Enfin, vous pouvez aussi utiliser les plantes suivantes.

♣ **Échinacée (*Echinacea,* diverses espèces).** Il est prouvé que l'une des substances complexes présentes dans l'échinacée, l'échinacéine, augmente la production de salive. Je recommande de prendre le contenu d'un compte-gouttes de teinture d'échinacée dans du jus. Si vous avez la plante fraîche sous la main, vous pourrez également en mâcher la racine. Non seulement l'échinacée stimule la salivation, mais elle tend à rendre la bouche insensible.

♣ **Onagre *(Oenothera biennis).*** L'huile d'onagre est une excellente source d'acide gammalinoléique. Il suffit de passer en revue les publications médicales pour se convaincre que cette substance est très efficace contre les troubles auto-immuns (causés par un système immunitaire perturbé qui se met à attaquer l'organisme lui-même).

Si j'étais atteint de sécheresse buccale due au syndrome de Gougerot-Sjögren, j'aurais recours à l'huile d'onagre. La plupart des pharmacies et magasins diététiques vendent cette huile sous forme de gélules. Il suffit de suivre les indications figurant sur l'emballage.

♣ **Piment rouge (*Capsicum,* diverses espèces).** La capsaïcine, qui est la substance complexe cuisante du piment rouge, a pour effet de stimuler la salivation. Elle augmente également d'autres sécrétions liquides comme la transpiration et les larmes. Plus le piment est fort, plus il contient de capsaïcine. Vous pouvez ajouter du piment rouge à vos aliments ou le mélanger à du jus ou des tisanes.

♣ **Rosier multiflore** ***(Rosa multiflora).*** En Chine, on soigne la sécheresse buccale à l'aide d'une tisane obtenue en faisant mijoter à petit feu deux à quatre cuillerées à café de fleurs séchées par tasse d'eau bouillante.

♣ **Yohimbé** ***(Pausinystalia yohimbé).*** Nous devons l'usage de cette plante à la sagesse populaire africaine, qui s'en sert comme aphrodisiaque pour stimuler l'érection et la salivation. À l'heure qu'il est, la yohimbine (extraite de l'arbre d'Afrique appelé yohimbé) est facile à obtenir car un grand nombre d'hommes en prennent pour traiter les troubles de l'érection. Si vous souhaitez l'utiliser pour éviter d'avoir la bouche sèche, je vous suggère de demander à votre médecin de vous en prescrire. Il pourrait être dangereux d'utiliser la plante à l'état naturel (il s'agit d'écorce séchée).

Sida
(syndrome de l'immunodéficience acquise)

On me décrivait un homme au désespoir, en train de mourir du sida. Son corps était faible, et l'un de ses amis était venu me voir dans l'espoir de trouver quelque chose pour l'aider.

Ils avaient déjà essayé tous les traitements médicaux habituels, mais le taux de lymphocytes T du malade du sida ne cessait de baisser. Les lymphocytes T font partie du système immunitaire. Chez les sujets atteints par cette maladie, ces lymphocytes finissent par disparaître complètement, laissant le patient exposé à n'importe quelle infection opportuniste.

Je fis ma réponse habituelle devant ce genre de demande : «Je suis botaniste, et pas médecin. Je ne saurais donc prescrire des médicaments.»

«Mais qu'est-ce que vous feriez donc si vous aviez vous-même cette maladie ? Il y aurait sûrement quelque chose que vous prendriez parmi toutes ces plantes.»

L'approche phytothérapique

Bien entendu, il y avait plusieurs possibilités que je me fis un devoir de lui indiquer. Si j'avais le sida, lui dis-je, je me préparerais une infusion à base de millepertuis, d'origan, de brunelle et d'hysope. J'ajouterais une généreuse dose de réglisse pour en sucrer le goût. Peut-être continuerais-je aussi à prendre les immunostimulants bien connus qui ont fait leurs preuves, l'échinacée et l'astragale, même si leur utilisation n'est plus aussi souvent préconisée aujourd'hui. Et enfin, je mangerais beaucoup d'ail et d'oignons.

J'ignore si le sidéen dont je parle a essayé l'une ou l'autre de mes suggestions, car je n'ai jamais plus eu aucune nouvelle de son ami.

Il est bien évident que les plantes ne pourraient suffire à elles seules pour guérir le sida. Toute personne infectée par le virus de l'immunodéficience humaine (HIV) doit impérativement suivre un traitement adapté prescrit par un médecin. Les nouvelles formules complexes de médicaments antiviraux aujourd'hui disponibles réduisent la quantité de virus présents dans l'organisme et contribuent à prolonger la vie. Quant aux infections opportunistes, notamment la pneumocytose, il est souvent possible de prescrire un traitement préventif.

Parallèlement aux traitements délivrés par un médecin, je suggérerais aussi que les patients séropositifs aient recours à diverses plantes immunostimulantes. Certains chercheurs ont toutefois formulé l'hypothèse qu'en prenant des remèdes immunostimulants, on risquait de renforcer la férocité avec laquelle le virus de l'immunodéficience humaine s'attaque ensuite au système immunitaire. Cependant, au vu des connaissances actuelles, je ne trouve pas cette hypothèse particulièrement convaincante. Surtout quand le taux de lymphocytes T répond bien à ce genre de traitement, je suis favorable à une approche mixte, basée à la fois sur l'alimentation et quelques remèdes immunostimulants judicieusement choisis. J'encouragerais toute personne séropositive à bien se documenter sur les plus récentes recherches et découvertes, pour pouvoir bénéficier de tous les progrès accomplis dans ce domaine.

Les plantes au secours du sida

N'hésitez pas à parler à votre médecin de toute plante à laquelle vous souhaitez avoir recours. Voici plusieurs suggestions qui pourraient se révéler utiles.

♣♣♣ **Millepertuis** ***(Hypericum perforatum).*** Cette plante contient deux

Gobo Gombo

Tous les ingrédients de cette préparation relevée, à base de légumes, contiennent des substances complexes susceptibles d'aider le système immunitaire à combattre les virus. Les chercheurs ont découvert que la bardane avait des propriétés spécifiques pour lutter contre le virus HIV. (Gobo est le terme japonais pour «bardane».)

3 tasses d'eau
1 tasse de tiges fraîches de bardane, hachées
1 oignon coupé menu
5 gousses d'ail hachées
1/2 tasse de gombo (aussi appelé okra) frais, coupé en dés
Sel
Poivre
Curcuma

Amenez à ébullition dans une grande casserole l'eau, la bardane, les oignons, l'ail et le gombo. Baissez le feu, couvrez et laissez mijoter jusqu'à ce que les légumes aient ramolli. Assaisonnez selon vos goûts en ajoutant sel, poivre et curcuma.

RECETTE POUR 2 PERSONNES

substances complexes antivirales, l'hypéricine et la pseudohypéricine. On a pu démontrer l'efficacité de ces substances contre le virus de l'immunodéficience humaine, tout au moins en éprouvette. En fait, un mélange d'hypéricine et de plusieurs dérivés a été breveté comme traitement des infections à cytomégalovirus, l'une des nombreuses infections opportunistes susceptibles de frapper les sidéens.

Les chercheurs dans le domaine du sida ont encore bien du travail devant eux avant de comprendre toute la valeur thérapeutique de ces deux substances complexes. En éprouvette comme dans les essais portant sur l'animal de laboratoire, on a pu montrer que la pseudohypéricine ralentissait la propagation du virus. Certaines études portant sur des sidéens ont bien laissé entendre que l'hypéricine avait une certaine valeur, mais les données sont encore peu fiables et il faut attendre d'en savoir plus.

Dans l'intervalle, rien ne vous empêche de prendre du millepertuis. J'aurais recours à une teinture obtenue à partir de la plante entière et j'en prendrais 10 à 30 gouttes dans du jus plusieurs fois par jour.

Le millepertuis contient des IMAO (inhibiteurs de la monoamine-oxydase). Les personnes qui prennent des IMAO ou qui utilisent régulièrement des plantes qui en contiennent doivent éviter certains types d'aliments (boissons alcoolisées et aliments fumés ou conservés au vinaigre). Ils proscriront également les médicaments contre le rhume et le rhume des foins, les amphétamines, les narcotiques, le tryptophane et la tyrosine. Ne prenez pas de millepertuis si vous êtes enceinte. D'autre part, évitez toute exposition prolongée au soleil aussi longtemps que vous en prendrez, car cette plante peut rendre la peau plus sensible aux rayons ultraviolets du soleil.

♣♣♣ **Origan *(Origanum vulgare)* et brunelle *(Prunella vulgaris)*.** De nombreux décès dus au sida proviennent essentiellement d'un processus appelé stress oxydatif. Ce type de stress est le résultat de lésions cellulaires majeures causées par des molécules d'oxygène nuisibles appelées radicaux libres.

Le fait d'augmenter la prise d'antioxydants pourrait contribuer à maintenir la fonction immunitaire chez les personnes séropositives. (Les antioxydants sont des substances capables d'éponger les radicaux libres, neutralisant leur aptitude à causer des dégâts.) Si j'étais atteint du sida, je boirais de grandes quantités de tisanes à base de brunelle et d'origan, qui sont les plantes les plus riches en antioxydants parmi les 60 végétaux que j'ai étudiés. Mieux encore, sucrez ces infusions avec de la réglisse pour améliorer leur goût et pour bénéficier de la glycyrrhizine contenue dans cette plante.

♣♣♣ **Réglisse *(Glycyrrhiza glabra)*.** La tisane de réglisse est efficace contre un grand nombre de virus. Le principe actif de la réglisse (la glycyrrhizine) peut inhiber un certain nombre de processus qui jouent un rôle dans la réplication virale, comme l'aptitude des virus à pénétrer à l'intérieur des cellules hôtes pour transformer leur matériel génétique.

Divers travaux en laboratoire semblent indiquer que la glycyrrhizine inhibe la croissance du virus de l'immunodéficience humaine. Certains essais cliniques ont également permis d'obtenir des résultats concluants assez encourageants.

Selon une étude scientifique portant sur des sujets séropositifs, des chercheurs affirment que la glycyrrhizine a permis de ralentir l'apparition de symptômes liés au HIV.

Un autre rapport décrit l'administration de glycyrrhizine pendant plus d'un mois à des patients hémophiles qui avaient contracté une infection HIV lors d'une transfusion. Pendant cette période, le taux des virus présents dans leur sang a considérablement baissé. Cette substance complexe végétale pourrait donc inhiber la réplication du virus du sida chez l'homme.

Enfin, il semblerait que la glycyrrhizine diminue les effets indésirables de l'AZT.

Si j'étais atteint du sida, j'ajouterais une trentaine de grammes de racine de réglisse à environ 1 litre de n'importe laquelle de mes infusions à base de plantes, ou je me contenterais de mâcher un fragment de racine. D'autres préféreront peut-être utiliser plusieurs fois par jour les préparations normalisées vendues dans le commerce.

Si la réglisse et ses extraits ne présentent aucun danger quand les quantités ingérées restent modérées — jusqu'à trois tasses de tisane par jour environ — l'ingestion de réglisse sur une longue période ou en grande quantité peut provoquer divers symptômes comme maux de tête, léthargie, rétention d'eau et de sodium, perte excessive de potassium et hypertension artérielle.

♣♣ **Ail** *(Allium sativum).* Divers essais cliniques ont montré que l'ail était efficace contre plusieurs des infections opportunistes auxquelles sont exposés les sidéens, notamment l'herpès et la pneumocytose. Les chercheurs ont également découvert que l'ajoène, une substance complexe présente dans l'ail, pouvait, semble-t-il, inhiber la progression du virus dans l'organisme.

L'ingestion quotidienne de trois à cinq gousses d'ail serait utile pour prévenir les infections opportunistes.

♣♣ **Aloès** *(Aloe vera).* Certains travaux suggèrent que l'acémannane, une substance complexe puissamment immunostimulante présente dans l'aloès, pourrait être bénéfique dans le traitement du sida.

Des essais en éprouvette ont montré que l'acémannane était actif contre le virus. Il se pourrait en outre que cette substance permette de diminuer la dose d'AZT nécessaire, atténuant du même coup les effets secondaires de ce médicament particulièrement puissant.

La dose recommandée d'acémannane va jusqu'à 250 milligrammes quatre fois par jour. Des doses beaucoup plus élevées (jusqu'à 1 000 milligrammes par kilogramme de poids corporel et par jour) n'ont causé aucun effet toxique chez les chiens et les rats. De plus, divers essais n'ont mis en évidence aucun effet toxique chez l'homme.

Il faut environ un litre de jus d'aloès pour obtenir 1 600 milligrammes d'acémannane. Personnellement, la seule pensée de boire environ un litre de jus d'aloès par jour me fait frémir. Par contre, si j'était atteint du sida, peut-être me montrerais-je moins difficile. Le jus d'aloès est vendu dans les magasins diététiques, mais n'essayez pas d'en fabriquer vous-même. Si sa préparation n'est pas effectuée selon certains critères bien précis, ce jus peut en effet devenir puissamment laxatif.

♣♣ **Astragale (*Astragalus,* diverses espèces).** Cette plante immunostimulante, appelée huang qi en Chine, est l'équivalent asiatique de l'échinacée.

À ma connaissance, l'astragale n'a pas d'efficacité démontrée contre le virus du sida, mais elle est sans danger. Si j'étais séropositif, je ferais le pari qu'elle pourrait m'être utile, car elle a fait la preuve de son activité antivirale puissante contre toutes sortes d'autres virus.

Selon une étude scientifique, dix sujets atteints d'infections virales graves avaient des taux très bas de cellules à activité naturelle tueuse (globules blancs spécialisés qui attaquent les micro-organismes sources de maladies). Les participants ont reçu pendant quatre mois des piqûres d'extraits d'astragale. Par comparaison avec le groupe témoin qui n'avait pas reçu ce traitement, l'activité de leurs cellules tueuses a considérablement augmenté. D'autres éléments de leur système immunitaire se sont améliorés, de même que leurs symptômes. Je suis d'avis que la prise d'astragale par voie orale a un effet similaire.

♣♣ **Bardane *(Arctium lappa).*** Des essais en laboratoire ont mis en évidence une certaine activité du jus ou de l'extrait de bardane contre le virus du sida. Tout récemment, j'ai eu l'oc-

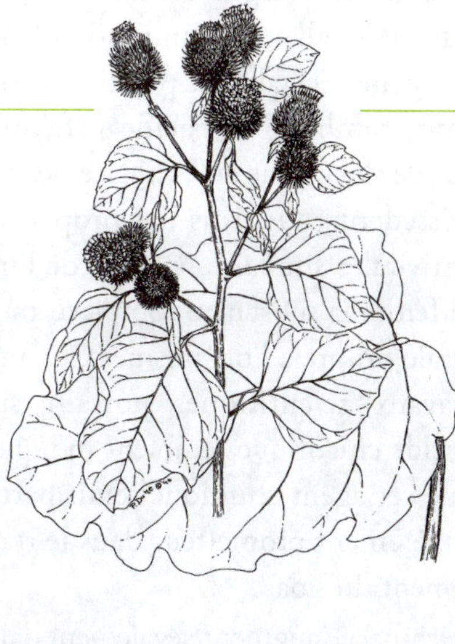

Bardane
La bardane contient des agents chimiques complexes qui pourraient être utiles pour lutter contre le virus du sida.

casion de déguster une préparation appelée Gobo Gombo (Gobo est le terme japonais pour bardane.) La recette est à la page 494.

♣♣ **Chardon bénit** *(Cnicus benedictus).* D'après certains travaux, diverses substances complexes présentes dans cette plante semblent avoir une activité contre le virus du sida. Je n'hésiterais pas à faire infuser environ cinq cuillerées à café de plante dans une tasse d'eau bouillante et à boire cette tisane deux ou trois fois par jour.

♣♣ **Échinacée** (***Echinacea,*** **diverses espèces**). Cette plante des grandes plaines d'Amérique, qui ressemble à une grosse marguerite pourpre, est l'un des meilleurs immunostimulants d'origine végétale. Ses principes actifs sont, semble-t-il, l'acide caféique, l'acide chicorique et l'échinacéine, qui possèdent tous trois des propriétés antivirales similaires à celles de l'interféron, la substance complexe antivirale propre à l'organisme. Certains travaux scientifiques portant sur l'acide chicorique semblent indiquer que cet agent chimique serait particulièrement prometteur dans le traitement du sida.

L'échinacée augmente également dans l'organisme le taux de properdine, une substance thérapeutique qui aide les globules blancs à atteindre plus efficacement les régions infectées.

Les avis sont partagés quant à l'espèce précise d'échinacée qui serait la plus efficace *(E. angustifolia, E. pallida* et *E. purpurea).* Je vous suggère de les mélanger toutes les trois.

Si j'étais atteint du sida, je prendrais l'habitude de me préparer une tisane avec cinq cuillerées à café de plante séchée par tasse d'eau bouillante. J'en boirais deux ou trois fois par jour. Pour la majorité des gens, il est toutefois plus facile d'ajouter le contenu d'un compte-gouttes de teinture d'échinacée à un verre de jus et de répéter cela plusieurs fois par jour. (L'échinacée peut causer une sensation de picotements sur la langue ou rendre les papilles momentanément insensibles, mais elle est sans aucun danger.)

La majorité des herboristes déconseillent de prendre de l'échinacée chaque jour. Ils affirment que le système immunitaire finit par s'y habituer et que la plante cesse alors d'avoir un effet immunostimulant. Si j'avais le sida, je prendrais quotidiennement de l'échinacée pendant une ou deux semaines. Puis je ferais une pause de plusieurs jours, et je recommencerais une cure périodique.

♣♣ **Hysope** *(Hyssopus officinalis).* La tisane d'hysope contient une substance complexe qui a été baptisée MAR-10. Des essais en laboratoire ont montré que cette substance inhibait la réplication du virus du sida sans entraîner de toxicité pour les cellules saines. Les chercheurs émettent l'hypothèse que l'hysope pourrait être utile dans le traitement de cette maladie.

Il est encore trop tôt pour être catégorique à ce sujet, mais je n'ai trouvé aucune indication que l'hysope puisse provoquer le moindre effet indésirable, même à doses élevées. Si j'étais séropositif, j'ajouterais quelques cuillerées à café de plante séchée à mes tisanes.

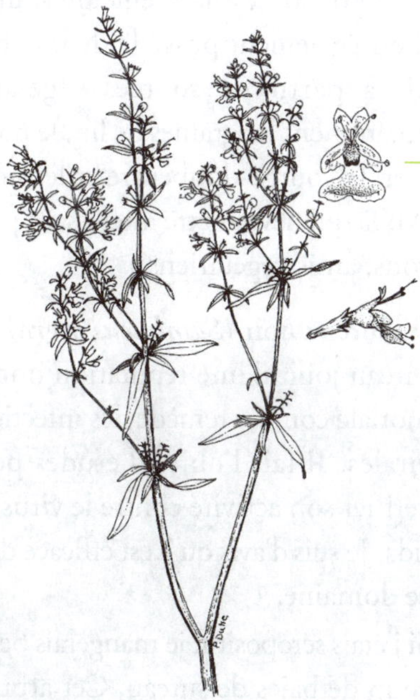

Hysope

Autre membre de la nombreuse famille des menthes, l'hysope était fréquemment utilisée comme désodorisant d'ambiance dans l'Europe du XVIIe siècle.

♣♣ **Oignon** ***(Allium cepa).*** L'oignon est l'une des meilleures sources de quercétine, une substance complexe antioxydante. C'est dans la pelure d'oignon que l'on trouve la plus forte concentration de cet agent chimique. L'oignon est également un proche cousin de l'ail. Il possède à peu près les mêmes effets antiviraux.

Si j'étais atteint du sida, je mangerais de grandes quantités d'oignon. De plus, chaque fois que j'aurais l'occasion de préparer une soupe ou un ragoût, je laisserais leur pelure aux oignons pour bénéficier au maximum de la quercétine contenue dans la pelure. (Épluchez les oignons juste avant de servir.)

♣♣ **Poire** ***(Pyrus communis).*** Ce fruit est l'une des meilleures sources d'acide caféique et d'acide chlorogénique. Le premier est un immunostimulant, et les chercheurs ont découvert que l'acide chlorogénique était actif contre le virus du sida. (Ces mêmes substances complexes sont également présentes dans la pomme, quoique en concentration moins élevée.)

♣♣ **Rudbeckia (*Rudbeckia,* diverses espèces.)** Connaissant la réputation de cette plante comme remède traditionnel, je me doutais depuis des années que la rudbeckia (ou marguerite jaune) pourrait être un immunostimulant aussi puissant que les diverses espèces d'échinacée. Mon intuition s'est vue confirmée par un rapport de recherche selon lequel les extraits de racine de rudbeckia sont plus efficaces que les extraits d'échinacée pour stimuler le système immunitaire.

Si j'avais le sida, je préparerais une tisane avec cinq cuillerées à café de plante séchée par tasse d'eau bouillante et j'en boirais une tasse deux ou trois fois par jour.

♣ **Lichen d'Islande** ***(Cetraria islandica).*** Des chercheurs ont découvert que diverses substances complexes isolées à partir du lichen d'Islande permettaient d'inhiber une enzyme jouant un rôle essentiel dans la réplication du virus. Ces dernières n'avaient pas de toxicité pour les cellules de l'organisme. Je suis d'avis que cette plante est un aliment médicamenteux sans danger et je n'hésiterais pas à en ajouter à des potages et des crudités.

♣ **Onagre** ***(Oenothera biennis).*** L'huile de cette plante est une excellente source d'acide gammalinolénique. Divers travaux scientifiques effectués par des chercheurs ont montré que l'espérance de vie des patients séropositifs pouvait être plus que doublée quand on ajoutait cette substance à leur alimentation ainsi que d'autres huiles bénéfiques appelées acides gras polyinsaturés oméga-3.

L'acide gammalinolénique est présent dans quatre plantes comestibles : l'onagre, la bourrache, le cassis et le houblon. La plupart des gens prennent deux à quatre gélules d'huile d'onagre par jour. Quant à moi, je passe les graines de cette plante au moulin à céréales pour les ajouter à la pâte à pain ou à des potages.

Quant aux acides gras de type oméga-3, le poisson est la meilleure source. Il est également possible de les obtenir à partir de sources végétales, notamment les graines de lin, le pourpier, la courge-doubeurre et les noix. (Voilà qui devrait être intéressant pour vous, amis végétariens.)

♣ **Sureau noir** ***(Sambucus nigra).*** Le sureau jouit d'une réputation immémoriale comme remède des infections virales. Il fait l'objet d'études pour vérifier son activité contre le virus du sida. Je suis d'avis qu'il est efficace dans ce domaine.

Si j'étais séropositif, je mangerais beaucoup de baies de sureau. Cet arbuste pousse un peu partout et son fruit est parfois proposé sous forme de confiture ou de gelée. N'est-ce pas là une façon agréable de prendre des remèdes ?

Fruits et légumes divers. Si j'étais atteint du sida, je ferais aussi très attention à mon alimentation et je mangerais beaucoup de fruits et de légumes. Des recherches ont montré qu'en mangeant davantage de fruits et de légumes, les malades du sida vivent plus longtemps et retardent l'apparition des infections opportunistes.

Nodules des légumineuses. Si j'étais amené à prendre de l'AZT, je mangerais également quelques-uns de ces «nodules» que l'on trouve sur les racines des légumineuses, qui sont de petites «capsules» de bactéries.

Les nodules des légumineuses sont, semble-t-il, la meilleure source végétale d'une substance complexe appelée hème ferreux. Divers travaux ont montré que le hème a la propriété de stimuler l'activité anti-HIV de l'AZT. Je n'ai vu ces nodules de légumineuses en vente nulle part, mais il suffit de faire pousser des haricots, d'en déterrer un plan, et de recueillir sur ses racines ces nodosités que vous ingérerez à la manière de gélules. Cela n'a rien de très agréable, car le goût en est plutôt mauvais — la nature cherche ainsi à décourager tout excès de ces nodules riches en fer. Bien évidemment, si votre médecin vous dit que vous avez déjà trop de fer dans le sang, il est judicieux d'éviter ce remède.

Vitamines et minéraux. Divers travaux scientifiques suggèrent que le fait d'adopter une alimentation riche en substances immunostimulantes pourrait prolonger la vie des sidéens aussi efficacement que certains médicaments.

Les antioxydants sont particulièrement recommandés, notamment les vitamines C et E, les précurseurs de la vitamine A que sont le bêta-carotène et le lycopène, ainsi que le sélénium. Ce minéral est présent en abondance dans les noix du Brésil. Les autres se trouvent dans les fruits, légumes, noix et céréales complètes. Personnellement, je préfère les aliments aux compléments alimentaires, mais ces nutriments sont faciles à obtenir sous forme de compléments. Si j'avais le sida, je n'hésiterais pas une seconde à consulter un nutrithérapeute clinicien.

Sinusite

Sans doute connaissez-vous le baume du Tigre, cette pommade orientale d'odeur forte présentée en petite boîte métallique rouge sur laquelle figure un tigre. Il m'est arrivé de l'utiliser pour le rhume et les maux de tête, et je dois dire que je l'aime bien. Le baume du Tigre est gorgé d'extraits aromatiques puissants à base de plantes — le menthol tiré de la menthe poivrée, l'eugénol des clous de girofle, le cinéol venant du cajeput (un proche cousin du théier d'Australie), ainsi que du camphre. Cette préparation débouche les sinus plus vite qu'un tigre ne sait bondir.

La sinusite est une inflammation, presque toujours accompagnée d'infection des cavités osseuses remplies d'air qui entourent les voies nasales. Elle survient généralement après un rhume, une crise de rhume des foins, ou parfois à la suite d'une infection dentaire. Le mucus commence par remplir les sinus et finit par s'infecter, le plus souvent du fait de bactéries de type *Haemophilus, Pneumococcus, Staphylococcus* ou *Streptococcus.*

Il en résulte une congestion nasale souvent accompagnée de douleurs graves dans la région du nez et des joues ainsi que de maux de tête. Il est plutôt rare que les rhumes déclenchent une sinusite. Chez les sujets sensibles, en revanche, presque tout ce qui commence sous forme de rhume est susceptible de dégénérer en sinusite.

Les plantes au secours de la sinusite

Un certain nombre de plantes peuvent être utiles pour soulager ce trouble.

♣♣♣ **Ail *(Allium sativum)* et oignon *(A. cepa).*** Ces plantes, très proches l'une de l'autre, sont des antibiotiques à large spectre. L'ail est le plus puissant des deux, mais l'oignon le suit d'assez près. De nombreux travaux scientifiques ont confirmé l'activité antibiotique de l'ail. Ainsi, une étude récente portait sur des malades du sida qui avaient pris cette plante pour combattre toutes sortes d'infections opportunistes, notamment la sinusite.

Prenez l'ail en gélules si cela vous convient. Pour ma part, je préfère peler et hacher des gousses d'ail pour les ajouter ensuite à mon alimentation.

Mon goût pervers pour l'allitération m'amène à vous suggérer mon «Sinupotage». Commencez par préparer votre soupe végétarienne habituelle ; ajoutez ensuite de généreuses quantités d'ail et d'oignon, puis du raifort, du piment rouge et du gingembre. Par une froide soirée d'hiver, je vous garanti que ça ouvre les sinus autant que cela réchauffe l'âme.

♣♣♣ **Hydrastis (ou saule d'or) *(Hydrastis canadensis).*** Encore un antibiotique végétal puissant à large spectre comportant au moins deux principes actifs : la berbérine et l'hydrastine. L'hydrastis est le traitement botanique le plus efficace pour les infections bactériennes aiguës. J'en ai tout récemment mélangé avec de l'échinacée avant de m'en servir pour toutes sortes d'infections mineures. J'emporte ce mélange partout avec moi dans ma trousse d'urgence.

♣♣ **Échinacée (*Echinacea,* diverses espèces).** Cette plante était un remède favori des Indiens d'Amérique pour toutes sortes d'infections. Des chercheurs ont démontré de manière incontestable que l'échinacée était un immunostimulant capable d'accélérer la guérison des infections bactériennes, fongiques et virales. D'autres travaux scientifiques sont parvenus à la même conclusion.

♣♣ **Eucalyptus *(Eucalyptus globulus)* et menthe poivrée *(Mentha piperita).*** Les aromathérapeutes suggèrent de frictionner sur le front et les tempes de l'huile essentielle (préalablement diluée) d'eucalyptus ou de menthe poivrée pour soulager une sinusite. Mélangez quelques gouttes de l'une ou l'autre de ces huiles aromatiques (voire des deux) dans une ou deux cuillerées à soupe d'huile végétale, avant d'appliquer ce mélange sur votre épiderme. Vous pouvez également ajouter quelques gouttes de ces huiles essentielles à l'eau de votre bain. Usez de ces huiles avec modération, car tout excès peut avoir un effet extrêmement caustique. De plus, n'avalez jamais d'huile essentielle car même une très petite quantité peut être toxique.

Si vous n'avez pas ces huiles essentielles sous la main, les feuilles écrasées sont également efficaces. Vous pouvez en broyer plusieurs, les mouiller avec un peu d'eau et en faire un emplâtre. Placez ce dernier soit sur votre poitrine, soit à l'intérieur de vos narines (en prenant garde toutefois de ne pas l'enfoncer trop profondément).

Au Lesotho, en Afrique, les gens ont l'habitude de mettre des tampons de feuilles de menthe écrasées dans leurs narines, ce qui a l'avantage de libérer directement dans les sinus infectés l'huile antiseptique de la plante. J'ai moi-même utilisé ce remède et je pense qu'il est bénéfique. Si vous n'avez pas de menthe poivrée sous la main, n'importe quelle sorte de menthe fera l'affaire, même la menthe romaine, le pycnanthème (sauf si vous êtes enceinte) et l'origan, car toutes ces plantes contiennent des huiles essentielles antiseptiques. Je vous suggère en outre de boire des tisanes d'eucalyptus et de n'importe quelle plante de la famille des menthes.

♣♣ **Origan** ***(Origanum vulgare).*** Ce membre de la famille des menthes déborde littéralement de substances complexes antiseptiques. L'origan est utile comme tisane (profitez-en pour inhaler les vapeurs tandis que vous buvez par petites gorgées) ou comme lotion de massage. Vous pouvez ajouter quelques gouttes d'huile essentielle d'origan à n'importe quelle huile végétale ou lotion pour la peau.

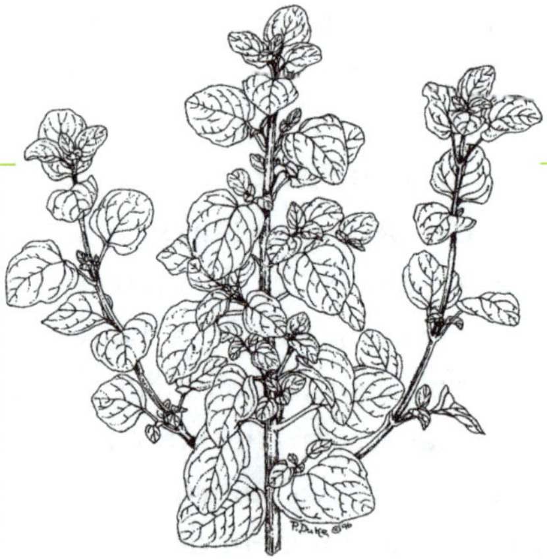

Origan

L'origan, jadis prescrit par les praticiens de médecine traditionnelle chinoise pour traiter la fièvre et divers autres troubles, s'est révélé très riche en substances complexes antiseptiques.

♣ **Ananas** ***(Ananas comosus).*** L'une des substances complexes présentes dans l'ananas, la bromélaïne, est utile pour traiter la sinusite.

Les naturopathes affirment qu'en associant 250 à 500 milligrammes de bromélaïne pure à de l'hydrastis, on multiplie l'efficacité déjà considérable de cette plante. Pour ma part, j'aime beaucoup l'ananas et son jus. Je préférerais avaler ma gélule d'hydrastis avec une gorgée de jus d'ananas plutôt que de prendre un complément de bromélaïne.

♣ **Ginkgo** ***(Ginkgo biloba).*** Le ginkgo est surtout connu comme traitement des problèmes de la vieillesse, notamment les accidents vasculaires cérébraux, car il a la propriété d'augmenter le débit sanguin jusqu'au cerveau. Cette plante possède en outre des propriétés respiratoires. Plusieurs herboristes que je tiens en haute estime la recommandent pour traiter la sinusite.

Les principes actifs du ginkgo (les ginkgolides) sont présents en concentration trop faible pour être bénéfique. Mieux vaut acheter le ginkgo sous forme de préparation normalisée, et suivre les indications figurant sur l'emballage. Prenez-en 60 à 240 milligrammes par jour, sans toutefois dépasser cette dose.

♣ **Raifort** *(Amoracia rusticana).* Je suis convaincu de l'efficacité du raifort (ainsi que du wasabi japonais) pour ouvrir les sinus. Si vous êtes très courageux, vous pouvez ingérer une cuillerée à café de raifort râpé. Sinon, ajoutez cette plante corsée à mon sinupotage.

Spondylarthrite ankylosante

Je suis moi-même atteint de spondylarthrite ankylosante, une forme d'arthrite dont la plupart des gens n'ont jamais entendu parler. Ce trouble provoque une inflammation le long de la colonne vertébrale, donnant lieu à des douleurs dorsales accompagnées de raideur de l'épine dorsale. (*Spondy-* désigne la colonne vertébrale ; le suffixe -ite indique une inflammation, et l'adjectif *ankylosante* signifie rigide.) Ce trouble touche 2,5 fois plus d'hommes que de femmes. 90 % des cas apparaissent entre 20 et 40 ans.

Les causes de la spondylarthrite ankylosante sont mal connues. Certains pensent qu'il pourrait s'agir d'une maladie auto-immunitaire, comme c'est le cas d'une autre forme de maladie articulaire, la polyarthrite rhumatoïde (aussi appelée polyarthrite chronique évolutive). Normalement, le système immunitaire n'attaque que les microbes importuns, ce qui nous permet de lutter contre les infections. Cependant, il arrive parfois que le système immunitaire ne sache plus très bien contre quoi il est censé lutter et il retourne alors son pouvoir mortel contre l'organisme lui-même. En fonction de la partie du corps à laquelle il s'attaque, toutes sortes de maladies dites auto-immunes peuvent survenir.

Quand la douleur s'installe

Dans mon cas, les vertèbres de ma nuque, les disques intervertébraux et les ligaments et tissus conjonctifs environnants sont affectés par la spondylarthrite ankylosante. L'ensemble de cette région est raide et douloureux. Il arrive parfois qu'une pression sur les racines nerveuses irradie douloureusement jusque dans mes bras. Cette maladie est aussi la raison pour laquelle j'ai adopté une posture légèrement penchée.

Le plus souvent, il faut des années pour que la spondylarthrite ankylosante soit diagnostiquée, car la plupart des gens pensent qu'il s'agit d'une douleur lombaire anodine, un trouble plutôt courant. (Il est fréquent que la spondylarthrite ankylosante fasse son apparition dans la région lombaire.) Laissée sans traitement, la spondylarthrite ankylosante peut provoquer des séquelles permanentes sous forme de troubles dorsaux incurables. L'inflammation chronique peut en effet détruire le cartilage entre les vertèbres. La spondylarthrite ankylosante est parfois à l'origine d'excroissances osseuses qui finissent par provoquer une fusion entre les vertèbres, causant alors une rigidité rachidienne permanente.

Lors de ma hernie discale suivie d'une opération, mon neurochirurgien m'avait déconseillé l'exercice en précisant qu'il ne m'apporterait aucun soulagement. Si j'avais l'occasion de rencontrer à nouveau ce spécialiste, je ne manquerais pas de lui dire que l'exercice m'a au contraire permis de soulager mes douleurs au cours de ces cinq dernières années. J'attirerais aussi son attention sur le fait que l'opération que j'ai subie ne se justifie plus aujourd'hui médicalement.

Alors qu'il opérait à l'intérieur de ma nuque, ce neurochirurgien a pratiqué ce que l'on appelle une arthrodèse cervicale, c'est-à-dire la fusion de deux vertèbres cervicales. C'est précisément ce que faisait déjà la nature, bien qu'en prenant son temps. Peut-être aurais-je mieux fait d'attendre que les choses suivent leur cours. Qui sait ?

Les plantes au secours de la spondylarthrite ankylosante

Mon neurochirurgien m'a répété qu'il n'existait pas d'approche à base de plante pour les problèmes de dos. Il aurait dû m'avouer plutôt qu'il n'en connaissait aucune… En réalité, un certain nombre de traitements naturels peuvent être bénéfiques. Permettez-moi de préciser dès à pré-

Le secret du dragon

Une amie péruvienne, herboriste de son état, m'a fièrement présenté un jour ce qu'elle appelle son *remedio para reumatismo* — remède pour le rhumatisme. Quant à moi, je l'ai rebaptisé «le secret du dragon». Je suis persuadé qu'il pourrait être aussi utile que n'importe quel autre remède contre la polyarthrite rhumatoïde et peut-être même la spondylarthrite ankylosante.

Les principaux ingrédients de ce breuvage sont la plante appelée sang de dragon, le latex de figuier (une substance laiteuse qui suinte du figuier), du gingembre, du porto et du rhum. Le gingembre et le latex de figuier contiennent des enzymes protéolytiques (capables de digérer les protéines), utiles pour soulager les symptômes inflammatoires de la polyarthrite chronique évolutive et peut-être aussi de la spondylarthrite ankylosante. Quant au sang de dragon et au porto, ils contiennent tous deux de généreuses quantités de substances complexes appelées proanthocyanidines oligomériques. Ces dernières sont des antioxydants, c'est-à-dire des substances capables d'éliminer les radicaux libres, ces molécules d'oxygène hautement réactives qui provoquent des lésions des cellules de l'organisme.

En ce qui me concerne, j'ajoute de l'ananas à la formule du Secret de dragon, ce qui permet d'obtenir un punch savoureux et bourré d'enzymes protéolytiques.

Voici la recette, modifiée par mes soins : mélangez un demi-litre de vin rouge et un demi-litre de jus d'ananas, et ajoutez une tasse de rhizome de gingembre râpé, une cuillerée à soupe de sang de dragon et une cuillerée à soupe de latex de figuier. (Ces deux dernières substances végétales ne sont pas très courantes, même il n'est pas impossible de s'en procurer). Mettez-vous à l'aise, bien assis dans votre fauteuil préféré, pour déguster ce mélange — et oubliez vos problèmes de dos.

sent qu'aucune plante n'a le pouvoir de guérir votre spondylarthrite ankylosante. Si vous êtes atteint de cette maladie, mettez-vous à la recherche d'un bon rhumatologue et suivez ses conseils. Sachez néanmoins que les plantes peuvent incontestablement être utiles — je peux vous affirmer qu'elles m'ont été d'un grand secours.

♣♣♣ **Gingembre** ***(Zingiber officinale).*** Le gingembre contient de la zingibaïne, une enzyme protéolytique particulière capable de décomposer chimiquement les protéines.

Diverses études cliniques ont démontré que les enzymes protéolytiques possèdent des propriétés anti-inflammatoires. Autant dire qu'elles devraient également soulager la spondylarthrite ankylosante.

Les enzymes protéolytiques jouent également un rôle régulateur dans les maladies auto-immunes. Elles contribuent à faire baisser les taux sanguins de certaines substances complexes, les complexes immuns. Quand ces derniers sont trop nombreux, ils déclenchent l'attaque du système immunitaire contre l'organisme, ce qui finit par entraîner des lésions tissulaires.

La zingibaïne est une enzyme aussi puissante que la bromélaïne de l'ananas ou la papaïne de la papaye. La racine de gingembre fraîche en contient près de 2 % (180 fois plus que de papaïne de papaye), ce qui fait d'elle l'une des meilleures sources naturelles d'enzymes protéolytiques.

Le gingembre est également reconnu pour ses propriétés anti-inflammatoires. Divers travaux ont démontré qu'il était, avec le curcuma, utile pour traiter la plupart des formes d'arthrite.

Le gingembre contient d'autre part plus de 12 antioxydants capables de contribuer à neutraliser les radicaux libres, ces molécules hautement réactives qui jouent un rôle dans le déclenchement de l'inflammation.

Enfin, il offre un très grand avantage par rapport au traitement médical habituel de la spondylarthrite ankylosante. L'aspirine et les médicaments anti-inflammatoires non stéroïdiens mettent l'estomac à rude épreuve, et leur emploi sur une durée prolongée peut même provoquer des ulcères. Le gingembre n'engendre en revanche aucun trouble gastrique.

Personnellement, j'aime beaucoup le gingembre. J'espère qu'il contribuera à repousser jusqu'à la Saint Glinglin les éventuelles complications que pourrait causer ma spondylarthrite ankylosante. Vous pouvez prendre cette plante en tisane, en teinture ou en gélules. Le gingembre est également une épice savoureuse que l'on peut utiliser généreusement dans les plats. En l'ajoutant à vos préparations culinaires, vous obtiendrez une dose médicinale de la plante.

♣♣♣ **Ananas *(Ananas comosus).*** Comme le gingembre, l'ananas contient une enzyme protéolytique, la bromélaïne. La bromélaïne pure est vendue en pharmacie ainsi qu'en magasin diététique. La dose recommandée est de 400 à 600 milligrammes de bromélaïne, à jeun, trois fois par jour.

Personnellement, je préfère obtenir ma bromélaïne en dégustant de l'ananas. En dehors de la zingibaïne et la bromélaïne, il existe également diverses autres enzymes protéolytiques très efficaces qui devraient avoir une action similaire. Pour les obtenir, il suffit de manger les fruits et les plantes qui en contiennent. Les meilleures sources sont le fruit de l'arbre à pain

Aide en provenance du règne animal

Le cartilage n'est pas une plante verte, mais le conseil qui va suivre consiste essentiellement à mettre quelques os dans votre potage de légumes.

Depuis quelques années, les publications de santé parlent beaucoup du cartilage de requin pour prévenir le cancer. Je ne me prononcerais pas sur le sujet, mais certaines recherches assez fascinantes semblent suggérer que le cartilage de poulet et de bétail peut être bénéfique pour les patients atteints de spondylarthrite ankylosante.

Un chercheur a ainsi découvert que le fait de manger du collagène de type II, un tissu conjonctif et l'un des éléments constitutifs du cartilage, pourrait diminuer considérablement les symptômes des formes auto-immunes de l'arthrite, plus particulièrement de la polyarthrite chronique évolutive et peut-être aussi de la spondylarthrite ankylosante. Une immunologiste confirme l'efficacité de la thérapie à base de collagène pour d'autres maladies autoimmunitaires.

Une société de biotechnologie poursuit actuellement des essais sur le collagène portant sur un groupe de 280 sujets. Les résultats préliminaires suggèrent que la dose la plus basse de collagène est également la plus efficace. Il n'est pas encore possible d'affirmer que l'absorption de cartilage d'origine animale suffit à soulager la polyarthrite chronique évolutive ou la spondylarthrite ankylosante, mais les recherches dont j'ai eu connaissance à ce jour pourraient bien m'amener à consentir, bon gré mal gré, à en manger moi-même.

Certaines personnes préfèrent les tendons de poulet. En ce qui me concerne, je choisirais plutôt de manger des potages à l'os. Si vous êtes atteint de spondylarthrite ankylosante, il est probablement judicieux d'ajouter un ou deux os à votre potage de légumes pendant qu'il mijote sur la cuisinière.

(ou artocarpe), le gingembre, le kiwi, la papaye et les figues.

♣♣ **Amarante (*Amaranthus,* diverses espèces)**. Le fait d'ingérer suffisamment de calcium est bénéfique pour prévenir l'ostéoporose. Je suis convaincu que c'est également utile pour prévenir la spondylarthrite ankylosante.

L'amarante est la meilleure source végétale de calcium. Il existe également d'autres plantes qui contiennent ce minéral essentiel en abondance : chénopode blanc, ortie, fèves, cresson, réglisse, marjolaine, sarriette, pousses de trèfle rouge, thym, chou chinois, basilic, graines de céleri, chaya, pissenlit et pourpier.

Je recommande de manger des légumes à feuilles vertes fréquemment et de les intégrer régulièrement à votre alimentation. Il est également judicieux de boire entre les repas le bouillon ou l'eau de cuisson de ces plantes.

♣♣ **Maïs** ***(Zea mays).*** Lors d'un de mes périples en Amazonie, je portais une minerve pour corriger cette posture penchée de la tête qu'arborent tant d'hommes du troisième âge, surtout quand ils souffrent de spondylarthrite ankylosante. Du fait de l'humidité, l'objet avait une fâcheuse tendance à frotter contre la peau de mon cou. En réalité, il me faisait plus de mal que de bien.

Quelqu'un me proposa alors un peu de «talc tropical», lequel se révéla n'être autre chose que de la Maïzena. Aussitôt après l'avoir appliquée sur mon pauvre cou écorché, j'éprouvais un soulagement presque instantané. Ce n'est pas pour soulager la spondylarthrite ankylosante que je vous parle de farine de maïs, mais seulement pour apaiser la dermatite qui pourrait se produire si vous devez porter une minerve.

♣ **Alimentation végétarienne.** Les recherches ont montré qu'une alimentation végétarienne contribue à soulager les symptômes d'une gamme étendue de maladies auto-immunitaires. Si la spondylarthrite ankylosante est bien, comme nous avons de bonnes raisons de le penser, une forme d'arthrite auto-immune, ce type d'alimentation peu calorique devrait également être utile pour en soulager les symptômes.

Le fait d'abandonner la viande et ses dérivés est globalement bénéfique pour la santé et la durée de vie, même si vous n'avez aucune maladie auto-immunitaire. Si vous êtes atteint de spondylarthrite ankylosante, sachez que cette alimentation vous fera au moins perdre du poids, ce qui soulagera la pression que doivent supporter vos articulations arthritiques. Vu notre passé et notre évolution, je me garderais bien de recommander une alimentation strictement végétarienne. Je préfère pratiquer le végétarisme en traitant la viande comme une «épice» plutôt que d'en faire un ingrédient majeur de mes repas.

Stérilité

Depuis quelques années, on voit régulièrement paraître toutes sortes d'articles alarmistes selon lesquels la concentration des spermatozoïdes a considérablement baissé (à raison d'environ 40 %) depuis les années 1930.

Toutefois, certaines recherches ont montré que tout allait bien après tout et que l'éjaculation moyenne contenait toujours 100 millions de spermatozoïdes, exactement comme c'était le cas il y a 70 ans. D'autres affirment exactement le contraire, en soutenant que la densité du sperme est plus proche de 60 millions, ce qui représenterait un déclin très net.

En quête de sperme

Certains chercheurs ont notamment commencé à se demander ce qui pouvait bien être à l'origine de ce déclin. On a émis l'hypothèse que les pesticides et autres polluants exerçaient une action œstrogénique, c'est-à-dire qu'ils provoquaient des réactions chimiques similaires à celles causées par l'hormone sexuelle féminine. Il suffirait alors d'exposer un homme à une quantité suffisamment importante de substances chimiques œstrogéniques pour obtenir un effet de féminisation, notamment une baisse de concentration des spermatozoïdes.

On a effectivement observé plusieurs phénomènes de ce type. À la suite d'un important déversement accidentel d'un produit pesticide œstrogénique, on a constaté que les alligators mâles avaient un pénis anormalement court, une défectuosité de la fonction de reproduction et des taux d'hormones proches de ceux des femelles de leur espèce. Au nord-ouest des États-Unis, les testicules des jeunes loutres de sexe mâle ne pèsent que le septième du poids normal. Divers signes montrent que ces animaux ont également pâti d'avoir été exposés à des produits chimiques œstrogéniques. En Floride, des panthères avaient été exposées pendant des années au DDT, un autre pesticide œstrogénique, et se nourrissaient de proies qui en avaient également absorbé. On a constaté chez les mâles une faible concentration du sperme et des taux inhabituellement élevés de spermatozoïdes anormaux, la présence de testicules non descendus (cryptorchidie), ainsi qu'un dysfonctionnement thyroïdien.

Les chercheurs sont de plus en plus nombreux à réclamer que les produits chimiques œstrogéniques fassent l'objet de contrôles beaucoup plus stricts. J'espère simplement que la science parviendra à déterminer si cette baisse de concentration des spermatozoïdes est réelle. Si tel est le cas, il faudra trouver des solutions pour maintenir les capacités de reproduction de l'homme.

Territoire stérile

À l'heure actuelle, la stérilité est généralement définie comme l'inaptitude à concevoir après six mois à deux années de tentatives. Sur l'ensemble des couples, on estime qu'environ 20 % ont du mal à avoir un enfant. Il semble que la baisse de la spermatogenèse soit une donnée du problème, mais l'augmentation de l'âge de la maternité est également un facteur déterminant, la fécondité des femmes déclinant après 25 ou 30 ans.

Le traitement de la stérilité est devenu un secteur important, et les médecins entreprennent toutes sortes de choses, depuis la prescription de médicaments fécondo-stimulants jusqu'à envisager des bébés éprouvettes (fécondation *in vitro*). De telles interventions coûtent cher à la collectivité.

L'homme doit rechercher des stratégies pour augmenter la concentration de spermatozoïdes. Il existe des solutions parallèles naturelles qui peuvent être utiles en ce sens. Vous trouverez également, Madame, quelques conseils pour favoriser votre fécondité.

Les plantes au secours de la stérilité

La stérilité est une cause majeure de désarroi. Elle peut nécessiter le choix d'une solution technologique de pointe. Avant d'opter pour cette dernière, faites avec votre médecin le tour de toutes les causes possibles pour déterminer si certains changements de votre mode de vie ou autres modifications pourraient améliorer vos chances de concevoir. Et par la même occasion, pourquoi ne pas envisager aussi certaines alternatives naturelles ?

♣♣ **Chou-fleur *(Brassica oleracea)* et autres plantes contenant de la vitamine B_6.** Les partisans des micronutriments recommandent souvent la vitamine B_6 pour traiter la stérilité. Les meilleures sources de ce nutriment, par ordre décroissant de pouvoir thérapeutique, sont les suivantes : chou-fleur, cresson, épinard, cresson des jardins, banane, gombo (aussi appelé okra), oignon, brocoli, courge, chou frisé, chou-navet, choux de Bruxelles, petits pois et radis.

♣♣ **Complexes à base de plantes pour Monsieur.** Une plante chinoise appelée *cangzhu (Atractylodes lancea)* est un élément majeur de deux préparations souvent prescrites en Chine pour traiter la stérilité masculine. L'une de ces formules, appelée *hochu ekki to*, contient 4 grammes de chacune des plantes suivantes : cangzhu, astragale et ginseng ; 3 grammes d'angélique du Japon ; 2 grammes de chacun des éléments suivants : racine de buplèvre, fruit du jujubier, zeste d'*unshiu* (un agrume du Japon) ; 1,5 gramme de racine de réglisse chinoise ; 1 gramme de cimifuga et 0,5 gramme de gingembre. Dans le cadre d'une étude, cette préparation avait permis d'augmenter considérablement, en trois mois, la densité du sperme et la mobilité des spermatozoïdes.

Une préparation similaire appelée *ninjin* to contient trois grammes de chacune des plantes suivantes : *cangzhu,* gingembre, ginseng et réglisse de Chine.

Si vous souhaitez faire l'essai de l'une ou l'autre de ces préparations, je vous déconseille de chercher à faire vous-même le mélange en question. Il est en effet préférable de consulter un herboriste chinois.

♣♣ **Complexe à base de plantes pour Madame.** Pour les femmes, voici ce qu'une herboriste suggère le plus fréquemment : laisser infuser 15 minutes dans 1 litre d'eau bouillante deux cuillerée à soupe de chacune des plantes suivantes : agnus-castus, angélique de Chine (également appelée *dang quai*) et chamaelirium jaune, ainsi qu'une ou deux cuillerées à café de chardon bénit. Elle suggère d'en boire deux à trois tasses par jour pendant quatre à cinq jours par semaine.

♣♣ **Épinard *(Spinacia oleracea)* et autres plantes contenant du zinc.** Certains travaux suggèrent qu'une carence en zinc peut être liée à la stérilité masculine, ainsi qu'à une baisse qualitative du sperme. Parmi de bonnes sources de zinc, on peut mentionner : épinard, persil, feuilles vertes des crucifères, choux de Bruxelles, concombre, haricots verts, endive, doliques, pruneaux et asperges. Laissez mijoter le plus possible d'éléments de cette liste dans une grande casserole, et vous obtiendrez un excellent potage.

♣♣ **Gingembre *(Zingiber officinale).*** D'après divers rapports de recherches sur des cobayes, le gingembre permet d'augmenter considérablement la concentration des spermatozoïdes et leur mobilité. Bien que j'hésite à généraliser les résultats d'une étude portant sur l'animal en l'appliquant à l'espèce humaine, le gingembre est un aliment tellement savoureux et dénué de toxicité que je n'hésite pas à recommander la tisane de gingembre, les boissons gazeuses au gingembre *(gin-*

ger ale), et divers plats préparés avec cette plante tonique.

♣♣ **Ginseng (*Panax,* diverses espèces).** Une herboriste raconte deux histoires d'hommes qui ont commencé à prendre du ginseng, des graines aux cinq saveurs (schizandra) et du palmier serenoa pour renforcer leur virilité. Quelque temps plus tard, leurs épouses respectives étaient toutes deux enceintes.

Je n'en mettrais pas ma main au feu, mais le ginseng fait l'objet d'une véritable vénération en Asie depuis des siècles en tant que tonique de la virilité et de la longévité masculine. Certaines recherches portant sur des cobayes suggèrent que le ginseng stimule l'activité sexuelle, cette dernière étant bien entendu essentielle pour concevoir un enfant.

♣♣ **Goyave (*Psidium,* diverses espèces) et autres aliments contenant de la vitamine C.** Pour traiter la stérilité masculine causée par diverses anomalies ou par une agglutination du sperme, on a pu montrer que l'apport d'un complément de vitamine C était aussi efficace que divers médicaments destinés à améliorer la fécondité. Il est recommandé d'en prendre 1000 milligrammes par jour. (Quoique l'apport journalier recommandé en vitamine C ne dépasse pas 60 milligrammes, la prise d'une dose beaucoup plus élevée est considérée comme sans danger.)

En dehors de la goyave, il existe diverses autres sources végétales de vitamine C, notamment les agrumes, la cougourde, le phyllanthe officinal, le cynorrhodon, le piment rouge, le poivron rouge et le cresson.

♣♣ **Jute *(Corchorus olitorius)* et autres plantes contenant de l'acide folique.** Pendant des années, les naturopathes ont suggéré l'acide folique, une des vitamines du groupe B, pour les femmes stériles. De plus, on recommande souvent instamment aux femmes enceintes d'absorber davantage d'acide folique, car il permet de prévenir de graves défauts rachidiens à la naissance.

La plupart des spécialistes préconisent des compléments alimentaires d'acide folique. Pour ma part, je préfère généralement obtenir mes nutriments par l'alimentation, dans la mesure du possible. Les aliments qui en contiennent la plus grande quantité sont le jute comestible, avec 32 parts par million sur la base du poids sec, suivi de près par les épinards, les endives, les asperges, le persil, le gombo (ou okra), l'amarante et le chou.

Constatant que beaucoup de ces mêmes plantes contiennent une bonne quantité de zinc, un complément alimentaire essentiel pour la vitalité reproductive chez l'homme, je suggère que ce même assortiment de légumes pourrait également être bénéfique pour Monsieur.

♣♣ **Tournesol *(Helianthus annuus)* et autres plantes contenant de l'arginine.** Les naturopathes recommandent souvent aux hommes dont la densité du sperme est trop basse de prendre des compléments d'arginine, un acide aminé. La dose généralement recommandée est de quatre grammes d'arginine par jour. Rien de plus simple que d'obtenir cette dose : il suffit de manger environ 60 grammes de graines de tournesol.

Ces dernières sont à ma connaissance la meilleure source d'arginine, à raison de 8,2 % sur la base du poids sec. D'autres plantes contiennent également ce nutriment essentiel en abondance : caroube, noyer cendré, lupin blanc, cacahuètes, graines de sésame, graines de soja, cresson, fenugrec, moutarde, amandes, doliques de Floride, noix du Brésil, ciboulette, fèves et lentilles.

♣ **Avoine *(Avena sativa).*** L'avoine a la propriété de rendre les étalons plus sémillants. Elle est depuis longtemps considérée comme un tonique sexuel masculin. D'après certains herboristes, l'avoine peut également décupler la fécondité masculine. Vous pouvez vous en procurer à très bon compte sous forme de flocons d'avoine, ou au prix fort en achetant des extraits concentrés en vente dans les magasins diététiques.

♣ **Gourde bouteille *(Lagenaria siceraria).*** Des chercheurs ont découvert que chez les rats mâles, une carence en choline, l'une des vitamines du groupe B, joue un rôle dans la stérilité. J'hésite à tirer des conclusions trop hâtives d'une seule étude portant sur l'animal. Mais les mammifères ont des systèmes de reproduction très similaires. Cela ne vous fera sans doute aucun mal d'obtenir un peu plus de choline.

Les fruits de l'espèce *Lagenaria siceraria,* une plante grimpante à fleurs blanches en forme de calebasse, sont la meilleure source de choline, à raison de 1,6 % sur la base du poids sec. D'autres bonnes sources végétales de choline comprennent les feuilles de fenugrec et la capselle bourse-à-pasteur. Quant aux plantes énumérées ci-dessous, elles viennent loin derrière mais elles méritent pourtant d'être citées : ginseng, marrube, doliques de Chine, pois, haricots mung, cucurbitacées, lentilles et angélique de Chine.

♣ **Framboisier *(Rubus idaeus).*** La tisane de feuille de framboisier est généralement recommandée aux femmes enceintes pour calmer l'irritabilité de l'utérus. D'autre part, certains éleveurs d'animaux ajoutent des feuilles de framboisier à l'alimentation de leurs bêtes pour augmenter leur fécondité. On recommande parfois aux hommes stériles de boire de la tisane de feuille de framboisier. Cela ne saurait vraisemblablement faire aucun mal, et ce breuvage est plutôt agréable à boire.

♣ **Withania somnifera** ***(Withania somnifera).*** Comme le ginseng, elle est considérée comme un tonique de la libido et donc comme un bon traitement des problèmes d'érection.

Surcharge pondérale

Voici le genre de lettre qui fait plaisir : «S'il vous plaît, je vous en prie ! ! ! J'espère qu'il n'est pas déplacé de ma part de vous demander la recette de ces fameux petits gâteaux maigres au son dont vous parlez dans un article paru récemment. Ah, si vous saviez combien j'ai besoin d'activer ma sérotonine !

«Jusqu'à il y a une dizaine d'années, jamais je n'avais eu de problème de poids, mais l'âge m'a brusquement rattrapée. Auriez-vous la bonté de répondre à cette lettre et de m'aider à perdre ces quelque 12 kilos de trop ? Je vous remercie d'avance.»

Eh oui, voilà ce qui arrive quand on étale quelques notions de biochimie dans les pages des magazines ! Il y a quelques années, un journaliste m'interrogeait sur les secrets naturels pour mieux gérer son poids corporel. Dans l'ensemble, il n'y a là aucun secret : il suffit d'avoir une alimentation pauvre en matières grasses et riche en fruits, légumes, plantes aromatiques et céréales complètes, et de faire beaucoup d'exercice.

Mais vous savez comment sont les médias — toujours à l'affût de nouveauté. J'ai donc mentionné en passant à ce journaliste que la sérotonine est l'agent chimique du cerveau responsable de l'impression de satiété. En activant la sérotonine, la personne concernée résisterait plus facilement aux tentations…

L'un des ingrédients clés de la sérotonine est un acide aminé appelé tryptophane. Vous avez peut-être entendu dire que le tryptophane est un sédatif. C'est précisément là qu'interviennent mes petits gâteaux maigres au son (dont la recette figure à la page 518). Ces derniers fournissent à l'organisme une généreuse quantité de tryptophane pour stimuler la synthèse de la sérotonine dans le cerveau, ce qui a pour résultat de nous donner une impression de satiété.

Les plantes au secours de l'embonpoint

Si la perspective de petits gâteaux maigres ne vous tente guère, envisagez d'avoir recours à certaines plantes utiles pour aider à la gestion du poids.

♣♣♣ **Piment rouge (*Capsicum,* diverses espèces) et autres épices fortes.** Dans le cadre d'une expérience, des chercheurs ont mesuré le taux métabolique d'un groupe de sujets qui recevaient tous la même alimentation, avant d'ajouter à chacun de leurs repas une cuillerée à café de sauce au piment rouge et de moutarde. Les résultats de cette étude montraient que ces épices fortes permettaient d'obtenir une augmentation pouvant aller jusqu'à 25 % des taux métaboliques des participants.

Si vous cherchez à perdre du poids, manger plutôt épicé vous procurera un avantage supplémentaire car les épices fortes stimulent la soif, de telle sorte que vous boirez davantage de liquides. En vous remplissant d'eau plutôt que d'aliments, il est évident que vous absorberez moins de calories.

♣♣♣ **Plantain, psyllium et ispaghul (*Plantago,* diverses espèces).** Les graines d'ispaghul et de psyllium appartiennent à la famille des plantains, qui sont des plantes feuillues. Lors d'une étude, des chercheurs ont administré à des femmes gravement obèses — c'est-à-dire des femmes dont le poids corporel dépasse d'au moins 60 % leur poids idéal — trois grammes de plantain dans de l'eau, 30 minutes avant chaque repas. Les sujets de ce groupe ont perdu davantage de poids que les femmes qui avaient seulement reçu une alimentation réduite. Des chercheurs ont découvert que l'efficacité du plantain et de l'ispaghul dans l'amincissement était dû à la fibre spongieuse (le mucilage) contenue dans les graines, ainsi qu'à des substances chimiques spécifiques appelées polyphénols, présentes dans les feuilles de la plante.

Il n'est pas forcément très pratique d'absorber un mélange de plantain et d'eau, mais vous n'aurez pas de mal à vous procurer de l'ispaghul puisqu'il existe divers produits, comme le Spagulax, qui contiennent cette substance végétale. Mélangez une cuillerée à café dans du jus ou de l'eau et prenez-en avant chaque repas. Si vous

Petits gâteaux maigres au son

Après la parution de l'article, j'ai reçu des dizaines de lettres pour me demander la recette de mes petits gâteaux maigres au son. Mes correspondants ne se doutaient vraisemblablement pas le moins du monde qu'aucune de mes concoctions, qu'il s'agisse de gâteau, de tisane, de potage ou de salade, n'est jamais deux fois la même. En effet, j'utilise une poignée de ceci, une pincée de cela, en fonction de l'humeur du moment et de ce que j'ai sous la main. Je sais bien, en revanche, que la majorité des gens préfèrent avoir une recette plus précise. C'est pourquoi j'ai demandé à un ami nutrithérapeute de mettre au point cette recette plus précise.
L'un des ingrédients essentiels de cette recette est l'onagre. Avant de commencer quoi que ce soit, récoltez des graines de cette plante. Conservez-les au réfrigérateur et, juste avant de préparer les gâteaux, passez-les au moulin à épices ou dans un moulin à café.

60 grammes de flocons de son
1/4 de tasse de noix concassées ou de graines de tournesol, ou les deux
1/4 de tasse de raisins secs
2 cuillerées à soupe de graines d'onagre moulues
1 tasse de farine complète
2/3 de tasse de flocons d'avoine
1/2 tasse de farine de maïs moulue à la meule de pierre
1/2 tasse de sucre
1 à 1 1/2 cuillerée à café de cannelle, ou mélange d'épices spécial pour tourte aux pommes ou tarte à la citrouille (facultatif)
2 cuillerées à café de levure chimique
3/4 de cuillerée à café de bicarbonate de soude
1/2 cuillerée à café de sel
1 pomme ou poire, coupée menu
1 tasse de babeurre écrémé ou maigre
1 gros œuf
3 cuillerées à soupe d'huile de sésame non raffinée, première pression à froid
graines de sésame (facultatif)

Commencez par préchauffer le four à 250 °C après avoir disposé la grille au centre du four. Garnissez des petits moules à muffins de petits godets en papier sufurisé. Écrasez les flocons de son pour obtenir des fragments réguliers (il ne s'agit pas d'en faire des miettes). Mélangez dans un bol le son et les morceaux de noix et/ou les graines de tournesol, les raisins secs ou les cerises et les graines d'onagre. Mettez en attente.

Dans un grand bol, mélangez la farine, les flocons d'avoine, la farine de maïs, le sucre, la levure chimique, le bicarbonate de soude et le sel. Ajoutez le son et mélangez le tout.

Passez au mixer ou au robot ménager la pomme (ou la poire), le babeurre, l'œuf et l'huile, jusqu'à ce que le fruit soit à peu près réduit en purée. Incorporez la purée de fruits à la purée de farine, jusqu'à obtenir un mélange homogène.

Remplissez les moules et saupoudrez de graines de sésame (facultatif). Disposez le tout au centre du four et faites immédiatement baisser la température à 210 °C. Laissez cuire pendant 20 à 25 minutes, ou jusqu'à ce que les gâteaux soient dorés et fermes au toucher.

Laissez refroidir quelques minutes sans démouler, puis sortez les petits gâteaux de leur moule et déposez-les sur une grille jusqu'à refroidissement complet. Dégustez dans les 24 heures qui suivent. Ils peuvent se conserver quelque temps dans une boîte hermétiquement fermée ou dans votre congélateur.

Remarque : Les céréales peuvent varier ; basez-vous sur les indications figurant sur l'emballage du son pour obtenir la conversion du volume correspondant au poids mentionné. Par exemple, 60 grammes peuvent représenter entre 1 tasse 1/3 et 1 tasse 1/2, en fonction du type de céréale choisi.

L'huile de sésame est vendue dans de nombreux magasins diététiques ainsi que dans les épiceries indiennes.

Variantes : remplacez la pomme (ou la poire) par une banane, ou par une tasse de compote de pomme ou de tout autre fruit.

RECETTE POUR 12 PETITS GÂTEAUX.

êtes allergique, toutefois, restez vigilant quant à d'éventuelles réactions à cette plante. Au cas où des symptômes allergiques surviendraient après la première prise, abandonnez ce remède.

♣♣ **Ananas *(Ananas comosus).*** Un jour, quelqu'un m'a confié qu'il avait perdu 45 kilos grâce à un régime à base d'ananas. Il mangeait un fruit frais entier chaque jour.

Même si cette histoire vous semble difficile à croire, ce régime présente davantage de mérites que l'on ne pourrait le penser. En effet, l'ananas contient une enzyme appelée broméline qui aide à la digestion des protéines et des matières grasses.

♣♣ **Mouron des oiseaux *(Stellaria media).*** Cette plante jouit d'une remarquable réputation populaire en tant que remède favorable à l'amincissement. Ajoutez-en un peu à votre alimentation et observez le résultat obtenu.

Certaines personnes le mangent cru, en salade, tandis que d'autres le font cuire à la vapeur et s'en servent comme légume. Personnellement, je préfère le déguiser en le mélangeant à d'autres légumes verts. Si vous souhaitez préparer mon plat de crudités à base de plantes sauvages aux vertus amincissantes, mélangez du mouron des oiseaux, du pissenlit, de l'onagre, de l'ortie (préalablement cuite et refroidie), du plantain et du pourpier. Vous pouvez déguster ce mélange de plantes fraîches en guise de crudités. Si vous préférez, vous pouvez également faire cuire toutes ces plantes et les assaisonner ensuite de sauce au piment amincissante.

♣♣ **Noyer (*Juglans*, diverses espèces)**. Quand on souhaite maigrir, peut-être pensez-vous qu'on devrait éviter de manger des oléagineux, riches en matières grasses. Pourtant, une étude portant sur plus de 25 000 personnes a montré que les grands mangeurs de noix avaient moins d'embonpoint. Les noix sont notre meilleure source alimentaire de sérotonine, cette substance déjà mentionnée plus haut qui contribue à donner l'impression de satiété.

Je ne sais pas si ce résultat est significatif, car la recherche a été effectuée sur un groupe de végétariens. Ainsi, je ne saurais affirmer que les noix peuvent aider à garder la ligne quand on mange aussi de la viande et des légumes. Mais vous pouvez toujours essayer et voir si une poignée de noix vous aide à résister à d'autres tentations.

♣♣ **Onagre *(Oenothera biennis)*.** La perspective de moudre des graines d'onagre en farine, comme je le suggère dans ma recette de petits gâteaux maigres au son, ne vous réjouit guère ? Si tel est le cas, prenez une demi-cuillerée à café d'huile d'onagre trois fois par jour. Cette huile contient un peu de tryptophane, mais moins que la farine elle-même.

Syndrome de Raynaud

Si vous êtes sujet aux doigts douloureux, à l'aspect bleu-blanc de froid, qui caractérisent le syndrome de Raynaud, je ne saurais mieux faire que de vous conseiller un bon potage bien chaud. Je vous recommande pour cela un minestrone végétarien généreusement assaisonné de poivre de Cayenne, d'ail, de gingembre et de moutarde, auquel vous ajouterez un peu d'huile de bourrache, de pépins de raisin et d'onagre. Préparez-en une grande quantité. Mangez-en jusqu'à satiété. Passez ensuite un peu de ce potage et utilisez-le pour frictionner vos doigts glacés. Enfin, je vous suggère vivement de prendre du ginkgo pour en renforcer l'action.

Si un médecin m'entendait proposer une approche pareille, il serait tenté de croire que j'ai perdu la boule. Pourtant, croyez-le bien, il n'en est rien. Chacune de mes suggestions repose sur de solides connaissances scientifiques. Je ne saurais en dire autant du traitement généralement proposé par les médecins traditionnels pour soigner le syndrome de Raynaud…

L'approche de la médecine classique

Le syndrome de Raynaud semble provenir d'un rétrécissement accompagné de spasmes des petites artères (artérioles) qui véhiculent le sang jusque dans les extrémités. Quand le débit sanguin diminue, les doigts deviennent douloureux. Ils prennent un ton bleuâtre ou blanc. Ce trouble peut également porter sur le nez ou les orteils. Il se manifeste bien plus fréquemment chez les femmes.

Le syndrome de Raynaud se produit parfois indépendamment de tout autre trouble, mais il peut être un symptôme de sclérodermie, une maladie rare et plutôt grave entraînant un durcissement de l'épiderme et des lésions des organes internes. Les médecins prescrivent fréquemment des corticostéroïdes comme la prednisone (Cortancyl) pour traiter tant le syndrome de Raynaud que la sclérodermie. En revanche, les corticostéroïdes entraînent un certain nombre d'effets indésirables, susceptibles de provoquer des désagréments tels qu'acné, gain de poids et arythmie cardiaque. De plus, ils entraînent parfois une aggravation des symptômes caractéristiques du syndrome de Raynaud.

Les plantes au secours du syndrome de Raynaud

Vu les inconvénients possibles des corticostéroïdes, je suis d'avis de traiter le syndrome de Raynaud à l'aide d'une sélection d'espèces végétales parmi le vaste éventail que nous propose le Pouvoir des plantes.

♣♣♣ **Ail** ***(Allium sativum).*** Dans le cadre de recherches très sérieuses menées sur douze semaines, 800 milligrammes d'ail ont été administrés chaque jour à des sujets atteints de claudication intermittente, un trouble causé par un rétrécissement des artères des jambes. Les individus souffrant d'une claudication grave ont beaucoup de mal à marcher. À la fin de cette période, les participants qui avaient seulement reçu une substance inerte (un placebo) ne montraient aucune amélioration de l'aptitude à la marche. En revanche, le groupe qui avait pris de l'ail avait une bien meilleure aptitude à la marche, ce qui tendait fortement à montrer que la circulation sanguine dans les jambes de ces patients s'était améliorée.

L'ail a pour effet d'améliorer la circulation. À vrai dire, les partisans des médecines douces sont nombreux à suggérer d'utiliser ensemble l'ail et le ginkgo, également connu pour aider la circulation, pour traiter le syndrome de Raynaud. Je vous suggère d'ajouter tout simplement davantage d'ail à votre alimentation quotidienne. Si vous préférez, vous pouvez également prendre cette plante en gélules.

♣♣ **Ginkgo** ***(Ginkgo biloba).*** Il existe des dizaines de travaux scientifiques montrant que le ginkgo améliore la circulation sanguine. La plupart de ces recherches démontrent que cette plante est capable d'améliorer l'irrigation sanguine du cerveau. C'est pourquoi l'extrait de ginkgo est très souvent prescrit pour aider les patients à récupérer après un accident vasculaire cérébral, comme pour compenser la détérioration mentale due au vieillissement.

D'autres travaux ont exploré les effets du ginkgo sur la claudication intermittente. Quand des patients atteints de ce mal prennent du ginkgo, cette plante améliore après un certain temps leur aptitude à la marche. S'il est vrai que les causes de mauvaise circulation ne sont pas les mêmes, le syndrome de Raynaud ressemble néanmoins quelque peu à la claudication, à cette différence près qu'il affecte les doigts plutôt que les jambes.

Les médecins prescrivent d'ailleurs souvent le ginkgo pour soigner le syndrome de Raynaud. On a signalé de nombreux cas de patients qui avaient constaté une amélioration après en avoir pris. Cela me semble logique. Si j'avais ce trouble, je prendrais moi-même du ginkgo.

Ce sont les feuilles de la plante qui possèdent un pouvoir médicinal, mais leur principe actif, les ginkgolides, est si faiblement concentré qu'il ne servirait pas à grand-chose d'utiliser les feuilles en infusion. Si vous souhaitez prendre du ginkgo, optez pour des pilules ou des gélules de ginkgo à base d'extrait normalisé. La proportion habituelle est de 50 pour 1, ce qui signifie que 250 mg/gélule titrée à 0,5 %. Les magasins diététiques et certaines pharmacies vendent l'extrait de ginkgo. Commencez par 1 à 3 gélules maximum par jour. Attention, absorbé en doses trop élevées, le ginkgo peut provoquer des diarrhées, de l'agitation et un sentiment d'irritabilité.

♣♣♣ **Onagre *(Oenothera biennis).*** Cette huile contient une généreuse quantité d'acide gamma-linolénique. Certains travaux scientifiques suggèrent que cette substance contribue à soulager les symptômes du syndrome de Raynaud.

Dans le cadre d'une étude, de l'huile d'onagre a été utilisée pour masser les doigts de patients atteints du syndrome de Raynaud. La moitié environ des sujets constatèrent une amélioration, soit une proportion plus élevée que le chiffre auquel on aurait pu s'attendre par rapport à une réaction de type placebo. Je soupçonne pour ma part que le contact physique du massage était aussi pour quelque chose, bien que je ne doute pas de l'efficacité de l'huile d'onagre.

♣♣ **Bourrache *(Borago officinalis).*** Comme l'onagre, la bourrache contient de l'acide gamma-linoléique qui aide à soigner le syndrome de Raynaud quand on utilise cette huile pour s'en frictionner les doigts.

♣♣ **Gingembre *(Zingiber officinale).*** Les herboristes chinois recommandent souvent cette plante «chaude» pour traiter divers troubles caractérisés par le froid, notamment les doigts gourds causés par le syndrome de Raynaud. Le gingembre abaisse la tension artérielle et les taux de cholestérol. Ces deux effets contribuent à normaliser le flux sanguin à travers l'ensemble du corps et, par conséquent, jusque dans les doigts.

♣♣ **Moutardes (*Brassica nigra, Sinapis alba* et autres).** Vous avez sûrement entendu parler des cataplasmes de moutarde. Administrés à même la peau, ces derniers provoquent une légère irritation qui stimule le flux sanguin vers l'épiderme, ce qui provoque une sensation de chaleur et de picotements. Désignées par le terme médical de rubéfiants, la moutarde et diverses autres plantes ayant les mêmes propriétés sont utilisées depuis longtemps pour traiter le syndrome de Raynaud.

Il est facile de préparer un cataplasme de moutarde en mélangeant 115 grammes de graines de moutarde fraîchement moulues avec de l'eau chaude, de manière à obtenir une pâte épaisse. Faites un essai en appliquant cette pâte sur vos doigts quand vous ressentez les symptômes du syndrome de Raynaud. Il existe également d'autres rubéfiants, notamment les clous de girofle, l'ail, le gingembre, le raifort, l'ortie, l'huile essentielle de menthe poivrée, l'huile essentielle de romarin et la rue. N'importe lequel de ces remèdes à base de plantes peut être utilisé en friction sur les doigts.

♣♣ **Piment rouge (*Capsicum,* diverses espèces)**. Il s'agit ici du rubéfiant classique. Autrefois, on en saupoudrait les souliers pour avoir chaud aux pieds durant l'hiver. Si je présentais le syndrome de Raynaud, je mélangerais du piment rouge à une petite quantité d'huile végétale et je m'en frictionnerais les doigts. (Soyez toutefois attentif à ne pas vous frotter les yeux.) Peut-être même en utiliserais-je mélangé à de l'huile d'onagre, de bourrache ou de pépin de groseille. Vous pouvez l'utiliser pour application externe, mais il va de soi que le piment rouge peut également être ingéré par voie orale, mélangé à vos aliments et surtout à vos crudités.

♣♣ **Rauwolfia** *(Rauwolfia serpentina).* Cette plante contient une substance chimique — la réserpine — dont l'effet est de dilater les vaisseaux sanguins. Elle a souvent été utilisée pour traiter le syndrome de Raynaud.

Syndrome du canal carpien

L'une de mes amies herboristes passe des journées entières devant son ordinateur. Elle souffre de syndrome du canal carpien, causé par la compression du nerf qui passe à travers le «tunnel» constitué par les os du poignet. Les symptômes sont des douleurs, des faiblesses, de la raideur dans les doigts, ainsi qu'une impression de fourmillements dans les mains.

Son trouble a fini par empirer à un point tel qu'elle dut renoncer à son cabinet de massage et cesser de jouer de la flûte. À un moment, elle ne parvenait même plus à tourner la poignée de porte de sa maison.

C'est alors qu'un ami herboriste lui rappela gentiment qu'il est bon de pratiquer soi-même ce que l'on conseille aux autres… Elle adopta alors un protocole agressif basé sur diverses thérapies naturelles. Un excellent ostéopathe manipula ses poignets et l'encouragea à prendre de l'exercice, à utiliser davantage de plantes et à mieux gérer son stress. Elle reçut régulièrement des massages administrés à l'aide d'huiles aromatiques relaxantes. En outre, elle ingéra un mélange à base de plantes qu'elle avait elle-même mis au point pour soulager les douleurs nerveuses. Elle prit enfin l'habitude de se masser les poignets plusieurs fois par jour à l'aide d'une généreuse quantité d'huiles essentielles.

Sa convalescence prit pas mal de temps, mais elle finit par se remettre sans être obligée de subir une intervention chirurgicale aux poignets.

Le prix à payer pour des mouvements trop répétitifs

J'utilise moi-même un ordinateur au moins autant que cette amie, voire davantage — jusqu'à 14 heures par jour. Pourquoi n'ai-je pas eu le syndrome du canal carpien ?

Sans doute le fait que je sois un homme y est pour quelque chose. Les femmes sont davantage sujettes que les hommes à ce syndrome en raison des fluctuations hormonales cycliques liées aux menstruations, à la grossesse et à la ménopause, qui peuvent contribuer à provoquer un œdème des tissus entourant le tunnel carpien. Mais je pense aussi que mes exercices ont joué un rôle. Ayant adopté une technique chinoise pour augmenter la souplesse des mains, chaque fois que je ne suis pas occupé à mon clavier, je tiens deux boules d'acier dans une main et je les fais rouler dans ma paume. Les boules chinoises permettent d'exercer les mains tout en douceur, et le mouvement de rotation masse les muscles et les ligaments ténus des mains et des poignets.

Le syndrome du canal carpien est considéré comme une lésion de surmenage, c'est-à-dire une somme cumulative de microtraumatismes liés à un usage constant et rapide des doigts (mouvement peu intense mais à haute fréquence). Connu depuis des dizaines d'années, ce trouble affecte aussi les comptables et les caissières de supermarchés appelés à taper sur des touches à longueur de journée. Le grand public en a appris l'existence au début des années 1980, quand les micro-ordinateurs ont envahi tant de postes de travail. Brusquement, des millions d'individus furent appelés à exercer précisément le genre de mouvement des doigts à la fois régulier et rapide qui peut provoquer des lésions de surmenage comme le syndrome du canal carpien. Ce trouble peut également affecter certains musiciens, des ouvriers d'usine et d'autres personnes appelées à travailler avec leurs mains.

Les plantes au secours du syndrome du canal carpien

Heureusement, il existe pas mal de plantes qui peuvent contribuer à soulager ce trouble.

♣♣♣ **Saule (*Salix*, diverses espèces).** L'écorce de saule, qui est la source végétale de l'aspirine, contient des substances chimiques — les salicylates — capables de soulager la douleur et d'atténuer l'inflammation. Pensez aussi à utiliser d'autres plantes riches en salicylates comme la reine-des-prés et la gaulthérie.

Pour utiliser n'importe laquelle de ces plantes, je ferais infuser pendant une dizaine de minutes une ou deux cuillerées à café d'écorce séchée en poudre ou cinq cuillerées à café d'écorce fraîche. Après avoir éliminé le résidu végétal, vous pouvez ajouter de la limonade pour en masquer le goût amer. Buvez deux à trois tasses de tisane par jour. N'oubliez pas, toutefois, que si vous êtes allergique à l'aspirine il est probablement judicieux d'éviter également les plantes qui lui ressemblent.

♣♣ **Camomille *(Matricaria recutita).*** La tisane de camomille s'est fait une réputation surtout comme tisane

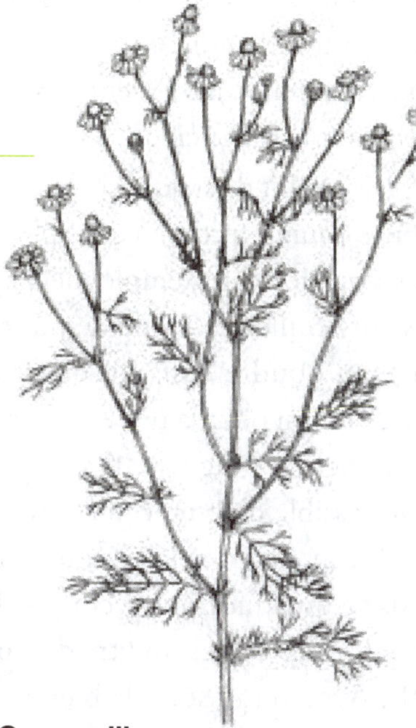

Camomille

Les fleurs de camomille servent à préparer une teinture sédative et une tisane dotée de propriétés anti-inflammatoires.

agréable à prendre pour calmer la nervosité. Mais ses principes actifs, le bisabolol, le chamazulène et les cycloethers, exercent également une action anti-inflammatoire très efficace. La camomille est souvent utilisée pour soigner de nombreux troubles inflammatoires. Si je souffrais de syndrome du canal carpien, je boirais chaque jour plusieurs tasses de cette plante en infusion.

♣♣ **Ananas** *(Ananas comosus).* L'ananas contient de la broméline, une enzyme protéolytique (capable de dissoudre les protéines) souvent recommandée pour soigner le syndrome du canal carpien.

L'efficacité de la bromélaïne dans le traitement de pratiquement tous les troubles inflammatoires, quelle qu'en soit la cause, est bien documentée. La bromélaïne peut diminuer l'œdème, l'inflammation et la douleur. Il s'agit d'une substance dénuée de toute toxicité. Divers travaux portant sur l'être humain ont permis de constater que même des doses très importantes (près de deux grammes) n'entraînaient pas le moindre effet indésirable.

Les naturopathes suggèrent de prendre 250 à 1 500 milligrammes de bromélaïne pure par jour, entre les repas, pour soigner les troubles inflammatoires comme le syndrome du canal carpien. La bromélaïne est vendue dans beaucoup de magasins diététiques. En ce qui me concerne, comme je préconise en général d'obtenir les nutriments à partir de sources alimentaires, je préfère l'obtenir en mangeant de l'ananas. Le gingembre et la papaye contiennent eux aussi des enzymes protéolytiques bénéfiques. Pourquoi ne pas vous préparer une délicieuse salade de fruits protéolytique pour soigner le syndrome du canal carpien ? Il suffit pour cela de mélanger de l'ananas et de la papaye et d'ajouter du gingembre râpé.

♣♣ **Curcuma** ***(Curcuma longa).*** Cette plante contient de la curcumine, une substance chimique anti-inflammatoire extrêmement efficace. Certains travaux suggèrent que la curcumine possède la moitié de l'efficacité thérapeutique de la cortisone, un médicament anti-inflammatoire pharmaceutique souvent prescrit ; mais n'oublions pas que la cortisone peut entraîner de graves effets indésirables. Sans parler de son goût savoureux, le curcuma est bien plus respectueux de l'organisme.

Les naturopathes suggèrent de prendre chaque jour entre les repas de 250 à 500 milligrammes de curcumine pure. Le curcuma séché contient environ 1 à 4 % de curcumine, si bien qu'il vous faudrait ingérer entre 10 et 50 grammes (soit 5 à 25 cuillerées à café) de curcuma séché pour obtenir la dose recommandée par les naturopathes. Même moi, je n'imaginerais pas d'ajouter une telle quantité de curcuma à une préparation de riz accompagnée de sauce curry. Envisagez plutôt de saupoudrer de généreuses quantités de curcuma sur vos aliments, et d'en prendre également sous forme de gélules.

♣♣ **Piment rouge (*Capsicum,* diverses espèces).** Le piment rouge, également appelé piment de Cayenne, contient six substances complexes analgésiques et sept dotées de propriétés anti-inflammatoires. Parmi ces agents chimiques, il convient de signaler surtout la capsaïcine.

Si j'étais atteint de syndrome du canal carpien, j'aurais recours à cette plante. Vous pourriez par exemple mélanger plusieurs cuillerées à café de piment rouge en poudre dans un quart de tasse de lotion pour la peau et vous en frictionner les poignets. Il est également possible d'obtenir une lotion à base de capsaïcine en laissant macérer pendant quelques jours cinq à dix piments rouges dans un litre d'alcool à 90°. Ayez grand soin de bien vous laver les mains après avoir utilisé une préparation à base de capsaïcine destinée à un usage local : mieux vaut éviter de s'en mettre dans les yeux. De plus, comme certaines personnes sont plutôt sensibles à cette substance, il est préférable d'en faire l'essai sur un petit bout de peau pour vérifier qu'elle ne provoque aucune irritation.

Je vous suggère d'ajouter également quelques gouttes d'huile essentielle de lavande à votre pommade au piment rouge. Très utilisée en aromathérapie, l'essence de lavande est utile pour traiter l'inflammation et les brûlures. De plus, son arôme est très relaxant, ce qui est utile quand on est en proie aux douleurs causées par le syndrome du canal carpien.

Consoude ***(Symphytum officinale).*** Le fait d'appliquer de la consoude sur la peau peut contribuer à soulager la douleur, l'œdème et l'inflammation. Divers travaux scientifiques sur des animaux de laboratoire l'ont confirmé. Les principes actifs de la plante sont l'allantoïne et l'acide rosmarinique.

La consoude s'est fait depuis quelques années une assez mauvaise réputation car elle contient également des substances complexes, les alcaloïdes pyrrolizidiniques, susceptibles de provoquer des lésions hépatiques quand la plante est ingérée. En revanche, rien ne laisse penser qu'elle puisse être dangereuse en application externe, comme c'est le cas s'il s'agit de soigner le syndrome du canal carpien (ainsi que l'arthrite). Ajoutez quelques cuillerées à café de consoude séchée en poudre à la recette déjà mentionnée plus haut à propos du piment rouge, ou mélangez-en à n'importe laquelle de vos crèmes habituelles pour la peau.

Cumin ***(Cuminum cyminum).*** Certaines cuisines exotiques font grand usage du cumin. J'ai autrefois étudié les propriétés de cette épice dans laquelle j'ai découvert trois substances complexes analgésiques, sept agents anti-inflammatoires et quatre constituants susceptibles d'atténuer l'œdème. Si j'étais atteint du syndrome du canal carpien, je saupoudrerais beaucoup de cumin sur mes aliments et j'en ajouterais à mes sauces au curry.

Sauge ***(Salvia officinalis).*** Six substances complexes anti-inflammatoires ont été identifiées dans la sauge. Si je souffrais du syndrome du canal carpien, j'en ferais grand usage dans toutes sortes de plats.

Aliments riches en vitamine B_6. Les naturopathes recommandent d'absorber chaque jour entre 40 et 80 milligrammes de vitamine B_6 quand on est atteint du syndrome du canal carpien. Dans le cadre d'une étude, les deux tiers des sujets qui prenaient une telle dose de vitamine B_6 signalaient une amélioration.

Parmi les aliments qui contiennent de la vitamine B_6, on peut mentionner : chou-fleur, cresson, épinard, banane et gombo (ou okra). Il serait difficile d'obtenir, uniquement à partir de divers aliments, suffisamment de vitamine B_6 pour traiter le syndrome du canal carpien. Si vous souffrez de ce trouble, envisagez de prendre un complément alimentaire. L'apport journalier recommandé ne dépasse toutefois pas 2 milligrammes, et on a pu établir un lien entre certains troubles nerveux et un surdosage de cette vitamine. Avant d'envisager cette thérapie, mieux vaut donc en parler à votre médecin.

Syndrome du côlon irritable

Comparée aux autres passagers du vol dans lequel je me trouvais, cette femme était visiblement l'une des plus mal en point. Quand elle perdit connaissance, s'écroulant entre les rangs de sièges sur le sol de la cabine alors qu'elle se précipitait aux toilettes, j'interprétai cela comme un mauvais présage. Il s'avéra que cette femme souffrait de la maladie de Crohn, un type grave de colite inflammatoire impliquant une inflammation chronique des intestins. (La colite ulcéreuse est un autre type de colite inflammatoire.)

Revenue à ses esprits, elle m'avoua que c'était là peut-être son dernier voyage dans un pays lointain avant que la maladie ne lui interdise tout déplacement. Je m'empressai de lui conseiller certains traitements à base de plantes qui pourraient la soulager. J'espère de tout cœur qu'elle va mieux à présent.

Quand on n'élimine plus

La colite ulcéreuse et la maladie de Crohn se manifestent par des symptômes similaires, notamment des diarrhées chroniques (parfois accompagnées de saignements), des crampes abdominales, de la fatigue, une perte de poids, voire de la fièvre. Leur origine peut être toutefois très différente. Pour simplifier, disons que la colite est une inflammation du côlon, tandis que l'inflammation due à la maladie de Crohn peut affecter n'importe quelle partie du tractus gastro-intestinal.

Les médecins traitent généralement une grave colite inflammatoire à l'aide de corticostéroïdes. Ces médicaments parviennent parfois à mettre fin à l'inflammation, mais ils s'accompagnent d'effets secondaires qui peuvent être plutôt désagréables, notamment de l'acné, des troubles de la vue et une prise de poids. Les corticostéroïdes peuvent également provoquer des symptômes gastro-intestinaux qui ressemblent beaucoup à ceux de la colite inflammatoire. Sans doute ne serez-vous pas surpris d'entendre que je ne suis pas très enthousiaste à leur égard, mais je n'ai encore rencontré aucune thérapie naturelle vraiment efficace.

Je me contenterai donc par conséquent de vous faire part de certaines approches parallèles qui me semblent judicieuses.

En proie à la colite inflammatoire

La plupart des personnes qui souffrent de ce trouble finissent par sombrer dans la dépression. Cela n'a d'ailleurs rien d'étonnant car il s'agit d'une maladie déprimante et bien propre à créer l'anxiété. C'est ainsi que peut s'installer un cercle vicieux dans la mesure où l'anxiété, la dépression et toutes autres formes de stress peuvent intensifier les symptômes. Je vous recommande de trouver un programme de gestion du stress qui vous convienne, comme par exemple la pratique de la méditation et du yoga, ou d'adopter toute autre forme d'exercice modéré. Pour ma part, j'évacue mon stress en jardinant au beau milieu de mes plantes aromatiques.

Il est certain que nos sensibilités alimentaires individuelles jouent un rôle dans les problèmes intestinaux. L'inaptitude à digérer le lait et les produits laitiers (intolérance au lactose) est très courante. Beaucoup de gens souffrent de ce trouble particulier sans même s'en douter. Je vous recommande d'éviter tous les produits laitiers pendant plusieurs semaines pour mieux vous rendre compte si tel est votre problème.

D'autres personnes souffrent d'un autre type d'allergie alimentaire, plus rare : l'intolérance au gluten, c'est-à-dire la partie protéique de la farine. Le gluten contribue à la fermentation du pain. La plupart des céréales, à l'exception du riz et du teff (*eragrostis*), une céréale utilisée en Éthiopie, en contiennent également. Ce n'est pas chose facile d'éliminer les céréales de son alimentation. Cependant, si une colite inflammatoire vous rend la vie trop pénible, je dirais que l'effort en vaudrait la chandelle pendant quelques semaines pour savoir si vous observez une amélioration après avoir éliminé le gluten de votre alimentation. Utilisez des solutions de substitution, comme de remplacer le pain par des galettes de riz et les pâtes par des nouilles de riz. Ou découvrez la gastronomie éthiopienne en dégustant de délicieuses crêpes de teff, si vous parvenez à trouver cette céréale en magasin diététique.

Les plantes au secours de la colite inflammatoire

Il est préférable que vous soyez régulièrement suivi par un médecin si vous souffrez de colite inflammatoire, mais n'hésitez pas à discuter avec votre praticien des approches à base de plantes. Voici un certain nombre de sugges-

Des jus frais pour une digestion saine

Les partisans des jus frais semblent avoir des recettes de jus pour tous les troubles possibles ou presque. Voici quelques suggestions de jus qui pourraient, me semble-t-il, être utiles dans le cas d'une colite inflammatoire.

Un naturopathe suggère de prendre chaque jour au moins un des jus frais de fruits et de légumes dont je vous donne les recettes plus bas. Ces jus peuvent être préparés soit au mixer, soit à l'aide d'une centrifugeuse. (Personnellement, je préfère le mixer.)

Boisson verte : deux pommes, deux feuilles de chou frisé, une poignée d'épinards et un peu de persil et de chiendent.

Cocktail dépuratif : une pomme, la moitié d'une betterave rouge avec sa verdure, quatre carottes, deux tiges de céleri et une demi-tasse de persil ou de chiendent commun.

Des enzymes tant et plus : une banane, une demi-mangue, deux oranges, une demi-papaye et le quart d'un ananas frais.

Je ne vois rien à redire à la **Boisson verte,** ni au **Cocktail dépuratif**. Je ne saurais vous affirmer qu'ils soulagent la colite inflammatoire, mais ce sont certainement des boissons bourrées de fluides, vitamines et minéraux dont on est souvent carencé quand on souffre de diarrhée chronique.

Quant aux *Enzymes tant et plus,* je vous recommande aussi cette boisson. Tous les fruits qui la composent sont très fréquemment utilisés sous les tropiques pour soigner les troubles digestifs. Diverses recherches cliniques ont montré que les enzymes protéolytiques de l'ananas et de la papaye (la pancréatine et la bromélaïne) exercent une action anti-inflammatoire. De plus, elles jouent un rôle dans la lutte contre les maladies auto-immunes.

Le seul ingrédient de ce dernier cocktail dont je ne suis pas sûr, ce sont les oranges. Certains praticiens de thérapies parallèles déconseillent de manger des agrumes quand on souffre de colite inflammatoire. Pourquoi ne pas essayer cette recette d'abord avec, puis sans oranges, pour mieux vous rendre compte de ce qui vous convient ?

tions qui peuvent contribuer à soulager les symptômes.

♣ **Oignon** ***(Allium cepa).*** La principale substance complexe efficace contre la colite inflammatoire est la quercétine, dont les pelures d'oignons constituent la meilleure source. Bien entendu, nous ne mangeons pas la pelure, mais vous pouvez toujours préparer vos potages et ragoûts en faisant cuire des oignons entiers non épluchés. Il suffira ensuite d'ôter leur fine enveloppe juste avant de servir.

Les naturopathes suggèrent d'ingérer 400 milligrammes de quercétine environ 20 minutes avant chaque repas. La quercétine pure est également vendue dans de nombreux magasins diététiques.

♣ **Ispaghul** *(Plantago ovata).* Peut-être n'avez-vous jamais entendu parler de l'ispaghul, mais je parie que vous connaissez le Spagulax. Ce dernier est un produit commercial à base de fibres qui comporte essentiellement des graines et téguments moulus d'ispaghul. Le Spagulax est efficace comme laxatif. Dans l'intestin, le mucilage des graines d'ispaghul se gonfle d'eau et multiplie ainsi plusieurs fois son volume initial. En ajoutant du volume aux selles, il contribue à stimuler les contractions musculaires que nous ressentons comme le signal d'aller à la selle.

Son aptitude à absorber les fluides font de l'ispaghul un remède également utile pour soulager la diarrhée, qui est l'un des symptômes courants de la colite inflammatoire. De plus, quand il traverse le tractus alimentaire, le mucilage contenu dans les graines d'ispaghul exerce un effet apaisant, ce qui pourrait contribuer à soulager les crampes liées à la colite inflammatoire. Quand vous utilisez l'ispaghul, prenez soin de boire beaucoup de liquides. De plus, si vous êtes allergique, restez vigilant quant à d'éventuelles réactions à cette plante. Au cas où des symptômes allergiques surviendraient après la première prise, abandonnez ce remède.

♣ **Thé (vert ou noir)** *(Camellia sinensis).* Diverses plantes astringentes contenant du tanin, notamment le thé, sont souvent conseillées pour soulager les troubles gastro-intestinaux. En dehors du thé, un certain nombre de plantes médicinales courantes sont riches en tanins : quatre-épices, lycope, myrtille, noyer cendré, noyer, caroube et framboise.

♣ **Valériane** *(Valeriana officinalis).* Elle peut apporter une aide efficace quand elle est utilisée avec d'autres remèdes capables de soulager les contractions des muscles lisses tels que les intestins. La valériane contribue également à soulager le stress qui est, semble-t-il, un facteur contributif de la colite inflammatoire.

♣ **Huiles essentielles diverses.** Les aromathérapeutes recommandent le massage à l'aide de quelques gouttes de n'importe laquelle des huiles essentielles suivantes, diluées dans quelques cuillerées à soupe d'huile végétale : ail, basilic, bergamote, camomille, cannelle, géranium, hysope, lavande, lemon-grass, romarin, thym et ylang-ylang. Je ne saurais vous garantir un quelconque effet, mais il est vrai que le massage apporte une précieuse détente et que l'utilisation d'huiles essentielles le rend plus relaxant encore. La détente contribue à soulager le stress lié à la colite inflammatoire. Je n'hésiterais pas à opter pour cette approche. (Souvenez-vous, toutefois, que les huiles essentielles sont à réserver à l'usage externe.)

♣ **Plantes diverses.** Des herboristes recommandent la camomille, la menthe poivrée et l'igname sauvage pour soulager les spasmes, notamment ceux de l'intestin.

L'un d'eux suggère de traiter la colite inflammatoire en utilisant un cocktail à base de plantes obtenu à partir de quatre-épices (pour deux parts) et de camomille, d'armoise, de menthe poivrée, de valériane et d'igname sauvage (pour une part chacun).

Un phyto-pharmacologue recommande quant à lui diverses plantes pour traiter la colite ulcéreuse et la maladie de Crohn, notamment le fenugrec, la gentiane, le gingembre, l'hydrastis, la gomme de myrrhe, la racine de réglisse et la feuille de papaye.

Syndrome prémenstruel

Le syndrome prémenstruel englobe toute une série de symptômes susceptibles de se produire quand une femme est sur le point d'avoir ses règles : anxiété, œdème, tension mammaire, irritabilité, sautes d'humeur et gain de poids. La plupart des spécialistes sont d'avis que ces symptômes sont dus à une modification des taux d'œstrogène et de progestérone, les hormones sexuelles féminines.

Les savants précisent que plus le taux d'œstrogènes est élevé, plus le danger de syndrome prémenstruel augmente. Les évaluations peuvent varier considérablement. Selon les statistiques, environ 25 à 50 % des femmes non ménopausées sont plus ou moins sujettes au syndrome prémenstruel, et

8 à 15 % d'entre elles en ont des symptômes très prononcés.

Les plantes au secours du syndrome prémenstruel

Fort heureusement, il existe toutes sortes de plantes médicinales, notamment l'onagre, pouvant contribuer à soulager ce trouble.

♣♣♣ **Gattilier** ***(Vitex negundo).*** Les petites baies du gattilier sont utilisées depuis l'Antiquité pour soulager les troubles du cycle menstruel.

Des chercheurs ont découvert que cette plante peut soulager les troubles liés au syndrome prémenstruel grâce à l'effet qu'elle exerce sur les hormones sexuelles féminines. Le gattilier contribue à équilibrer les hormones sécrétées au cours du cycle menstruel de la femme, en augmentant la production de gonadotrophine B (lutéinostimuline) et en bloquant la libération de gonadotrophine A (folliculostimuline), ce qui entraîne une augmentation du rapport œstrogène-progestérone et une diminution du taux d'œstrogènes. Moins nombreuses, ces dernières risquent moins de causer ou d'aggraver le syndrome prémenstruel.

Juste une mise en garde, toutefois : les femmes dont le syndrome prémenstruel s'accompagne de dépression grave devraient éviter le gattilier. Certaines recherches suggèrent en effet que le syndrome prémenstruel accompagné de dépression provient d'un excès de progestérone, et on soupçonne le gattilier d'augmenter précisément le taux de cette hormone.

Pour la plupart des femmes, cependant, cette plante est efficace. Au cours d'une étude scientifique poursuivie durant une année, des femmes souffrant de syndrome prémenstruel ont pris chaque jour soit 175 milligrammes d'extrait de gattilier, soit 200 milligrammes de vitamine B_6, un complément alimentaire fréquemment recommandé pour atténuer le syndrome prémenstruel. Les chercheurs ont constaté que le gattilier était nettement supérieur à la vitamine B_6.

Vous pouvez acheter le gattilier sous forme de plante séchée ou de teinture dans certaines herboristeries.

♣♣♣ **Angélique de Chine** ***(Angelica sinensis).*** L'angélique de Chine ou *dang quai* est essentiellement utilisée comme tonique féminin pour traiter le syndrome prémenstruel et les douleurs menstruelles. De nombreuses femmes en prennent deux gélules deux fois par jour pour prévenir le syndrome prémenstruel. (Évitez toutefois d'utiliser l'angélique de Chine si vous êtes enceinte.)

♣♣♣ **Onagre** ***(Oenothera biennis).*** Pendant des siècles, les femmes des tribus indiennes d'Amérique ont mâché des graines d'onagre pour soulager les troubles prémenstruels et menstruels.

Je suis loin d'être le seul ami des plantes à préconiser haut et fort l'usage de l'huile d'onagre pour combattre le syndrome prémenstruel. Beaucoup d'autres que moi se sont passé le mot. Lors d'un de mes voyages, j'ai surpris une conversation entre deux pharmaciennes qui ne savaient pas que je les écoutais. La première disait qu'elle prenait chaque jour une gélule d'huile d'onagre jusqu'à ce qu'elle sente les premiers signes de syndrome prémenstruel. Elle augmentait alors la dose à quatre gélules par jour jusqu'à la fin de ses règles. Elle ajouta qu'elle faisait cela depuis plusieurs années et qu'elle avait même persuadé toutes ses collègues d'adopter la même tactique. «Nous travaillons ensemble toutes les six depuis tellement longtemps, ajouta-t-elle, que nos règles ont presque fini par se synchroniser. Je préfère ne pas penser à ce qui serait arrivé sans l'huile d'onagre. Imagine un peu : six femmes qui auraient chaque mois le syndrome prémenstruel en même temps alors qu'elles doivent travailler ensemble !»

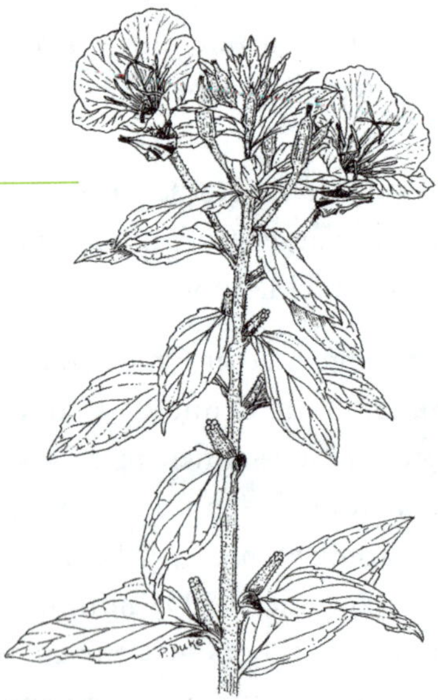

Onagre

Utilisée par les Indiens d'Amérique, l'onagre est une grande plante à fleurs jaunes dont les graines produisent une huile précieuse pour soulager les troubles prémenstruels.

♣♣ **Ortie *(Urtica dioica).*** Cette plante hépatotonique est souvent recommandée pour débarrasser l'organisme de toutes sortes de toxines. Quand le foie devient paresseux, il est lent à éliminer les œstrogènes, ce qui contribue à des taux élevés de cette hormone, ces taux pouvant à leur tour provoquer ou aggraver le syndrome prémenstruel. L'ortie peut également diminuer l'œdème et la tension mammaires. Je suggère de boire une tisane à base d'ortie et de bardane (à parts égales).

♣ **Bardane *(Arctium lappa).*** Voici encore une plante traditionnellement utilisée comme tonique pour le foie.

Je suis persuadé que son effet légèrement hépatostimulant en fait un remède utile pour traiter l'irritabilité liée au syndrome prémenstruel. La bardane a également une action légèrement diurétique. Cela signifie qu'elle pourrait contribuer à soulager l'œdème et la tension mammaires qui accompagnent souvent le syndrome prémenstruel, ces deux symptômes étant liés à un excès de fluide dans l'organisme.

♣ **Framboisier *(Rubus idaeus)*.** Le framboisier est surtout connu comme plante tonique pour la femme enceinte, car il contribue à apaiser une irritabilité de l'utérus. J'ai entendu bon nombre d'herboristes le préconiser également dans le cadre d'un traitement du syndrome prémenstruel. La tisane de framboisier étant une boisson sans danger et de goût agréable, cela vaut probablement la peine de l'essayer.

♣ **Scutellaire *(Scutellaria lateriflora)* et valériane *(Valeriana officinalis)*.** Ces deux plantes ont une action sédative et tranquillisante qui pourrait être utile pour soulager la tension nerveuse et l'irritabilité liées au syndrome prémenstruel.

♣ **Produits à base de soja, arachides et autres légumineuses.** Le tofu et divers autres produits à base de soja contiennent des phyto-œstrogènes (œstrogènes végétaux) naturels, quoique faibles, qui limitent la consommation d'œstrogène par l'organisme. Certains chercheurs sont d'avis que cet effet anti-œstrogénique contribue à prévenir le cancer du sein. Je ne vois pas pourquoi il n'aiderait pas aussi à soulager les symptômes liés au syndrome prémenstruel. Les graines de soja ont fait l'objet de nombreux travaux en raison d'une substance complexe œstrogénique qu'elles contiennent, appelée génistéine. Les arachides, doliques et autres haricots de Lima contiennent souvent cette même substance en plus grande quantité encore. Quant aux pois *Bu Gu Zhi (Psoralea corylifolia)*, ils possèdent 50 fois plus de génistéine que les graines de soja.

Tabagisme

Il y a 25 ans, mon fils et ma fille finirent par avoir raison de moi. Cela faisait tellement longtemps qu'ils me priaient d'arrêter de fumer que j'ai finalement décidé d'abandonner la cigarette du jour au lendemain. La veille encore, je fumais trois paquets par jour mais dès le lendemain, zéro. Il m'arrive encore de temps à autre de faire un rêve dans lequel je succombe à la tentation d'en allumer une, mais je sais que cela n'arrivera plus.

De bonnes raisons de renoncer au tabac

D'après les statistiques, le tabagisme provoque 20 % des décès par cancers et par maladies de l'appareil respiratoire, soit près de 9 % de l'ensemble des décès. 40 % des fumeurs décèdent avant d'atteindre l'âge de la retraite.

Pourtant, tout ce que l'on dit sur ces décès prématurés laisse indifférents bien des jeunes au moment d'allumer leur première cigarette, et quantité d'adultes incapables de renoncer au tabac — à croire que les périls du tabagisme leur paraissent singulièrement lointains.

C'est pourquoi j'aime à faire remarquer aux fumeurs de mon entourage que cette habitude frappe l'homme entre les jambes et la femme au visage. Vous m'avez bien compris : le tabagisme endommage les vaisseaux sanguins qui assurent l'irrigation sanguine du pénis, si bien que les hommes qui fument sont davantage exposés à l'impuissance. Le tabagisme endommage également les capillaires du visage chez la femme. C'est pourquoi les fumeuses ont généralement des rides des années plus tôt que les non-fumeuses. (Chez l'homme également, le tabagisme provoque l'apparition précoce de rides sur le visage, mais j'aime bien choisir des exemples percutants, pour l'un comme pour l'autre sexe…)

Les plantes au secours du tabagisme

Quand j'ai réussi à me débarrasser du tabac, je ne savais pas grand-chose encore sur la phytothérapie. Si je devais arrêter de fumer aujourd'hui, j'appellerais un certain nombre de plantes à l'aide.

♣♣♣ **Réglisse *(Glycyrrhiza glabra).*** Sans être très savant dans ce domaine, j'ai comme l'intuition que la réglisse devrait être utile pour cesser de fumer. J'ai également entendu toutes sortes

Un remède à base de «racine jaune»

Un jour, j'ai rendu visite à un authentique herboriste traditionnel. En approchant de sa maison, cela m'a fait plaisir de voir des bottes de xanthorrize *(Xanthorrhiza simplicissima)* qui ressemblaient à une collection de baguettes jaunâtres. Le vieil homme ne tarissait pas d'éloges à leur sujet, disant qu'il s'agissait de la meilleure plante tonique qu'il connaissait. Il la considérait comme suprêmement efficace pour soigner ce qu'il appelait la hernie du premier étage, ce par quoi il entendait vraisemblablement la hernie hiatale ou les brûlures d'estomac dues à cette dernière. Il ajouta enfin, en coinçant dans sa bouche un bout de racine amère : «la xanthorrize, c'est vraiment bien quand on veut arrêter de fumer.»

Nous n'avons à l'heure actuelle aucune preuve scientifique à l'appui que cette plante puisse aider les fumeurs à renoncer au tabac. Par contre, quand j'entends un herboriste à l'ancienne mode recommander un tel remède, le conseil ne tombe pas dans l'oreille d'un sourd. Après tout, il n'avait rien à gagner en préconisant la xanthorrize. Quand il affirmait avoir aidé beaucoup de gens à arrêter de fumer grâce à cette plante, je le croyais sur parole. Il n'y a probablement aucun risque à en faire l'essai. Vous pouvez faire infuser la plante et la boire en tisane, ou mâcher ses racines amères de la même façon que des racines de réglisse. De surcroît, il se pourrait bien qu'elle prévienne également les caries.

d'histoires encourageantes sur des anciens fumeurs qui avaient réussi à abandonner le tabac grâce à la réglisse.

Quel peut bien être son mode d'action ? Il se trouve que la racine de réglisse ressemble tout à fait à un vieux cigarillo tout racorni. Vous pourrez garder sous la main un bout de racine de réglisse et le sucer au lieu d'allumer une cigarette. Je suis d'avis que l'efficacité de cette plante tient au fait qu'elle satisfait le besoin de sensation orale que partagent tous ceux qui ne peuvent se passer de cigarettes. Voilà un remède que j'essayerais volontiers si j'étais encore fumeur.

Sachez que la réglisse et ses extraits ne présentent aucun danger quand les quantités ingérées restent modérées — jusqu'à trois tasses de tisane par jour environ — mais l'ingestion de réglisse sur une longue période (plus de six semaines) ou en trop grande quantité peut provoquer divers symptômes comme maux de tête, léthargie, rétention d'eau et de sodium, perte excessive de potassium et hypertension artérielle.

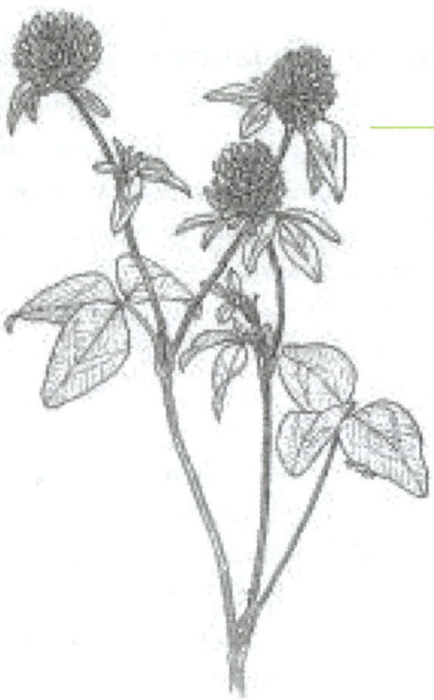

Trèfle rouge

On a pu démontrer scientifiquement que les fleurs du trèfle rouge, très souvent utilisées pendant des décennies dans divers remèdes populaires pour soigner le cancer, contenaient de la génistéine, une substance complexe anti-carcinogène.

♣♣♣ **Trèfle rouge *(Trifolium pratense).*** Il y a quelques années, un homme d'affaires m'a téléphoné car il voulait se procurer 50 tonnes de trèfle rouge. Ce dernier était destiné à servir d'ingrédient majeur dans la fabrication d'un succédané du tabac à chiquer qu'il avait l'intention de commercialiser. Le mélange serait présenté en boîte métallique, comme du vrai tabac.

Cet appel me parvint précisément au moment où je venais de découvrir la raison pour laquelle le trèfle rouge jouit d'une réputation immémoriale comme remède préventif du cancer. En effet, les tumeurs cancéreuses ne peuvent croître en l'absence d'irrigation sanguine. Elles émettent donc des signaux biochimiques pour stimuler à l'intérieur d'elles-mêmes la formation de vaisseaux sanguins. Ce processus porte le nom technique d'angiogenèse.

Plusieurs savants réputés dans le domaine de la cancérologie cherchent comment empêcher la formation de ces nouveaux vaisseaux sanguins, ce qui aurait pour effet de contraindre les tumeurs à disparaître. Or, il s'avère que la génistéine, une substance complexe ayant un effet anti-angiogène, est l'un des constituants chimiques du trèfle rouge.

J'ai donc accueilli avec plaisir l'appel de cet homme d'affaires qui cherchait à se procurer cette plante. En remplaçant le tabac à chiquer par un succédané sans tabac, il allait prévenir les cancers de la bouche et de la langue qui surviennent chez les chiqueurs de tabac. De plus, en choisissant le trèfle rouge pour remplacer le tabac, il augmenterait l'efficacité de son remède qui exercerait ainsi, de surcroît, une activité anti-angiogène.

J'ignore ce qu'il est advenu du mélange à chiquer sans tabac à base de trèfle rouge dont il me parlait, mais j'ai moi-même une boîte de «tabac» à priser au trèfle rouge. Les personnes voulant arrêter de fumer peuvent mâcher des fleurs fraîches de trèfle rouge (vous pouvez aussi les ajouter à vos plats de crudités) ou tout autre aliment contenant de la génistéine, comme certains pois, les cacahuètes ou les graines de soja. Le fait de grignoter ainsi contribuerait à satisfaire le besoin de sensation orale que ressentent nombre de fumeurs et d'anciens fumeurs. De plus, la génistéine que contiennent ces types d'aliments s'attaquerait à d'éventuelles tumeurs en formation.

Si vous avez du mal à vous débarrasser de votre tabagisme, envisagez d'adopter l'habitude de boire chaque jour de la tisane de trèfle rouge. Il semblerait en effet que cela constitue une mesure de protection.

♣ **Carotte** ***(Daucus carota).*** Au moment où j'ai moi-même cessé de fumer, les carottes m'ont été d'un certain secours. Je me souviens qu'en allant au bureau en voiture, je mâchais une ou deux carottes au lieu de fumer une cigarette.

J'avais choisi les carottes à l'époque parce que je les aime bien. Nous savons aujourd'hui que les caroténoïdes, les cousins de la vitamine A qui leurs donnent cette belle teinte orange, contribuent également à prévenir le cancer, surtout si les caroténoïdes proviennent d'authentiques carottes ou d'autres aliments entiers plutôt que de gélules. (De manière générale, chaque fois que l'on isole une substance chimique bénéfique — c'est-à-dire qu'on la sépare de tout son contexte — on se prive également d'une quantité d'autres éléments chimiques potentiellement bénéfiques.)

Si l'on considère la cigarette comme une sorte de bâtonnet cancérigène, on peut aussi bien décrire la carotte comme un bâtonnet anticancer. D'ailleurs, cette définition est valable pour tous les fruits et légumes. Les recherches sur ce plan sont unanimes et formelles : plus les gens mangent de fruits et légumes, moins ils risquent d'avoir les principaux types de cancers, notamment le cancer des poumons. Par conséquent, même si vous ne parvenez pas à renoncer au tabac, continuez à manger des carottes.

Toux

La toux est peut-être plus courante encore que le rhume. Environ la moitié des personnes qui consultent un médecin pendant l'hiver souffre d'une inflammation des voies respiratoires, accompagnée de toux et d'autres symptômes. Quelle qu'en soit la cause, la toux reste pareille à elle-même ; une toux productive permet d'expulser du mucus, ce qui n'est pas le cas d'une toux sèche ou non productive.

Quand nous avons une toux chronique rebelle à tout traitement, cela signifie que notre corps cherche à nous faire comprendre quelque chose. Peut-être le message est-il très simple, comme par exemple «arrête le tabac» ou «débarrasse-toi de cette vilaine sinusite». Il ne s'agit donc pas de se contenter de traiter la toux. Nous devons aussi chercher à comprendre ce que notre corps cherche à nous faire comprendre. Si les remèdes maison ne vous apportent pas de soulagement et si votre toux persiste pendant plusieurs jours, consultez votre médecin habituel.

Les plantes au secours de la toux

Quelle que soit la cause de votre toux, les plantes pourront néanmoins vous procurer un certain soulagement. Divers remèdes sont traditionnellement recommandés depuis l'Antiquité. Voici un certain nombre de plantes que je vous conseille.

♣♣ **Citron** ***(Citrus limon).*** Un herboriste suggère la recette suivante de sirop contre la toux : versez de l'eau bouillante sur 2 cuillerées à café de zestes de citron biologiques, 1 cuillerée à café de sauge et 1/2 cuillerée à café de thym. Laissez infuser pendant 15 minutes. Ajoutez ensuite le jus d'un demi-citron et 1 cuillerée à soupe de miel. En ce qui me concerne, j'aime beaucoup la limonade et je suis d'avis que ce remède vaut certainement la peine d'être essayé. Je vous conseillerais même d'en boire deux ou trois fois par jour. (il est recommandé d'utiliser des zestes biologiques car il est à peu près impossible d'éliminer les résidus de pesticides couramment utilisés sur les agrumes.)

♣♣ **Gingembre** *(Zingiber officinale).* Divers travaux scientifiques portant sur des animaux de laboratoire ont montré que deux substances chimiques présentes dans le gingembre (les gingérols et les shogaols) exerçaient une action antitussive, analgésique et fébrifuge. Bien que des effets comparables n'aient pas encore été mis en évidence chez l'homme, je suis persuadé que le gingembre peut contribuer à soulager la toux. Ajoutez-en à n'importe lequel des autres remèdes que vous prenez déjà pour soigner votre toux.

♣♣ **Orme** *(Ulmus rubra).* L'orme est reconnue comme efficace et sans danger pour adoucir la toux. L'écorce contient de grandes quantités de mucilage. Ce dernier exerce sur la gorge une action adoucissante efficace et antitussive. Vous trouverez dans le commerce des pastilles à base d'orme. Vous pouvez aussi utiliser la plante séchée sous forme de tisane.

♣♣ **Réglisse** *(Glycyrrhiza glabra).* Entre autres propriétés bénéfiques, il adoucit les muqueuses. La réglisse est utilisée depuis très longtemps pour soigner l'asthme et la toux. Prenez-la sous forme de tisane (préparée à partir d'une cuillerée à café de racine séchée par tasse d'eau bouillante) ou en ajoutant un peu de racine de réglisse à divers mélanges de plantes efficaces contre la toux.

La réglisse et ses extraits ne présentent aucun danger quand les quantités ingérées restent modérées — jusqu'à trois tasses de tisane par jour environ. L'ingestion de réglisse sur une longue période ou en quantité plus importante peut toutefois provoquer divers symptômes comme maux de tête, léthargie, rétention d'eau et de sodium, perte excessive de potassium et hypertension artérielle.

♣♣ **Sureau noir** *(Sambucus nigra).* Certains chercheurs préconisent le sureau noir pour le traitement du rhume, de la toux et la fièvre. Une étude a montré qu'un sirop préparé à partir de cette plante est efficace contre la grippe et contre la toux qui l'accompagne. Vous pouvez également acheter de la teinture de sureau noir, ou encore préparer une infusion à base de plante séchée.

♣♣ **Tussilage** *(Tussilago farfara).* Un herboriste suggère une tisane à base de tussilage, plantain (pour quatre parts chacun), réglisse (pour une part), guimauve (une part) et thym (deux parts), en ajoutant à ce mélange un peu d'échinacée aux vertus immunostimulantes. Voilà une formule qui me paraît idéale.

Le tussilage est utilisé pour soigner la toux depuis les temps les plus reculés :

son nom lui vient d'ailleurs du terme latin désignant la toux. Il faut savoir toutefois que le tussilage, comme un certain nombre d'autres plantes, contient des alcaloïdes pyrrolizidiniques. À très fortes doses, ces substances chimiques peuvent provoquer des lésions hépatiques et même un cancer du foie en cas d'utilisation prolongée. Pour cette raison, certains herboristes recommandent fermenent de ne jamais ingérer de tussilage ou toute autre plante contenant des alcaloïdes pyrrolizidiniques.

Cependant, un comité de scientifiques approuve l'utilisation d'un maximum de trois cuillerées à café de tussilage par jour pour préparer une tisane antitussive. À cette dose, vous n'absorberez pas plus de dix milligrammes d'alcaloïdes pyrrolizidiniques, quantité jugée sans danger lorsqu'elle occasionnelle.

Personnellement, je ne vois aucun inconvénient à prendre de temps à autre un peu de tussilage. La plante a pour effet d'adoucir la gorge et de diminuer le besoin de tousser. En revanche, évitez d'utiliser cette plante si vous prenez déjà beaucoup d'autres médicaments, car elle aurait un effet stressant sur votre foie qui doit déjà éliminer de votre organisme tous vos autres médicaments. Renoncez d'autre part à son utilisation si vous avez des antécédents de maladie hépatique ou d'abus d'alcool.

♣ **Anis *(Pimpinella anisum).*** Les graines d'anis sont d'excellents expectorants pour évacuer le mucus des voies respiratoires. En outre, elles atténuent la toux.

Vous pourriez prendre une tisane préparée à partir d'une ou deux cuillerées à café de graines d'anis écrasées par tasse d'eau bouillante. Laissez infuser pendant 10 à 15 minutes avant de passer. Je vous suggère d'en prendre deux fois par jour : une tasse le matin, une le soir.

♣ **Droséra (ou rosée du soleil) (*Drosera,* diverses espèces).** Voyez si vous ressentez un soulagement en buvant une tisane obtenue en versant une tasse d'eau bouillante sur une à deux cuillerées à café de plante séchée. Prenez-en une tasse par jour.

Le droséra est utilisé depuis des centaines d'années pour traiter la bronchite, la toux, la coqueluche et tout particulièrement les toux sèches et irritantes chez l'enfant. Les recherches ont confirmé ces usages traditionnels, mettant en évidence les propriétés expectorantes, antitussives et adoucissantes de la plante.

♣ **Guimauve *(Althaea officinalis).*** Les racines et extraits de guimauve, qui contiennent du mucilage, exercent un effet adoucissant. Elles sont assez efficaces pour soulager la toux et le mal de gorge. Vous pouvez préparer une tisane à partir de deux cuillerées à café de plante séchée par tasse d'eau bouillante.

♣ **Molène ou bouillon-blanc** ***(Verbascum thapsus).*** Comme la guimauve, le molène contient du mucilage adoucissant pour la gorge. Il contient d'autre part des substances chimiques, les saponines, qui exercent un effet expectorant.

Plusieurs membres de ma famille ont utilisé les feuilles de molène pour traiter la toux, et je considère cette plante comme dénuée de toxicité et plutôt efficace. Je suggère de passer la tisane pour en éliminer les résidus pileux qui pourraient être irritants. Ajoutez du citron, du miel et d'autres plantes pour masquer son goût amer.

♣ **Ortie** ***(Urtica dioica).*** La tisane d'ortie est un vieux remède maison pour soigner la toux. En outre, l'ortie jouit d'une réputation immémoriale comme traitement du rhume, de la coqueluche (pertussis) et de la tuberculose. Cela vaut vraiment la peine de l'essayer. Pour soigner la toux et le rhume des foins, je vous suggère de préparer une tisane à base de feuilles d'ortie.

♣ **Boucage-saxifrage** ***(Pimpinella major).*** La racine de boucage-saxifrage (trois à six cuillerées à café) soulage les troubles des voies respiratoires supérieures. Plusieurs études scientifiques ont montré qu'elle exerçait une action expectorante et antitussive. Elle est très souvent utilisée pour traiter la bronchite, le mal de gorge et l'enrouement.

♣ **Primevère officinale** ***(Primula veris).*** Pour préparer une tisane antitussive, prenez deux cuillerées à café de têtes fleuries séchées .

Tuberculose

J'ai eu l'occasion un jour de parler des remèdes à base de plantes devant un parterre d'une centaine de médecins. Après mon intervention, un médecin d'un certain âge me prit à part pour me raconter l'histoire suivante : plusieurs dizaines d'années auparavant, il avait rencontré un homme que l'on avait admis au sanatorium après avoir diagnostiqué une tuberculose. Cela se passait à une époque où les sanatoriums étaient nombreux. Les malades tuberculeux y restaient le plus souvent confinés jusqu'à leur mort.

Le patient dont il me parlait semblait avoir toutefois bénéficié d'une rémission. C'est d'ailleurs précisément là que l'histoire devient intéressante. Le malade avait découvert par hasard un grand tas d'oignons en se promenant dans les jardins de l'établissement. Fatigué et carencé par sa maladie, il se mit à en manger chaque jour une certaine quantité. Après un mois de ce régime, il allait si bien qu'il quitta le sanatorium.

Que voilà donc une histoire propre à réjouir et à éveiller la curiosité d'un homme comme moi, qui éprouve tant d'enthousiasme pour les remèdes à base de plantes ! Il est avéré que les oignons possèdent d'authentiques propriétés antibactériennes. On ne saurait exclure la possibilité que le régime enrichi de nombreux oignons ait vraiment joué un rôle clé dans la guérison de cette personne atteinte de tuberculose.

Le retour d'un vieux fléau

La tuberculose est une infection bactérienne chronique, généralement contagieuse. Elle peut se propager dans tout l'organisme par le biais du sang et des ganglions lymphatiques, mais elle se concentre généralement dans les poumons. Pour être infectés, la plupart des gens doivent être exposés de manière répétée à la maladie, en vivant par exemple à proximité d'une personne contagieuse.

Pour peu que l'on passe 8 heures par jour pendant six mois, ou 24 heures par jour pendant deux mois avec un tuberculeux contagieux, il y a 50 % de risques d'attraper la tuberculose. Nous ne saurions donc nous étonner de constater que la maladie sévit surtout dans les régions pauvres où les gens vivent dans la plus grande promiscuité, sans bénéficier de soins médicaux adéquats.

Dans les pays en voie de développement, la tuberculose est l'une des principales causes de mortalité. Elle représente 6,7 % de l'ensemble des décès.

Le plus souvent, les bactéries restent à l'état de veille après avoir pénétré dans l'organisme. Seuls quelque 10 % des individus infectés finissent par devenir tuberculeux. Les 90 % restants fabriquent des anticorps contre la maladie, leur présence permettant de confirmer qu'ils ont été exposés à la contagion. Ces personnes ne montrent toutefois aucun signe d'infection et elles ne sont pas contagieuses.

Dans la plupart des cas, les antibiotiques permettent de lutter avec succès contre la tuberculose. Au cours des dernières années cependant, comme les cas deviennent de plus en plus nombreux en raison du sida, les bactéries sont devenues résistantes à un ou plusieurs des antibiotiques courants. Les malades tuberculeux dont les bactéries incriminées sont résistantes à plusieurs médicaments n'ont qu'environ 50 % de chances de survie, c'est-à-dire à peu près autant qu'avant l'apparition des antibiotiques.

La tuberculose est une maladie grave. Si vos tests sont positifs, prenez la précaution de vous faire examiner par un médecin. Et s'il vous recommande certains médicaments, prenez-les consciencieusement aux doses prescrites.

Les plantes au secours de la tuberculose

Parallèlement à votre traitement médical, voici un certain nombre de plantes qui pourraient également vous être utiles.

♣♣♣ **Ail *(Allium sativum)*.** Si j'avais des raisons de penser que je puisse être tuberculeux, je prendrais de l'ail jusqu'à ce qu'il me soit possible d'aller consulter un médecin, et peut-être même ensuite. Les Chinois ont recours à l'ail pour soigner la tuberculose, avec des résultats tout à fait acceptables d'après ce que j'ai entendu dire. Si je craignais d'avoir été exposé à un tuberculeux contagieux, je prendrais au moins une gélule d'ail chaque jour, en m'assurant au préalable que chaque gélule contient l'équivalent d'au moins un gramme d'ail frais.

L'ail pourrait augmenter l'efficacité des antibiotiques et les aider à mieux lutter contre la tuberculose. Divers travaux scientifiques montrent que l'allicine, la substance complexe antibactérienne de cette plante, augmente l'action d'antibiotiques comme le chloramphénicol (Cébédexacol), et que la streptomycine agit contre les bactéries qui provoquent la tuberculose.

♣♣♣ **Chèvrefeuille** ***(Lonicera japonica).*** En Chine, on utilise le chèvrefeuille depuis des siècles pour traiter toute une gamme de problèmes respiratoires, notamment la tuberculose, la bronchite, le rhume, la grippe et la pneumonie. Les extraits de fleurs de chèvrefeuille exercent une activité vigoureuse contre diverses bactéries, notamment celles qui sont à l'origine de la tuberculose.

Si j'étais atteint de cette maladie, je n'hésiterais pas à employer cette plante. En été, je préparerais une tisane avec une poignée de fleurs par tasse d'eau bouillante et j'en boirais jusqu'à trois tasses par jour. En hiver, je ferais bouillir des branchettes et des feuilles séchées pour obtenir une tisane amère que j'adoucirais à l'aide de citron et de miel.

♣♣♣ **(*Echinacea,* diverses espèces).** Confronté à n'importe quels types de bactéries, et même si j'avais déjà commencé à prendre des antibiotiques, je prendrais de l'échinacée pour renforcer mon système immunitaire. Vous pourriez faire une cure en prenant trois fois par jour jusqu'à 40 gouttes de teinture d'échinacée. (L'échinacée peut causer une sensation de picotements sur la langue ou rendre les papilles momentanément insensibles, mais elle est sans aucun danger.)

♣♣♣ **Forsythia** ***(Forsythia suspensa).*** Les Chinois utilisent cette plante comme un antiseptique antibactérien. Une tisane bien concentrée est très efficace contre un certain nombre de bactéries. Cette plante a été utilisée en clinique pour soigner la tuberculose, souvent en conjonction avec le chèvrefeuille. Pour lutter contre diverses infections, je me sers de branches de forsythia (pour une part) et de chèvrefeuille (2 parts) en tisane ou sous forme de limonade chaude. Je suis persuadé que cela devrait être efficace pour soigner la tuberculose.

♣♣♣ **Réglisse** ***(Glycyrrhiza glabra).*** Elle contient jusqu'à 33 % de substances complexes antibactériennes sur la base du poids sec. Il n'est donc pas étonnant que les Chinois utilisent cette plante pour traiter la tuberculose. J'utilise souvent les racines de réglisse, qui exercent également une action antivirale, pour adoucir mes tisanes quand j'ai un refroidissement. Si j'avais à lutter contre la tuberculose, j'ajouterais probablement de la réglisse aux autres préparations à base de plantes figurant dans mon programme thérapeutique.

♣♣♣ **Eucalyptus** ***(Eucalyptus globulus).*** Encore une plante utilisée en Asie pour traiter la tuberculose. Si vous n'avez pas la chance de vivre près des tropiques ou dans le sud de l'Europe, peut-être aurez-vous du mal à vous procurer des feuilles fraîches, mais l'huile essentielle d'eucalyptus est vendue dans de nombreux magasins diététiques et boutiques d'aromathérapie.

Ajoutez une ou deux gouttes à de l'eau ou de la tisane. Il existe peu d'huiles essentielles que l'on puisse ingérer sans danger, mais l'eucalyptus est une exception, à condition de ne pas faire d'excès. N'en utilisez pas plus d'une ou deux gouttes car il s'agit d'une substance extrêmement forte.

♣♣ **Oignon** *(Allium cepa).* Les oignons ont une action antibactérienne presque aussi puissante que celle de l'ail, leur cousin germain. Je n'ai donc pas été surpris d'entendre l'histoire que je vous ai racontée au début de ce chapitre. Si je souffrais de tuberculose, je mangerais de grandes quantités d'oignons et d'ail.

Ulcères

J'ai eu une fois une blessure extrêmement douloureuse. Mon médecin m'a prescrit des doses massives de médicaments anti-inflammatoires non stéroïdiens, qui sont des analgésiques très puissants. Ces médicaments sont également connus pour provoquer des ulcères. J'avais toutefois la chance de connaître les avantages de la réglisse, et je continue encore aujourd'hui à adoucir certaines de mes tisanes à l'aide de cette plante. Je serais prêt à affirmer que c'est grâce à cette saine habitude que je n'ai pas eu d'ulcère.

Je doute que cela prouve que mon estomac soit en acier. Il semblerait plutôt que l'absence d'ulcère s'explique par le fait que la racine de réglisse, au goût agréablement sucré, contient des substances complexes qui exercent des effets anti-ulcéreux remarquablement efficaces. Peut-être aussi ai-je bénéficié du fait que je mange régulièrement un grand nombre des plantes et aliments aux vertus préventives mentionnés plus bas.

Une plaie qui ne guérit pas

Techniquement, un ulcère peut être n'importe quelle plaie. L'acception commune du terme désigne cependant une plaie interne sur la muqueuse de l'estomac ou du duodénum, à l'entrée de l'intestin grêle, un peu en contrebas de l'estomac. Ce type d'ulcère est également appelé ulcère peptique, car il survient à la jonction de l'estomac et du duodénum, là où est libérée l'enzyme appelée pepsine.

Selon les statistiques, cette affection atteint plus de 10 % de la population des pays occidentaux, en particulier entre 20 et 35 ans. En France, on diagnostique près de 100 000 nouveaux cas chaque année. On estime qu'une personne sur mille souffre d'un ulcère gastrique à un moment de sa vie. Les hommes sont quatre fois plus touchés que les femmes, et le risque augmente avec l'âge. Les sujets allergiques sont davantage exposés aux ulcères : selon une étude scientifique, 98 % des patients atteints d'ulcère gastroduodénal souffrent également d'allergies respiratoires.

Jusqu'à une date récente, les spécialistes pensaient que le stress était à l'origine des ulcères. Il est certes possible qu'il joue un rôle dans leur genèse, mais nous savons aujourd'hui que le véritable coupable est souvent une infection provoquée par la bactérie *Helicobacter pylori,* parfois appelée *Campylobacter pylori.* Le seul fait d'avoir dans le corps des bactéries *H. pylori* ne veut pas dire que l'on aura ce problème. Toutefois, plus de 75 % des personnes souffrant d'ulcère sont infectées par des bactéries *H. pylori.*

Les plantes au secours des ulcères

Aujourd'hui, les médecins traitent généralement les ulcères dus aux bactéries *H. pylori* à l'aide d'un traitement aux antibiotiques et de pansements gastriques à base de bismuth ou d'autres médicaments similaires. Il existe en outre un certain nombre d'approches à base de plantes que vous pourriez envisager.

♣♣♣ **Gingembre** ***(Zingiber officinale).*** Que diriez-vous d'adopter le gingembre confit en guise de remède phytothérapique pour remplacer la cimétidine (Tagamet), la ranitidine (Azantac) et la famotidine (Pepcidac) ? Ne pensez-vous pas que son goût serait bien meilleur ?

Le gingembre est bien connu pour son activité anti-inflammatoire, mais il est remarquablement méconnu comme traitement végétal des ulcères. En fait, le gingembre contient 11 substances complexes dont les effets anti-ulcère ont pu être vérifiés scientifiquement. Ces agents complexes ont des noms véritablement imprononçables, mais peut-être cela vous intéresserait-il de savoir quelle incroyable concentration d'agents chimiques anti-ulcères une humble épice peut contenir à elle toute seule. Voici donc la liste des sub-

Cocktail de fruits contre le ulcères

Chacun des ingrédients de ce dessert savoureux et sans matières grasses contient de généreuses quantités de substances complexes stomachiques efficaces contre les ulcères. Sans doute aurez-vous du mal à imaginer que cette préparation absolument délicieuse puisse être de surcroît un médicament remarquablement puissant. C'est pourtant le cas.

Bananes
Ananas
Myrtilles
Cannelle en poudre
Clous de girofle moulus
Gingembre râpé
Miel (facultatif)

Débitez en morceaux les bananes et l'ananas (quantités et proportions selon vos goûts). Déposez les fruits dans un saladier et ajoutez les myrtilles. Assaisonnez à l'aide de cannelle, de clous de girofle et de gingembre (soyez aussi généreux que possible) et adoucissez à l'aide de miel (si vous le souhaitez).
Vous pouvez également préparer une boisson anti-ulcère à prendre entre les repas. Pour cela, passez au mixer du jus de myrtille, du jus d'ananas, une banane, ainsi que les épices mentionnées plus haut. Garnissez chaque portion d'un brin de menthe poivrée.

stances du gingembre en termes d'abondance dans cette plante, par ordre décroissant d'importance : 6-shogaol, 6-gingérol, 8-shogaol, 8-gingérol, 10-gingérol, ar-curcumène, bêtabisalène, 6-gingédiol, bêtasesquiphellandrène, 6-gingerdione et 6-paradol.

Selon un herboriste, l'ingestion de gingembre confit au miel constitue un traitement de goût agréable pour soigner les ulcères. Le mariage du miel et du gingembre est particulièrement efficace. En conjonction avec les substances antibactériennes contenues dans le gingembre, le miel exerce lui aussi une action bactéricide et ces deux aliments utilisés conjointement semblent avoir des effets synergiques. Le gingembre est l'un des ingrédients clés de mon «Cocktail de fruits contre les ulcères».

♣♣♣ **Réglisse** *(Glycyrrhiza glabra).* Son usage est reconnu par certains scientifiques dans le traitement des ulcères. Cette recommandation se base non seulement sur les traditions médicales d'Europe, d'Asie et du Moyen-Orient mais également sur des dizaines de travaux scientifiques.

La réglisse contient plusieurs substances complexes efficaces contre les ulcères, notamment l'acide glycyrrhizique. La réglisse et ses extraits ne présentent aucun danger quand les quantités ingérées restent modérées, jusqu'à trois tasses de tisane par jour environ. Cependant, l'ingestion de réglisse sur une longue période — par exemple son utilisation quotidienne pendant plus de six semaines — ou en grande quantité peut provoquer divers symptômes comme maux de tête, léthargie, rétention d'eau et de sodium, perte excessive de potassium et hypertension artérielle.

Ces effets secondaires peuvent cependant être évités à peu près complètement quand on utilise une forme légèrement traitée de cette plante, appelée réglisse déglycyrrhizinée. Dans une étude très sérieuse, celle-ci était au moins aussi efficace pour accélérer la guérison des ulcères que les derniers nés des médicaments pharmaceutiques conçus dans ce but, les antihistaminiques de type H2. La réglisse déglycyrrhizinée semble également protéger la muqueuse des voies digestives contre les effets indésirables de l'aspirine, parfois à l'origine d'ulcères.

Les préparations du commerce à base de réglisse déglycyrrhizinée sont faciles à trouver dans les magasins diététiques. Si vous avez un ulcère, choisissez cette forme de réglisse en gardant tout de même à l'esprit que la plante aura perdu une partie de son pouvoir thérapeutique.

Pourquoi ne pas suivre mon exemple en utilisant de temps à autre la réglisse à titre préventif, avant d'avoir un ulcère ? Quand vous préparez telle ou telle tisane, ajoutez un peu de réglisse. Utilisée seule, elle permet d'obtenir une infusion de goût agréablement sucré. Quand on l'ajoute à d'autres tisanes, elle adoucit le goût du breuvage.

♣♣♣ **Xanthorrize** *(Xanthorriza simplicissima).* Voilà une plante qu'il vaut la peine d'essayer. (Pour plus de détails, veuillez lire l'encadré intitulé «La sagesse populaire fait à nouveau ses preuves» à la page 555.) La xanthorrize est un antibiotique qui devrait être efficace et contribuer à venir à bout des bactéries *H. pylori.*

Pour soigner mon ulcère, je prendrais une cuillerée à café de teinture de xanthorrize une ou deux fois par jour dans du jus ou du thé avant de passer aux antibiotiques éventuellement prescrits par mon médecin. Si vous prenez déjà des antibiotiques, il ne saurait être question de remplacer les médicaments par cette plante sans en parler d'abord à votre généraliste. Un mot d'avertissement : non traité, le virus *H. pylori* peut jouer un rôle dans le cancer de l'estomac. Vous devez par conséquent prendre ce trouble très au sérieux.

♣♣ **Ail** ***(Allium sativum).*** Ce bulbe au goût fort est un puissant antibiotique à large spectre. Tous ceux qui craignent de prendre des antibiotiques de synthèse pour traiter un ulcère peuvent avoir recours à une thérapie à base d'ail. Le traitement consiste à ingérer chaque jour neuf gousses d'ail cru. Vous pouvez les hacher et les mélanger à n'importe quel aliment pour pouvoir les avaler plus facilement. Par exemple, passez au mixer deux gousses d'ail cru avec une carotte. J'en ai moi-même fait l'expérience et je dois dire que ce mélange avait meilleur goût que ce à quoi je m'attendais. Voilà donc une manière pas trop désagréable de prendre deux gousses d'ail cru. Vous pourriez aussi préparer un gaspacho anti-ulcère en y incorporant de grandes quantités d'ail et de piment rouge.

♣♣ **Ananas** ***(Ananas comosus).*** Il contient de généreuses quantités de glutamine, une substance complexe dont on a pu vérifier expérimentalement l'efficacité contre les ulcères. (Le chou est une autre source intéressante.) L'ananas contient en outre de la bromélaïne aux vertus digestives.

♣♣ **Banane** ***(Musa paradisiaca).*** En raison de l'action adoucissante qu'elles exercent sur les voies digestives, les bananes sont un vieux remède empirique traditionnel pour de nombreux troubles gastro-intestinaux. Divers travaux scientifiques en laboratoire suggèrent que les bananes sont vraiment efficaces contre les ulcères.

Ainsi que le relève un chercheur, «les bananes pourraient constituer une addition utile à d'autres aliments qui ont fait leurs preuves pour soigner les ulcères, comme le chou cru, le thé vert, l'ail et les légumineuses».

♣♣ **Camomille** ***(Matricaria recutita).*** Fréquemment utilisée pour faciliter la digestion, la camomille convient particulièrement bien pour le traitement des troubles digestifs et notamment des ulcères gastriques. En effet, elle exerce une action à la fois anti-inflammatoire, antiseptique, antispasmodique et stomachique. Si j'avais un problème de ce genre, j'ajouterais un peu de réglisse à ma tisane de camomille.

♣♣ **Chou** ***(Brassica oleracea).*** Le jus de chou cru est un très vieux remède traditionnel pour soigner les ulcères. Il s'avère que le chou et son jus contiennent des quantités considérables de deux substances complexes dotées d'une activité contre les ulcères, le bromure de méthyl-méthionine-sulfonium et la glutamine.

♣♣ **Gentiane** *(Gentiana officinalis).* Cette plante est l'un des remèdes traditionnellement employés pour faciliter la digestion. Les principes amers de la gentiane stimulent la salivation et les sécrétions gastriques.

Différents travaux scientifiques portant sur des animaux de laboratoire suggèrent que la gentiane pourrait également être utile dans le traitement des ulcères. Un phyto-pharmacologue recommande d'utiliser la gentiane en conjonction avec le gingembre, l'hydrastis et la racine de réglisse.

♣♣ **Piment rouge** (***Capsicum,*** **diverses espèces**). La plupart des gens pensent que les épices fortes provoquent des ulcères. En réalité, c'est tout le contraire. Certaines d'entre elles peuvent même protéger les muqueuses de l'estomac et du duodénum, prévenant ainsi l'apparition de plaies internes. On a pu démontrer que la capsaïcine, la substance complexe qui confère au piment rouge son goût très fort, a pour effet de prévenir les ulcères chez les animaux de laboratoire auxquels de fortes doses d'aspirine avaient été administrées.

♣♣ **Souci (ou calendula)** *(Calendula officinalis).* Le souci possède des propriétés antibactériennes, antivirales et immunostimulantes. Il est démontré que cette plante permet d'atténuer les symptômes de gastrite chronique, que les médecins qualifient d'hypersécrétion gastrique acide, un trouble associé aux ulcères. Des essais cliniques suggèrent que cette plante pourrait également être utile dans le traitement de l'ulcère.

Vous pouvez préparer une tisane en utilisant la plante séchée, ou prendre de la teinture de calendula. Personnellement, j'aime bien boire une ou deux tasses de tisane préparées avec environ cinq cuillerées à café de fleurs fraîches de souci. Ce breuvage est particulièrement agréable quand on y ajoute de la mélisse et du citron. J'ai également savouré avec plaisir de la liqueur de souci (les pétales jaunes des fleurs donnent à cette boisson une belle couleur dorée), mais je me garderais bien de recommander cela : mieux vaut éviter l'alcool si vous avez un ulcère. En effet, l'abus d'alcool augmente de 500 % le risque d'infection due à des bactéries *H. pylori* si l'on en croit certaines études. Si vous souffrez de rhume des foins, évitez cette plante, car les sujets allergiques aux ambroi-

La sagesse populaire fait à nouveau ses preuves

Voici une anecdote que j'aimerais vous raconter au sujet de la sagesse empirique traditionnelle et de la science moderne. Deux auteurs avaient été voir un vieil herboriste qui leur avait parlé de plantes et de leurs pouvoirs thérapeutiques. Ils en avaient retenu 300. En regard de chacune figuraient les commentaires du vieil homme, qui étaient ensuite interprétés à la lumière des dernières recherches pharmacologiques.

L'une des plantes que l'herboriste recommandait pour les ulcères est la xanthorrize, qui contient plusieurs des mêmes substances chimiques que l'hydrastis. Voici ce qu'il en disait : «Les gens prennent maintenant de l'hydrastis pour des ulcères plus que n'importe quoi d'autre de connu. J'ai utilisé la xanthorrize pour aider tant de gens qui avaient des ulcères. Ils reviennent me remercier et m'offrir de l'argent. Mais ça ne m'intéresse pas de faire ça pour de l'argent. Je fais ça pour les aider. Et la xanthorrize est bonne contre un ulcère, bien mieux que ce Tagamet. Ils jettent leur Tagamet à la poubelle une fois qu'ils l'ont essayé.»

Toutefois, les auteurs du livre ont relevé que la science, en l'état actuel, ne pouvait démontrer une quelconque activité spécifique des principes actifs connus de la xanthorrize, principalement la berbérine, sur les ulcères.

Peut-être se sont-ils montrés trop circonspects. Après avoir mené mes propres recherches, j'ai constaté que certains effets anti-ulcères de la berbérine avaient bel et bien été signalés. De plus, leur commentaire fut rédigé avant que les chercheurs ne découvrent que la plupart des ulcères sont dus à des infections bactériennes. La xanthorrize est un antibiotique puissant et la berbérine est une substance complexe qui exerce une action antibactérienne même à des concentrations très faibles, ce qui revient à dire que quelques cuillerées de teinture par jour pourraient bien guérir un ulcère, exactement comme l'affirmait le vieil homme.

Je vous raconte tout cela pour souligner une fois de plus combien la sagesse traditionnelle autour des plantes s'avère souvent basée sur un authentique fondement scientifique. Cette histoire nous rappelle aussi que parfois, les savants doivent accepter d'examiner à nouveau quelque chose qu'ils avaient initialement rejeté, surtout à mesure que la science progresse. Il n'est pas impossible que la sagesse traditionnelle, acquise au prix d'une longue expérience, finisse par avoir le dessus.

sies pourraient également avoir une réaction allergique au souci. Pour le cas où vous auriez une réaction quelconque — démangeaisons ou tout autre désagrément — abandonnez tout traitement à base de souci.

♣ **Airelle et myrtille (*Vaccinium*, diverses espèces).** Ces deux fruits

Soupe au chou anti-ulcère

Voici une recette de soupe au chou riche en substances complexes anti-ulcère. Il vous faudra trouver vous-même de manière empirique le dosage qui vous permettra d'obtenir un goût agréable. Si vous optez pour les épices facultatives, commencez par de petites quantités. Elles sont délicieuses dans la soupe au chou, mais elles lui donnent un goût plutôt exotique.

3 tasses d'eau
2 tasses de chou émincé
1 tasse de céleri haché
1 tasse de pommes de terre coupées en dés
1/2 tasse de gombo (okra) coupé en tronçons
1/2 tasse d'oignon coupé menu
1/2 tasse de poivron vert haché
piment rouge en poudre
gingembre râpé
poivre de Cayenne moulu
cannelle en poudre (facultatif)
clous de girofle moulus (facultatif)
racine de réglisse séchée (facultatif)

Disposez dans une grande casserole l'eau, le chou, le céleri, les pommes de terre, les gombos, les oignons et les poivrons verts. Amenez à ébullition sur feu vif. Diminuez ensuite le feu, couvrez la casserole et laissez mijoter jusqu'à ce que les légumes soient tendres. Assaisonnez selon vos goûts en ajoutant piment rouge, gingembre, poivre de Cayenne, cannelle (si le cœur vous en dit), clous de girofle et réglisse (si vous le souhaitez).

contiennent des substances complexes, les anthocyanosides. Dans le cadre de travaux portant sur des animaux de laboratoire, il s'est avéré que ces agents chimiques offraient une protection marquée contre les ulcères. Ils contribuent à stimuler la production de mucus qui protège la muqueuse de l'estomac contre l'acidité des sucs digestifs.

♣ **Curcuma *(Curcuma longa).*** Cette épice culinaire, qui entre dans la composition des préparations au curry de l'Inde et des pays d'Asie, pourrait être qualifiée de traitement de l'ulcère du pauvre. Dans le cadre d'une étude scientifique, on a pu constater que le curcuma (pris en gélules de 250 milligrammes ingérées trois fois par jour) avait 50% de l'efficacité des antiacides pharmaceutiques après six semaines.

♣ **Reine-des-prés *(Filipendula ulmaria).*** Tout comme l'écorce de saule, la reine-des-prés est un type d'aspirine végétale. Des doses élevées d'aspirine peuvent provoquer un ulcère, et il peut donc paraître étrange de l'utiliser dans ce cas précis. Pourtant, c'est bien ce que font de nombreux herboristes. Les principes actifs de la reine-des-prés sont les salicylates. L'aspirine, quant à elle, est exclusivement constituée de salicylates. S'il est vrai que les salicylates purs provoquent des ulcères, la reine-des-prés entière contribue à prévenir et à traiter ces derniers.

D'autres substances complexes contenues dans la reine-des-prés entière, notamment les tanins, les glycosides phénoliques et l'huile essentielle de la plante, lui confèrent un effet anti-ulcère. La reine-des-prés serait ainsi l'une des meilleures plantes digestives et un excellent traitement contre les ulcères ou les brûlures d'estomac. Cette théorie me paraît sensée. Diverses plantes ayant un effet anti-ulcère, notamment la camomille, contiennent également des salicylates.

♣ **Rhubarbe *(Rheum officinale).*** Dans une étude portant sur 312 patients souffrant d'ulcères accompagnés d'hémorragies, la rhubarbe a permis d'obtenir en quelques jours une amélioration chez quelque 90 % des sujets. J'userais de prudence avec cette plante, car c'est aussi un laxatif puissant. Dès les premiers signes de diarrhée, diminuez la dose que vous prenez ou cessez d'utiliser la plante.

Urticaire

Voilà bien des années, mon fils eut une éruption d'urticaire. Il venait de bêcher dans le jardin, et il se peut donc que son problème ait été provoqué par une allergie à l'une ou l'autre des centaines de plantes que je possède. Ou encore, peut-être était-il allergique à l'un des nombreux animaux qui vivaient là : chats, poules, chèvres, chevaux et lapins.

Ses éruptions continuèrent par périodes pendant encore une année environ. Quand il parvint à l'âge adulte, elles disparurent définitivement.

Nous n'avons jamais réussi à comprendre ce qui l'avait provoqué. Le problème ne devint jamais suffisamment grave pour que nous allions consulter un allergologue, et c'est probablement tant mieux. En dehors de quelques allergies courantes, même les spécialistes ont souvent le plus grand mal à déterminer ce qui provoque cette maladie de peau.

Chaque fois qu'il faisait une poussée d'urticaire, nous lui donnions un peu de diphénhydramine (Onctose), l'antihistaminique de synthèse en vente libre, au lieu de remèdes à base de plantes aux propriétés antihistaminiques. Aujourd'hui, j'aurais recours à elles, mais mon fils eut son urticaire avant que j'en vienne à me convertir entièrement aux remèdes naturels.

Comment se produit l'urticaire

Il s'agit d'une éruption cutanée prurigineuse constituée de papules rouges à centre blanc. Sur le plan médical, on parle d'érythème ortié ou de fièvre ortiée, car l'ortie piquante peut parfois en être la cause.

L'urticaire est une réaction à l'histamine, une substance sécrétée par des cellules spécialisées appelées mastocytes que l'on retrouve un peu partout dans l'organisme. Signalons au passage que de faibles quantités d'histamine nous sont également injectées chaque fois que nous entrons en contact avec les poils ténus qui recouvrent les feuilles d'orties.

L'histamine produite par l'organisme joue un rôle dans l'apparition des symptômes d'allergies comme le rhume des foins, qui se manifestent par des éternuements et des yeux larmoyants. C'est pourquoi les antihistaminiques, des substances qui inhibent l'action naturelle des histamines, peuvent contribuer à traiter tant de symptômes allergiques, notamment l'urticaire.

C'est une affection extrêmement courante, parce qu'elle peut être provoquée par une grande variété de d'éléments difficiles à éviter.

Pratiquement tout ce qui peut causer une réaction allergique peut donner lieu à de l'urticaire, en particulier certains aliments, l'aspirine et de nombreux autres médicaments. Parfois, l'urticaire est provoquée par une chose inattendue ; l'utilisation d'un écran solaire, par exemple, provoque de l'urticaire chez environ 3 % de ses utilisateurs. Mais dans bien des cas, sa cause demeure un mystère.

Les plantes au secours de l'urticaire

Les antihistaminiques avec ou sans ordonnance constituent le traitement médical habituel de l'urticaire, mais il existe également un certain nombre d'approches à base de plantes.

♣♣♣ **Balsamine du Cap *(Impatiens capensis).*** Voici l'une de mes plantes préférées pour l'urticaire. Elle contient en effet une substance complexe appelée lawsone qui est merveilleusement efficace.

Un jour, je me suis prêté à une drôle d'expérience. Un vieil ami herboriste me frotta les deux poignets à l'aide d'orties jusqu'à ce que j'aie l'épiderme en feu. Mais j'avais sur moi un flacon de solution de balsamine du Cap… Aussitôt après m'en avoir frictionné la peau, je ressentis un soulagement instantané, même si l'urticaire continuait à me démanger. J'étais convaincu que toute plante source de lawsone, comme la balsamine du Cap, pouvait être envisagée comme traitement de l'urticaire.

Si vous souhaitez employer ce remède, il vous faudra trouver la plante fraîche. Pour le cas où vous ne sauriez pas à quoi elle ressemble, arrangez-vous pour trouver près de chez vous quelqu'un — herboriste ou détaillant agricole — qui puisse vous la montrer.

♣♣♣ **Ortie *(Urtica dioica).*** Mais oui, il s'agit bien de cette même plante qui provoque une éruption cutanée quand on la touche ! Je vous suggère d'utiliser un extrait de feuille d'ortie cryobroyée pour traiter l'urticaire et les allergies. Cela peut sembler illogique, mais cette plante ne contient semble-t-il pas assez d'histamine pour causer des problèmes quand elle est ingérée. En outre, elle contient des substances qui peuvent soulager l'urticaire.

L'ortie est vendue sous forme de gélules dans les pharmacies et magasins diététiques. Selon les besoins, prenez-en une ou deux toutes les deux à quatre heures, .

En ce qui me concerne, j'ai une impressionnante plantation derrière ma grange, et j'opterais personnellement pour un breuvage à base de feuilles en infusion, ou un plat de feuilles d'orties cuites. Pensez à porter des gants pour récolter ces plantes, mais sachez qu'elles perdent leur pouvoir urticant une fois cuites et que leur verdure cuite est délicieuse.

Plusieurs travaux scientifiques récents suggèrent que la racine d'ortie pourrait être encore plus bénéfique que les feuilles. Il n'existe pas encore de gélules de racine d'ortie, mais si vous pouvez vous procurer la plante fraîche, pourquoi ne pas faire sécher quelques racines pour en préparer ensuite une tisane ?

♣♣ **Antihistaminiques naturels.** Il est une chose que les médecins ne disent pas — parce qu'ils l'ignorent le plus souvent — c'est que beaucoup de plantes contiennent des substances complexes antihistaminiques.

J'en ai répertorié des quantités : la camomille et l'origan sauvage contiennent au moins sept agents chimiques antihistaminiques, et la rue en comporte six. On en dénombre cinq dans l'achillée millefeuille, le basilic, l'échinacée, l'estragon, le fenouil, la figue, le ginkgo, le pamplemousse, la passiflore, le thé et le thym.

Certains herboristes avertissent que la camomille peut provoquer des réactions allergiques à l'histamine. Tel est peut-être le cas chez certains sujets particulièrement sensibles, mais voici les agents complexes antihistaminiques qu'elle contient : apigénol, isorhamnétol, kaempférol, lutéolol, quercétine, rutine et umbelliférone. Un tel assortiment de substances complexes bénéfiques est une bonne raison de l'utiliser. Si cette dernière ne vous apporte aucun soulagement, ou si elle semble aggraver votre urticaire, cessez de l'utiliser.

Pour obtenir la plus grande variété de substances antihistaminiques, je vous suggère de préparer une tisane à partir d'un mélange de plusieurs plantes à l'action antihistaminique, notamment le basilic, la camomille, l'estragon, le fenouil, l'origan et le thé.

Je suggère de verser ensuite plusieurs tasses de cette infusion à base de plantes dans votre bain, ou d'y tremper un linge propre que vous utiliserez ensuite en compresse. Vous pouvez également boire le breuvage, car les substances antihistaminiques qu'il contient seront aussi efficaces à l'intérieur de votre corps que sur votre peau.

Si la tisane vous apporte un soulagement, buvez-en sans modération. Par contre, si elle ne vous procure aucune amélioration, abandonnez-la. Sachez que toutes ces plantes sont généralement considérées comme dénuées de toxicité.

♣♣ **Persil** ***(Petroselinum crispum).*** Une étude a montré que le persil inhibe la sécrétion d'histamine. Si vous souffrez d'urticaire, vous pouvez faire du jus de persil et l'ajouter à d'autres jus de légumes, par exemple du jus de carotte ou de tomate, pour le rendre plus agréable au goût.

♣ **Amarante (*Amaranthus,* diverses espèces).** Une tisane de graines d'amarante permet d'obtenir une lotion apaisante pour l'urticaire, l'eczéma et le psoriasis. Pour préparer cette infusion, versez trois tasses d'eau bouillante sur deux cuillerées à café de graines d'amarante et laissez infuser pendant 10 à 20 minutes. Si j'avais moi-même de l'urticaire, j'ajouterais aussi un peu de balsamine du Cap.

Gingembre ***(Zingiber officinale).*** Quand un herboriste fut couvert d'urticaire à cause d'une allergie alimentaire, il fit bouillir à petit feu dans une grande casserole, pendant cinq minutes, environ 200 grammes de gingembre dans quatre litres d'eau et versa ensuite le liquide dans un bain chaud. Après être resté dans sa baignoire un certain temps, il se rinça à l'aide de tisane de camomille (une cuillerée à café de plante pour une tasse d'eau bouillante). «C'était très efficace à chaque fois», ajoute-t-il.

Huiles essentielles diverses. Les aromathérapeutes suggèrent d'utiliser l'huile essentielle de camomille pour traiter l'urticaire. Je leur donne raison : versez-en une ou deux gouttes directement sur ma plaque d'urticaire et frictionnez pour faire pénétrer l'huile aromatique. Puisque nous parlons d'huiles essentielles, celles de cumin, de giroflier et de mélisse (aussi appelée citronnelle), ont toutes des propriétés antihistaminiques. En mélangeant quelques gouttes de chacune de celles-ci dans une soixantaine de millilitres d'huile végétale, vous obtiendrez une lotion apaisante qui pourrait contribuer à soulager les démangeaisons. Souvenez-vous cependant que les huiles essentielles ne doivent pas être ingérées par voie orale, car même une petite quantité peut avoir des effets toxiques.

Plantes diverses. Certains herboristes suggèrent de boire de la tisane de valériane pour soulager l'urticaire quand cette dernière est due à l'anxiété ou au stress, car la valériane est un bon sédatif naturel. D'autres suggèrent d'appliquer sur les éruptions cutanées du gel d'aloès aux propriétés apaisantes.

Quand l'urticaire s'accompagne de démangeaisons insupportables, préparez-vous un bain chaud dans lequel vous jetterez quelques poignées de flocons d'avoine. L'efficacité de ce remède est surprenante.

La menthe sauvage ou la menthe poivrée, prises sous forme de tisane ou utilisées en lotion, pourraient être bénéfiques pour soigner l'urticaire. On a pu démontrer en effet que le menthol, l'un des principes actifs des menthes, exerçait une action antiprurigineuse.

Vaginite

Dans un trou perdu vit une herboriste pour qui j'éprouve une grande admiration. D'innombrables femmes viennent la voir pour traiter une candidose. Elle leur recommande souvent de peler soigneusement une gousse d'ail afin qu'elle reste intacte et sans entaille, pour l'envelopper ensuite dans une gaze propre fermée de manière à obtenir une sorte de tampon miniature. Elle préconise d'introduire chaque soir l'un de ces tampons improvisés dans le vagin, pendant six jours consécutifs au maximum. Dans bien des cas, le traitement guérit l'infection. Cela n'a rien de surprenant, car l'ail possède des propriétés antifongiques très puissantes.

Selon certaines statistiques, la vaginite — c'est-à-dire toute inflammation de la muqueuse vaginale — est le motif d'environ la moitié de toutes les consultations gynécologiques. Ce trouble peut avoir des causes très diverses, mais les candidoses (infections à champignons microscopiques) en sont la plus commune. (Veuillez vous reporter à la page 142 pour un complément d'information sur les candidoses.)

Certains des médicaments antifongiques sont délivrés sans ordonnance, ce qui permet aux femmes de pratiquer l'automédication, pour autant qu'elles soient certaines d'avoir une infection mycosique.

Voilà l'occasion idéale de souligner que les médecins déconseillent l'autotraitement pour une vaginite, sauf si vous savez très exactement quel est le trouble dont vous souffrez. Si les symptômes ne disparaissent pas au bout de quelques jours, ou si vous avez fréquemment des récidives de vaginite, il est plus prudent de consulter votre médecin.

Les plantes au secours de la vaginite

Voici un certain nombre de plantes qui peuvent être utiles en conjonction avec un traitement médical pour soigner la vaginite.

♣♣♣ **Ail** ***(Allium sativum).*** Si l'idée d'insérer dans votre vagin un tampon constitué d'une gousse d'ail enveloppée dans une gaze ne vous inspire pas, comme je le comprends d'ailleurs fort bien, vous pourriez ajouter une cuillerée à café d'ail frais à quelques cuillerées à soupe de yoghourt avant d'y tremper un tampon hygiénique, ou vous en servir comme d'une douche vaginale deux fois par jour aussi longtemps que les symptômes persistent. Ce traitement a le défaut d'être malodorant, mais il peut être très efficace.

Plusieurs médecins font l'éloge de «l'extraordinaire activité fongicide du jus d'ail fraîchement pressé et de l'ail séché». Ils identifient d'autre part l'allicine comme la principale substance complexe de l'ail, capable d'exterminer *Candida albicans*, le champignon responsable des infections vaginales.

♣♣♣ **Théier (*Melaleuca,* diverses espèces).** Originaire d'Australie, l'huile essentielle de melaleucas est seulement connue depuis quelques années comme antiseptique.

Des chimistes ont pu démontrer que l'huile essentielle de melaleucas était particulièrement efficace contre les Candida. L'une des substances complexes de cette huile, le terpinen-4-ol, semble être la clé de l'action anticandida de cette plante. Différents travaux scientifiques ont montré que les crèmes et douches contenant cet agent chimique en proportion élevée étaient aussi efficaces contre les infections vaginales que les remèdes pharmaceutiques de synthèse comme la nystatine (Mycostatine) et le clotrimazole (Trimysten).

Pour les infections vaginales récidivantes, une herboriste suggère de mélanger deux ou trois gouttes d'huile essentielle de melaleucas dans une cuillerée à soupe de yoghourt et d'y tremper ensuite un tampon hygiénique. Insérez ce tampon le soir avant de vous coucher, en continuant ainsi pendant un maximum de six jours. N'oubliez pas, cependant, que les huiles essentielles ne doivent pas être ingérées par voie orale. En effet, elles sont extrêmement concentrées et il suffit parfois d'une très petite quantité pour qu'elles aient des effets toxiques.

♣♣ **Cardamome *(Elettaria cardamomum).*** Il est possible que la cardamome contienne deux fois plus de terpinen-4-ol que le melaleuca. Vous pouvez suivre les instructions données ci-dessus à propos du melaleuca, mais en substituant deux ou trois gouttes d'huile essentielle de cardamome à celle de melaleucas.

♣♣ **Hydrastis (ou saule d'or) *(Hydrastis canadensis).*** L'hydrastis est un antibiotique végétal à large spectre, grâce à deux substances complexes qu'il contient, la berbérine et l'hydrastine. Plusieurs travaux scientifiques montrent que ces agents complexes contribuent à traiter la trichomonase vaginale, un type de vaginite causé par des amibes.

L'hydrastis exerce également une certaine activité immunostimulante. J'utilise souvent cette plante en conjonction avec l'échinacée, qui est à la fois immunostimulante et antibiotique. Ces deux plantes se prennent par voie orale sous forme de tisane, de teinture ou de gélules.

♣ **Consoude *(Symphytum officinale)*.** Dans la plupart des cas, la vaginite est causée par une infection, mais il arrive parfois — surtout après la ménopause — que la sécheresse vaginale provoque une irritation accompagnée d'inflammation pendant ou après les rapports sexuels. L'une de mes amies herboristes recommande d'enduire le vagin, juste avant les rapports, d'un mélange de lotion hydratante ou de blanc d'œuf auquel vous aurez préalablement ajouté le contenu d'une gélule de vitamine E ainsi qu'une ou deux gouttes de teinture de consoude.

♣ **Lavande (*Lavandula,* diverses espèces).** Diverses huiles essentielles, notamment celle de lavande, peuvent venir à bout des micro-organismes responsables de la vaginite, les trichomonas et gardnerella vaginitis. Je vous recommande d'en ajouter quelques gouttes aux douches vaginales, bains de siège, crèmes, lotions et tampons. (Souvenez-vous que les huiles essentielles sont à réserver à l'usage externe.) En dehors de la lavande, je vous conseille l'huile essentielle de melaleucas et parfois celles de sauge sclarée et de camomille allemande.

La prise régulière de douches vaginales n'est pas une bonne chose. Il est préférable de n'y avoir recours qu'en cas de vaginite, car des douches vaginales répétées risquent d'éliminer divers micro-organismes bénéfiques, ce qui expose à un risque accru d'infection, notamment de pelvi-péritonite.

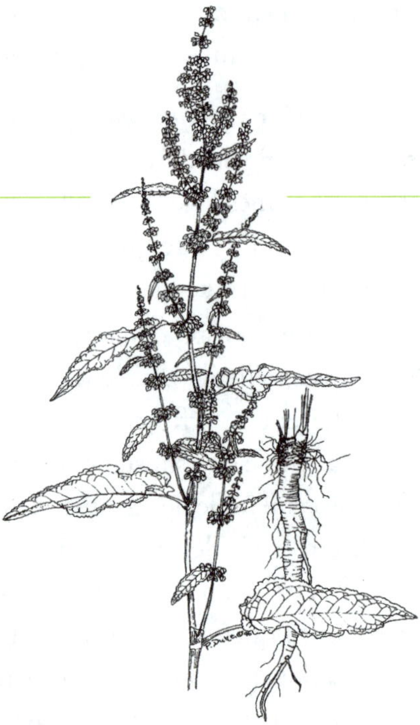

Parelle

Également appelée patience crépue, cette plante a des racines profondes qui doivent être fendues et séchées avant d'être utilisées pour préparer toniques et pommades.

Parelle *(Rumex crispus).* Pour la plupart des formes de vaginite, il est souvent recommandé d'utiliser un mélange de parelle et d'autres plantes. La formule tonique pour améliorer l'état général comprend 30 grammes de racine de parelle, 60 grammes de racine d'échinacée, 30 grammes de racine d'hydrastis et 30 grammes de racine de ginseng. Vous pouvez utiliser un mélange de ces plantes séchées selon les proportions indiquées pour préparer une tisane. Il est également possible de pulvériser ces plantes et d'en remplir des gélules vides. Cette préparation représente bien entendu pas mal de travail, mais une femme souffrant de vaginite récidivante sera prête à consentir un petit effort quand elle aura observé l'efficacité de ce remède. Prenez deux ou trois gélules par jour.

Vinaigre de cidre. Voici un vieux remède traditionnel, également recommandé par de nombreux médecins pour divers types de vaginite : ajoutez trois tasses de vinaigre de cidre à un bain chaud et restez immergée pendant au moins 20 minutes, en écartant bien les jambes pour que l'eau puisse pénétrer dans le vagin. Les bains et douches vaginales au vinaigre contribueraient à rétablir l'acidité normale du vagin, laquelle aiderait à lutter contre les micro-organismes comme les *candida, trichomonas* et *gardnerella.*

Varices

Je préfère en général rester en dehors des sujets controversés, mais en voici un qui pourrait vous intéresser : à mon avis, pour soigner les varices, il existe de bonnes raisons de penser qu'il pourrait être bénéfique de manger des pensées.

Cela vous semblera peut-être tiré par les cheveux. Parmi tous les ouvrages consacrés aux aliments en tant que remèdes, aucun ne mentionne cette plante pour soigner ce trouble courant. Pourtant, j'ai certaines preuves à l'appui selon lesquelles ces fleurs pourraient prévenir et traiter certaines varices et périphlébites. Mais avant d'en venir là, il faut d'abord comprendre l'origine du problème.

Une varice se manifeste quand les valvules d'une veine (dont la fonction est d'empêcher le sang de refluer vers le bas) cessent de fonctionner normalement. Il se produit alors une stagnation du sang, laquelle provoque une distension des veines et capillaires environnants qui se gonflent et laissent passer sang et fluide dans les tissus environnants. Ce trouble se manifeste le plus souvent dans les jambes, là où les veines sont proches de la surface. Cela provoque de vilaines saillies noueuses de teinte bleuâtre. Les varices peuvent aussi apparaître sur d'autres parties du corps. Quand elles surviennent à l'intérieur et autour de l'anus, ces veines à problème (les varices) s'appellent des hémorroïdes. Lorsqu'elles se manifestent sur le scrotum, on parle de varicocèle.

Les varices touchent trois fois plus de femmes que d'hommes. Héréditaires dans près de 50 % des cas, elles apparaissent aux jambes, se localisant surtout aux chevilles et le long de la face interne des cuisses.

Les plantes au secours des varices

Un certain nombre de plantes, notamment les pensées, peuvent contribuer à prévenir ou à traiter ce trouble.

♣♣♣ **Hamamélis *(Hamamelis virginiana)*.** Les préparations à base d'hamamélis vendues dans le commerce existent sous deux formes : extraits à l'eau (eau d'hamamélis) et extraits alcoolisés (teinture d'hamamélis). Ces deux types de produits sont à la fois adoucissants et astringents, ce qui fait de l'hamamélis un traitement externe à base de plante très utilisé pour divers troubles de la peau, depuis les ecchymoses jusqu'aux varices.

Différents travaux scientifiques portant sur des animaux de laboratoire ont montré que cette plante contribue à renforcer les vaisseaux sanguins. L'utilisation d'extraits d'hamamélis par voie externe est efficace pour traiter tant les hémorroïdes que les varices. Il suffit de tremper un tampon de coton hydrophile dans l'extrait de plante et d'en enduire la région affectée.

La teinture d'hamamélis peut aussi être ingérée pour soigner les varices. Pour préparer une tisane, versez une tasse d'eau bouillante sur une à deux cuillerées à café de feuilles séchées d'hamamélis et laissez infuser dix minutes. Vous pouvez boire deux à trois tasses par jour.

♣♣♣ **Marronnier d'Inde *(Aesculus hippocastanum)*.** Les graines de marronnier d'Inde sont traditionnellement utilisées pour traiter les varices et les hémorroïdes. Les botanistes ont finalement réussi à en isoler le principe actif essentiel, l'aescine. Diverses expériences portant sur des animaux de laboratoire ont confirmé son utili-

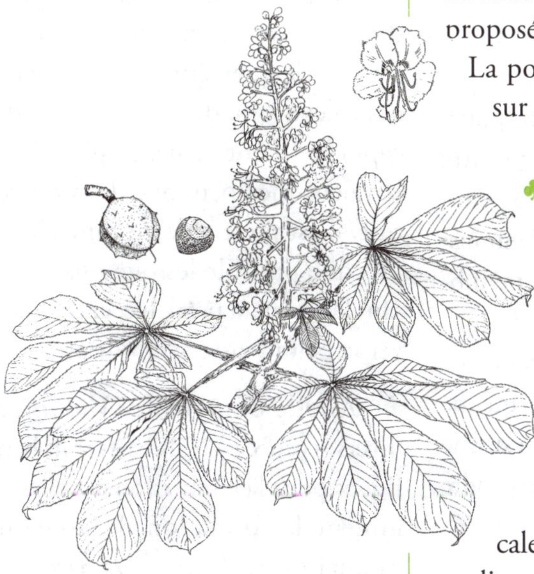

Marronnier d'Inde

Les feuilles, l'écorce et les graines de marronnier d'Inde servent de base à des extraits galéniques pouvant contribuer à traiter les varices.

sation empirique comme remède. L'aescine contribue à renforcer les cellules des capillaires et atténue les fuites de fluides. Selon certains témoignages de médecins, la graine de marronnier d'Inde serait le remède phytothérapique de loin le plus efficace pour soigner les varices.

Diverses préparations sont commercialisées sous forme d'extraits de feuilles, d'écorce et/ou de graines que l'on prend par voie orale. Comme la plupart des remèdes phytothérapiques, les extraits de marronnier d'Inde sont proposés sous une forme galénique. La posologie figure généralement sur l'emballage.

♣♣♣ **Pensée (*Viola,* diverses espèces).** Les fleurs de pensée contiennent de généreuses quantités d'une substance complexe appelée rutine, qui contribue à conserver aux parois des capillaires leur force et leur intégrité. Diverses publications médicales signalent que la prise quotidienne de 20 à 100 milligrammes de rutine peut renforcer considérablement les capillaires.

Une demi-tasse de fleurs fraîches de pensées pourrait contenir entre 200 et 2 300 milligrammes de rutine. Vous aurez seulement besoin de quelques cuillerées à soupe de têtes fleuries pour en obtenir 100 milligrammes.

Les pensées sont-elles comestibles sans danger ? Oui. Il m'est arrivé d'en manger une centaine, à plusieurs reprises, sans jamais remarquer d'effets indésirables. Violettes et pensées contiennent une quantité appréciable de rutine et elles sont généralement mentionnées dans les livres consacrés aux fleurs comestibles. Pour autant que j'aie pu m'en rendre compte, elles sont sans danger quand on en prend des quantités relativement modestes. En outre, ces deux jolies fleurs ajoutent aux crudités une touche assez étonnante.

Mais peut-être préférez-vous ne pas manger de fleurs. Dans ce cas, pourquoi ne pas avoir recours à une autre excellente source de rutine, le sarrasin ? Une demi-tasse peut contenir jusqu'à 6 000 milligrammes de cette substance, soit considérablement plus que la dose nécessaire pour remédier à une fragilité capillaire. Il me semble qu'une assiette de crêpes de sarrasin est une manière tout à fait agréable de prendre un remède.

♣♣ **Citron** ***(Citrus limon).*** Le zeste de citron contribue à soulager les varices. Il contient des substances appelées flavonoïdes, et notamment de la rutine, qui diminuent la perméabilité des vaisseaux sanguins. En ce qui me concerne, j'ajoute presque toujours un zeste de citron ou d'agrumes à mes jus de fruits. Cela vaut certainement la peine d'essayer.

♣♣ **Fragon épineux (ou petit houx)** ***(Ruscus aculeatus).*** Cette plante est utilisée depuis des temps immémoriaux pour traiter les problèmes veineux comme les hémorroïdes et les varices. Elle contient deux substances complexes anti-inflammatoires, la ruscogénine et la néoruscogénine, qui ont pour effet de resserrer et de renforcer les veines.

♣♣ **Oignon** ***(Allium cepa).*** La pelure d'oignon est l'une des meilleures sources de quercétine, une substance complexe qui diminue la fragilité capillaire. Pour recueillir pleinement la valeur thérapeutique de la quercétine, il est préférable de cuire chaque fois que possible les oignons entiers sans les peler au préalable, et d'en enlever la pelure juste avant de servir.

♣ **Airelle et myrtille (*Vaccinium,* diverses espèces).** Ces baies sont bénéfiques pour la circulation car elles stimulent la formation de nouveaux capillaires, renforcent les parois des petits vaisseaux sanguins et augmentent la santé globale du système circulatoire. Bien que la myrtille soit disponible sous forme de gélules, je préfère personnellement manger chaque fois que possible les fruits eux-mêmes. D'autres baies ont des propriétés similaires, notamment les mûres et les airelles noires.

♣ **Cacahuète** ***(Arachis hypogaea).*** L'agent thérapeutique n'est pas tant l'arachide en soi que la fine peau rouge qui l'entoure. En effet, la pelure parcheminée des cacahuètes est l'une des meilleures source comestible de proanthocyanidines oligomériques. Ces substances complexes ont la particularité de diminuer la fragilité et la perméabilité des capillaires, contribuant ainsi à prévenir et à soigner les varices.

♣ **Ginkgo** ***(Ginkgo biloba).*** Le ginkgo est un stimulant général pour la circulation. Il doit principalement sa réputation à son aptitude à augmenter la circulation sanguine à travers le cerveau, mais il l'améliore également dans d'autres parties du corps. Des médecins utilisent des préparations à base de cette plante pour traiter les varices. Cependant, il peut être nécessaire d'en ingérer de fortes doses, ce qui peut s'avérer très onéreux.

Le meilleur moyen de prendre cette plante est de l'acheter sous forme normalisée et de suivre les indications figurant sur l'emballage. Aucun effet indésirable n'a jamais été signalé quand on utilise de tels extraits galéniques à base de feuilles de ginkgo. Cependant, des quantités supérieures à 240 milligrammes par jour peuvent provoquer diarrhée, irritabilité et agitation.

♣ **Hydrocotyle (ou gotu kola)** ***(Centella asiatica).*** Plusieurs travaux scientifiques montrent que des extraits de cette plante asiatique sont utiles pour traiter les problèmes circulatoires dans les membres inférieurs, notamment l'insuffisance veineuse, la rétention d'eau dans les chevilles, l'œdème des pieds et les varices. La plante contient trois principes actifs : l'acide asiatique, l'asiaticoside et l'acide madécassique, qui semblent avoir une action synergique. Bien que l'hydrocotyle soit disponible en gélules, je préfère ajouter des feuilles fraîches préalablement coupées à des jus et des salades.

♣ **Huiles essentielles diverses.** Les aromathérapeutes suggèrent de masser les régions affectées à l'aide des huiles essentielles suivantes : citron, cyprès, genévrier, lavande et marjolaine. Celles-ci doivent être diluées avant d'être mises en contact avec la peau. Mélangez quelques gouttes dans une ou deux cuillerées à soupe de n'importe quelle huile végétale. Ce traitement par massage ne saurait nuire, et il pourrait bien être bénéfique. Évitez simplement d'ingérer les huiles essentielles, car même une petite quantité peut être toxique.

Verrues

Les verrues sont un problème extrêmement courant, mais on a parfois l'impression que les remèdes empiriques traditionnels pour les soigner sont plus fréquents encore. Cela s'explique assez facilement : de nombreux traitements populaires sont vraiment efficaces, et les remèdes prescrits par les médecins paraissent passablement maladroits par comparaison.

Une verrue est une tumeur bénigne de la peau causée par un virus ; ce dernier appartient à une famille appelée virus du papillome, parmi lesquels on dénombre au moins 35 souches différentes. Les verrues se produisent le plus souvent sur la main, en particulier chez les enfants déjà grands, mais elles peuvent également survenir sur d'autres parties du corps. (Les verrues plantaires sont un type de verrue qui n'apparaît que sur les pieds.) Les chercheurs ont constaté que les sujets ayant un déficit immunitaire sont beaucoup plus sujets aux verrues que ceux qui jouissent d'une immunité normale.

Les plantes au secours des verrues

Voici certaines plantes auxquelles il vaut la peine d'avoir recours si vous avez à vous plaindre de ce trouble irritant et souvent rebelle à tout traitement.

♣♣♣ **Bouleau (*Betula*, diverses espèces).** L'écorce de bouleau est traditionnellement utilisée pour traiter les verrues aux quatre coins du monde. Elle contient deux substances complexes, la bétuline et l'acide bétulinique, qui exercent une activité antivirale. On y trouve en outre des salicylates, très utiles pour le traitement des verrues.

Si vous trouvez de l'écorce de bouleau fraîche, utilisez un fragment préalablement humecté en guise de pansement, directement sur la verrue, maintenu par un sparadrap. Je vous suggère également de préparer un peu d'infusion d'écorce de bouleau en versant une tasse d'eau bouillante sur une ou deux cuillerées à café d'écorce en poudre. Laissez ensuite infuser pendant dix minutes. Cette préparation peut être utilisée en breuvage ou frictionnée directement sur les verrues.

♣♣ **Ananas** *(Ananas comosus)*. Ce fruit contient une abondance d'enzymes protéolytiques. Je vous suggère de couper un petit carré de pelure d'ananas et d'appliquer avant de vous coucher le côté charnu de cet emplâtre improvisé directement sur la verrue. Laissez en place jusqu'au lendemain matin. Au lever, ôtez l'emplâtre et trempez le pied (ou la main) dans l'eau chaude. Une verrue récalcitrante pourra nécessiter plusieurs applications.

♣♣ **Asclépiade** (*Asclepias,* **diverses espèces**). Un peu partout dans le monde, beaucoup de gens recommandent la substance laiteuse qui suinte de cette plante pour traiter les verrues. Je suggère d'utiliser un peu de ce latex frais pour frictionner la verrue plusieurs fois par jour.

À ce propos, je ne puis m'empêcher de souligner qu'environ la moitié des remèdes populaires pour soigner les verrues semblent être à base de résines végétales laiteuses de diverses couleurs : blanc, vert, orange, rouge ou jaune. Ces latex contiennent souvent des enzymes protéolytiques. Il est possible que les enzymes actives puissent contribuer à ramollir les verrues et même qu'elles aient pour effet d'inhiber le virus.

♣♣ **Chélidoine** *(Chelidonium majus)*. La chélidoine contient à peu près les mêmes substances complexes que la sanguinaire : la chélérythrine, la sanguinarine et des enzymes protéolytiques. Le jus de chélidoine peut inhiber le virus des verrues ou même le tuer. Si vous disposez de chélidoine fraîche, vous pourriez appliquer son jus jaune directement sur la verrue une ou deux fois par jour pendant cinq à sept jours. Sinon, faites une infusion bien concentrée obtenue à partir de plante séchée, en l'appliquant directement sur la verrue.

♣♣♣ **Figue** *(Ficus carica)*. Les figues contiennent une enzyme protéolytique, la ficine. Au sein d'ethnies très diverses, les gens utilisent diverses espèces de figues pour soigner les verrues, affirmant que la substance laiteuse qui suinte du fruit et des branches de l'arbre a le pouvoir d'aider à éliminer cors et verrues. (Cette pratique suit d'ailleurs l'exemple du roi Salomon, qui faisait usage de jus de figue sur ses furoncles.) Si vous souhaitez expérimenter ce traitement immémorial, je vous suggère d'appliquer ce jus laiteux une fois par jour pendant cinq à sept jours.

♣♣ **Pissenlit** *(Taraxacum officinale)*. Plusieurs herboristes recommandent de traiter les verrues à l'aide de latex de pissenlit, la substance laiteuse sécré-

Protégez votre peau

Un certain nombre de substances mentionnées dans ce chapitre peuvent être plutôt irritantes pour l'épiderme. Après avoir utilisé l'un ou l'autre de ces remèdes, si vous constatez qu'il rend la peau rouge et enflammée aux alentours de la verrue, rincez soigneusement et abandonnez la plante qui a provoqué une telle réaction.

tée par les feuilles et tiges de la plante une fois coupées. Je suggère d'appliquer cette sorte de lait blanc une fois par jour pendant cinq à sept jours. En ce qui me concerne, ce remède n'a pas donné de résultat, mais rien ne vous empêche de l'essayer si vous le souhaitez.

♣♣ **Ricin** ***(Ricinus communis).*** L'huile de ricin est très souvent recommandée pour venir à bout de ce problème. Massez directement la verrue à l'aide d'un peu d'huile plusieurs fois par jour.

Vous pourriez envisager diverses manières d'augmenter l'efficacité anti-verrues de l'huile de ricin, par exemple en ajoutant dans le flacon d'huile une poignée d'écorce de saule et en laissant ce mélange macérer pendant un ou deux jours. Les salicylates, des substances complexes contenues dans le saule, sont des précurseurs de l'aspirine qui pourraient être bénéfiques. D'autres herboristes mettent dans le flacon d'huile de ricin quelques gousses d'ail — autre remède populaire pour les verrues. Ils laissent macérer ce mélange pendant quelques jours.

♣♣ **Sanguinaire** ***(Sanguinaria officinalis).*** Cette plante contient des agents chimiques irritants (la chélérythrine et la sanguinarine), ainsi que des enzymes protéolytiques. Ces dernières contribuent à dissoudre les protéines, notamment celles contenues dans les tissus infectés par le virus à l'origine des verrues. Voilà qui explique peut-être son utilisation empirique traditionnelle. Peut-être trouverez-vous dans le commerce une pommade à base de sanguinaire.

♣♣ **Saule (*Salix*, diverses espèces).** L'acide salicylique, dont le saule est une excellente source, est reconnu pour ôter les verrues. Cette substance chimique entrant dans la composition de nombreuses préparations en vente libre pour supprimer verrues, oignons et cors, rien ne vous empêche d'acheter l'un de ces produits si vous le souhaitez. En ce qui me concerne, je préfère utiliser comme emplâtre un fragment d'écorce de saule préalablement humecté. Il s'agit de mettre l'intérieur de l'écorce contre la verrue et de renouveler cet emplâtre chaque jour. Le traitement dure de cinq à sept jours.

♣♣ **Soja** *(Glycine max).* Les graines de soja sont un très ancien traitement de la pharmacopée chinoise contre les verrues.

Quatre personnes qui avaient des verrues reçurent pour seule nourriture, trois fois par jour pendant trois jours, des germes de soja jaune simplement bouillis à l'eau, sans sel ni assaisonnement. Les quatre patients ainsi traités ont tous guéri et leurs verrues ont disparu définitivement.

♣♣ **Thuya** *(Thuja occidentalis).* Les naturopathes suggèrent d'appliquer sur les verrues de l'huile essentielle de thuya. Les substances complexes antivirales que contient cette huile aromatique sont à peu près les mêmes que celles que l'on trouve également dans le podophylle. Je vous suggère d'utiliser un petit pinceau pour enduire les verrues de teinture de cette plante, matin et soir, pendant plusieurs semaines. Ce traitement est surtout efficace pour les verrues moins importantes, plutôt que pour des verrues plus dures et volumineuses.

♣ **Banane** *(Musa paradisiaca).* Certains guérisseurs traditionnels recommandent de gratter la partie intérieure blanche d'une peau de banane et d'en frictionner la verrue deux à quatre fois par jour pendant cinq à sept jours. Un rapport scientifique semble suggérer que ce traitement est parfois efficace. Je n'hésiterais pas à en faire l'essai.

♣ **Basilic** *(Ocimum basilicum).* Cette plante aromatique contient une abondance de substances complexes antivirales. Un remède empirique traditionnel très courant pour les verrues consiste à frictionner ces dernières de feuilles de basilic écrasées. Si j'avais une verrue, je me contenterais d'appliquer dessus un emplâtre de feuilles fraîches de basilic écrasées que je recouvrirais ensuite d'un bandage. Je renouvellerais cette application chaque jour pendant cinq à sept jours.

♣ **Papaye** *(Carica papaya).* J'ai essayé ce remède sans qu'il s'avère efficace dans mon cas, mais de nombreux guérisseurs traditionnels un peu partout dans le monde recommandent d'utiliser la papaye pour éliminer les verrues. Si vous voulez essayer, enduisez la verrue de jus frais de papaye deux fois par jour pendant cinq à sept jours. Peut-être aurez-vous plus de succès que moi.

Vers

J'ai reçu un jour la lettre d'une personne qui avait décidé d'essayer l'un de mes remèdes à base de plantes.

«Pour autant que je sache, c'est pour avoir eu la témérité de goûter à un breuvage en fermentation avant le stade de pasteurisation que j'ai malencontreusement ingéré je ne sais trop quel parasite intestinal. Divers désagréments en ont découlé, mais mes troubles abdominaux m'ont donné l'occasion de mettre à profit certains des remèdes empiriques traditionnels dont vous nous aviez parlé avec tant d'enthousiasme.

Une infusion d'ansérine anthelminthique dans du lait chaud a permis de soulager tous mes symptômes pendant deux jours».

Le seul contenu de cette lettre ne me permet pas d'affirmer que cet homme avait effectivement des vers, mais je fus heureux de savoir qu'il avait réussi à traiter ses symptômes grâce aux plantes.

Les vers sont de minuscules parasites qui envahissent le tractus gastro-intestinal et parfois même d'autres parties du corps. Il en existe diverses sortes : ankylostomes, ascaris, douves, oxyures, ténias et trichocéphales...

Plus d'un milliard de gens dans le monde sont infestés par divers parasites intestinaux. Ne croyez pas que ce problème touche uniquement les pays en voie de développement. Il concerne également des millions de gens dans les pays riches et dans toutes les classes sociales, surtout de jeunes enfants .

Les plantes contre les vers

La médecine officielle utilise divers médicaments pharmaceutiques pour venir à bout des vers. Ces types de traitements sont généralement efficaces, mais certains peuvent entraîner de graves effets indésirables comme par exemple nausée, diarrhée, crampes et vertiges. Si vous pensez avoir des parasites intestinaux, il est judicieux de consulter un médecin, afin d'obtenir son diagnostic et d'appliquer le traitement prescrit. Parlez ensuite avec lui des remèdes à base de plantes. Si vous optez pour une approche naturelle, il est possible que vous parveniez à vaincre ce trouble sans devoir endurer les effets indésirables causés par de nombreux médicaments pharmaceutiques.

♣♣♣ **Ansérine anthelminthique (ou chénopode vermifuge) *(Chenopodium ambrosioides).*** Cette plante n'est pas seulement utilisée sous les tropiques contre les vers. Elle est très efficace pour le traitement des vers intestinaux chez les enfants. J'ai également découvert qu'elle contribuait à éliminer les gaz et j'en ajoute par conséquent à mes soupes de légumineuses. Pour lutter contre les vers, je préconise d'utiliser une infusion bien concentrée. Attention, l'huile essentielle de la plante, très concentrée, est trop forte pour cet usage.

♣♣♣ **Citrouille *(Cucurbita pepo).*** Divers travaux scientifiques ont permis de montrer que les graines et extraits de citrouille immobilisaient les vers et autres parasites intestinaux et facilitaient leur expulsion. Les praticiens de thérapies douces suggèrent souvent de manger 30 grammes de graines de citrouille par jour aussi longtemps que le trouble persiste. Pour doubler l'efficacité de ce remède, pourquoi ne pas mâcher ensemble des graines de citrouille et du gingembre ?

♣♣♣ **Gingembre *(Zingiber officinale).*** Ce rhizome de goût piquant est remarquablement efficace contre certains des plus dangereux parasites.

Parmi ces créatures figurent les vers anisakis, un type de vers japonais présent dans certains poissons crus. Une étude scientifique a montré que l'extrait de gingembre avait pour effet d'immobiliser plus de 90 % de larves d'anisakis en l'espace de 4 heures, et de les détruire en 16 heures.

Si vous appréciez tout particulièrement les sashimis, une spécialité japonaise à base de poisson cru, sans doute serait-il judicieux d'adopter l'habitude japonaise de manger un peu de gingembre au vinaigre soit avec votre repas, soit immédiatement après. Cela vous protégerait jusqu'à un certain point. Le gingembre au vinaigre est vendu dans les épiceries asiatiques.

♣♣ **Ail *(Allium sativum).*** Un naturopathe utilise l'ail pour lutter contre les oxyures, ascaris, giardia (un type d'amibe) et divers autres parasites. Je vous suggère de préparer du jus avec trois gousses d'ail et suffisamment de carottes pour obtenir 120 à 180 ml de jus. Buvez ce mélange toutes les deux heures.

♣♣ **Ananas *(Ananas comosus).*** Pour expulser les ténias, il semblerait qu'il suffise de manger exclusivement de l'ananas pendant trois jours. La broméline contenue dans l'ananas est une enzyme qui a la propriété de digérer les protéines.

♣♣ **Curcuma *(Curcuma longa).*** Les guérisseurs traditionnels de l'Inde recommandent cette épice savoureuse pour éliminer les vers, en particulier les nématodes. Le curcuma contient quatre substances complexes qui exercent une action antiparasitaire. Aucun de ces agents chimiques, pris isolément, n'est efficace, mais leur action synergique est extrêmement efficace contre les parasites. En ce qui me concerne, la meilleure manière d'ingérer le curcuma est sous forme de plats au curry. D'ailleurs, cette épice est l'un des ingrédients majeurs des poudres de curry. C'est à elle que cette épice doit sa belle couleur jaune.

♣♣ **Papaye *(Carica papaya).*** Au Panama, les Indiens avaient l'habitude d'ingérer le latex protéolytique (capable de digérer les protéines) du papayer pour se débarrasser des parasites intestinaux. Les Péruviens ont quant à eux un remède encore plus efficace : ils se contentent d'avaler environ une douzaine de graines rondes de la papaye. J'ai moi-même eu l'occasion de mâcher des graines de papaye. Je peux vous dire qu'elles sont presque aussi fortes que les graines de moutarde.

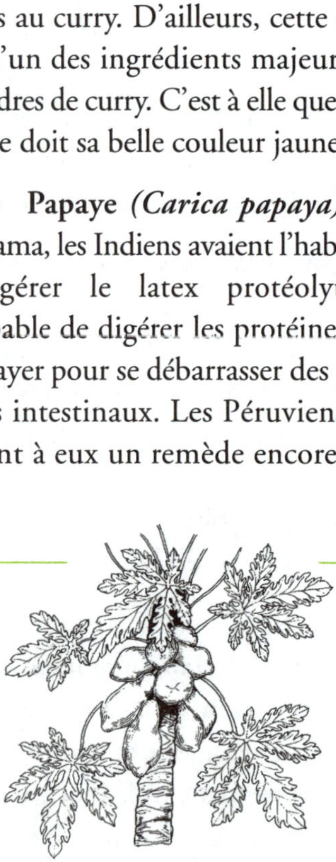

Papaye

Le fruit du papayer contient une abondance de vitamine C qui contribue à renforcer le système immunitaire, ainsi que des graines au goût très relevé et piquant qui contribuent à expulser les parasites intestinaux.

♣ **Clous de girofle *(Syzygium aromaticum).*** L'efficacité des clous de girofle contre divers types de parasites, notamment les vers intestinaux, est connue et démontrée. Je recommande de prendre une infusion bien concentrée ou d'ajouter des clous de girofle en poudre dans du jus d'ananas ou de papaye.

Enfin, puisque les enzymes protéolytiques jouent un rôle si important dans les traitements contre les parasites, je vous recommande ma «Protéolade», un velouté de fruits obtenu en passant au mixer le jus et la pulpe de fruits qui contiennent ces enzymes en abondance. Je citerai notamment : ananas, fruit de l'arbre à pain (aussi appelé artocarpe), figues et papaye. Épicez ensuite selon vos goûts à l'aide de clous de girofle, de gingembre et de curcuma. (Vous ne trouverez probablement pas le fruit de l'arbre à pain, mais il n'est pas indispensable.) Pourquoi ne pas ajouter un peu de jus de pruneau en guise de laxatif ? Vous expulserez encore plus efficacement les parasites délogés.

Vertige

Un jour où mon épouse souffrait de vertiges, elle alla trouver son médecin. Elle revint à la maison avec une boîte de Scopoderm, un dispositif transdermique adhésif destiné à administrer de la scopolamine. C'est un médicament de synthèse, destiné à traiter les vertiges et le mal des transports.

Ma femme était loin de se douter qu'elle eût pu se procurer de la scopolamine sans dépenser un centime en récoltant quelques plantes dans notre jardin, juste devant la maison. Mon datura stramoine *(Datura stramonium)*, ainsi que diverses autres espèces cultivées de *Datura*, contiennent toutes de la scopolamine, certes en concentrations moindres que le médicament pharmaceutique.

En ce qui me concerne, je me garderais bien de recommander la scopolamine, même d'origine végétale, pour traiter les vertiges. En effet, si cette substance est parfois efficace, elle peut entraîner en revanche divers effets indésirables tels que troubles de la vue, bouche sèche et palpitations. Je préfère le gingembre pour le mal de mer, le mal des transports, les nausées matinales et tout ce qui peut provoquer des vertiges ou des étourdissements.

Ces deux derniers termes sont souvent utilisés de manière indifférenciée. Cependant, il ne s'agit pas tout à fait du même trouble. Quand on parle d'étourdissements, il s'agit d'une instabilité ou d'une sensation de perte d'équilibre. Le vertige désigne quant à lui un trouble plus grave : il s'agit d'une illusion de mouvement très déconcertante, donnant l'impression que le monde est en train de tournoyer autour de soi.

Les plantes au secours de l'étourdissement et des vertiges

Si vous souffrez d'étourdissements chroniques, consultez un médecin. Quand ils se produisent sur une période prolongée, ou qu'ils reviennent fréquemment, cela peut être un symptôme d'otite interne, d'arythmie cardiaque, d'hypertension artérielle ou d'un autre trouble grave. Voici toutefois quelques plantes qui pourraient s'avérer bénéfiques si vos étourdissements surviennent rarement.

♣♣♣ **Gingembre** ***(Zingiber officinale).*** Il y a des milliers d'années, les

Le gingembre mérite d'être étudié de plus près

Je suis un fervent adepte du gingembre pour des troubles tels que l'étourdissement, le mal de mer et toutes sortes d'ennuis gastriques. Des siècles d'usage empirique traditionnel et un certain nombre de travaux scientifiques confirment ces utilisations. En revanche, le résultat de plusieurs études est plutôt négatif.

Un projet de recherche a conclu que le gingembre était sans effet, tandis que la scopolamine, le médicament pharmaceutique contre les étourdissements, était efficace. Personnellement, je ne me laisse guère impressionner par les résultats d'une étude isolée. En l'absence d'un travail comparatif vraiment impartial, peut-être ne saurai-je jamais laquelle de ces deux solutions est la meilleure.

marins chinois mâchaient déjà des rhizomes de gingembre pour remédier au mal de mer. C'est ainsi que leur remède s'est répandu un peu partout dans le monde au fil de leurs périples — depuis l'Asie jusqu'en Inde, au Moyen-Orient et en Europe.

La science moderne a confirmé jusqu'à un certain point la validité de ce remède ancestral. Une étude portant sur 80 officiers de l'école navale, par exemple, a montré que la prise d'un gramme (une demi-cuillerée à café) de gingembre en poudre peu avant l'embarquement diminuait les symptômes de mal de mer, notamment la sensation d'étourdissement, à raison de 38 %, et la fréquence des vomissements de 72 %.

Dans le cadre d'une étude antérieure sur la terre ferme avec 18 sujets en bonne santé, un gramme de gingembre s'était montré plus efficace pour soulager le vertige et le mal des transports que le médicament pharmaceutique courant à base de dimenhydrinate (Dramamine).

Pour prévenir le mal des transports, ingérez deux gélules de gingembre 30 minutes avant le départ, et par la suite une à deux gélules supplémentaires quand les divers symptômes feront leur apparition, soit environ toutes les quatre heures. Les gélules de gingembre sont vendues en pharmacie et dans les magasins diététiques.

Vous pouvez également boire de la tisane de gingembre frais, ou manger des tranches de gingembre confit.

♣♣♣ **Ginkgo** ***(Ginkgo biloba).*** L'extrait de ginkgo est très souvent prescrit pour soigner divers troubles et plus particulièrement le vertige. Une étude scientifique portant sur 70 sujets qui souffrent de vertige chronique a permis de montrer que 47 % des participants avaient obtenu une amélioration après avoir reçu du ginkgo. Vous pouvez en prendre chaque jour entre 60 et 240 milligrammes, mais ne dépassez pas cette quantité. Pris à des doses plus élevées, le ginkgo peut provoquer diarrhée, irritabilité et agitation.

♣ **Céleri** ***(Apium graveolens).*** Les graines de céleri sont utilisées depuis fort longtemps par la médecine traditionnelle chinoise pour soigner les étourdissements.

♣ **Citrouille** ***(Cucurbita pepo).*** Certains herboristes affirment que les graines de citrouille contribuent à soulager la sensation d'étourdissement. Si j'optais moi-même pour ce remède, je réduirais les graines en purée pour les prendre sous forme de pâte à tartiner.

♣ **Plantes diverses.** Avec ma petite manie des recettes, je ne peux résister à l'idée de mélanger toutes les plantes anti-étourdissements avec quelques herbes aromatiques pour obtenir une tisane stomachique. Ajoutez quatre cuillerées à café de gingembre, plusieurs pincées de graines de citrouille moulues, des graines de céleri, des fleurs de camomille, du fenouil, du zeste d'orange, de la menthe poivrée et de la menthe romaine. Laissez infuser pendant 15 minutes.

Vieillissement

Au moment où je rédige ce chapitre, j'approche des soixante-dix ans et j'avoue que l'idée de la vieillesse m'emplit d'effroi.

C'est en éprouvant un profond malaise que j'ai assisté, en spectateur impuissant, à la lente agonie de ma grand-mère, presque paralysée pendant les dix dernières années de sa vie, avant de décéder à l'âge de 101 ans. J'ai revécu ensuite cette même angoisse avec ma vieille mère qui parvint à l'âge vénérable de 98 ans. Je ne tiens pas du tout à passer les dix dernières années de mon existence allongé dans un lit !

Facteurs de vieillissement

En tant que botaniste, je m'intéresse tout particulièrement aux plantes capables de retarder le processus de vieillissement. Par contre, je me vois bien obligé d'admettre que la réforme du mode de vie est encore plus fondamentale que les plantes — et considérablement plus importante que l'hormonothérapie — pour nous aider à conserver la jeunesse. Avant de vous entretenir ici des plantes les plus bénéfiques, je tiens par conséquent à vous parler de ces changements du mode de vie. Ce sont eux, en effet, qui doivent constituer la base des éventuels traitements à base de plantes que vous adopterez ensuite pour lutter contre le vieillissement.

Puisque je ne suis pas médecin, je ne prescris pas de médicaments, mais je n'hésiterais pas à suggérer à ma fille, qui a une trentaine d'années aujourd'hui, d'adopter les mesures suivantes pour conserver plus longtemps toute la fraîcheur de sa jeunesse. D'ailleurs, ces conseils sont valables pour les hommes et les femmes de tout âge pour peu qu'ils éprouvent quelque désir de retarder la marche du temps.

Buvez chaque jour deux tisanes antioxydantes. Les antioxydants sont des substances capables de neutraliser les radicaux libres, des molécules d'oxygène qui surviennent spontanément dans l'organisme où elles provoquent divers dégâts soupçonnés de jouer un rôle majeur dans le processus de vieillissement. La plupart des fruits et légumes, de même qu'un grand nombre de plantes, contiennent une quantité significative d'antioxydants. Si vous avez l'habitude de boire souvent du café, envisagez de remplacer chaque jour deux tasses de café par des tisanes. Des recherches sérieuses suggèrent que l'origan, le romarin, la monarde, la mélisse (également appelée citronnelle), la menthe poivrée, la sauge, la menthe romaine, la sarriette et le thym contiennent de grandes quantités d'antioxydants.

Mangez chaque jour au moins une grande portion de crudités. Utilisez non seulement diverses variétés cultivées, comme les épinards et la chicorée, mais également des plantes sauvages comme le pourpier, si vous en avez à proximité. Les feuilles vertes sont riches en substances nutritives antioxydantes qui protègent contre la maladie cardiovasculaire, le cancer et d'autres maladies dégénératives. De manière générale, plus les feuilles comestibles sont vertes, plus elles contiennent d'antioxydants. Alors n'hésitez pas et mangez régulièrement de généreuses portions de légumes verts feuillus.

Mangez une ou deux noix du Brésil par jour. Une seule noix du Brésil contient davantage de sélénium, minéral antioxydant, que l'apport journalier recommandé qui est de 70 microgrammes.

Mangez chaque jour une poignée de graines de tournesol, ainsi que d'autres oléagineux. De toutes les noix et graines, les graines de tournesol sont l'une des meilleures sources de vitamine E. De plus, elles sont très bon marché.

Un mot d'avertissement, toutefois : si vous surveillez votre ligne, évitez de manger plus de 30 grammes d'oléagineux par jour car ils sont riches en matières grasses.

Mangez quotidiennement au moins une tête de brocoli, une carotte et une tige de céleri. Tous ces légumes contiennent une abondance de fibres. Les brocolis et les carottes sont également une excellente source de bêta-carotène, un antioxydant puissant que notre organisme transforme en vitamine A. Le céleri contient de grandes quantités d'apigénol, une substance chimique qui dilate les vaisseaux sanguins et pourrait contribuer à prévenir l'hypertension artérielle.

Buvez chaque jour un velouté de fruits. Prenez tous les fruits qui vous font envie — pomme, orange, banane, pamplemousse, melon ou baies diverses — et passez-les au mixer. Oubliez la centrifugeuse, qui extrait le jus en éliminant la fibre. Il est bien plus judicieux de conserver cette dernière, excellente pour le tractus alimentaire. Si vous le souhaitez, vous pouvez ajouter un peu de cannelle et de yoghourt maigre. Ou encore, préparez mon cocktail «Cinq portions (de fruits et légumes) par jour» en passant au mixer une pomme coupée en morceaux, deux carottes en tronçons, ainsi qu'un citron vert et un pamplemousse coupés en sections. Ajoutez un peu d'eau et de stevia (cette herbe sucrée du Paraguay est vendue dans de nombreux magasins diététiques. Vous pouvez ouvrir une infusette et utiliser une pincée de son contenu au lieu d'utiliser un édulcorant artificiel).

Remplacez chaque jour un repas à base de viande par un plat végétarien. L'un de mes préférés est le guacamole, à base de purée d'avocat. Je vous suggère de corser ce plat à l'aide d'oignon, de piment rouge fort, d'ail et de jus de citron, et de le saupoudrer d'oléagineux hachés, par exemple noisettes, noix de Macadamia, pistaches, noix de cajou, cacahuètes ou noix du Brésil. Toutes ces noix sont d'excellentes sources d'acides gras mono-insaturés, un type de matière grasse bénéfique entre autres pour le cœur. (Si on se plaint d'une surcharge pondérale, on sera bien avisé de renoncer aux noix, car elles sont très riches en calories.)

Optez pour l'huile d'olive. Les huiles végétales sont des huiles polyinsaturées, mais l'huile d'olive est mono-insaturée. Je pourrais me lancer dans des explications chimiques compliquées sur la différence entre les deux, mais l'essentiel est de savoir que nous avons de bonnes raisons de penser que les huiles mono-insaturées sont bien plus bénéfiques. Dans vos vinaigrettes, utilisez de préférence l'huile d'olive.

Mangez une grande diversité de fruits et légumes. Incorporez également dans votre alimentation une sélection variée de plantes, légumineuses, oléagineux et épices.

Faites régulièrement l'amour avec quelqu'un que vous aimez. Inutile de fournir de longues explications, sinon pour préciser que cela vous fera du bien.

Faites de la marche tous les jours. Chaque fois que le temps le permet, sortez au grand air et faites d'un pas rapide une promenade d'une demi-heure, après avoir pris la précaution de vous protéger des rayons ultraviolets du soleil. Profitez de ce moment pour vous détendre. Contemplez ce miraculeux écosystème qui vous entoure et méditez sur ce qui vous anime tous deux, lui comme vous. Oubliant toute peur, laissez ce grand mystère vous emplir de respect.

J'aimerais aussi ajouter à ces encouragements quelques recommandations négatives.

Renoncez au tabac. Cela va de soi.

Renoncez à l'alcool. S'il vous arrive d'en boire, ne prenez pas plus de deux verres par jour et ne buvez pas systématiquement chaque jour. Accordez périodiquement à votre foie un temps de repos. Pendant quelques semaines chaque année, renoncez totalement à l'alcool ainsi qu'à tout médicament (excepté ceux qui vous sont absolument nécessaires). Votre foie, habituellement appelé à fournir un énorme travail pour éliminer de votre organisme l'alcool, les médicaments et les divers polluants de l'environnement, vous saura gré de lui avoir donné des vacances.

Ne prenez jamais de bains de soleil. Pour peu que vous ayez un minimum d'activités modérées en plein air, sans chercher à vous exposer particulièrement au soleil, vous recevez déjà vraisemblablement assez de lumière solaire pour fabriquer une dose adéquate de vitamine D.

Ne prenez ni la vie, ni la mort trop au sérieux. Rien de tel en effet pour nous faire vieillir prématurément, voire nous acculer au seuil même de la mort.

Sur le plan diététique, ne soyez pas trop extrême. Il n'est jamais bien raisonnable de baser son alimentation sur un ou deux aliments à l'exclusion de tout autre, même s'il s'agit de manger des fruits ou des carottes. Ménagez une certaine variété dans vos menus, dans vos aliments et vos modes de préparation.

Les plantes pour prévenir le vieillissement

Je suis persuadé que les divers éléments de cette réforme du mode de vie sont bien plus importants que les plantes. Il existe cependant un certain nombre qu'il vaut la peine de connaître pour prévenir les ravages de l'âge.

♣♣♣ **Ginkgo** ***(Ginkgo biloba).*** Voici sans conteste la plante la plus fascinante pour neutraliser les dégâts du vieillissement. Des travaux scientifiques ont permis de montrer qu'elle contribue à améliorer le débit sanguin jusqu'au cerveau. Certaines études suggèrent que le ginkgo aide les patients atteints de maladie d'Alzheimer et d'autres formes de démence sénile à redevenir plus sociables et plus éveillés, à avoir des pensées plus claires, à se sentir mieux et à bénéficier d'une meilleure mémoire. Un grand nombre de personnes du troisième âge prennent régulièrement un complément alimentaire galénique de cette plante pour conserver leurs facultés mentales. Il a été démontré que l'aptitude du ginkgo à augmenter le débit sanguin jusqu'au cerveau offrait un certain nombre d'avantages aux personnes vieillissantes. Non seulement cette plante améliore la vigilance, la mémoire, la concentration et l'humeur, mais elle soulage divers autres symptômes comme les acouphènes (sifflements d'oreilles), la sensation d'étourdissement et l'anxiété.

Le ginkgo est un arbre immense et majestueux qui pousse un peu partout dans le monde, mais il faut de grandes quantités de ses feuilles pour obtenir une modeste réserve d'extrait, utilisable quelques jours seulement. La meilleure manière d'utiliser cette plante est donc de l'acheter sous forme galénique, en extrait ou en gélules, dans un magasin diététique ou en pharmacie. J'avoue pourtant qu'il m'est arrivé de passer au mixer quelques feuilles fraîches de ginkgo en même temps que mes veloutés de fruits, sans remarquer aucun effet indésirable. Vous pouvez prendre 60 à 240 milligrammes d'extrait galé-

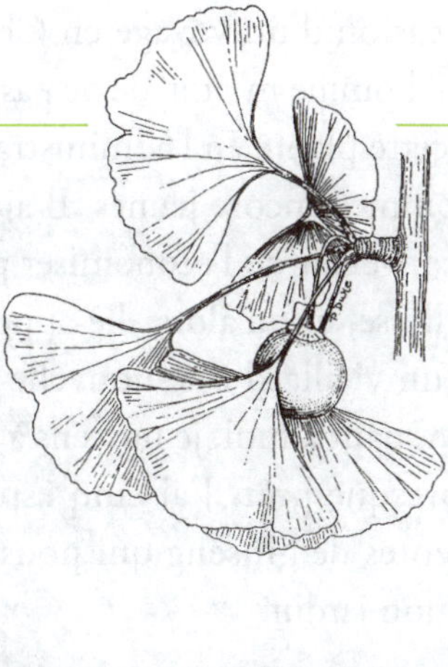

Ginkgo

Les feuilles de cet arbre sont utilisées à des fins médicinales sous forme d'extraits galéniques.

nique par jour, mais sans dépasser cette quantité. À doses plus élevées, le ginkgo peut provoquer diarrhée, irritabilité et agitation.

♣♣ **Ail** ***(Allium sativum).*** L'ail est un puissant remède végétal antibiotique et antiviral. Il diminue en outre les taux de cholestérol et abaisse l'hypertension artérielle.

J'ai eu connaissance d'une étude selon laquelle l'ail avait contribué à ralentir le vieillissement physiologique chez des animaux de laboratoire. Il en faut davantage pour me convaincre qu'une seule recherche prise isolément, surtout quand il ne s'agit que d'expériences portant sur des animaux. Mais, puisque je préconise l'ail pour toutes sortes de troubles, je me suis promis de vous en parler.

♣♣ **Chardon Marie** ***(Silybum marianum).*** De toutes les plantes hépatoprotectrices, c'est celle que je préfère. Le foie aide à évacuer les médicaments ainsi que les toxines de notre environnement. Il fait donc l'objet d'agressions constantes dans notre monde moderne. Cette plante serait bénéfique pour quiconque boit de l'alcool, prend des drogues (légales ou illicites), ou est en contact avec des produits polluants.

♣♣ **Échinacée** ***(Echinacea, diverses espèces).*** Cette plante est aujourd'hui considérée comme le remède immunostimulant par excellence. Certaines recherches ont mis en évidence que l'action antimicrobienne de l'échinacée contribuait à prévenir et à traiter les rhumes, la grippe et toutes sortes d'autres infections virales, bactériennes et fongiques.

♣♣ **Ginseng américain** ***(Panax quinquefolius)*****, ginseng asiatique** ***(P. ginseng).*** Les Chinois et les Coréens ont une vénération pour le ginseng, qu'ils considèrent comme une véritable fontaine de Jouvence. Cette plante est à leurs yeux un tonique pour les personnes âgées. Elle a un effet tonifiant sur la peau et les muscles. Elle contribue à améliorer l'appétit et la digestion, et elle renouvelle une énergie sexuelle diminuée.

À l'occasion d'un voyage en Chine, un vieil homme m'a dit de ne pas gaspiller cette plante en l'administrant à des hommes encore jeunes. Il ajouta qu'il convenait de l'économiser pour la vieillesse, et qu'alors elle apporterait à un vieillard une nouvelle jeunesse. Quant à moi, je me sens à présent presque prêt. J'ai cinq espèces différentes de ginseng qui poussent dans mon jardin.

Le ginseng commence à avoir aujourd'hui ses partisans parmi les médecins. L'un des plus enthousiastes recommande souvent cette plante pour renouveler les forces des personnes affaiblies par l'âge ou par une maladie chronique.

♣♣ **Hydrocotyle (ou gotu kola) *(Centella asiatica).*** Le gotu kola est fréquemment utilisé en Inde pour améliorer la mémoire et prolonger la durée de vie. Si vous souhaitez l'utiliser, ajoutez à vos tisanes une ou deux feuilles fraîches de la plante, ou environ une cuillerée à café de plante séchée. Vous pouvez également en incorporer quelques feuilles fraîches dans vos crudités.

♣♣ **Menthe poivrée *(Mentha piperita).*** Remercions le ciel de l'efficacité de la menthe poivrée pour soulager l'indigestion et les troubles gastro-intestinaux. Cette plante contient aussi des antioxydants qui contribuent à prévenir le cancer, les maladies cardiovasculaires et divers autres troubles liés au vieillissement.

♣♣ **Onagre *(Oenothera biennis).*** Les graines de cette ravissante fleur nocturne contiennent une huile très riche en acide gamma-linolénique, une substance qui a suscité quantité de recherches très intéressantes au cours de ces dernières années. Il semblerait que l'acide gamma-linolénique contribue à soulager divers troubles : le syndrome prémenstruel ; l'eczéma, un trouble chronique de l'épiderme qui provoque des plaques rouges et squameuses accompagnées de démangeaisons ; la polyneuropathie diabétique, un type de lésion nerveuse lié au diabète ; et peut-être même l'alcoolisme et l'obésité. L'acide gamma-linolénique semble également prometteur contre les maladies les plus meurtrières sous nos latitudes, le cancer et les maladies cardiovasculaires.

♣♣ **Pourpier *(Portulaca oleracea).*** Exceptionnellement riche en antioxydants, il vient en tête de liste des plantes qui contiennent simultanément les trois vitamines antioxydantes A, C et E. Le pourpier est également une bonne source de glutathione, une substance complexe à la fois immunostimulante et puissamment antioxydante.

D'autres légumes sont également une bonne source de glutathione, cet agent complexe antivieillissement, notamment : asperge, brocoli, chou, chou-fleur, pomme de terre et tomate. Un certain nombre de fruits contiennent aussi ce précieux antioxydant : avocat, orange, pamplemousse, pastèque et pêche.

♣♣ **Saule (*Salix,* diverses espèces).** L'écorce de cet arbre est à l'origine de notre aspirine. Elle peut servir à préparer une tisane pour soulager maux de tête, maux de dents, arthrite et divers autres troubles douloureux. En outre, elle contribue à prévenir les crises cardiaques, les accidents vasculaires cérébraux et le cancer colo-rectal.

♣♣♣ **Thym** ***(Thymus vulgaris).*** Le thym est lui aussi une bonne source d'agents chimiques bénéfiques pour lutter contre le vieillissement. Son effet thérapeutique se fera sentir même si vous prenez un bain au thym. Si j'avais moi-même une préférence pour les bains par rapport aux douches (ce qui n'est pas le cas), j'ajouterais régulièrement une poignée de thym séché à l'eau de mon bain. L'huile aromatique de thym contribue en effet à soulager mes douloureux spasmes dorsaux.

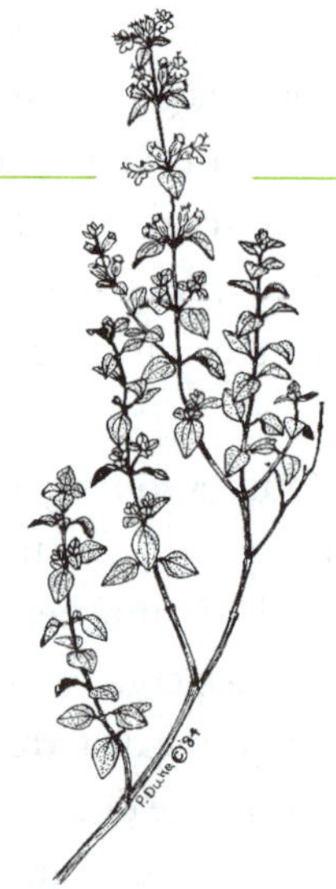

Thym

Surtout utilisé comme aromate culinaire, le thym contient des agents chimiques dotés d'un grand pouvoir de guérison.

♣ **Camomille** ***(Matricaria recutita).*** Cette plante très appréciée est un sédatif léger. Certains de ses constituants anti-inflammatoires pourraient contribuer à soulager l'arthrite.

♣ **Prêle** ***(Equisetum arvense).*** Avec l'âge et le déclin de l'activité hormonale, on assiste à une diminution dans les artères et la peau d'une substance minérale indispensable à l'organisme, le silicium. Ce dernier joue également un rôle dans la reconstitution des os, du cartilage et des tissus conjonctifs. La prêle est une bonne source végétale de silicium et un remède empirique traditionnel utilisé depuis longtemps pour soigner les fractures, les ligaments déchirés et autres blessures du même genre. Cette plante me fascine, mais comme je ne suis pas encore convaincu qu'elle soit aussi efficace contre le vieillissement que certains le prétendent, j'en prends rarement.

Zona

Le zona, c'est la varicelle qui revient vous tourmenter. Tout comme cette maladie d'enfance très courante, le zona est causé par le virus *Herpes*. Quand la varicelle a guéri, le virus subsiste dans l'organisme, demeurant pour ainsi dire en veilleuse au sein des cellules nerveuses. Pour des raisons encore mystérieuses, il peut réapparaître des années plus tard sous la forme du zona (on parle aussi d'*herpes zoster).*

Ses symptômes se manifestent par une éruption douloureuse qui se produit généralement sur le visage ou sur le torse. Après quelques jours, on assiste à la formation de cloques semblables à celles de la varicelle, qui se recouvrent de croûtes et finissent par guérir après deux ou trois semaines. Jusqu'ici, tout cela ressemble beaucoup à la maladie d'enfance que nous connaissons tous. En revanche, chez environ la moitié des personnes atteintes d'un zona, la douleur persiste pendant des mois et parfois même des années. On parle alors d'algies post-zostériennes. Souvent, la douleur est quasiment insupportable.

Le zona est particulièrement courant chez les personnes âgées de plus de 60 ans ou celles dont le système immunitaire est affaibli, comme les patients qui subissent une chimiothérapie. Si vous présentez des symptômes de zona, il est impératif d'aller consulter un médecin afin de vous faire traiter.

Les plantes au secours du zona

La nature nous a donné un certain nombre de plantes utiles pour soigner les maladies virales. Si j'avais un zona, j'aurais recours à l'une ou l'autre de ces approches.

♣♣♣ **Citronnelle (ou mélisse)** *(Melissa officinalis).* Les herboristes recommandent pour soigner l'herpes zoster diverses plantes de la famille des menthes, en particulier la mélisse. Cela se justifie pleinement. En effet, on a pu démontrer que cette plante avait une certaine efficacité contre les virus de souche *herpes.*

Les boutons de fièvre (ou herpès simple) sont provoqués par un virus qui se comporte un peu de la même manière que celui qui provoque le zona. D'ailleurs, ces deux virus appartiennent à la même famille. Dans le cadre d'une étude scientifique portant sur 116 personnes souffrant de bou-

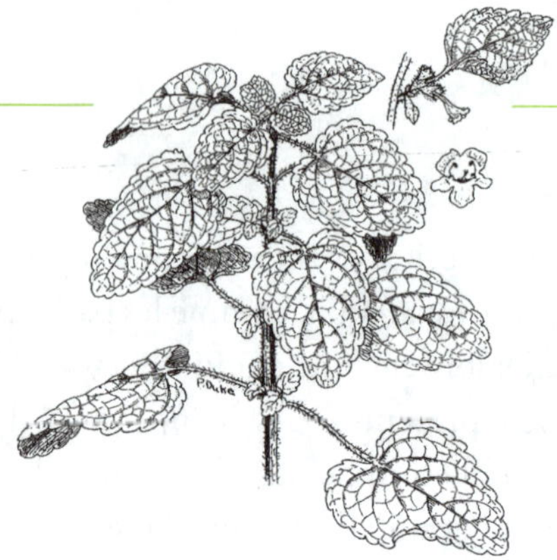

Mélisse

Cette plante, appartenant à la famille des menthes, contribue à combattre les virus responsable du zona.

tons de fièvre, une crème à base de mélisse s'est montrée nettement plus efficace qu'une crème inerte (un placebo).

Un produit pour soigner le zona contient 700 milligrammes d'extrait de feuille de mélisse par gramme de pommade neutre. On a pu démontrer qu'il accélérait de plusieurs jours la guérison des lésions dues à l'*herpes zoster*. Il est possible d'obtenir le même effet en buvant une infusion obtenue en versant une tasse d'eau bouillante sur deux cuillerées à café de feuille séchée. Utilisez un tampon de coton stérile pour appliquer plusieurs fois par jour ce liquide directement sur l'éruption.

Pour le zona, je suggère de préparer une tisane à base de diverses plantes de la famille des menthes. Utilisez beaucoup de mélisse et ajoutez toutes les autres menthes que vous avez sous la main : hysope, menthe poivrée, menthe romaine, origan, romarin, sauge, brunelle ou thym. Ajoutez également un peu de réglisse dans la tisane ainsi obtenue. Ce breuvage devrait contenir une bonne quantité de substances antivirales efficaces contre le virus Herpes. Je vous suggère de boire cette infusion et de l'appliquer également directement sur l'éruption.

♣♣♣ **Piment rouge (*Capsicum*, diverses espèces)**. L'ingrédient fort du piment rouge, la capsaïcine, est le meilleur remède imaginable pour les algies postzostériennes. En effet, cette substance complexe apporte un soulagement en inhibant les influx douloureux au niveau des nerfs situés juste sous la peau.

Il suffit de mélanger du piment rouge en poudre avec n'importe quelle lotion pour la peau jusqu'à ce qu'elle prenne une couleur légèrement rose et de s'en servir ensuite comme pommade. Prenez soin de bien vous laver les mains ensuite, afin d'éviter de vous mettre du piment dans les yeux ou à tout autre endroit sensible. De plus, prenez au préalable la précaution de faire un essai sur une petit bout de peau. Si vous remarquez une irritation, renoncez à l'employer.

♣♣ **Angélique de Chine** ***(Angelica sinensis).*** Cette plante, également appelée *dang quai,* est vénérée en Asie comme le meilleur remède végétal pour les problèmes menstruels et autres troubles féminins. En outre, les Chinois utilisent avec succès sa racine sous forme de poudre pour traiter le zona. Elle peut être employée en tisane ou sous forme de teinture. (Ne prenez pas cette plante si vous êtes enceinte.)

♣♣ **Passiflore** ***(Passiflora incarnata).*** La passiflore est un sédatif léger qui peut vous apporter un soulagement si la douleur due à l'*Herpes zoster* vous est insupportable. D'autre part, son efficacité contre les algies postzostériennes est prouvée. Je suggère d'en ajouter une petite quantité à une infusion de mélisse et de réglisse.

♣♣ **Réglisse** ***(Glycyrrhiza glabra).*** Un naturopathe affirme avoir vu des patients atteints de zona dont la douleur et l'inflammation avaient disparu en trois jours après avoir appliqué une pommade à base de réglisse sur les régions douloureuses. Cette dernière, qui contient plusieurs substances complexes immunostimulantes et antivirales, semble donc un choix logique. Si j'avais un zona, je boirais une infusion de réglisse peu concentrée et j'appliquerais à même l'éruption la même infusion beaucoup plus concentrée.

♣♣ **Scutellaire baicalensis (Géorgie)** ***(Scutellaria baicalensis).*** La racine de cette plante, réduite en poudre et mélangée à de l'eau, était utilisée en Chine comme remède traditionnel empirique pour soigner le zona. Comme son activité antivirale est connue, je pense qu'il vaut la peine d'en faire l'essai.

♣ **Bergamotier** ***(Citrus bergamotia)*** **et autres huiles essentielles.** Si vous appréciez l'aromathérapie, vous pourriez appliquer sur l'éruption quelques gouttes de certaines huiles essentielles recommandées pour le traitement de l'herpes zoster. Il s'agit notamment des huiles aromatiques de bergamote, de camomille, de citron, d'eucalyptus, de géranium, de lavande et de melaleucas. Comme certaines huiles essentielles peuvent être irritantes pour la peau quand elles sont utilisées non diluées, il est préférable d'en mélanger au préalable quelques gouttes dans une ou deux cuillerées à soupe d'huile végétale. Utilisez ensuite cette préparation pour enduire directement la région douloureuse. (N'ingérez jamais aucune huile essentielle, car même une très petite quantité pourrait avoir des effets toxiques.)

♣ **Poire** *(Pyrus communis).* Le jus de poire est une excellente source d'acide caféique antiviral. Si j'avais un zona, je boirais du jus de poire et je mangerais également de grandes quantités de ce fruit.

♣ **Pourpier** En Chine, cette plante est traditionnellement utilisée pour soigner l'herpes zoster. Il s'agit d'un légume délicieux, excellent étuvé à la vapeur à la manière des épinards. Cela vaut la peine d'en faire l'essai.

♣ **Soja** ***(Glycine max)*** **et cresson** ***(Nasturtium officinale).*** Des recherches suggèrent que la prise de deux comprimés de 500 milligrammes de lysine (un acide aminé) trois ou quatre fois par jour pourrait contribuer à soulager les symptômes de zona. Si cette affirmation devait se révéler vraie, je suggérerais tout simplement de manger davantage de cresson et de graines de soja. En effet, ces deux aliments sont les meilleures sources de lysine à raison de 2,7 % sur la base du poids sec. D'autres aliments contenant de la lysine sont énumérés ici par ordre décroissant de pouvoir thérapeutique : asperge, caroube, chou chinois, graines de citrouille, doliques de Floride, doliques germées, épinards, fenugrec, féveroles communes, haricots blancs, lentilles germées, lentilles, persil et petits pois.

Si le cœur vous en dit, pourquoi ne pas préparer mon potage à la lysine ? Utilisez pour cela plusieurs types de légumineuses riches en lysine, ajoutez de l'asperge et assaisonnez à l'aide de fenugrec, de persil et d'une grande quantité de cresson.

Index

A

B

C

D

E

F

G

H

I

Index

J

K

L

M

N

O

P

S

T

U

V

W

X

Y

Z

Imprimé et relié en Italie par Rotolito Lombarda
Dépôt légal n° 45556 / Avril 2004
ISBN: 2-501-03356-6
40.3006.0/05